코골이와 수면무호흡증

Snoring and Sleep Apnea

대한비과학회 편

편집위원회 명단

인　쇄 2016년 9월 19일
발　행 2016년 9월 25일

저　자 **대한비과학회**
08308 서울특별시 구로구 구로동로 148
Tel 02-3461-9945 / Fax 02-3461-9947

발 행 인 **김 인 수**
발 행 처 **(주)아이엠이즈컴퍼니**
04314 서울특별시 용산구 원효로 89길 18-8 중앙빌딩
Tel 02-717-5511 / Fax 02-717-5515 / E-mail ml@smileml.com
디 자 인 김묘정

등록번호 제 302-2007-000034호
ISBN 978-89-94958-37-8

집필진 명단

강일규 (가천대학교 의과대학 이비인후과)
구수권 (부산성모병원 이비인후과)
김대우 (서울대학교 의과대학 이비인후과)
김동규 (한림대학교 의과대학 이비인후과)
김동은 (계명대학교 의과대학 이비인후과)
김상욱 (경상대학교 의과대학 이비인후과)
김성완 (경희대학교 의과대학 이비인후과)
김성원 (가톨릭대학교 의과대학 이비인후과)
김용민 (충남대학교 의과대학 이비인후과)
김정수 (경북대학교 의과대학 이비인후과)
김정훈 (서울대학교 의과대학 이비인후과)
김현준 (아주대학교 의과대학 이비인후과)
김현직 (서울대학교 의과대학 이비인후과)
김효열 (성균관대학교 의과대학 이비인후과)
모지훈 (단국대학교 의과대학 이비인후과)
박동선 (숨이비인후과 수면클리닉)
박찬순 (가톨릭대학교 의과대학 이비인후과)
배우용 (동아대학교 의과대학 이비인후과)
백병준 (순천향대학교 의과대학 이비인후과)

변장열 (원더이비인후과의원)
신승헌 (대구가톨릭대학교 의과대학 이비인후과)
신현우 (서울대학교 의과대학 약리학교실/이비인후과)
원태빈 (서울대학교 의과대학 이비인후과)
이승신 (양천서울이비인후과의원)
이승훈 (고려대학교 의과대학 이비인후과)
이재서 (서울대학교 의과대학 이비인후과)
이현종 (리앤홍 이비인후과의원)
이흥만 (고려대학교 의과대학 이비인후과)
전영준 (순천향대학교 의과대학 이비인후과)
정용기 (성균관대학교 의과대학 이비인후과)
정유삼 (울산대학교 의과대학 이비인후과)
조규섭 (부산대학교 의과대학 이비인후과)
조석현 (한양대학교 의과대학 이비인후과)
조재훈 (건국대학교 의과대학 이비인후과)
조형주 (연세대학교 의과대학 이비인후과)
최지호 (순천향대학교 의과대학 이비인후과)
홍일희 (서울수면의원)

발 간 사

1990년 대한비과학회가 설립된 이래로 우리나라의 비과학(Rhinology)은 실로 놀라운 성장을 거듭하고 있으며 그 영역 또한 점점 세분화, 전문화 되어가고 있습니다. 특히, '코골이와 수면무호흡증' 분야는 우리나라 비과학 전문의사(Rhinologist)들의 훌륭한 연구 및 진료 성과들을 통해 비약적인 발전을 이루어 나가고 있는 영역입니다. 하지만, 아직까지 우리말로 집필된 '코골이와 수면무호흡증' 분야에 대한 전문서적이 없어, 이러한 성과들을 토대로 한 지식 및 정보들을 전문의, 전공의를 포함한 의료인들과 의학을 전공하는 학생들에게 효과적으로 전달하기 어려운 제한점이 있었습니다. 이에 전임 동헌종 회장님께서 재임하실 때인 대략 3년 전부터 '코골이와 수면무호흡증'에 관한 전문서적을 우리말로 집필하고자 계획하였으며, 김성완 수면 및 수면생리 연구분과장님 이하 집필진과 편집위원들의 헌신적인 노력에 의해 드디어 출간이라는 결실을 맺게 되었습니다.

최근 노인과 비만 인구의 증가로 인해 코골이, 수면무호흡증 환자들이 점차 증가하고 있는 가운데, 코골이, 수면무호흡증의 진단 및 치료에 있어서 코골이, 수면무호흡증이 발생하는 상기도의 해부학적 구조를 잘 알고 있고 폐쇄부위검사, 수술적 치료를 전문적으로 할 수 있는 비과학 전문의사들의 역할이 매우 강조되고 있는 상황입니다. 이러한 시기에 수면에 대한 기초적인 내용부터 코골이, 수면무호흡증의 분류, 해부학적 구조, 병태생리 및 위험인자, 증상 및 합병증, 진단 및 치료 등 '성인 코골이와 수면무호흡증' 관련 내용들을 비롯하여 '소아 코골이와 수면무호흡증', 알아두어야 할 흔한 수면질환까지 코골이, 수면무호흡증과 연관된 대부분의 내용들이 포함된 '코골이와 수면무호흡증'이 발간되어 코골이와 수면무호흡증 환자 진료에 많은 도움이 될 것으로 기대하고 있습니다. 아울러, 이 책을 통해 우리나라의 코골이, 수면무호흡증에 관한 진료 수준이 한 단계 더 도약할 것으로 확신하고 있습니다.

마지막으로 이 책이 출간되기까지 도움을 주신 동헌종 전 회장님과 김성완 연구분과장님께 감사의 말씀을 드리며, 집필진 및 편집위원들의 노고를 치하하는 바입니다.

2016년 9월

대한비과학회 회장 **이 홍 만**

머리글

수면무호흡증은 환자의 치료를 위해서 이비인후과, 신경과, 신경생물학, 호흡기학, 정신건강의학과, 치과 등 여러 분야의 다학제 협력을 필요로 하는 질환입니다. 수면 시 호흡장애를 일으키는 주요 부위가 '상기도'라는 점, 상기도에 대한 해부생리학적 이해가 치료를 계획하는데 있어서 많은 도움이 된다는 점들이 타 분야와 비교하여 이비인후과 의사들에게는 익숙한 질환처럼 보이지만, 수면분야에서 나름 오랜 시간 고민하며 환자를 보아온 저에게도 여전히 수면무호흡증은 진단부터 치료에 이르기까지 쉽지 않은 질환이라는 느낌을 피할 수 없습니다.

수면호흡장애의 체계적인 이해와 진단을 바탕으로 종합적인 치료계획을 세우는 데 있어서도 이비인후과 의사들의 위치는 매우 중요하고, 따라서 이 질환에 대해 좀 더 많은 공부를 하는 것이 필요하다는 생각이 들었습니다. 하지만 아직 국내에는 한글로 된 교과서가 없어 공부를 하는데 많은 노력을 기울여야 하는 실정입니다. 그래서 수면 및 수면생리 연구분과에서 분과회원들 중 많은 분들이 참여하여 한글로 된 교과서를 만들고자 하였습니다.

이번 책자는 수면 자체에 대한 이해로 시작하여, 상기도에 대한 정상 해부와 생리기능, 폐쇄성수면무호흡증의 병태생리와 합병증, 증상, 상기도 폐쇄부위에 대한 검사법들을 망라하였고, 수면검사에 대한 이해를 돕기 위해 수면다원검사에 대한 실제적인 판독법과 휴대용 수면검사기기들을 소개하였습니다. 또한 폐쇄성수면무호흡증에 대한 다양한 치료 방법을 소개하고 수면무호흡증 환자를 보기 위해 반드시 알아야 할 다른 수면질환들도 수록되어 있습니다. 저자들이 각각의 Chapter를 작성하여 통합하는 방식으로 이루어져 내용이 중복되거나 조금 다르게 표현된 부분이 있을 수 있습니다. 이점은 양해해주시기 바랍니다.

이번 책자를 위해 도움을 아끼지 않으셨던 대한비과학회의 전임 동헌종 회장님, 현 이흥만 회장님, 그리고 많은 시간을 할애하여 책자의 완성을 위해 애써준 편집위원 여러분을 비롯하여 모든 Chapter의 저자님들께 무한한 감사를 드리는 바입니다.

이 책으로 인해 수면에 관심을 가진 많은 의사들이 좀 더 쉽게 공부할 수 있고, 체계적으로 수면의학에 대한 지식을 습득함으로 좀 더 향상된 진료와 연구에 도움을 줄 수 있기를 기대해 봅니다. 감사합니다.

2016년 9월

편찬위원장 김 성 완

목 차

목 차

CHAPTER 01

수면의학과 수면호흡장애의 역사

History of Sleep Medicine and Sleep-Disordered Breathing

조석현, 김성완

수면의학의 발전

수면에 대한 기술은 6,000년 전 고대 이집트시대부터 시작되었으나, 수면에 대한 과학적인 접근은 불과 100년 남짓의 짧은 역사를 가지고 있다. 하지만 이 짧은 기간 동안 수면의학은 눈부신 발전을 이루었다.

1880년 Gelineau가 처음으로 기면증(narcolepsy)과 탈력발작(cataplexy)을 기술한 것으로 시작된 근대 수면의학은 이후 1925년 Hans Berger에 의한 뇌파(α파와 β파)의 발견, 1937년 Loomis 등에 의한 비렘(non-rapid eye movement, NREM)수면의 발견과 수면의 5단계 분류(A~E), 1944년 Ekbom에 의한 하지불안증후군(restless leg syndrome)의 보고, 1953년 Aserinsky와 Kleitman에 의한 렘(rapid eye movement, REM)수면의 발견, 1957년 Dement와 Kleitman에 의한 4단계 비렘과 렘수면의 분류, 1960년 Vogel에 의한 sleep-onset REM의 발견, 1965년 Richter에 의한 일주기리듬(circadian rhythm)과 생체시계(biological clock)에 대한 연구, 1968년 Rechtschaffen과 Kales에 의하여 수면단계를 판독할 수 있는 R&K 법칙의 발표로 시작된 수면다원검사의 도입, 1978년 Richardson 등에 의한 주간졸음을 객관적으로 측정할 수 있는 다중수면잠복기검사(multiple sleep latency test)의 정립, 1984년 Juji 등에 의한 기면증 유발 유전자형(HLA DR2)의 발견과 1998년 de Lecea와 Sakurai 등에 의한 hypocretin과 orexin의 발견, 1998년 Boeve 등에 의하여 렘수면행동장애의 원인으로 밝혀진 Lewy 소체의 발견, 그리고 2001년 하지불안증 환자의 흑질(substantia nigra)에서 철 결핍의 증명에 이르기까지 많은 학문적 성과가 있었다.

1990년 제1판 국제수면질환분류(International Classification of Sleep Disorders-1, ICSD-1)가 발간되었고, 2005년 개정된 ICSD-2에서는 85가지의 수면장애를 불면증, 수면관련호흡장애, 과수면(hypersomnia), 일주기리듬수면장애(circadian rhythm sleep disorders), 사건수면(parasomnia), 수면관련운동장애(sleep related movement disorders), 독립적 증상(isolated symptoms, apparently normal variants and unresolved issues), 기타 수면장애의 8가지 분류로 구분하고 있는데, 수면호흡장애는 수면관련호흡장애에 해당한다. 2014년 ICSD-3에서는 과수면을 hypersomnolence로 바꾸었고 독립적 증상을 7가지 질환의 각 질환군에 삽입하여 보다 명료하게 정리하였으며, 각 질환에 대해 변화된 것은 이 책의 각 부분에서 다룰 예정이다.

폐쇄성수면무호흡증의 발견과 진단법의 개발

1837년 찰스 디킨스의 소설에 등장하는 fat Joe와 1956년 Burwell 등이 Pickwickian 증후군의 존재를 보고한 이후, 1966년 Gastaut 등 유럽의 많은 의사들에 의하여 수면다원검사를 통한 폐쇄성수면무호흡증(obstructive sleep apnea syndrome)의 존재가 처음으로 기술되었고, 1976년 Guilleminault에 의하여 명명되었다. 이에 대한 진단으로 1970년대 미국 스탠포드 대학을 중심으로 수면다원검사(polysomnography, PSG)가 본격적으로 임상에 적용되기 시작하였다. 그리고, 1981년 Ancoli-Israel에 의하여 병원이 아닌 집에서 검사할 수 있는 수면검사법(home sleep study)이 보고된 이후로 Watch-PAT 등을 비롯한 성능이 개선된 많은 이동형 수면검사 제품이 개발되었고, 1991년 Iber 등이 분할 야간 수면다원검사(split-night PSG)의 유용성에 대하여 보고하여 수면다원검사에 따르는 시간적, 경제적 제한성을 극복하려는 노력이 있었다. 1993년 Guilleminault가 수면 중 무호흡이나 저호흡 없이 호흡노력과 관련된 각성(respiratory effort related arousal)을 보이는 상기도저항증후군(upper airway resistance syndrome)을 성인에서 처음으로 명명한 이후로 수면 시 호흡장애를 크게 무호흡, 저호흡과 호흡노력과 관련된 각성으로 판단할 수 있게 하는 근거를 제시하였다. 1993년 Young 등이 폐쇄성수면무호흡증에 대한 유병률 연구에서 남자 4%와 여자 2%에서 발생함을 보고하여 이것이 남자에게만 국한된 질병이 아님을 밝혔다.

폐쇄성수면무호흡증의 기전에 관한 연구

폐쇄성수면무호흡증의 원인에 대해서는 아직까지 명확하게 알려져 있지 않은 상태로, 역사적으로 볼 때, 폐/상기도, 틀/내용물, 구조/기능, 해부학/생리학, 중추/말초, 유전/환경 등의 상반된 측면에 대한 다양한 논란이 있어 왔고, 이러한 논란은 아직도 진행중이다.

1976년 Sauerland와 Harper가 흡기시에 비하여 호기시, 그리고 각성에 비하여 수면 중, 특히 렘수면시에 이설근(genioglossus muscle)의 근긴장도가 감소함을 처음으로 밝혀 상기도 유지의 기전에 있어서 '상기도운동조절(upper airway motor control)' 이론을 도입하였고, 1978년 Remmers 등은 폐쇄성수면무호흡증에서 이설근의 근긴장도가 감소함을 밝혀 근이론에 대한 이론적 근거를 제시하였다. 상기도 생리적 기능에 대하여는 이후 이산화탄소에 의한 호흡조절, loop gain, 각성 및 호흡근과의 관계에 대한 연구로 발전되었다.

폐쇄성수면무호흡증에서 기도의 해부학적 구조에 대한 연구로는 1978년 Borowiecki 등이 수면시 상기도 내시경검사를 처음으로 보고한 이후 1982년 Wilms 등이 상기도의 Fujita 분류를 도입하여 이후 기도폐쇄 부위가 연구개, 설근부 등 매우 다양한 범위에서 일어날 수 있다는 소위 'multiple level obstruction'의 개념으로 발전하였다. 1983년 Riley 등이 cephalometry를 이용하여 폐쇄성수면무호흡증 환자에서 하악, 연구개 길이, 설골의 위치, 후방기도에 이상이 있음을 발견하였고, 현재 악안면 골격계 이상유무 확인 및 구강장치와 골격수술을 시행하는 데 있어서 많은 도움을 주었다. 1983년 Haponik 등이 상기도 전산화단층촬영에서 폐쇄성수면무호흡증 환자의 상기도가 좁은 현상을 발표하였고, 1985년 Sher 등이 'Müller's maneuver'를 시도하여 상기도의 폐쇄부위를 규명하였으나 그 유용성에 대하여는 아직까지 논란이 있다. 1988년 Schwartz와 Smith는 수면 시 상기도 압력변화를 측정하여 기도폐쇄성(airway collasibility), Starling resistor와 critical closing pressure의 개념을 도입하였다. 1989년 Horner 등이 상기도 자기공명영상(magnetic resonance imaging) 연구에서 기도 단면적뿐만 아니라 증가한 지방 축적이 수면무호흡증의 원인이 될 수 있음을 발표하여 좁아진 기도 내경뿐만 아니라 기도의 구조에서도 문제가 있을 수 있음을 제시하였고, 이후 3D 자기공명영상과 동적 자기공명영상 등의 연구로 인하여 상기도의 움직임과 multiple level obstruction에 대한 객관적 증거들이 밝혀졌다. 1991년 Croft와 Pringle이 수면제 유도 하에 상기도 내시경을 처음으로 시도하여 향후 약물유도수면내시경(drug-induced sleep endoscopy, DISE)으로 발전하는 전기를 마련하였으나 아직까지 그 유용성에 대한 정보가 부족한 실정이다. 1997년에는 Isono와 Remmers가 전신마취 상태에서 폐쇄성수면무호흡증 환자의 기도단면적이 감소하고 폐쇄압력(closing pressure)이 증가함을 발견하여 그동안 논란이 되어 왔던 해부학적 기도의 이상과 상기도 근육의 생리학적 이상과의 관계를 처음으로 규명하였다. 2002년 Frideman 등이 상기도의 신체검사 소견을 등급화 하여 수술예후를 예측하였고, 이후 주로 이비인후과 의사를 주축으로 임상변수 및 상기도 구조에 대한 면밀한 조사를 통하여 수술대상자의 선택기준의 마련과 예후를 증진시키려는 노력이 있어 왔다.

정리하면, 상기도에 대한 연구는 정적인 연구에서 동적인 연구로, 각성 시의 연구에서 수면환경에서의 연구로 변화하는 추세에 있으며, 다각적인 연구의 결과로 상기도의 생리적 기능에 대한 이해의 폭은 매우 넓어졌으나 아직까지 수면다원검사의 무호흡-저호흡 지수(apnea-hypopnea index)와 비견되는 인자는 보고된 바가 없다. 하지만, 향후 상기도에 대한 이러한 노력들이 결실을 맺어 폐쇄성수면무호흡증의 위험도와 치료법의 효과예측에 대한 훌륭한 지침이 나오기를 기대한다.

폐쇄성수면무호흡증 치료의 발전

폐쇄성수면무호흡증의 수술적 치료는 1964년 Ikematsu에 의해 코골이 환자에서 처음으로 구개수구개인두성형술(uvulopalatopharyngoplasty, UPPP)을 시도하여 수술적 치료의 가능성을 제시하였고, 이것은 1981년 Fujita에 의해 약간 변형된 방법으로 폐쇄성수면무호흡증에 대한 구개수구개인두성형술의 효과에 대하여 영문으로 보고되어 세상에 알려졌다. 그 이전까지 폐쇄성수면무호흡증에 대한 수술적 치료가 기관절개술

(tracheostomy)이 유일한 방법이었음을 볼 때 획기적인 사건이었다. 이후 1996년 Powell 등이 구개수구개피판술을 소개하는 등 상기도수술의 성공률을 높이려는 많은 노력과 변형된 술식이 소개되었다. 또한 구개부위에 대한 수술 이외에 하인두에 대한 수술로 이설근전진술(genioglossus advancement), 설골근절제거상술(hyoid myotomy and suspension) 등이 도입되어 구개 수술과 같이 행해지면서 소위 'multilevel surgery'에 이르게 되었고, 기도재건을 의미하는 양악전진술(bimaxillary advancement)도 폐쇄성수면무호흡증 환자의 수술에 적용되었다. 최근에는 수술의 편리성 등을 기치로 한 고주파(radiofrequency) 수술과 임플란트(implant) 법도 개발되었으며, 하인두에 대해 이설근과 설골을 거상할 수 있는 Repose 술식과 설하신경을 자극하는 설하신경 전기자극법 등도 개발되어 있다.

구강장치는 1934년 Pierre Robin 등에 의하여 치과용 치료목적으로 사용되기 시작하였고, 1982년 Cartwright가 폐쇄성수면무호흡증에 대한 비수술적 치료로서 tongue-retaining device를 보고한 이후 하악전진장치(mandible advancement device, MAD)로 발전하여 현재 경도-중등도 폐쇄성수면무호흡증 환자에서 선택적으로 사용되고 있다.

1981년에는 Sullivan 등에 의하여 지속적 양압기(continuous positive airway pressure, CPAP)가 소개되어 폐쇄성수면무호흡증의 주된 치료법으로 자리를 잡았고, 이후 자동 양압기(Auto-PAP), 2단 양압기(BiPAP) 등 다양한 성능을 가진 기기들의 발전을 이루었다. 따라서 폐쇄성수면무호흡증에 대한 본격적인 비수술적 치료의 역사는 약 30년 정도로 매우 짧은 것을 알 수 있고, 향후 이에 대해 앞으로 많은 연구가 필요한 실정이다.

참고문헌

1) American Academy of Sleep Medicine. The international classification of sleep disorders: Diagnostic and coding manual. 2nd ed. Westchester, IL: American Academy of Sleep Medicine;2005.
2) American Academy of Sleep Medicine. The international classification of sleep disorders: Diagnostic and coding manual. 3rd ed. Darien, IL: American Academy of Sleep Medicine;2014.
3) Ancoli-Israel S, Kripke DF, Mason W, Messin S. Comparisons of home sleep recordings and polysomnograms in older adults with sleep disorders. Sleep 1981;4:283-91.
4) Bailey DR, Attanasio R. The history of sleep medicine. Dent Clin North Am 2012;56:313-7.
5) Cartwright RD, Samelson CF. The effects of a nonsurgical treatment for obstructive sleep apnea. The tongue-retaining device. JAMA 1982;248:705-9.
6) Croft CB, Pringle M. Sleep nasendoscopy: a technique of assessment in snoring and obstructive sleep apnoea. Clin Otolaryngol Allied Sci 1991;16:504-9.
7) Friedman M, Ibrahim H, Bass L. Clinical staging for sleep-disordered breathing. Otolaryngol Head Neck Surg 2002;127:13-21.
8) Fujita S, Conway W, Zorick F, Roth T. Surgical correction of anatomic azbnormalities in obstructive sleep apnea syndrome: uvulopalatopharyngoplasty. Otolaryngol Head Neck Surg 1981;89:923-34.
9) Guilleminault C, Stoohs R, Clerk A, et al. A cause of daytime sleepiness: the upper airway resistance syndrome. Chest 1993;104:781-7.
10) Guilleminault C, Tilkian A, Dement WC. The sleep apnea syndromes. Annu Rev Med 1976;27:465-84.
11) Haponik EF, Smith PL, Bohlman ME, Allen RP, Goldman SM, Bleecker ER. Computerized tomography in obstructive sleep apnea. Correlation of airway size with physiology during sleep and wakefulness. Am Rev Respir Dis 1983;127:221-6.
12) Horner RL, Mohiaddin RH, Lowell DG, Shea SA, Burman ED, Longmore DB, Guz A. Sites and sizes of fat deposits around the pharynx in obese patients with obstructive sleep apnoea and weight matched controls. Eur Respir J 1989;2:613-22.
13) Iber C, O'Brien C, Schluter J, Davies S, Leatherman J, Mahowald M. Single night studies in obstructive sleep apnea. Sleep 1991;14:383-5.
14) Isono S, Remmers JE, Tanaka A, Sho Y, Sato J, Nishino T. Anatomy of pharynx in patients with obstructive sleep apnea and in normal subjects. J Appl Physiol (1985) 1997;82:1319-26.
15) Kirsch DB. There and back again: a current history of sleep medicine. Chest 2011;139:939-46.
16) Remmers JE, deGroot WJ, Sauerland EK, Arch AM. Pathogenesis of upper airway occlusion during sleep. J Appl Physiol 1978;44:931-8.
17) Riley R, Guilleminault C, Herran J, Powell N. Cephalometric analyses and flow-volume loops in obstructive sleep apnea patients. Sleep 1983;6:303-11.
18) Sauerland EK, Harper RM. The human tongue during sleep: electromyographic activity of the genioglossus muscle. Exp Neurol 1976;51:160-70.
19) Sher AE, Thorpy MJ, Shprintzen RJ, Spielman AJ, Burack B, McGregor PA. Predictive value of Müller maneuver in selection of patients for uvulopalatopharyngoplasty. Laryngoscope 1985;95:1483-7.
20) Sullivan CE, Issa FG, Berthon-Jones M, Eves L. Reversal of obstructive sleep apnoea by continuous positive airway pressure applied through the nares. Lancet 1981;1:862-5.
21) Troell RJ, Riley RW, Powell NB, Li K. Surgical management of the hypopharyngeal airway in sleep disordered breathing. Otolaryngol Clin North Am 1998;31:979-1012.
22) Wilms D, Popovich J, Conway W, Fujita S, Zorick F. Anatomic abnormalities in obstructive sleep apnea. Ann Otol Rhinol Laryngol 1982;91(6 Pt 1):595-6.

CHAPTER 02

수면의 기초

Essential Basis of Sleep

김동은, 신현우, 홍일희

정상 수면의 생리

수면의 정의

수면은 외부 환경의 자극에 대한 지각의 이탈 상태이며, 무반응 상태다. 그러나 가역적으로 의식을 되돌릴 수 있다는 점에서 혼수 상태 등 다른 무의식 상태와 구별된다. 수면은 단순히 깨어 있지 않은 수동적 상태가 아니라 중추 신경계에서 상호작용이 지속적으로 이루어지는 능동적 과정이다. 아울러 체내에서 중요한 생리적 변화와 대사가 활발하게 이루어지는 시기이기도 하다. 이처럼 수면은 단순한 휴식의 과정이 아니라 신체와 정신의 건강을 유지하는 데 꼭 필요한 과정이다. 따라서 정상적인 좋은 수면을 취하면 신체 및 정신 질환을 예방할 수 있고, 삶의 질을 높일 수 있다. 그러기 위해서는 정상 수면의 양상과 생리를 잘 이해할 필요가 있다.

수면의 기능

현재까지 수면의 기능이 모두 밝혀진 것은 아니지만, 그동안 진행된 다양한 실험과 수면 부족 시 나타나는 증상을 통해 그 역할을 유추해 볼 수 있다. 정상적인 수면은 낮 동안 발생한 신체의 기능 결핍을 회복시켜 준다. 비렘수면(NREM)에서는 주로 전신의 신체조직이 회복되는데, 성장 호르몬의 분비와 림프구의 증식 등이 좋은 예다. 아울러 렘수면(REM)에서는 뇌조직의 재생이 일어나는데, 뇌 활동에 필요한 단백 합성이 증가된다. 또 다른 수면의 역할은 낮 동안의 기억을 저장하는 일이다. 특히 렘수면에서는 기억을 재활성화하여 가공하고 장기기억으로 저장하는데, 실제로 이 기간에 뇌의 혈류량과 산소 소비량도 증가한다. 또한 낮 동안 체내에 축적된 독성 물질을 수면을 통해 제거하게 되고, 감정을 안정적으로 조절해 기분 장애 등을 예방하는 데에도 수면이 중요한 역할을 한다.

정상 수면의 구조

인간의 수면은 기본적으로 비렘수면과 렘수면으로 구분할 수 있다. 비렘수면은 전체 수면의 75~80%를 차지하고, 렘수면은 20~25%를 차지한다. 비렘수면과 렘수면은 약 90분의 주기를 보이는데, 정상 성인의 경우 밤 수면 중 이러한 주기를 4~6회 정도 반복하게 된다.

비렘수면은 수면의 깊이에 따라 3단계(1단계 비렘수면, 2단계 비렘수면과 3단계 비렘수면)로 나눌 수 있다. 정상 수면의 경우 깊이가 얕은 1단계 비렘수면이나 2단계 비렘수면으로 시작해서 깊은 수면인 3단계 비렘수면으로 진행하게 된다. 높은 단계의 수면일수록 각성 상태로 전환하기 위해서는 더 강한 자극이 필요하다. 1단계 비렘수면은 각성과 수면의 중간 단계로 잠이 드는 과정이나 수면 중 잠시 깨는 경우에 관찰되며, 전체 수면시간의 2~5%를 차지하게 된다. 2단계 비렘수면 역시 1단계 비렘수면이 시작된 후 수 분 내에 도달하게 되는 정상 수면 단계로 정상 성인에서 총 수면시간의 45~55%를 차지한다. 3단계 비렘수면은 주위의 자극에도 잠에서 잘 깨어나지 않는 매우 깊은 수면 단계로 서파수면, 델타수면이라 불리기도 한다. 주로 수면의 초기에 집중적으로 나타나며 총 수면시간의 15~20%를 차지한다(그림 1).

빠른 눈동자의 움직임을 보이는 렘수면은 수면의 후반부에 집중적으로 관찰된다. 첫 렘수면은 수면 시작 후 80~100분 후에 나타난다. 초기의 렘수면은 그 지속 시간이 10분보다 짧을 수도 있지만 수면 후반으로 갈수록 길어져 마지막 렘수면은

60분 이상 지속되기도 한다. 렘수면은 수면의 깊이에 따른 구분은 없지만 교감 신경의 영향으로 빠른 눈동자 움직임, 근육의 떨림, 불규칙한 호흡 등을 보이는 위상성(phasic) 렘수면과 각성 시와 유사한 비동기화된(desynchronized) 뇌파와 근무력이 지속적으로 나타나는 긴장성(tonic) 렘수면으로 나뉜다. 꿈은 주로 렘수면에서 발생하는데, 뇌간으로부터의 신경 신호가 대뇌로 전달되어 이미지를 구성하는 피질 영역을 자극하기 때문이다.

2007년 미국수면의학회에서 제시한 수면 단계에 대한 평가 지침에 따르면 수면은 단계별로 뇌파상의 몇 가지 특징이 있다. 각성 상태에서는 알파파가 관찰되고, 높은 근긴장도와 자발적인 안구 운동이 나타난다(그림 2A). 1단계 비렘수면에서는 각성 시의 알파파가 느린 저진폭의 복합진동수 파형(low amplitude and mixed frequency activity)인 세타파로 대체되고, 일과성 두정부예파(vertex sharp wave)가 나타난다. 아울러 느린 눈동자의 움직임이 관찰되고, 근긴장도가 감소한다(그림 2B). 2단계 비렘수면에서는 K 복합체(K-complex)나 수면 방추파(sleep spindle)가 관찰되며, 뇌파의 30초 기본단위인 1 에폭 동안에 0.5~2Hz 빈도와 75mV 이상의 진폭을 보이는 델타파가 20% 이하로 관찰된다(그림 2C). 3단계 비렘수면에서는 1 에폭 동안에 20% 이상에서 델타파형이 관찰된다(그림 2D). 렘수면은 뇌파에서 2~6Hz의 저진폭 혼합 주파수를 보이는 톱니파(sawtooth waves)가 관찰되는 것이 특징인데, 이는 각성 시의 뇌파 소견과 유사하다. 아울러 렘수면에서는 안전도 검사상 양안의 불규칙한 빠른 눈동자 움직임이 관찰되고, 근전도에서 턱 근육 근긴장도의 현저한 저하가 나타난다(그림 2E).

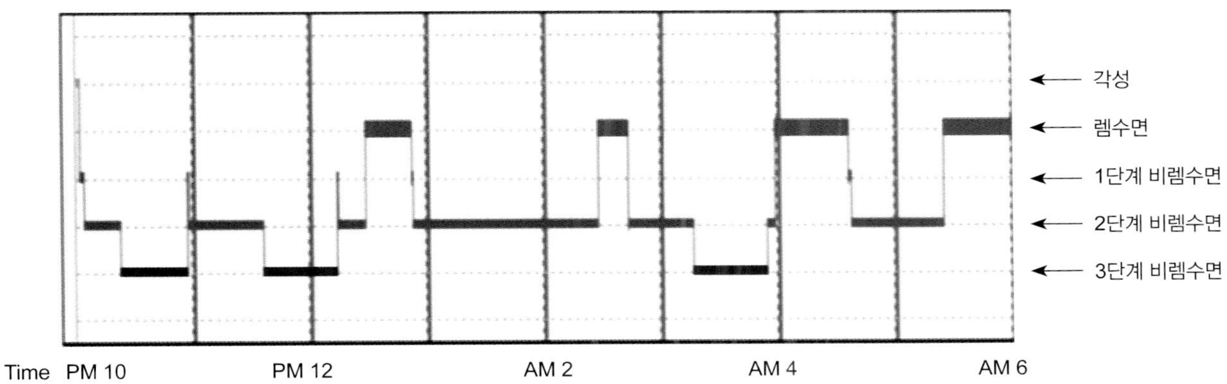

그림 1. 정상 수면 구조.

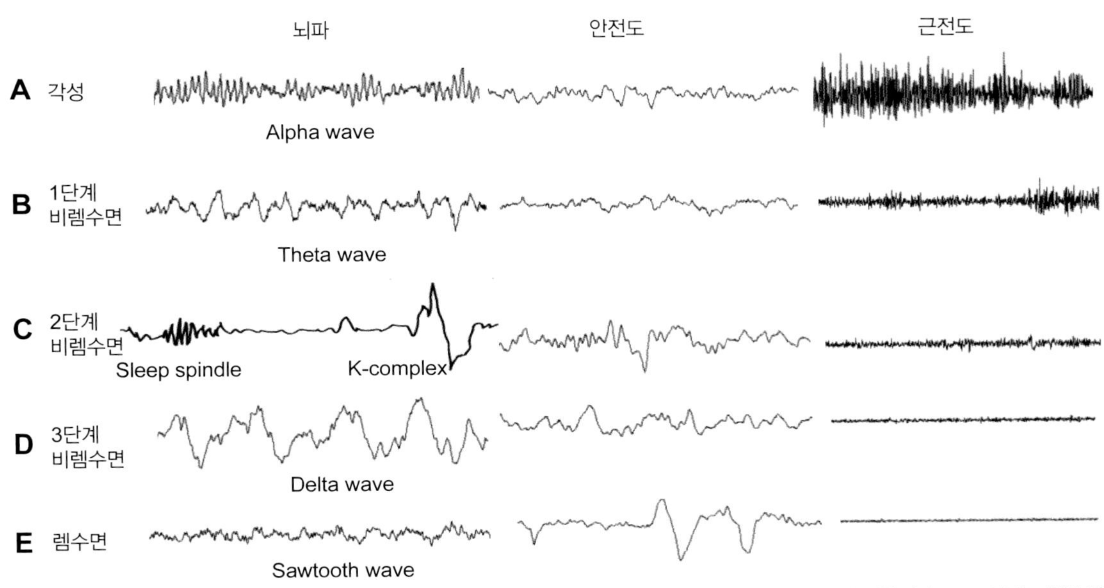

그림 2. 정상 수면 과정의 뇌파 양상. (A) 각성 단계: 뇌파에 알파파가 관찰된다. (B) 1단계 비렘수면: 뇌파에서 세타파가 관찰된다. (C) 2단계 비렘수면: K 복합체(K-complex)와 수면 방추파(sleep spindle)가 관찰된다. (D) 3단계 비렘수면: 델타파(0.5~2Hz 빈도와 75mV 이상의 진폭)가 20% 이상 관찰된다. (E) 렘수면 단계: 저진폭 혼합 주파수를 보이는 톱니파(sawtooth waves)와 급속 안구 운동이 관찰된다.

연령에 따른 수면 구조의 변화

신생아 및 소아의 수면

신생아는 밤낮 구분 없이 하루에 10~18시간을 잠을 잔다. 그리고 한번에 2.5~4시간 이상 지속해서 수면을 취하기 어렵다. 수면 주기는 신생아기에 50~60분 정도로 짧고, 10세경이 되면 성인과 비슷한 주기를 보인다. 밤낮 주기를 갖는 수면구조는 생후 3개월이 지나야 처음 관찰할 수 있고, 생후 6개월부터 밤에 자는 시간이 늘어난다. 유아기가 되면 하루에 두 번, 긴 시간의 밤 수면과 낮잠을 자는 형태로 바뀌고, 학동기가 되면 낮잠 없이 긴 밤 수면을 취하게 된다.

신생아기에는 성인과 달리 렘수면으로 수면을 시작한다. 이 시기에는 렘수면이 전체 수면의 50% 가까이 차지하지만 3세가 되면 성인의 렘수면 수준인 20~25%까지 감소하게 된다. 서파수면은 태어난 직후에는 관찰되지 않고, 생후 2~6개월에 이르러 점차 뚜렷하게 나타난다. 수면 방추파는 생후 2개월 후부터 관찰되며, 생후 6개월부터는 K 복합체가 관찰되기 시작한다. 학동기에 해당하는 6~10세의 어린이들은 성인보다 일찍 자고 일찍 일어나지만, 청소년기에는 호르몬과 멜라토닌 분비의 변동으로 일주기리듬이 2시간 정도 후퇴하므로 생리적으로 늦게 자고, 늦게 일어나게 된다(그림 3).

노인의 수면

나이가 들면 노화에 따른 신체적, 정신적 변화가 나타나듯 수면 양상에도 변화가 생긴다. 노인들은 잠자리에서 보내는 시간은 증가하나 총 수면시간은 오히려 감소해 수면 효율이 낮아진다. 또 수면 구조상 얕은 수면인 1단계 비렘수면, 2단계 비렘수면의 비율이 증가하고, 깊은 수면인 3단계 비렘수면의 비율이 감소하는데, 여성보다 남성에서 더 뚜렷하다. 아울러 노인이 되면 수면 도중 각성 빈도가 증가하고, 수면 중 깨어 있는 시간 역시 증가하며, 각성 후 수면잠복기는 더 길어진다(그림 3). 이처럼 총 수면시간이 감소하고 수면의 연속성이 단절되면서 노인의 수면의 질은 더욱 나빠지게 된다. 이는 과도한 주간 졸음을 유발하게 되는데 그 결과 노인들이 낮잠을 자는 경우가 젊은 사람들에 비해 많다. 취침 시간도 노인이 되면 앞으로 당겨져 일찍 자고 일찍 깨는 경향을 보인다. 아울러 노년기에는 수면호흡장애의 빈도가 높아지게 되는데, 이러한 경향은 근육 탄력성이 저하되어 나타나는 상기도 협착의 증가 및 수면생리의 불안정성과 관련이 있다.

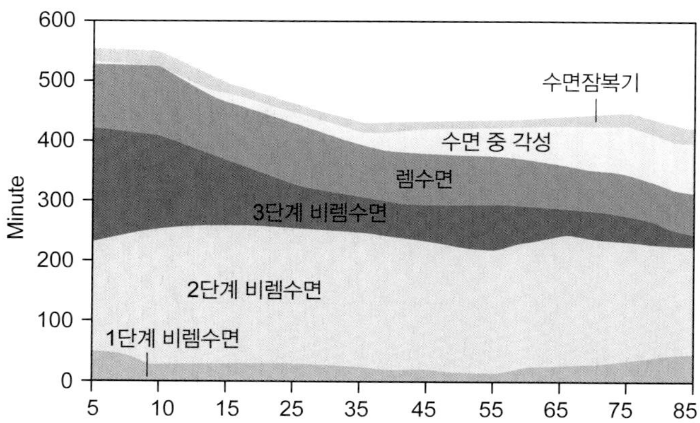

그림 3. 연령에 따른 정상 수면의 변화.

수면 중 생리학적 변화

교감 신경이 활성화되어 있는 위상성 렘수면을 제외하고 대부분의 수면 단계에서 각성 시보다 부교감 신경의 기능이 활성화되어 있다. 비렘수면에서는 혈압, 심박동수, 심박출량, 호흡수가 각성 시보다 감소한다. 아울러 에너지 소비량도 적고, 우리 몸의 정신 활동도 감소한다. 체온은 각성 시에 비해 낮은 상태로 잘 보전되며, 주간에 소진된 에너지를 비렘수면에서 보충한다.

반면 렘수면에서는 교감 신경계 기능이 더 활성화되어 심박동수와 호흡 양상이 불규칙하게 변한다. 아울러 이 기간에는 몸 떨림이나 땀 분비와 같은 체온조절 반응들이 잘 관찰되지 않아 주위의 온도에 따라 체온이 변한다. 또한 렘수면에서는 근긴장도가 감소하게 되는데, 이는 불규칙한 호흡 양상과 더불어 수면호흡장애의 악화 요인이 된다.

수면–각성의 조절

수면과 각성은 수면을 증진시키려는 항상성 과정(homeostatic process)과 일주기리듬(circadian rhythm)의 상호작용으로 조절된다(그림 4). 항상성 과정이란 깨어 있는 시간이 길어지면 수면욕구가 증가해 수면압력이 커지고, 반대로 수면시간

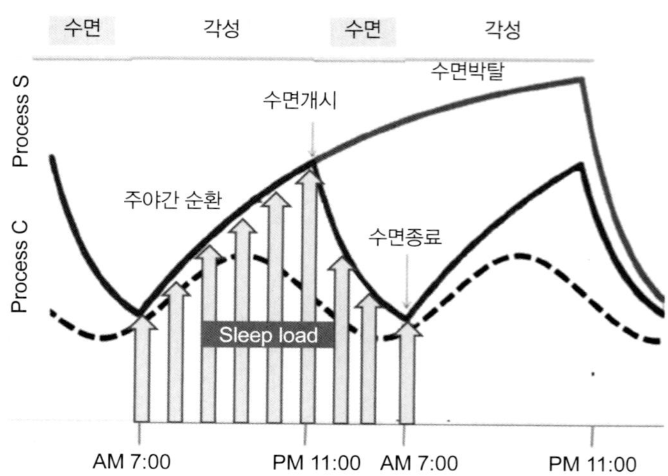

그림 4. 수면-각성 조절 기전. 항상성 과정(sleep homeostatic process, process S)과 우리 몸에 내재된 일주기리듬(circadian process, process C)의 상호작용으로 조절된다.

이 길어지면 잠에서 깨려는 힘이 커지는 기전을 말한다. 항상성 과정의 수면압력은 깨어 있는 동안 차츰 커져서 잠들기 전 최대치가 되었다가 적절한 수면을 취하게 되면 사라지게 된다.

일주기리듬은 심혈관계, 소화기계, 내분비 기관의 생리 현상 등 우리 몸에서 관찰되는 24시간의 주기적인 특성을 통틀어 말한다. 이러한 일주기리듬에 의해 체온, 혈액순환, 호흡, 호르몬 분비, 면역체계가 주기적으로 변하게 된다. 수면과 각성도 매일 반복되는 일주기리듬에 의해 조절되는데, 흔히 생체시계(biological clock)라 불리는 시상하부(hypothalamus)의 시교차상핵(suprachiasmatic nucleus)이 주된 역할을 한다. 이 생체시계는 하루 24시간이 조금 넘는 주기로 설정되어 있지만 다양한 요인들의 역할로 정확히 24시간의 주기에 동조할 수 있다. 이러한 일주기리듬을 재조정하는 과정에 관여하는 인자로 낮과 밤, 온도 등의 외부 환경과 일, 가족, 식사 등의 사회적 요인 등이 있다. 이 가운데 가장 중요한 역할을 하는 빛에 의한 자극이 망막시상하부로(retinohypothalamic tract)를 거쳐 시교차상핵을 자극하면 생체 리듬의 위상 변위를 일으킨다. 빛을 받아들이는 하루 중의 시간에 따라 수면의 리듬이 앞당겨지기도 하고 뒤로 늦춰지기도 한다. 이러한 일주기리듬에 대한 신체의 반응은 시교차상핵이 제어하고 시상하부에 의해 조절된다. 시교차상핵의 자극이 송과체(pineal gland)에 전해지면 멜라토닌(melatonin)의 분비 리듬이 나타나는데, 취침 시간에 이르러 높은 혈중 농도를 보이고, 깨어 있는 동안에는 낮은 수준을 유지한다.

수면-각성 주기의 신경생물학

수면과 각성을 조절하는 부위는 시상하부, 전뇌기저부(basal forebrain), 뇌간(brainstem)에 집중되어 있는데, 이 부위의 신경 세포들은 다양한 신경 전달 물질을 분비함으로써 수면과 각성을 유발하거나 억제한다.

각성 상태를 유지하는 데 있어서 뇌간에서 대뇌에 이르는 상향망상활성계(ascending reticular activating system, ARAS)가 가장 중요한 역할을 한다. 연수와 교뇌의 망상핵(reticular nucleus), 중뇌와 교뇌 피개(pontine tegmentum)의 콜린성 핵, 아드레날린성 세포체인 청색반점(locus coeruleus), 배판뒤쪽영역(ventral tegmental area), 솔기핵(raphe nucleus)에서 분지된 신경이 상향망상활성계를 구성한다. 여기에는 두 개의 경로가 있는데 중앙뒤판로(central tegmental tract)와 시상의 섬유판속핵(intralaminar nucleus)을 거쳐 대뇌 피질로 진행하는 등쪽 경로와 후시상하부(posterior hypothalamus)와 기저앞뇌(basal forebrain)를 거쳐 대뇌 피질로 직행하는 배쪽 경로가 있다.

각성 상태에서 수면 상태로 전환될 때 주된 역할을 하는 부위는 시상하부 전엽의 복측부시각전핵(ventrolateral preoptic nucleus)으로 '수면시작스위치'의 역할을 한다. 아울러 시각전영역(preoptic area), 배내측시상핵(dorsomedial thalamic nucleus), 기저앞뇌(basal forebrain) 등의 부위도 수면 시 활성이 증가한다.

아세틸콜린(acetylcholine), 히스타민(histamine), 노르아드레날린(noradernaline), 도파민(dopamine), 히포크레틴(hypocretin) 등이 각성을 유도하고, 감마아미노부티르산(gamma aminobutyric acid, GABA), 아데노신(adenosine) 등은 수면을 유도하게 된다.

각성 시에는 시상하부 망상체의 콜린성 신경세포의 활성이 증가하는데, 아세틸콜린은 각성 상태를 유지하는 데 중요한 역할을 한다. 시상하부 흐엽의 결절유두핵(tuberomammillary nucleus)에서 분비되는 히스타민은 대뇌 피질의 각성을 촉진하는데, 항히스타민은 이 부위에 작용하여 진정반응을 나타낸다. 시상하부의 측후엽에서 분비되는 오렉신(orexin)도 각성에 관여하는 신경핵에 작용하여 각성을 유지하고, 청색반점(Locus Ceruleus)의 노르아드레날린성 신경세포는 각성 상태에서 활성이 증가한다.

시상하부 전엽의 복측부시각전핵(ventrolateral preoptic nucleus, VLPO)에서 GABA와 galanin과 같은 억제성 신경전달물질이 분비되면 각성에 관여하는 부위를 억제하여 수면에 들게 된다. 결절유두핵의 억제는 각성을 유도하는 뇌간과 시상 및 대뇌 사이의 상호작용을 저하시키고, 그 아래쪽에 위치한 교뇌그물계(pontine reticular system)에 작용하여 상행성 아세틸콜린의 전달을 차단한다. 각성 상태 동안에는 아세틸콜린과 아민의 분비를 담당하는 신경계가 반대로 VLPO를 억제하게 된다. VLPO의 활성에 의한 수면과 각성의 교대는 마치 시소와 유사하여 'flip-flop 스위치 모형'으로 설명되기도 한다. VLPO와 모노아민성 핵(결절유두핵, 청색반점, 솔기핵)은 신경의 상호 억제 방향에 따라 수면과 각성 상태로 신속하게 상호 전환되는 특징을 갖는데, 오렉신 신경세포가 이 스위치를 안정화하는 역할을 한다. 아울러 아데노신은 수면의 항상성에 관여하는 인자로서 각성 상태에서 증가하다가 수면 시 감소하는데, 카페인은 이 아데노신 수용체에 작용하여 각성을 촉진한다.

렘수면은 콜린성 신경과 아민성 신경의 상호 작용으로 조절된다. 렘수면시작신경원(REM-on neurons)이라 불리는 중뇌 망상체의 피개핵대뇌각교뇌(pedunculopontine tegmental nucleus)와 외배측피개핵(laterodorsal tegmental nucleus)에서 아세틸콜린을 분비하면 시상을 흥분시켜 피질의 비동기화를 일으킨다. 이러한 피질의 비동기화가 뇌파상 렘수면의 특징인 저진폭복합진동수 파형(low voltage mixed frequency)과 톱니

모양 파형(saw tooth waves)을 형성한다. 아세틸콜린은 연수에도 작용하여 글라이신(glycine)을 분비하는데, 척수전각세포의 과분극을 유도하여 렘수면 동안의 무긴장증을 유발한다. 아울러 상행성 망상 활성계를 통해 시상-대뇌 피질계가 활성화되어 뇌파에서 대뇌의 비동기화와 함께 꿈을 꾸게 된다. 렘수면이 지속되면 청색반점과 솔기핵에서 각각 노르에피네프린, 세로토닌(serotonin) 등을 분비해 렘수면시작신경원을 비활성화시켜 렘수면을 종료시키게 되는데, 이를 렘수면종료신경원(REM-off neurons)이라 한다.

비렘수면 기간에는 시상망상핵(thalamic reticular nucleus)에서 과분극된 GABA 신경원의 돌발파가 방추파를 형성하며, 수면 중 감각신호의 대뇌 전달을 차단한다. 전시상하부(anterior hypothalamic area)와 시각전영역을 전기 자극하면 수면이 유도된다.

수면 호흡 생리

호흡의 신경 조절과 수면

연수 호흡 중추

포유류에서 호흡의 조절은 뇌간에 위치한 호흡 중추에 의해 조절되는데, 특히 연수에 존재하는 두 축의 신경세포군이 중요하다. 하나는 등쪽호흡군(dorsal respiratory group, DRG)으로 연수의 등쪽 내측, 더 정확히는 고립로핵(nuclei of solitary tract)에 존재하며, 주로 흡기를 일으키는 신경세포들로 이루어져 있다. 폐로부터 오는 미주신경 신호와 경동맥소체(carotid body)의 화학수용체 및 대동맥궁의 압력수용체로부터의 구심성 신호가 DRG를 포함한 고립로핵에서 통합된다. 다른 한 축은 배쪽호흡군(ventral respiratory group, VRG)으로 안면신경핵(facial nucleus)에서 첫 번째 경추 신경 분절까지 뻗어 있으며, 흡기 및 호기 모두와 관련한 신경세포를 포함하고 있다. VRG의 내측에 있는 의핵(nucleus ambiguous) 역시 호흡 신호에 기여하며, 인후두부의 운동 신경을 포함하고 있다. VRG는 Botzinger complex(호기), pre-Botzinger complex(흡기), rostral retroambigualis(주로 흡기)와 caudal retroambiqualis(주로 호기)로 구성되어 있다. 이외에도 설하신경, 삼차신경 및 얼굴신경의 핵들이 인두 운동 및 상기도 개방에 중요한 근육을 지배하고 있다.

Pre-Botzinger complex에 있는 신경세포는 pacemaker의 특성을 가지고 있어서 기본적인 호흡 주기에 중요할 것으로 생각된다. 특히 pre-Botzinger complex의 신경세포는 mu-opioid 수용체와 neurokinin-1 수용체(substance P의 수용체)를 가지고 있으며, 이 수용체들은 각각 호흡을 느리게 혹은 빠르게 한다. 이는 임상적으로 아편유사제(opioid) 약물에 의해 과도하게 호흡이 억제되는 현상을 설명해준다.

호흡 신경세포의 연결

호흡을 관장하는 여러 신경세포들의 연결을 통해 호흡 활성의 중요한 두 요소가 결정되는데, 하나는 호흡 리듬의 형성이고 다른 하나는 호흡근 활성 자극의 패턴 형성이다. 호흡 리듬의 생성 기전은 매우 복잡해서, pacemaker 모델(특정 신경세포가 호흡 리듬을 결정)과 network 모델(호흡 리듬은 여러 신경세포의 복합적 산물) 또는 이 두 가지를 결합한 hybrid model 등으로 설명되고 있으나 여기서 다루기는 어렵다.

호흡근의 활성을 일으키는 신호의 생성을 살펴보면, 척수의 호흡 운동신경과 인두의 호흡 운동신경을 자극하는 신호의 기원이 서로 다르다는 점에 주목해야 한다. 예를 들어 설하신경의 운동신경세포는 설하운동핵(hypoglossal motor nucleus)의 외측에 있는 망상체(reticular formation)로부터 나오지만, 횡격막의 운동신경세포는 VRG나 DRG에서 흡기 신호를 받는다. 특히 망상체에서 나오는 호흡 신호는 지속적인 호흡 긴장도를 유지하는 데 중요한데, 수면 중에는 망상체로부터의 이러한 긴장도가 감소된다는 점이 중요하다.

인두 호흡근과 횡격막 호흡근은 조절 방식에 있어서도 차이가 있다. 횡격막 신경의 운동 신경세포는 호기 시에 활성이 강하게 억제되는 반면, 설하신경의 운동신경세포는 호기 시에 활성 억제가 뚜렷하지 않다. 예를 들어 이설근은 호기 시에도 우세한 긴장 신호 덕분에 어느 정도 수축을 하여 기도의 개방에 도움을 주고, 흡기 시에는 보다 강력한 긴장성 자극이 더해져서 보다 견고하게 인두부의 폐쇄를 막아주게 된다.

호흡 운동신경세포의 조절

포유류의 자세 유지근의 긴장도는 각성 시에 가장 높고, 비렘수면 중에 감소하며, 렘수면에서 가장 낮다. 렘수면 시에는 간헐적인 근육의 수축만 동반되는 근긴장저하가 특징적이다. 수면 중에 호흡근도 자세 유지근과 비슷하게 조절 받으나, 수면에 의해 유도되는 저긴장 상태와 이를 보상하기 위한 호흡 반응 등의 상호 작용을 하면서 좀 더 복잡한 조절 기전을 보인다. 호흡근 활성의 감소는 주로 수면 직후 시작되고, 이후 혈중 가스 분압, 흉곽 및 폐의 기계적인 저항 및 수면 호흡 장애 여부에 따라 다양한 보상 기전에 의해 변화한다. 다른 호흡근과는 다르게 횡격막은 비렘수면에서 거의 억제되지 않으며, 렘수면에서조차 대개 활성이 유지된다.

호흡 운동신경세포의 흥분성은 비호흡성(호흡 주기와 무관한) 긴장성 자극(tonic drive)과 호흡 자극(respiratory drive)에 의해 결정된다. 비호흡성 긴장도는 호흡 운동신경세포의 휴지막전위(resting membrane potential)에 기여하며, 중추신경으로부터의 호흡자극에 따라 흥분성이 증가한다. 각성상태에서 비렘수면으로 전환 시 호흡 긴장도가 감소하고, 이는 호흡근의 활성 저하와 이에 따른 호흡 감소로 이어진다. 또한 렘수면 시에는 이러한 긴장도가 더 감소할 뿐 아니라, 시간에 따라 변동성을 보이게 되어 휴지막 전위가 출렁이게 된다. 이는 렘수면에서 비슷한 수준의 호흡자극에 대해서도 실질적인 폐 환기의 변동성이 커지는 이유가 된다. 렘수면에서 호흡 운동신경세포의 신호 유입 저항(input resistance)이 증가하는 점도, 호흡근으로의 활성 신호 전달을 감소시켜, 렘수면에서의 기도 저항 증가와 환기 저하의 원인이 된다.

호흡근마다 운동신경세포로부터의 긴장성 자극 및 호흡자극에 대한 감수성이 서로 다른데, 앞서 예를 들었던 이설근은 두 자극 모두에 영향을 받지만, 연구개의 구개긴장근(tensor palatini)은 주로 긴장성 자극에 활성을 나타낸다. 이러한 구개긴장근의 긴장성 활성은 폐쇄성수면무호흡증의 주요 기도폐쇄 부위인 연구개의 경직도를 만들어 주는 것으로 생각된다. 따라서 수면 상태에서 긴장성 자극 감소는 구개긴장근의 활성을 저하시켜 기도 저항을 높이게 된다.

수면-각성 주기와 호흡 신경조절

각성 상태에서 호흡근의 활성을 증가시키는 긴장성 자극이 수면 시에 없어지는 것이 수면 호흡 생리의 가장 중요한 개념이다. 이때 아민성각성계(aminergic arousal system)가 호흡기에 주요한 긴장성 자극의 원천이 되며, 그 외에 세로토닌성(serotonergic), 노르아드레날린성(noradrenergic), 그리고 글루탐산성(glutamatergic) 신경활성이 부분적으로 호흡기의 긴장을 유지하는 데 도움을 준다. 특히 내인성(endogenous) 노르아드레날린성 자극은 폐쇄성수면무호흡증의 병태생리에서 중요한 이설근의 긴장성에 기여하며, 내인성 글루탐산성 신경활성은 인두 주변 근육의 수축에 관여한다. 폐쇄성수면무호흡증의 치료 수단으로서 이러한 신경전달물질의 작용제(agonist)를 투여하였을 때, 각성 또는 비렘수면에서는 설하신경 및 삼차신경의 지배를 받는 근육의 강력한 수축을 확인하였으나, 렘수면에서 관찰되는 근육의 무긴장을 극복할 수는 없었다. 따라서 기도 개방을 위한 긴장성 자극의 신경조절은 비렘수면과 렘수면 단계에서 차별적인 치료전략이 필요하다.

글라이신과 GABA는 중추신경계의 주요 억제성 신경전달물질이다. 글라이신과 GABA의 작용제는 이설근의 수축을 억제하고, 이들의 길항제(antagonist)는 이설근의 수축을 촉진한다. 따라서 lorazepam이나 zolpidem과 같은 진정수면제는 폐쇄성수면무호흡증의 증상을 악화시킬 수 있다. 렘수면 시에 관찰되는 늑간근 활동의 감소는 강력한 글라이신성 신경 전위에 의한 척수 운동 신경의 억제에 기인한다. 이를 근거로 글라이신과 GABA 수용체 길항제를 이용한 설하신경이나 삼차 신경의 억제를 시도하였으나, 렘수면 시에 발생하는 강력한 긴장 소실을 차단하지는 못하였다.

수면에 의한 호흡신경세포의 활성 변화

호흡근을 지배하는 신경세포의 활성과 호흡주기 간의 연관성은 매우 다양해서 어떤 호흡근을 지배하는 신경이 호흡의 특정 주기에 더 많은 영향을 미치고 있는지 알기가 어렵다. 이런 연관성은 Orem 등이 제시한 “에타 제곱 통계량(η^2 statistic)”에 의해 보다 쉽게 가늠할 수 있게 되었다. 이는 신경 세포의 호흡 의존적 활성 정도가 얼마나 강한지, 그리고 일관적인지를 보여주는 지표로, 그 값이 0에 가까울수록 상관성이 떨어지고, 1에 가까울수록 연관성이 높아진다.

호흡의 페이스메이커 활성과 밀접하게 연결된, 즉 높은 η^2값을 가진 호흡성 신경세포는 각성 상태에서 비렘수면으로의 진행에 거의 영향을 받지 않으며, 반대로 낮은 η^2값을 가진 신경세포는 비렘수면으로 이행 시 크게 영향을 받는다. 결국 수면 상태에서 신경세포의 활성이 소실되는 정도는 비호흡성 자극의 양에 비례하게 된다. 이 원리는 긴장성 자극과 호흡성 자극 중 긴장성 자극이 수면 중 호흡의 유지에 중요함을 말해 준다. 렘수면으로 진행하면 과탄산증이나 저산소 상태에 대한 감수성이 둔해지며, 호흡근(늑간근 및 인두근)과 비호흡근(자세유지근) 모두 활성이 현저히 떨어진다. 렘수면 시 호흡의 특성은 지속적인 저하라기보다는 전반적인 저하와 변동성의 확대로 표현하는 것이 더 바람직하다. 예를 들어 렘수면 진입 시에 일시적으로 호흡수가 감소하는데, 이는 렘수면 진행 중에 뇌교의 망상체로부터 아세틸콜린 분비가 증가되기 때문으로 여겨진다. 하지만 렘수면 중에 중추 신경의 호흡 활성은 비렘수면 시기보다도 오히려 높은 편이다. 실제로 이러한 중추 호흡 신경의 증가된 활성 때문에 횡격막의 활성이 높아지는 기간이 생기고, 비렘수면에서 흔히 발생하는 저탄산성 중추성 무호흡(hypocapnic central apnea)의 발생이 렘수면 중에는 드물게 된다.

정리하면 호흡 중추의 신경세포 및 운동신경세포 활성은 호흡성 자극과 비호흡성 자극이 통합된 결과이며, 이 중 비호흡성 자극이 전반적인 호흡 활성에 더 영향을 미치며, 수면-각성 상태 변화에 더 민감하다고 할 수 있다. 실제로 렘수면 시에 비렘수면 때보다 호흡 중추의 활성은 더 높지만, 비호흡성 긴장성 자극의 저하와 혈중 가스 분압 등과 일치하지 않는 변동성으로 말미암아 렘수면 시의 호흡은 전반적으로 저하되고 불규칙적이게 된다.

수면과 환기 조절

호흡 조절의 작용 인자

각성 상태에서 호흡은 수의적인 행동 요소, 산소나 이산화탄소 분압 등과 같은 화학적 신호, 폐나 흉곽으로부터 전달되는 기계적인 신호 등 여러 요소에 의해 복합적으로 조절된다. 하지만 수면 시에는 저산소나 과탄산 신호에 대한 감수성이 떨어져서 폐쇄성수면무호흡증이나 흉곽의 질환이 있는 환자에서는 수면 중에 저산소 상태에 빠질 수 있다.

화학적 자극에 대한 수면 중 환기 반응

정상적으로 혈중 산소포화도가 감소하면 환기량(ventilation, L/min)이 증가하는데 이를 저산소환기반응이라 한다. 건강한 성인에서 저산소환기반응은 수면 중에 저하되는데, 비렘수면 시의 저하는 주로 남자에게서 관찰된다. 렘수면 시의 저산소환기반응은 비렘수면에서보다 더 저하되고, 이는 남녀 간에 차이가 없다(그림 5).

과탄산성환기반응(hypercapnic ventilator response) 역시 각성 상태에서 비렘수면으로 진행되면 약 50% 가량 저하된다. 이러한 과탄성환기반응의 수면 중 변화는 남녀 간에 차이가 없는 것으로 보여진다.

화학적 신호에 대한 환기 반응은 인종과 성별에 따라 차이가 있으나, 수면 상태에서 낮아지고 렘수면 시 가장 저하된다(그림 6).

각성 유발 호흡 관련 인자

정상인에서 수면 중 등탄산저산소증(isocapnic hypoxia)은 각성을 잘 일으키지 못하여, 산소포화도가 70%까지 감소하기도 한다. 과탄산증(hypercapnia)도 각성을 유발하는데 정상적으로 호기말이산화탄소분압이 15mmHg 이상이 되면 깨는 것으로 알려져 있고, 수면, 특히 서파수면 중에는 이 역치가 상승한다. 또한 저산소증은 이산화탄소에 의한 각성 역치를 낮춘다(그림 6).

수면 중 기도 저항의 증가는 잠에서 깨도록 하는 또 다른 인자이다. 기도폐쇄에 의한 각성은 정상적으로 비렘수면에서보다 렘수면에서 세 배 이상 더 빠르게 나타난다. 그러나 폐쇄성수면무호흡증 환자에서는 렘수면 중에 더 긴 무호흡이 관찰된다. 정상적으로 렘수면에서 기도 저항의 증가에 따른 각성이 빠른 원인은 아직 불명확하다.

기관지 자극에 의한 기침 반사는 수면 중에 억제가 되고, 기침은 각성 후에만 일어날 수 있다.

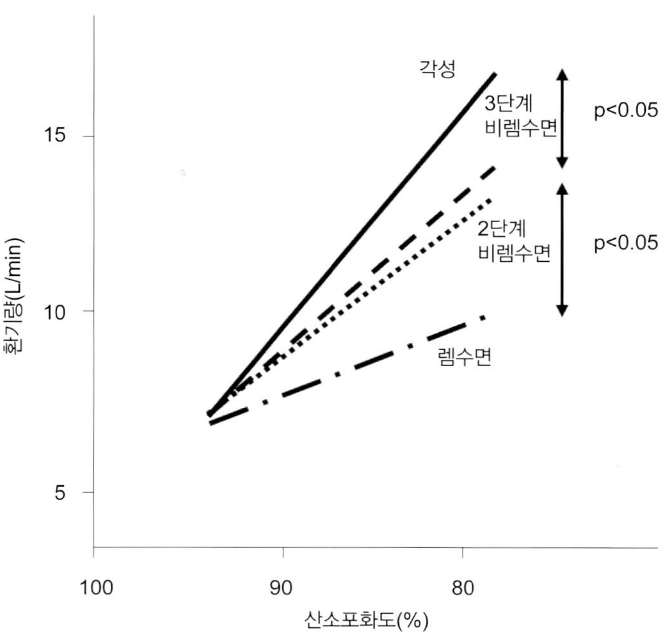

그림 5. 정상 성인 12명에서 관찰된 수면 단계별 환기량과 산소포화도의 상호 관계.

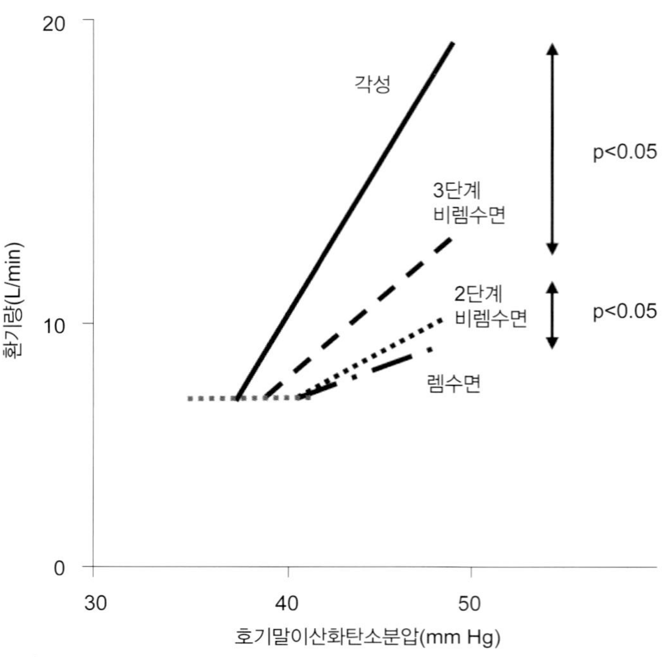

그림 6. 정상 성인 12명에서 관찰된 수면 단계별 환기량과 호기말이산화탄소분압과의 상호 관계.

수면과 호흡기도의 기계적 특성

호흡기도 역학의 기초

상부기도는 비강, 구강, 인두, 후두로 구성되며, 하부기도는 폐와 기관(지)으로 구성된다. 상부기도로 들어온 공기는 기관지를 거쳐 폐포로 들어와 가스 교환이 일어난다. 상-하부기도의 기계적 특성은 수면에 의해 크게 변화한다. 폐 용적과 늑골근의 움직임, 그리고 일호흡량(tidal volume, TV)은 수면 시에 감소하며, 상부기도 개방을 유지하는 근육들 역시 수면에 의해 그 활성이 감소한다. 상기도의 개방은 상기도 주변부 근육의 활동은 물론 폐-흉곽의 역학에 의해서도 영향을 받는다. 호흡기 역학에 관련한 용어 및 개념은 그림 7과 표 1에 기술하였다.

수면 시의 폐용적 및 호흡 패턴 변화

대부분의 건강한 사람도 수면 중에는 기능적 잔기용량(functional residual capacity, FRC)이 상당히 감소하는데, 비렘수면에서 약 200mL의 FRC가 렘수면에서는 약 300mL 정도 줄어든다. 이러한 FRC의 감소는 수면 중에 횡격막 활동의 저하와 호흡 페이스메이커의 변동, 폐의 유순도(compliance) 저하, 혈액의 체간 집중(central pooling) 등으로 설명될 수 있다. 일회호흡량(TV) 역시 비렘수면에서 6~15%, 렘수면에서 25% 정도 감소한다.

비렘수면에서 분당 호흡량의 저하는 동맥의 산소분압을 3~9mmHg 가량 낮추며, 이산화탄소 분압은 2~4mmHg 가량 올린다. 렘수면에서는 호흡은 일정치 않고 불규칙적이며, 주기적인 렘수면 활성 변화와 밀접한 연관을 보인다.

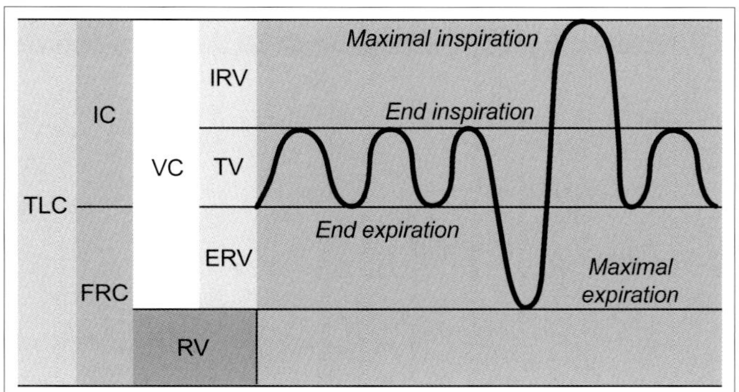

그림 7. 폐용적과 폐용량의 개요도. 호기예비량(expiratory reserve volume, ERV), 기능적 잔기 용량(FRC), 노력성 폐활량(forced vital capacity, FVC), 최대흡기량(inspiratory capacity, IC), 흡기예비량(inspiratory residual volume, IRV), 잔기량(residual volume, RV), 총폐용량(total lung capacity, TLC), 폐활량(vital capacity, VC), 일호흡량(tidal volume, TV).

표 1. 호흡기 역학에서의 주요 개념

유순도(compliance)	$\Delta V/\Delta P$
분당 호흡량(minute ventilation)	TV x RR
층류(laminar flow)	$\Delta P/R$
와류(turbulent flow)	$\Delta P \propto aV + bV^2$, V(air flow)

수면 시의 상기도 역학

상기도의 기계적인 특성은 'Starling 저항 모델'을 통해 잘 설명된다. 버팀성이 강한 비인두와 후두부, 그리고 버팀성이 약한 인두부로 연결된 관에 기체가 흐를 때의 역학적 모델이다. 유속이 빨라질수록 베르누이의 원리에 의해 내강의 압력은 낮아지고, 버팀성이 약한 인두부가 좁아질 수 있다. 이때 인두부를 안정화시키는 인두 확장근의 작용과 기관견인에 의한 저항력이 내강의 음압을 이겨내지 못하게 되고, 이로 인해 인두부의 부분적 혹은 전체적인 폐쇄가 발생한다. 이 모델에 따르면 흡기 노력이 증가함에 따라 흡기량이 증가하지만 결국 일정한 값에 도달하게 된다. 또한 인두부가 내강의 음압을 견디지 못하고 좁아지게 되는데 이때의 압력을 임계압력(Pcrit, critical pressure)이라고 부른다. 임계압력이 높다는 것은 그만큼 인두부의 버팀성이 약하다는 의미가 된다. 흡기 노력이 증가하여 유속이 빨라지는 경우, 특히 층류에서 와류(기도 내벽 인근의 유속이 더 빠르게 됨)로 바뀌는 경우, 상기도 주변부 근육의 총량(무게)이 높을수록 임계압력은 상승하게 된다. 이러한 Starling 저항 모델은 특히 폐쇄성수면무호흡증의 병태생리를 이해하는 데 중요하다.

수면이 인체에 미치는 영향

자율신경계의 변화

자율신경계의 중추신경은 뇌간에 존재하며, 인체의 주요 장기와 구심성, 그리고 원심성 섬유에 의해 복잡한 네트워크를 구성하고 있다. 특히 고립로핵은 자율신경계 중추의 핵심적인 해부학적 구조물이다. 상부 뇌 구조물로부터 영향을 받으며, 심혈관계, 호흡기계, 위장관계 등 다양한 자율신경 지배 장기들로부터의 구심성 섬유를 받고 있다. 또한 뇌하수체, 변연계(limbic system) 및 배측연수(ventral medulla)로의 원심성 섬유를 내는데, 이 신경로는 궁극적으로 교감신경과 미주신경으로 통합된다. 각성-수면 주기 중에 자율신경계의 기능은 상당한 변화를 겪게 되는데, 자율신경 변화에 대한 수면 중 생리학적 반응들이 표 2에 정리되어 있다.

수면에 의한 심혈관계 변화

심박수와 리듬

비렘수면 시에는 부교감 신경이 흥분하여 심박수가 5~8% 가량 감소하고, 렘수면에서는 교감 신경의 억제가 더해지면서 심박수가 더 느려지게 된다. 특히 렘수면에서의 심박수는 서맥과 빈맥이 반복되는 매우 불규칙한 패턴을 보인다. 이러한 심박변이(heart rate variability, HRV)는 박동 사이의 간격(beat-to-beat interval)에 대한 스펙트럼 분석(spectral analysis)을 통해 평가할 수 있다.

HRV는 고속푸리에변환(fast Fourier transformation)에 의해, 다음과 같이 주파수 범위에 따라 고주파(high frequency, HF; 0.15~0.4Hz), 저주파(low frequency, LF; 0.04~0.15Hz), 초저주파(very low frequency, VLF; 0.003~0.04Hz), 그리고 이보다 더 낮은 극저주파(ultra low frequency, ULF; <0.003Hz)의 서로 다른 4종류로 구분할 수 있다. 심박수는 주로 미주신경 활성에 의해 좌우되는데, HF는 이 미주신경의 활성을 반영한다고 여겨진다. 반대로 LF는 주로 교감신경의 활성을 나타내고, 일부 미주신경의 활성도 혼재되어 나타난다고 생각된다. 즉, LF/HF비가 교감미주신경의 균형을 반영한다고 볼 수 있다. 비렘수면에서는 LF가 감소하고, HF가 증가하는 반면, 렘수면에서는 LF가 증가하고 HF는 감소하는 가운데 LF 및 HF의 변동폭이 매우 큰 것이 특징이다. 이러한 HRV는 수면 상태의 전이 시에 뇌파의 변화보다 앞서 나타난다.

HRV의 감소는 심근경색, 심장 이식, 또는 당뇨병성 신경병증 환자에서 발견될 수 있는데, HRV는 급성 심근경색의 강력한 예측인자이기도 하다.

동성 부정맥(sinus arrhythmia)은 야간에 젊은 성인의 약 50%에서 관찰되는 가장 흔한 부정맥이며, 동 정지(sinus arrest)도 특별한 질환 없이도 약 9초까지 관찰되기도 한다.

심박출량과 동맥압

심박출량은 밤새 지속적으로 감소하여 새벽녘에 최소가 되고, 특히 마지막 렘수면 기간에 가장 낮다. 혈압은 1단계 비렘수면 또는 2단계 비렘수면 시기에는 5~9% 감소하고, 서파수면에서는 8~14% 감소하는 것으로 알려져 있다. 렘수면에서는 혈압의 변동성이 커지고, 전체적으로 비렘수면 시기보다 5% 정도 혈압이 상승한다. 비렘수면에서는 심박출량의 저하로 혈압이 감소하고, 렘수면에서는 심박출량과 말초혈관저항의 변동에 영향을 받는 것으로 생각된다. 이러한 심혈관계 변화가 심근경색이나 뇌혈관질환, 돌연심장사가 주로 새벽에서 오전 사이에 발생하는 이유가 될 수 있다.

말초혈관저항과 혈류량

말초혈관저항은 비렘수면 중에 대체로 변화가 없거나 약간 감소하지만, 렘수면에서는 내장 혈관의 확장으로 인하여 전체적으로 감소하게 된다. 렘수면 시, 장이나 신장으로의 혈류량은 증가하는 반면, 피부나 근육으로의 혈류량은 감소한다. 뇌혈

표 2. 각성 및 수면 상태에서의 생리적 변화

생리적 변화	각성 시	비렘수면 시	렘수면 시
부교감 신경	++	+++	++++
교감 신경	++	+	감소 혹은 다양한 변화
심박수	정상 동성 리듬	서맥	서빈맥
혈압	정상	감소	다양
심박출량	정상	감소	좀 더 감소
말초혈관저항	정상	정상 혹은 다소 감소	좀 더 감소
호흡수	정상	감소	다양; 무호흡
폐포 환기(Alveolar ventilation)	정상	감소	좀 더 감소
상기도 근긴장	++	+	감소 혹은 소실
상기도 저항	++	+++	++++
저산소 및 과탄산환기반응	정상	감소	좀 더 감소
뇌혈류량	++	+	++++
체온조절	++	+	-
위산분비	정상	다양	다양
위장관 운동	정상	저하	저하
연하작용	정상	저하	저하
타액분비	정상	저하	저하
특징적인 주기적 장관 운동(Migrating motor complex)	정상	감속	감속
음경 또는 음핵 발기	정상	정상	뚜렷이 증가

+: 경도, ++: 중등도, +++: 뚜렷, ++++: 매우 뚜렷, -: 없음

류량 및 대사량은 비렘수면에서는 감소하고, 렘수면에서는 증가한다. 또한 뇌혈류량 및 대사량은 잠들기 직전 각성 시보다 잠에서 깬 직후의 각성 상태에서 더 낮다고 알려져 있다.

수면에 의한 내분비계 변화

신경내분비 호르몬들은 1~2시간 간격으로 박동성으로 분비되는 특성을 갖는데, 시교차상핵으로부터의 주기적 신호와 수면 상태에 영향을 받는다. 부신피질자극호르몬(adrenocorticotrophic hormone, ACTH), 코르티솔 및 멜라토닌은 대표적인 생체주기 의존적 분비 호르몬이며, 성장호르몬과 프로락틴, 갑상선자극호르몬, 레닌은 수면과 연관된 호르몬들이다. 생체리듬 및 수면상태와 관련된 이들 호르몬의 수면 중 변화는 그림 8에 정리되어 있다.

ACTH-코르티솔의 분비는 기본적으로 생체주기를 따르나 수면상태와도 연관이 있다. 코르티솔 수치는 수면 초기에 감소해서, 잠에서 깰 무렵 급격히 증가하고, 주간에 천천히 감소하는 경향을 보인다.

성장호르몬은 수면 직후 다량으로 분비되며, 이후 서파수면 시기에 집중적으로 분비된다. 수면과 관련한 성장호르몬의 분비는 연령이 증가할수록 감퇴되고, 3개월 이전 신생아의 성장호르몬 분비는 수면과 관련이 없는 것으로 알려져 있다.

혈장의 레닌 활성도는 비렘수면-렘수면 주기와 밀접한 관련이 있는데, 주로 비렘수면에서 높다가 렘수면 때 최저로 감소하는 패턴이 반복된다.

멜라토닌은 송과체에서 생산되어 분비되는데, 외부의 명암 주기와 신경교차상에 의해 조절된다. 주로 새벽 3시에서 5시 사이에 최대치를 보이고 주간에 계속 감소하는 양상을 보인다.

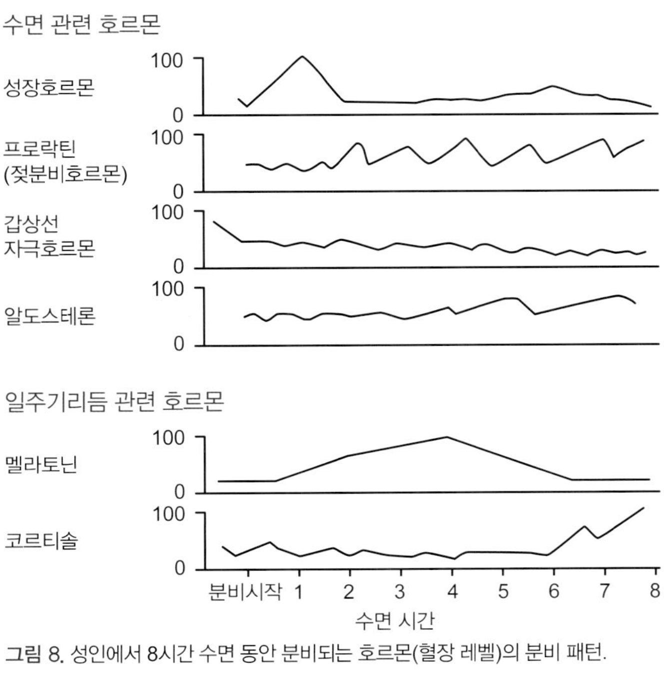

그림 8. 성인에서 8시간 수면 동안 분비되는 호르몬(혈장 레벨)의 분비 패턴.

이처럼 신경내분비 호르몬들의 분비는 수면과 적지 않은 관련성이 있어, 폐쇄성수면무호흡증을 포함한 다양한 수면질환에서 호르몬의 분비 이상으로 인한 증상이 나타날 수 있다.

수면과 위장관계

위산 분비는 각성상태에서는 음식물의 섭취에 따라 변화하고, 수면 중에는 밤 10시에서 새벽 2시경 가장 많이 분비되다가 이후로 감소한다. 침 분비, 연하작용 빈도, 위장관 운동성과 식도 연동운동은 각성상태에 비하여 수면 중에 모두 감소한다.

수면과 면역 반응

감염병을 포함한 많은 질환에서 수면을 포함한 충분한 휴식을 흔히 처방하지만, 아직 수면이 질환의 회복에 도움을 준다는 명확한 근거는 없다. 다만 동물 실험에서 감염 후 비렘수면을 취하는 경우 그렇지 않은 경우보다 생존율이 더 높았다는 보고는 있다. 또한 수면 조절 기전과 면역 체계는 IL-1β와 TNF-α라는 물질을 공유하고 있다. 이 두 물질은 비렘수면 조절에 관여하고 있을 뿐 아니라, 급성 감염 반응의 핵심 사이토카인이다. 아직 더 밝혀져야 할 부분이 많으나, 급성 감염기에 상승하는 여러 사이토카인들의 변화가 수면의 패턴에도 영향을 준다고 여겨진다.

참고문헌

1) Achermann P, Borbely AA. Sleep homeostasis and models of sleep regulation. In: Kryger MH, Roth T, Dement WC, editors. Priciples and practice of sleep medicine. 5th ed. St. Louis: Elsevier Health Science;2011. p.431-44.
2) Adair RH, Bauchner H. Sleep problems in childhood. Curr Probl Pediatr 1993;23:147-70; discussion 142.
3) Adam K, Oswald I. Sleep is for tissue restoration. J R Coll Physicians Lond 1977;11:376-88.
4) Ayappa I, Rapoport DM. The upper airway in sleep: physiology of the pharynx. Sleep Med Rev 2003;7:9-33.
5) Berthon-Jones M, Sullivan CE. Ventilatory and arousal responses to hypoxia in sleeping humans. Am Rev Respir Dis 1982;125:632-9.
6) Bliwise DL. Normal aging. In: Kryger MH, Roth T, Dement WC, editors. Principles and practice of sleep medicine. 5th ed. St. Louis: Elsevier Health Science;2011. p.27-41.
7) Brezezinski A. Melatonin in humans. N Engl J Med 1997;336:186-95.
8) Brooks PL, Peever JH Glycinergic and GABA(A)-mediated inhibition of somatic motoneurons does not mediate rapid eye movement sleep motor atonia. J Neurosci 2008;28:3535-45.
9) Burgess C, Lai D, Siegel J, Peever J. An endogenous glutamatergic drive onto somatic motoneurons contributes to the stereotypical pattern of muscle tone across the sleep-wake cycle. J Neurosci 2008;28:4649-60.
10) Carskadon MA, Dement WC. Normal human sleep: An overview. In: Kryger MH, Roth T, Dement WC, editors. Principles and practice of sleep medicine. 5th ed. St. Louis: Elsevier Health Science;2011. p.16-26.
11) Chokroverty S. Physiologic changes in sleep. In: Chokroverty S, editor. Sleep Disorders Medicine. Boston: Butter worth-Heinemann;1999. p.95-126.
12) Dibner C, Schibler U, Albrecht U. The mammalian circadian timing system; organization and coordination of central and peripheral clocks. Annu Rev Physiol 2010;72:517-49.

13) Espana RA, Scammell TE. Sleep neurobiology for the clinician. Sleep 2004:27:811-20.
14) Gould GA, Gugger M, Molloy J, Tsara V, Shapiro CM, Douglas NJ. Breathing pattern and eye movement density during REM sleep in humans. Am Rev Respir Dis 1988;138:874-7.
15) Horner RL. Motor control of the pharyngeal musculature and implications for the pathogenesis of obstructive sleep apnea. Sleep 1996;19:827-53.
16) Horner RL. Neuromodulation of hypoglossal motoneurons during sleep. Respir Physiol Neurobiol 2008;164:179-96.
17) Iber C, Ancoli-Israel S, Chesson A, Quan SF. The AASM manual for the scoring of sleep and associated events: rules, terminology and technical specifications. 1st ed. Westchester, IL: American Academy of Sleep Medicine; 2007.
18) Kamath MV, Fallen EL. Power spectral analysis of heart rate variability: a noninvasive signature of cardiac autonomic function. Crit Rev Biomed Eng 1993;21:245-311.
19) Lowey AD. Central autonomic pathways. In: Clinical Autonomic Disorders. Boston: Littel Brown;1993. p.88.
20) Malik M, Camm AJ. Heart rate variability and clinical cardiology. Br Heart J 1994;71:3-6.
21) Naifeh KH, Kamiya J. The nature of respiratory changes associated with sleep onset. Sleep 1981;4:49-59.
22) Obal F Jr, Krueger JM. Biochemical regulation of non-rapid-eye-movement sleep. Front Biosci 2003;8:d520-50.
23) Orem J, Kubin L. physiology: central neural control. In: Kryger MH, Roth T, Dement WC, editors. Principles and practice of sleep medicine. Philadelphia: Saunders;2000. p.205-20.
24) Pace-Schott EF, Hobson JA. The neurobiology of sleep: genetics, cellular physiology and subcortical networks. Nat Rev Neurosci 2002;3:591-605.
25) Pace-Schott EF. The Neurobiology of dreaming. In In Kryger MH, Roth T, Dement WC, eds. Priciples and practice of sleep medicine. 5th ed. St. Louis: Elsevier Health Science; 2011:563-575.
26) Phillipson EA, Bowes G. Control of breathing during sleep. In: Cherniack NS, Widdicombe JG, editors. Handbook of physiology. Bethesda, MD: American Physiological Society;1986. p.649-89.
27) Roehrs T. Normal sleep and its varients. In: Kryger MH, Roth T, Dement WC, editors. Priciples and practice of sleep medicine. 5th ed. St. Louis: Elsevier Health Science;2011. p.3-15.
28) Roth T, Roehrs T. Sleep organization and regulation. Neurology 2000;54:S2-7.
29) Roth T. Charateristics and determinants of normal sleep. J Clin Psychiatry 2004;65 Suppl 16:8-11.
30) Saper CB, Scammell TE, Lu J. Hypothalamic regulation of sleep and circadian rhythms. Nature 2005;437:1257-63.
31) Siegel JM. Clues to the functions of mammalian sleep. Nature 2005;437: 1264-71.
32) Thomas KS, Motivala S, Olmstead R, Irwin MR. Sleep depth and fatigue: role of cellular inflammatory activation. Brain Behav Immun 2011;25:53-8.
33) Tobler I. Phylogeny of sleep regulation. In: Kryger MH, Roth T, Dement WC, editors. Principles and practice of sleep medicine. 5th ed. St. Louis: Elsevier Health Science;2011. p.112-25.
34) Wetzel W, Wagner T, Balschun D. REM sleep enhancement induced by different procedures improves memory retention in rats. Eur J Neurosci 2003; 18:2611-7.

CHAPTER 03

수면호흡장애의 분류와 호흡사건의 정의

Classification of Sleep Breathing Disorders and Definition of Respiratory Events

김성원, 김현직

수면호흡장애의 분류

수면관련호흡장애(sleep related breathing disorders)는 크게 중추성수면무호흡증(central sleep apnea syndrome), 폐쇄성수면무호흡증(obstructive sleep apnea syndrome), 그리고 수면관련 저환기/저산소 증후군(sleep related hypoventilation/hypoxemic syndrome)으로 나뉘며, 폐쇄성수면무호흡증은 기도폐쇄의 정도 및 증상에 따라 단순 코골이, 상기도저항증후군(upper airway resistance syndrome, UARS), 폐쇄성수면저호흡증(obstructive sleep hypopnea syndrome, OSHS), 폐쇄성수면무호흡증(obstructive sleep apnea syndrome, OSAS)으로 분류하기도 한다.

코골이

코골이는 좁아진 인두 기도를 통과하면서 생긴 기압차 때문에 이완된 연구개와 구개수, 주위 구조물들이 진동하여 생기는 호흡 잡음이며 코골이 소리의 특징이나 음색은 진동이 일어나는 해부학적 구조의 위치에 의해 영향을 받는다. 코골이는 주로 흡기 시에 발생하지만 경우에 따라서는 호기 시에도 발생한다. 주로 남성에게서 발병률이 높으며, 여성에서는 폐경기 이후에 발병률이 증가하며 임신 중에 발생하기도 하고 가족력과 관련이 있다. 30~35세 남성의 20%, 여성의 5%, 60세 이상 남성의 60%, 여성의 40%에서 코골이가 있다고 알려져 있으며, 비만인 경우 그 비율이 3배 정도 증가한다.

상기도는 주로 비강브터 후두까지의 신축성을 갖춘 원형 통로 같은 공간을 의미하며 호흡이나 연하작용, 발성작용 등의 기능을 하는 해부학적 구조물이다. 상기도의 개방 정도는 상기도 압축력과 확장력 간의 항상성을 통해 유지되며 호흡 시 기류의 양과 속도의 변화, 그리고 근육의 긴장도에 의해 개방 정도가 변화되기도 한다. 상기도 개방도를 유지하는 최소의 힘을 임계폐쇄압력(critical closing pressure, Pcrit)이라고 하는데 코골이는 해부학적으로 흡기 시의 상기도를 통과하는 기류에 의해 발생되는 음압에 의해 증가되는 폐쇄력이 상기도 근육에 의한 확장력보다 크게 되면 발생한다.

이러한 압축력 상승은 수면 중에 더 증가하게 되며 Pcrit으로 정의되는 상기도의 압축력 정도의 차이에 의해 코골이, 저호흡, 무호흡이 발생한다. 코골이는 코막힘이 있을 때 더 악화되며 이는 코막힘이 구강 호흡을 유발하여 상기도의 압축력을 증가시킬 수 있기 때문이다.

습관성 코골이를 가진 사람은 무호흡-저호흡 지수(apnea hypopnea index, AHI)가 15 이상일 가능성이 높으며 코골이로 인해 수면 파트너의 수면의 질을 떨어뜨린다. 심한 코골이가 있는 수면질환 환자의 35%에서 무호흡이 동반된다는 보고가 있으므로 코골이와 폐쇄성수면무호흡증은 연관성이 높다고 할 수 있다.

똑바로 누워서 자는 경우, 코막힘이 동반된 경우, 수면 직전에 음주, 근육이완제 및 진정제 복용 등이 코골이의 위험인자이며, 최근에는 흡연도 코골이를 악화시킬 수 있음이 증명되었다.

코골이는 후두 협착에 의한 천명, 잠꼬대, 수면 중 호기 때 발생하는 신음 소리(catathrenia)와는 구별되어야 하며, 비강 점막의 부종, 편도 비대, 목젖의 비대 및 낮은 인두 높이, 그리고 안면 기형 등에 대한 검사가 필요하다. 보통 코골이 환자는 이비인후과 의사에게 협진을 의뢰하여 비내시경, 후두 내시경 등을 통한 신체검사를 하며 수면다원검사가 코골이의 치료적 접근에 도움을 줄 수 있다. 주로 수면다원검사에 포함되는 마이크로폰 또는 소리 진동 센서 등을 통해 코골이를 검사할 수 있다.

상기도저항증후군

상기도저항증후군은 상기도의 기류에 대한 저항이 반복적으로 증가되어 수면 시 자주 각성을 일으키는 질환이다. 상기도폐쇄가 비교적 경미하고 진정한 무호흡과 산소포화도 감소는 없지만, 흡기저류가 제한되어 흡기를 하려는 노력이 증가하여 수면 중 각성이 발생하고 잦은 수면 중 각성은 수면 분절을 유발하여 환자들이 심한 주간졸음을 호소한다. 그 외에도 심한 피로 및 두통을 호소하며 상기도저항증후군 환자들에서는 고혈압, 과민성대장증후군 및 불면증의 유병률이 상대적으로 높다.

상기도저항증후군의 진단 기준이 아직 명확하게 세워지지 않아 정확한 진단이 어렵지만 흡기 시에 기류에 대한 저항 증가, 뇌파 상의 각성 등의 발생이 진단에 중요하며 보통 무호흡-저호흡 지수는 5 미만, 최저산소포화도는 92% 이상으로 관찰되고 호흡노력과 관련된 각성이 시간당 10회 이상 발생한다. 수면다원검사 상 crescendo 패턴의 호흡 양상이 1단계 비렘수면과 2단계 비렘수면에서 발생하고 깊은 수면에서는 규칙적이고 지속적으로 정상보다 높은 흡기 노력이 관찰된다. 수면 시작 후부터 각성이 차지하는 시간대가 증가하며 서파수면의 비율은 감소한다. 상대적으로 젊은 연령, 그리고 여성에서 유병률이 높으며 비만 여부와는 무관하게 발생한다.

폐쇄성수면무호흡증

폐쇄성수면무호흡증은 수면 중 호흡 시에 부분적 또는 완전한 상기도 기류 폐쇄가 발생하여 저호흡이나 무호흡이 나타나는 질환으로 저호흡과 무호흡의 정의는 다르지만 생리학적인 발생 원인이 비슷하고 수면다원검사상 임상 양상이 유사하여 진단 시에는 무호흡-저호흡 지수가 사용되며 수면 중 발생하는 호흡노력과 관련된 각성을 수면다원검사로 측정하여 이 횟수를 무호흡-저호흡 지수에 더한 호흡장애지수(respiratory discturbance index, RDI)로 진단하기도 한다.

폐쇄성수면무호흡증은 보통 성인의 5~10%에서 발병하며 나이, 성별, 비만도 등과 밀접한 관련이 있고 특히 뇌졸중, 허혈성 심장 질환, 부정맥, 본태성 또는 약물저항성고혈압 등의 환자에서는 그 유병률이 상대적으로 더 높다. 반복적인 기도폐쇄, 호흡기류의 감소와 수면 분절로 인한 과도한 주간졸음, 두통 등의 다양한 주간 수면장애 증상을 나타내며 예전에는 무호흡-저호흡 지수 5 이상, 호흡장애지수 10 이상 등이 진단 기준으로 제시되었으나 2014년에 미국수면의학회(AASM)에서 ICSD-3에서 아래와 같은 진단 기준을 제시하여 폐쇄성수면무호흡증의 진단에 이용된다.

성인 폐쇄성수면무호흡증의 진단기준

A와 B 혹은 C

A. 다음 증상 중 하나 이상 존재하는 경우:

1) 환자가 졸림, 원기회복이 되지 않는 수면, 피로 또는 불면증을 호소하는 경우
2) 환자가 숨이 멈추고, 숨을 헐떡거리거나, 숨이 막히면서 잠을 깨는 경우
3) 수면 파트너 또는 다른 관찰자가 환자가 수면 동안에 습관성 코골이, 호흡 멈춤 중 하나 또는 두 가지 모두가 있다고 말하는 경우
4) 환자가 고혈압, 감정장애, 인지장애, 관상동맥질환, 뇌졸중, 심부전, 심방세동, 또는 제2형 당뇨병으로 진단된 경우

B. 수면다원검사(polysomnography, PSG) 또는 휴대용 수면검사기기 소견:
수면 중 호흡사건(폐쇄성 또는 혼합성 무호흡, 저호흡, 호흡노력과 관련된 각성)이 시간당 5회 이상인 경우

C. 수면다원검사 또는 휴대용 수면검사기기 소견:
수면 중 호흡사건(폐쇄성 또는 혼합성 무호흡, 저호흡, 호흡노력과 관련된 각성)이 시간당 15회 이상인 경우

또한 폐쇄성수면무호흡증의 심각도를 경도, 중등도, 중증으로 나누며 표 1과 같은 기준으로 분류한다.

폐쇄성수면무호흡증의 병인인 상기도폐쇄의 병인에는 여러 인자들이 관여한다고 알려져 있다. 상기도폐쇄의 주된 부위는 환자의 인두부이고, 실제로 많은 폐쇄성수면무호흡증 환자들은 인두부의 기도가 좁아져 있는 해부학적 이상 소견을 보인다. 인두부의 기도는 연구개, 인두부, 그리고 설부 근육, 특히 이설근, 이설골근, 설골설근, 갑상설골근 등의 긴장도에 의해 유지되는데 이러한 구조들의 긴장도가 감소하면 기도폐쇄가 수면 중에 발생하고 연구개, 인두부 벽 및 설부 근육과 흉곽 호흡근 간의 조화가 불안정해지면 작은 압력으로도 기도폐쇄가 발생한다. 수면 중 상기도폐쇄로 인한 환기의 중단과 반복되는 저

표 1. 폐쇄성수면무호흡증의 중증도에 따른 분류 기준

심각도	무호흡-저호흡 지수(/hour)	최저 산소포화도(%)
경도	5~14	86~90
중등도	15~29	75~85
중증	≥30	<75

산소혈증 현상은 혈중 산소포화도의 변화를 일으켜 다양한 문제를 인체에 유발하며 무호흡이 발생 시는 수면 중에 각성반응도 일어나 수면 분절로 이어진다. 수면 분절로 인해 깊은 서파수면이 급격히 감소하고 렘수면의 비율도 줄어들며 교감신경의 흥분 등으로 인해 주간 수면장애 증상들이 나타나고 저산소혈증, 과이산화탄소혈증에 의한 호흡중추신경계의 자극과 상기도 호흡근에서 유발되는 기계적 자극도 관여하는 것으로 알려져 있다.

기타 수면호흡장애질환

중추성 수면무호흡증

대뇌로부터 호흡근에 전달되는 신경신호의 일시적인 중단으로 인해 호흡노력이 없어지고 무호흡이 발생하는 질환이다. 무호흡 발생으로 인해 산소포화도가 수면 중에 급격히 감소하고 이산화탄소 분압이 상승하며 잦은 수면분절현상이 일어난다.

Cheyne-Stokes 호흡

호흡과 무호흡의 시기가 일정한 간격으로 되풀이되는 이상 호흡이다. 원인은 분명하지 않지만 호흡 중추 자체에서 외부의 자극을 받아들이는 기능이 떨어지거나, 이산화탄소 분압(부분압력)의 혈중과 조직액이 달라지면서 나타나는 것으로 생각된다. 정상인의 경우에도 잠을 자거나 높은 지대에 있을 때 이 증상을 느끼기도 하며 그 밖에도 뇌 손상(대뇌 반구나 간뇌의 손상), 뇌염, 심부전, 만성 폐부종, 고산병, 요독증 등이 있을 때 나타날 수 있으며 모르핀 등의 진정성 약제에 의해서도 유발되기도 한다. 처음에는 아주 작은 호흡으로 시작하여 점차 깊고 빠르게 숨을 쉬다가, 다시 차츰 호흡이 얕아져서 20~30초 정도 숨을 쉬지 않는다. 대개 1분 동안 10~20초 사이에 숨이 빨라지거나 쉬지 않는 시기가 나타나며, 이러한 주기가 되풀이된다. 누워 있으면 호흡이 불편해지고(기좌호흡, orthopnea), 밤중에도 갑자기 호흡이 곤란해지거나(야간 발작성 호흡곤란), 낮에 심한 졸음증이 나타나기도 한다.

저환기증후군

선천성 또는 비만 등의 원인으로 인해 발생하며 호흡을 관장하는 신경체계가 손상되어 저산소증 또는 과이산화탄소증 등에 대한 호흡환기 반응이 나타나지 않아 잠자는 동안에 호흡을 할 수 없는 질환이다. 환기 또는 각성 반응이 모두 감소되어 있으며 특히 렘수면에서 특징적으로 발생하고, 이 질환이 있는 환자는 활동하거나 운동 시에 저산소증과 과이산화탄소증이 악화되지만 호흡곤란은 호소하지 않는다. 수의적 호흡은 대뇌피질에서 관장하지만, 불수의적 호흡은 뇌교와 연수가 관장한다고 알려져 있다. 뇌교에 있는 호흡조절중추(pneumotaxic center)를 통해 혈중의 이산화탄소 농도에 따라 호흡이 조절되고, 연수에는 배측과 복측의 호흡중추가 있어서 호흡의 운동을 조절하는데, 뇌교와 연수는 생각하는 의지가 아닌 자율적인 기능에 따라 움직인다. 즉, 기본적으로는 자율신경계통인 뇌교와 연수에 의해 호흡을 하고 있지만, 의식이 깨어 있을 때는 대뇌피질의 영향으로 호흡을 어느 정도 조절만 할 수 있는 상태가 정상적인 상태인 것이다. 그런데 바로 이러한 뇌교와 연수에 손상이 생길 경우 자율적인 호흡, 즉 불수의적인 호흡이 불가능해지고 'Ondine의 저주(Ondine's curse)'라는 증세인 '불수의적 무호흡증후군'이 나타나게 된다. 정확한 원인은 아직 알려져 있지 않으나 이러한 손상이 선천적으로 발생하게 되는 경우는 PHOX2B의 염기서열에서 돌연변이가 유발되어 발생한다고 알려져 있다.

호흡사건의 정의

성인 호흡 사건의 정의와 분류

무호흡의 정의와 분류

2014년 ICSD-3에 자르면 폐쇄성, 혼합, 또는 중추성무호흡의 분류는 호흡노력의 유무에 따라서 이루어지며 정의는 이전의 문헌에 나타나는 것과 마찬가지로 구강과 비강을 통한 호흡기류가 10초 이상 정지되는 상태를 말한다.

아래의 내용을 모두 만족할 때 성인에서 무호흡이라고 정의한다.

1) 진단검사에서는 구강과 비강의 온도센서, 적정압력측정검사에서는 양압기 기류 또는 다른 무호흡감지센서로 측정 시 사건전 기저치의 90% 이상 최고기류가 감소한다.
2) 이러한 감소가 10초 이상 지속된다.

코골이가 있거나 비강기류파형이나 양압기에서 측정되는 기류 파형이 흡기 시 기저상태와 비교해서 점점 편평해지거나 이전에는 나타나지 않던 흉부, 복부의 모순된 움직임(paradoxical movement) 중 하나라도 관찰되는 경우 폐쇄성무호흡으로 하고 이러한 소견이 하나도 없는 경우 중추성무호흡으로 한다. 무호흡의 전반부에서는 중추성의 양상을 보이고 후반부에서는 폐쇄성의 소견을 보이는 경우를 혼합성으로 분류한다.

저호흡의 정의와 분류

일반적으로 폐쇄성저호흡의 공기흐름의 감소는 주로 상부기도 저항의 증가 및 부분적 또는 전반적인 기도폐쇄 때문이며 중추성저호흡은 주로 호흡노력의 감소로 인해 발생한다.

코골이가 있거나 비강기류파형이나 양압기에서 측정되는 기류 파형이 흡기 시 기저상태와 비교해서 점점 편평해지거나 이전에는 나타나지 않던 흉부, 복부의 모순된 움직임(paradoxical movement) 중 하나라도 관찰되는 경우 폐쇄성저호흡으로 하고 이러한 소견이 하나도 없는 경우 중추성저호흡으로 한다.

아래의 조건을 모두 만족하는 경우 저호흡으로 한다.

1) 진단검사에서는 비강기류압력, 적정압력측정검사에서는 양압기 기류 또는 다른 저호흡감지센서로 측정시 사건 전 기저치보다 30% 이상 최고기류가 감소한다.
2) 이러한 감소가 10초 이상 지속된다.
3) 기저치보다 3% 이상의 산소포화도 감소가 있거나 각성과 관련된다.

호흡노력과 관련된 각성(Respiratory Effort Related Arousal, RERA)의 정의

수면 중에 호흡노력의 증가에 의해 초래되는 각성상태를 의미하며 식도내압을 통한 호흡노력을 통해 측정하는 것이 가장 좋은 방법이나 식도 내압의 측정이 가능하지 않은 경우 비강기류압력이나 적정압력검사에서는 양압기 기류 또는 다른 감지센서에서의 기류의 편평함으로 측정하기도 한다. 무호흡-저호흡 지수에 호흡노력과 관련된 각성 횟수를 포함한 호흡장애지수를 폐쇄성수면무호흡증의 심각도 평가에 사용하기도 한다.

1) 무호흡이나 저호흡의 정의에 맞지 않는다.
2) 식도내압측정에서 적어도 10초 이상 지속되는 호흡노력의 증가가 있거나 진단검사의 비강기류압력이나 적정압력검사에서의 양압기기류에서 흡기시 편평함이 10초 이상 관찰된다.
3) 이러한 소견이 각성을 일으킨다.

저환기의 정의

진단검사에서 호기말 $PaCO_2$ 또는 경피 PCO_2를 사용하고, 적정압력측정검사에서는 경피 PCO_2를 사용하여 측정하였을 때 아래 조건 중 한 가지만 만족하면 저환기로 판독이 가능하다.

1) 동맥혈의 $PaCO_2$가 10분 이상 55mmHg 넘게 증가한다.
2) 자는 동안 $PaCO_2$가 10mmHg 이상 증가하고 10분 이상 50mmHg를 넘는다.

Cheyne-Stokes 호흡의 정의

아래 2가지의 조건을 만족하면 Cheyne-Stokes 호흡으로 판독할 수 있다.

1) 3번 이상 연속되는 중추성무호흡이나 중추성저호흡이 40초 이상 주기로 지속되며 호흡기류가 점진적으로 증가하다 감소하는 패턴(crescendo and decrescendo)을 보인다.
2) 5번 이상의 중추성무호흡이나 중추성저호흡이 적어도 2시간 이상의 시간 동안 점진적으로 증가하다 감소하는 패턴과 관련하여 나타난다.

소아 호흡 사건의 정의와 분류

소아 무호흡의 정의와 분류

아래를 모두 만족해야 무호흡으로 판독된다.

1) 진단검사에서는 구강-비강온도센서, 적정압력측정검사에서는 양압기 기류, 또는 다른 무호흡측정센서를 사용하여 측정하였을 때 사건 전 baseline보다 90% 이상 기류가 감소한다.
2) 90% 이상 감소하는 기간이 적어도 폐쇄성, 혼합성, 중추성무호흡의 정의에 맞는 기간 이상 유지된다.
3) 사건이 폐쇄성, 혼합성, 중추성무호흡 정의에 맞는 호흡노력에 해당한다.

폐쇄성무호흡은 2번의 호흡주기 이상 지속되면서 호흡노력이 동반되어야 한다.

중추성무호흡은 호흡노력이 없으면서 아래의 조건들 중에 한 가지를 충족해야 한다.

1) 적어도 20초 이상 유지된다.
2) 2번의 호흡주기 이상 유지되면서 각성과 연관되거나 3% 이상의 산소포화도 감소와 관련된다.
3) 1세 이하의 영아들은 사건이 적어도 2번의 호흡주기 이상 유지되어야 하고 50회 이하로 5초간 유지되는 심장박동의 감소가 있거나 15초 동안 분당 60회 이하로 심장박동이 감소된다.

혼합성무호흡은 2번의 호흡주기 이상의 기간 동안 일부분에서는 호흡노력이 없는 부분이 보이고 일부분에서는 흡기노력이 있는 부분이 보이지 않는 경우이고 어느 부분이 앞에 있는가는 관계가 없다.

소아 저호흡의 정의와 분류

아래조건을 모두 만족 시 저호흡으로 판독이 가능하다.

1) 진단검사에서는 구강-비강온도센서, 적정압력측정검사에서는 양압기 기류, 또는 대안의 무호흡측정센서를 사용하여 측정하였을 때 사건 전 baseline의 30% 이상의 peak signal excursions 감소가 있다.
2) 적어도 2 호흡주기 동안 30% 이상의 감소가 유지된다.
3) 사건 전 baseline보다 3% 이상의 산소포화도 감소가 있거나 사건이 각성과 관련된다.

중추성저호흡과 폐쇄성저호흡을 나누는 기준은 성인과 같다.

소아 호흡노력과 관련된 각성의 정의

무호흡이나 저호흡의 기준에 맞지 않으면서 2번의 호흡주기 이상의 기간 동안 호흡노력이 증가하거나, 비강기류나 양압기 기류에서 흡기기류의 편평함이 보이거나, 코골이가 관찰되거나, 호기말 이산화탄소 분압의 증가가 관찰되면서 각성을 일으키는 경우이다.

참고문헌

1) American Academy of Sleep Medicine. The international classification of sleep disorders: Diagnostic and coding manual. 3rd ed. Darien, IL: American Academy of Sleep Medicine;2014.
2) Berry RB, Brooks R, Gamaldo CE, Harding SM, Lloyd RM, Marcus CL, Vaughn BV for the American Academy of Sleep Medicine. The AASM Manual for the Scoring of Sleep and Associated Events: Rules, Terminology and Technical Specifications, Version 2.0.3. www.aasmnet.org. Darien, IL: American Academy of Sleep Medicine;2014.
3) Berry RB, Budhiraja R, Gottlieb DJ, Gozal D, Iber C, Kapur VK, Marcus CL, Mehra R, Parthasarathy S, Quan SF, Redline S, Strohl KP, Davidson Ward SL, Tangredi MM. Rules for scoring respiratory events in sleep: update of the 2007 AASM Manual for the Scoring of Sleep and Associated Events. Deliberations of the Sleep Apnea Definitions Task Force of the American Academy of Sleep Medicine; American Academy of Sleep Medicine. J Clin Sleep Med 2012;8:597-619.
4) Budhiraja R, Budhiraja P, Quan SF. Sleep-disordered breathing and cardiovascular disorders. Respir Care 2010;55:1322-32.
5) Nixon GM, Hyde M, Biggs SN, Walter LM, Horne RS, Davey MJ. The impact of recent changes to the respiratory scoring rules in pediatrics. J Clin Sleep Med 2014;10:1217-21.
6) Pamidi S, Aronsohn RS, Tasali E. Obstructive sleep apnea: role in the risk and severity of diabetes. Best Pract Res Clin Endocrinol Metab 2010;24:703-15.
7) Pepin JL, Guillot M, Tamisier R, Levy P. The upper airway resistance syndrome. Respiration 2012;83:559-66.
8) Peppard PE, Taheri S. Excess weight and sleep-disordered breathing. J Appl Physiol 2005;99:1592-9.
9) Punjabi NM. The epidemiology of adult obstructive sleep apnea. Proc Am Thorac Soc 2008;5:136-43.
10) White DP. Sleep apnea. Proc Am Thorac Soc 2006;3:124-8.
11) Younes M. Role of arousal in the pathogenesis of obstructive sleep apnea. Am J Respir Crit Care Med 2004;169:623-33.

CHAPTER 04

폐쇄성수면무호흡증의 해부학

Anatomy of OSA

김상욱, 조규섭

상기도의 구조

폐쇄성수면무호흡증은 상기도의 폐쇄로 일어난다. 상기도의 폐쇄여부는 상기도 근육의 수축에 의해 기도가 확장하려는 힘과 흡기 시에 생기는 음압인 기도 내압에 의한 힘에 의해서 결정이 되며, 이러한 기도 확장력과 폐쇄력은 상기도의 해부학적인 특징에 의해 크게 영향을 받는다. 상기도는 흉곽 바깥쪽의 호흡기도를 의미하며, 일반적으로 성대 혹은 윤상연골을 경계로 하기도와 구분된다. 상기도는 비강, 구강, 인두(비인두, 구인두, 하인두) 및 후두로 구성되어 있으며 구인두의 경우 구개후방 구인두 및 설후방 구인두로 세분화할 수 있다. 정상 상기도의 경우 비강에서 경구개까지는 골격구조에 연조직이 덮여 있는 구조로 내부에서 음압이 발생하더라도 골격구조에 의지하여 폐쇄가 일어나지 않으며, 갑상연골에 의하여 지지되고 있는 성대 이하 및 기관, 기관지 등의 하기도 부위도 단단한 구조물에 의해 유지되고 있으므로 음압에 의하여 폐쇄가 일어나지 않는다. 이와 달리 연구개부터 구인두, 설근부, 하인두에 해당하는 상기도 부위는 주위에 골격구조가 없이 연조직만 존재하기 때문에 음압에 의하여 쉽게 폐쇄가 일어날 수 있는 구조로 되어 있다(그림 1).

폐쇄성수면무호흡증은 대부분의 포유동물에서는 관찰할 수 없고 주로 사람에서 나타나는데 이는 진화과정에서 언어를 사용하고 직립보행을 하게 되면서 상기도의 연조직 부위가 길어진 것과 관련이 있다. 다양한 언어와 발음을 내기 위해서는 성대에서의 발성 이외에도 긴 연조직 부위가 필요하며 사람의 경우에 상기도 연조직과 인두의 길이가 다른 어떤 포유동물보다 긴 편이다. 즉 인두의 길이가 길다는 것은 폐쇄될 가능성이 있는 부위가 길다는 의미이다. 소아는 성인에 비해서 인두의 길이가 짧고 구개 편도가 상대적으로 커서 구개 편도의 비대가 구인두뿐만 아니라 하인두 폐쇄를 일으킬 가능성이 크다. 여성의 경우는 남성보다 후두가 높게 위치하여 인두의 길이가 짧은 편으로 인두의 길이로 본 폐쇄성수면무호흡증의 가능성이 남성보다 낮다. 즉, 상기도의 해부학적 특징으로 인해 성인 남성에서 폐쇄성수면무호흡증이 발생할 가능성이 가장 높다고 할 수 있다.

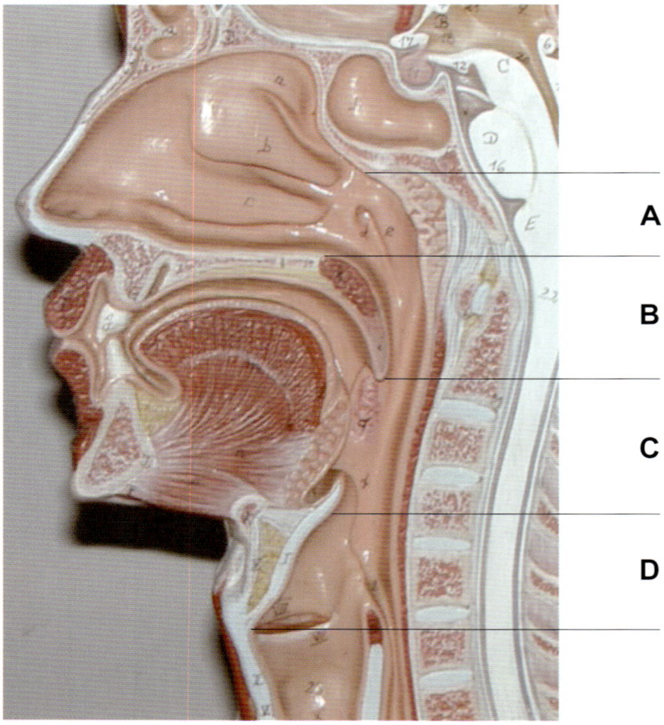

그림 1. 상기도의 시상면 구조. (A) 비인두(nasopharynx). (B) 구개후방 구인두(retropalatal oropharynx). (C) 설후방 구인두(retroglossal oropharynx). (D) 하인두(hypopharynx).

비 강

비강은 전비공으로부터 후비공에 이르는 호흡기도이며 호흡이 시작되는 첫 관문으로서 매우 중요하다. 비강의 상부는 두개저, 하부는 구개골에 의해 경계지워지며, 비중격에 의해 좌우로 나뉘게 된다. 좌우 측벽에는 하 · 중 · 상비갑개가 존재해서 복잡한 구조를 이루고 있다. 코막힘이 폐쇄성수면무호흡증에 영향을 미치며, 코막힘의 원인으로 비용종, 비중격 만곡증, 알레르기비염, 만성비후성비염 등이 있다(그림 2).

구 강

구강은 피부와 입술이 접하는 순홍부경계(vermilion border)에서 시작하여 뒤쪽으로 구인두와 연결되는 공간이다. 위는 경구개와 연구개의 경계 부위, 아래는 혀의 분계릉(terminal sulcus)에 의해 구인두와 경계지워진다. 구강은 직접적으로 상기도를 형성하지는 않지만 근육들로 이루어진 자유롭게 움직이는 혀가 있어 똑바르 누운 자세에서 상기도의 폐쇄를 일으키는 데 관여할 수 있다.

비인두

비인두는 인두의 가장 윗부분으로 위로는 두개저에서부터 아래로는 연구개의 상연에 이르는 구간이다(그림 1A). 앞쪽으로는 후비공을 통해 비강과 연결되고 뒤쪽으로는 후인두벽과 구개편도가 경계를 이루며, 양측 벽에 이관의 개구부가 위치한다. 구인두, 하인두와 달리 가역적인 기도폐쇄가 일어나지는 않지만, 아데노이드 비대나 비인두 종양과 같은 질환이 동반되면 수면호흡장애를 일으키거나 악화인자로 작용할 수 있으므로 수면호흡장애 환자에서 비인두 폐쇄를 일으키는 질환의 존재 여부를 반드시 확인하여야 한다. 특히 소아에서의 아데노이드 비대는 양측 코막힘으로 인한 구강호흡을 유발하여 안면골격 구조 발달에도 영향을 미친다. 즉, 코로 숨을 쉬지 못하고 오랫동안 구강호흡을 하게 되면 앞뒤 방향의 위턱 성장이 잘 이루

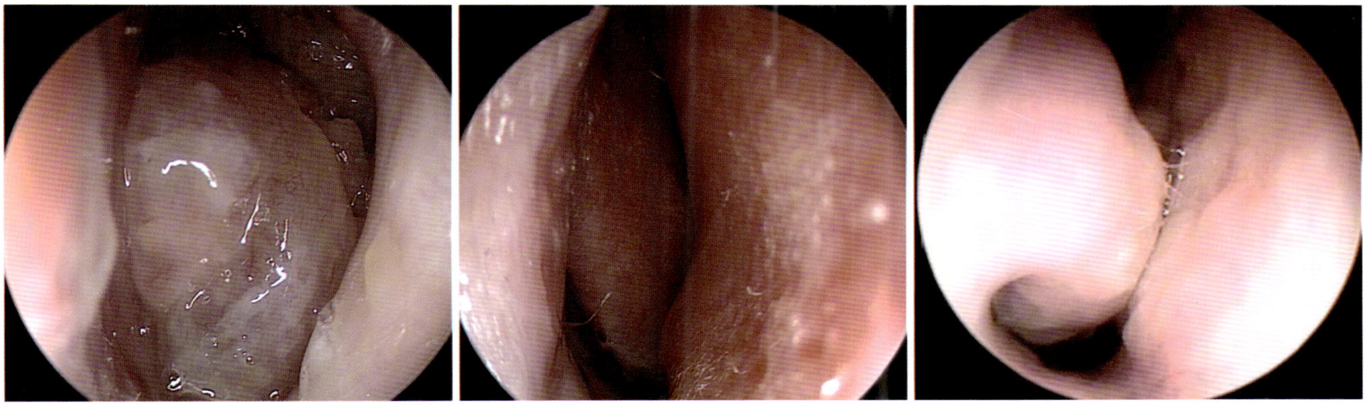

A B C

그림 2. 비강 폐쇄의 원인. (A) 비용종. (B) 비중격 만곡증. (C) 알레르기비염으로 인한 하비갑개 비대.

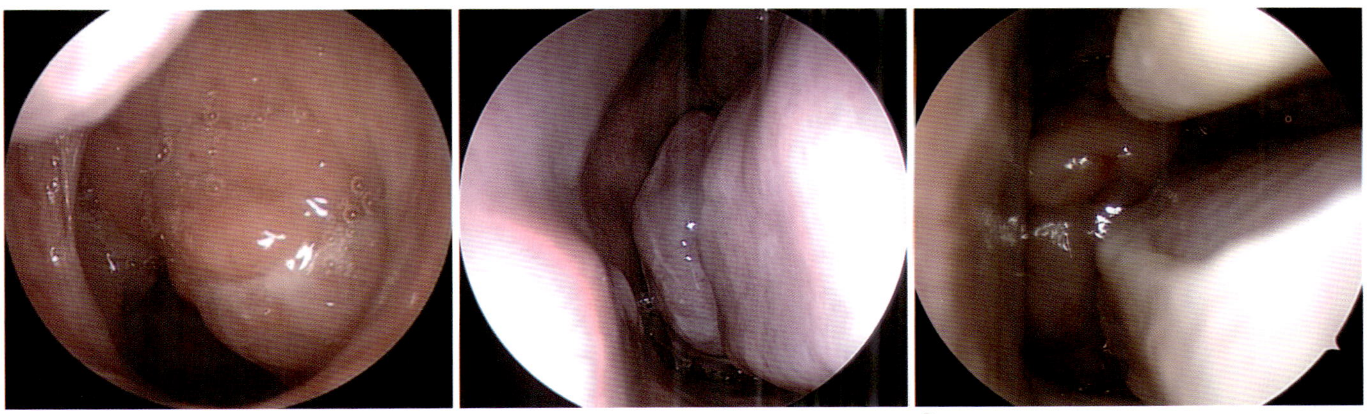

A B C

그림 3. 비인두 폐쇄의 원인. (A) 아데노이드 비대. (B) 양성 비인두 종양(혈관섬유종). (C) 악성 비인두 종양(편평상피암).

어지지 않을 수 있다(그림 3).

구인두

구인두는 비인두와 하인두 사이에 위치한 곳으로 수면 시에 가장 폐쇄가 잘 일어나는 부위이며, 구개후방 구인두(경구개의 후연에서부터 연구개의 꼬리 끝)(그림 1B)와 설후방 구인두(연구개의 꼬리 끝에서부터 후두개의 기저부)(그림 1C)로 나뉜다. 구인두의 앞쪽 벽은 주로 연구개와 혀에 의해 형성되고 뒤쪽 벽은 주로 상·중·하 인두수축근(superior, middle, and inferior pharyngeal constrictor muscles)으로 구성된다. 바깥 벽은 여러가지 다른 구조물로 형성되는데 구인두근육[설골설근(hyoglossus), 경돌설근(styloglossus), 경돌설골근(stylohyoid), 경돌인두근(stylopharyngeus), 구개인두근(palatopharyngeus), 구개설근(palatoglossus), 상·중·하 인두수축근], 임파선 조직(구개 편도), 지방조직[부인두 지방체(parapharyngeal fat pad)] 등이 포함된다. 하악골의 상행지(mandibular rami)가 바깥쪽 인두벽을 형성하는 모든 구조물들을 경계짓고 있다. 구개후방 구인두 부위에서는 과도한 양의 연구개 조직, 낮게 내려 앉은 연구개, 구개수 비대, 심한 인두점막측벽 등이 상기도폐쇄의 원인이 될 수 있고, 설후방 구인두 부위에서는 편도의 비후, 혀의 비대 등이 구인두를 구조적으로 좁히는 원인일 수 있다(그림 4).

하인두 및 후두

하인두는 후두인두(laryngopharynx)라고도 불리며, 인두의 가장 아래에 위치하고, 위로는 구인두가 끝나는 설골에서부터 아래로는 식도의 입구부가 존재하는 윤상연골 하연에 이른다

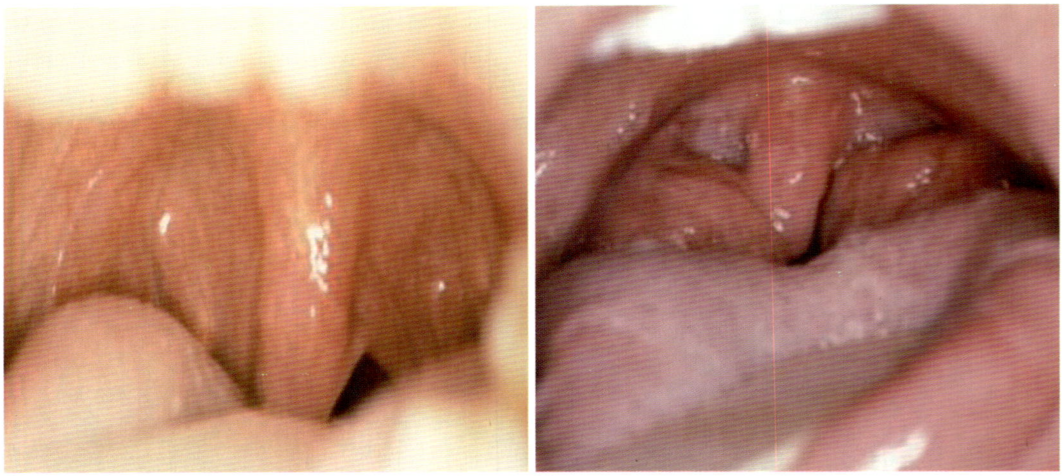

A B

그림 4. 구인두 폐쇄의 원인. (A) 구개후방 구인두 부위[낮게 내려 앉은 구개수, 구개수 비대, 긴 구개수, 과도한 후편도지주 조직(redundant posterior tonsillar pillar)]. (B) 설후방 구인두 부위(심한 편도 비대, 혀의 비대).

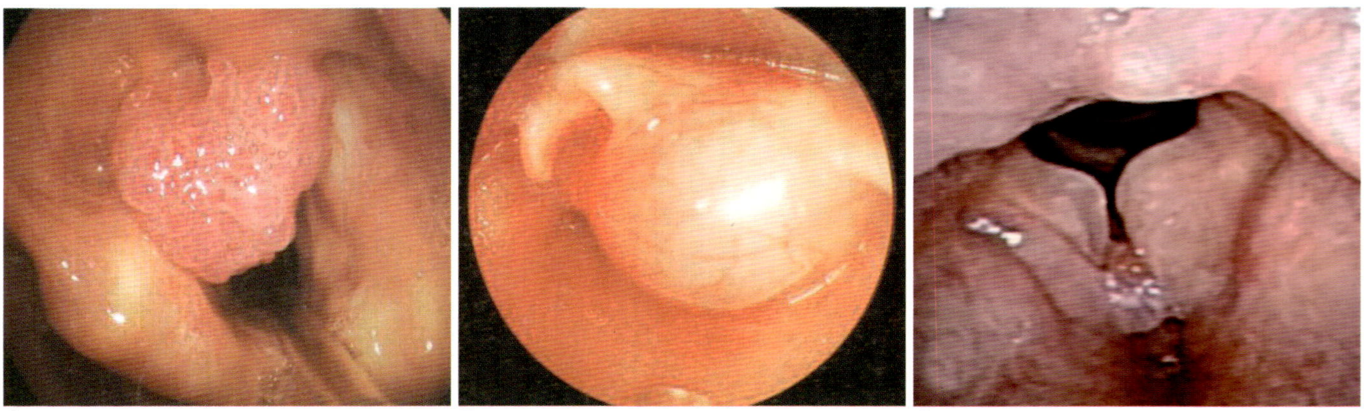

A B C

그림 5. 하인두 폐쇄의 원인. (A) 후두 유두종. (B) 후두개낭종. (C) 성대폴립.

(그림 1D). 후두는 하인두와 식도의 앞쪽에 위치한 호흡기관으로 갑상연골, 윤상연골, 후두개 연골 등의 연골과 내인성, 외인성 근육들로 이루어져 있다. 설기저부와 후두개가 이 부위에 포함되며 일반적으로 하인두와 후두 부위는 수면호흡장애를 직접적으로 일으키지 않으나 후두개가 불안정성을 보여 누운 자세에서 흡기 시에 후두를 막는 경우 수면호흡장애를 일으킬 수 있다. 그 밖에도 후두의 종양, 후두연화증, 후두개낭종, 성대폴립 등이 수면호흡장애의 원인이 될 수 있다(그림 5).

참고문헌

1) Ayappa I, Rapoport DM. The upper airway in sleep: physiology of the pharynx. Sleep medicine reviews 2003;7:9-33.
2) Chung YS. Pathogenesis of Obstructive Sleep Apnea. J Rhinol 2009;16:87-90.
3) Davidson TM, Sedgh J, Tran D, Stepnowsky CJ Jr. The anatomic basis for the acquisition of speech and obstructive sleep apnea: evidence from cephalometric analysis supports The Great Leap Forward hypothesis. Sleep medicine 2005;6:497-505.
4) Schwab RJ, Goldberg AN. Upper airway assessment: radiographic and other imaging techniques. Otolaryngologic clinics of North America 1998;31:931-68.
5) Thakkar K, Yao M. Diagnostic studies in obstructive sleep apnea. Otolaryngologic clinics of North America 2007;40:785-805.

CHAPTER 05

폐쇄성수면무호흡증의 병태생리 및 위험인자

Pathophysiology and Risk Factors of OSA

배우용, 조규섭, 구수권

수면호흡장애의 병태생리

폐쇄성수면무호흡증은 상기도의 폐쇄로 생긴다. 상기도의 폐쇄 여부는 상기도 근육의 수축에 의한 기도가 확장하려는 힘과 흡기 시에 생기는 음압인 기도 내압에 의한 힘 사이에서 결정이 된다. 이러한 기도 확장력과 폐쇄력은 상기도의 해부학적 특징과 상기도의 신경 조절에 이르기까지 다양한 인자에 의해 결정되는데 이런 원인인자들에 대한 정확한 이해가 수면호흡장애의 병태생리를 이해하는 데 중요하다.

상기도의 개방성을 유지하는 기전과 폐쇄 기전

상기도 개방성을 유지하는 기전은 기도를 구성하는 구조물의 탄력성, 흡입기류에 의해 형성되는 음압과 기도를 유지하는 인두 확장근의 균형에 의해 이루어진다(그림 1).

인두근육의 특성

인두근은 20개 이상의 많은 골격근이 인두를 둘러싸고 흡기 동안 단계적으로 활성화되어 기도를 확장하고 기도벽을 경직시키는 데 도움을 준다. 비활성화 단계의 인두근육은 인두근육의 단면적과 경벽압(transmural pressure)의 관계로 설명될 수 있다. 경벽압은 관내압(intraluminal pressure)과 조직압(tissue pressure)의 차이로 설명되는데 관내압의 음압이 커지거나 주변 조직의 양압이 커지면 경벽압과 기도 면적이 감소하게 되어 폐쇄가 일어나게 된다(그림 2). 이는 폐쇄성수면무호흡증 환자에서 기도폐쇄를 설명할 수 있는 기전이 되며, 이러한 기도폐쇄에 영향을 미치는 요소들은 기도의 길이, 단면적, 모양, 협착성 등과 같은 해부학적인 요소와 신경근 구동(neuromuscular drive)의 소실, 수면 시 혈중 이산화탄소의 변화, 약물, 술 등의 비해부학적 요소 등이 있다. 호흡과 관련된 인두와 기도의 운동신경의 활성화를 조절하는 부가적인 요소는 수면 상태 변화, 신경조절 기능의 변화, 호흡에 의해 형성되는 동맥 산소 포화도나 이산화탄소 포화도 변화 등이다.

상기도의 신경학적 조절 기능

수면과 관련된 신경학적 조절 기능은 다음과 같다. 수면이 시작되면 이설근의 활동이 저하되어 혀가 뒤로 처지게 되고 이로 인해 성문상부 저항이 증가된다. 성문상부 저항은 정상 성인에서는 수면시작과 함께 4~5배 증가하고 폐쇄성수면무호흡증 환자에서는 더 증가하게 되며 각성 동안에도 비정상적으로 상승하게 된다. 수면 시 발생하는 이설근을 비롯한 구개범장근(tensor veli palatini muscle) 등 인두근육의 활동저하는 상기도를 좁게 만들며 이런 현상은 렘수면 시 더 심하다. 수면 시 인두근육의 활성화 정도는 호흡관련 신경에 의해 조절되는데 이들은 구심신경의 경우 기관상부와 후두에 위치하고 상후두 신경의 속가지에 전달되며, 상기도의 감각 정보는 설인신경과 삼차신경을 통해 전달된다. 이들 정보는 흉곽내부와 상기도의 구심신경으로 전달되는데, 만일 호흡 중 상기도의 폐쇄가 진행되면 이들 정보에 의해 흉곽 내 흡입근육의 활동을 저하시켜 기도

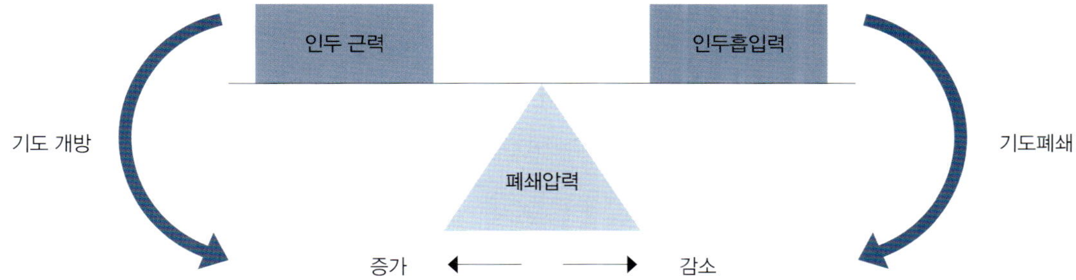

그림 1. 수면 중 상기도의 개방과 폐쇄 기전. 상기도의 개방과 폐쇄 여부는 상기도 근육의 수축에 의해 기도가 확장하려는 힘과 흡기 시에 생기는 음압인 기도 내압에 의한 힘 사이에서 결정이 된다.

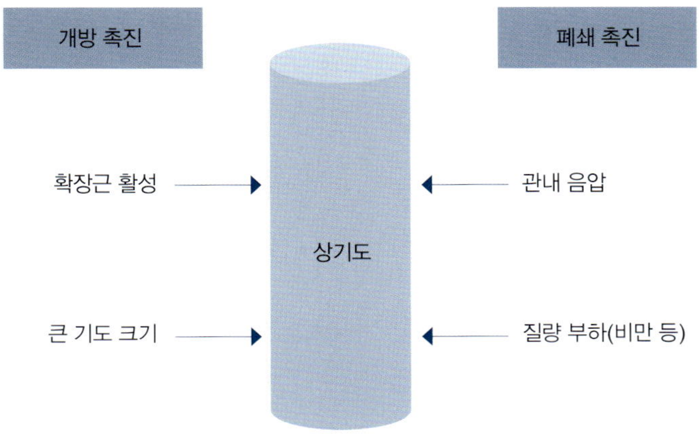

그림 2. 상기도의 개방과 폐쇄 기전에 영향을 미치는 인자.

내 음압발생을 줄이고 상기도의 인두근을 활성화시켜 상기도를 확장하고 경직시킴으로써 기도의 개방성을 유지하게 된다. 상기도 개방성을 보호하는 이들 상기도 반사능력은 일반적으로 수면 중인 인간에서는 저하되며, 폐쇄성수면무호흡증 환자의 경우 상기도 반사능력 장애가 폐쇄를 유발한다.

폐쇄성수면무호흡증 환자의 상기도 특성

정상인과 달리 폐쇄성수면무호흡증 환자의 상기도는 반복적인 코골이와 무호흡으로 유발되는 기계적인 스트레스와 환기 조절의 변화에 많은 영향을 받는다. 코골이와 무호흡에 의해 유발되는 기계적인 스트레스는 상기도의 감각 이상과 국소적인 신경병증을 일으킨다. 상기도가 지속적인 스트레스에 의해 감각 이상이 발생하면 기도폐쇄를 회복시키는 상기도 반사능력이 떨어지고 시간이 지날수록 점진적으로 악화되어 폐쇄성수면무호흡증을 더욱 악화시킬 수 있다. 환기 조절 변화 또한 상기도에 영향을 미치는데 이는 상기도폐쇄를 촉진시킬 수 있다. 인간에서 동맥 산소포화도와 이산화탄소 포화도는 화학수용체, 폐내 수용체(intrapulmonary receptor)와 호흡근 구심신경(respiratory muscle afferent)을 포함한 다양한 피드백 시스템에 의해 엄격하게 조절된다. 환기 조절의 변화는 이들 조절 시스템의 불안정을 일으키고, 일부 사람들에서 주기적 상기도폐쇄를 만든다.

폐쇄성수면무호흡증의 단계

폐쇄성수면무호흡증은 1) 무호흡의 시작, 2) 무호흡 중 점진적인 질식(asphyxia)의 발생, 3) 무호흡 종결의 3단계가 반복적으로 이루어진다.

무호흡의 시작

수면 중 상기도폐쇄에 의해 시작되며 폐쇄는 대부분 인두에서 일어난다. 하지만 정확한 폐쇄 부위는 개인마다 다르다. 폐쇄를 유발하는 중요한 인자는 상기도의 크기와 모양에 의한 상기도 직경의 변화와 앞서 설명한 상기도 개방성을 유지하는 기능의 장애로 인한 상기도 탄성의 변화이다.

무호흡 중 점진적인 질식의 발생

상기도폐쇄는 환기장애를 유발하여 점차 질식에 빠지게 된다. 이런 현상은 심각한 이차적인 변화를 초래하여 폐쇄성수면무호흡증의 합병증을 일으킨다.

무호흡 종결

수면무호흡 환자는 거의 기도가 폐쇄된 상태로 호흡을 하게 된다. 그러나 호기 시 기도는 종종 열리게 되고 어느 정도의 환기를 유지한다. 기도가 좁아질수록 기도를 열기 위해 더 큰 압력이 필요하게 되며 흡기의 종말(end of inspiration)에 이르게 되면 기도의 음압은 점점 커져 호흡 시 기도가 지속적으로 폐쇄되는 기전이 된다. 무호흡은 깊은 수면에서 얕은 수면으로 깨어나는 순간에 소실되는데 이는 호흡에 관여하는 근육의 긴장도에 의해 결정된다. 즉 무호흡이 지속되면 호흡동기(respiratory drive)가 커지게 되고 이는 호흡근의 긴장도를 증가시켜 환기를 가능하게 함으로써 각성에 이르게 된다. 각성이 일어나는 흉곽 압은 수면 중 1단계 비렘수면, 2단계 비렘수면보다 3단계 비렘수면에서 더 높고 렘수면에서 가장 높다. 따라서 비렘수면보다 렘수면에서 무호흡이 더 길게 된다. 저산소증과 고탄소증도 각성에 관여하는데 이런 화학수용체는 호흡근의 힘을 증가시키거나 호흡중추를 자극함으로써 각성에 관여한다. 무호흡이 끝나고 각성에 이르는 순간 확장근의 기능은 회복되고 상기도 저항은 감소된다. 이때 기도는 코골음과 함께 열리면서 보상적으로 과호흡이 일어나 산소포화도가 증가하면서 정상으로 된다. 일단 정상호흡이 되면 환자는 수면에 들게 되고 수면이 진행되면 확장근의 기능이 저하되어 무호흡이 일어나게 된다(그림 3). 폐쇄성수면무호흡증 환자는 이런 과정이 수면 중 반복됨으로써 다양한 임상증상이 발생하게 된다.

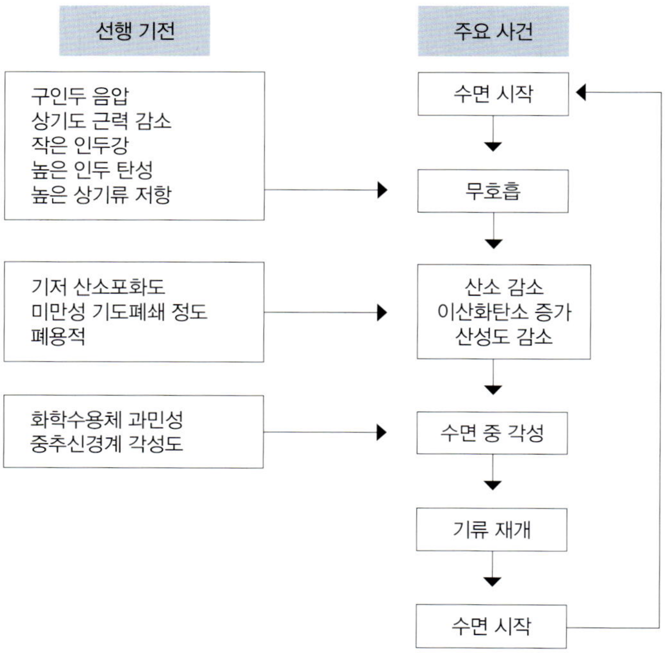

그림 3. 폐쇄성수면무호흡증의 단계와 관련된 병태생리 기전.

수면호흡장애의 위험인자

코막힘

코는 호흡이 시작되는 첫 관문으로서 전체 호흡기 저항의 50%를 담당하고 있어 매우 중요하며, 수면호흡장애를 가진 환자의 15%가 코막힘을 가지고 있다. 코막힘의 심한 정도와 수면호흡장애의 심한 정도 사이에 연관성이 없다는 보고도 있지만 실제로 정상인에서 코를 막고 잠을 자게 했을 때 코골이가 증가하고 수면무호흡이 발생되며, 계절성 알레르기비염 환자에서 증상이 있을 때가 없을 때에 비해 무호흡-저호흡 지수가 더 높은 것은 폐쇄성 수면호흡장애에서 코막힘이 중요한 위험인자임을 보여준다고 할 수 있다. 코막힘이 수면호흡장애에 영향을 미치는 기전에 대해서는 기도 저항의 증가, 구강 호흡의 불안정성, 비반사(nasal reflexes)의 장애 등이 제시되고 있다(그림 4).

기도 저항의 증가

코가 막히면 공기가 통과할 때 저항이 커지고 쉽게 폐쇄가 일어나는 인두(비인두, 구인두, 하인두)를 통과하는 공기의 양이 적어지므로 원활한 호흡을 위해서 폐 쪽에서 정상보다 큰 음압이 걸려야 한다. 즉 흡기 시에 코의 저항이 증가하면 인두 부위의 저항도 더 증가하게 되고 이렇게 되면 목젖이나 혀와 같은 유동적인 부위가 빨려 들어가면서 상기도의 폐쇄가 발생하고 코골이나 무호흡이 발생한다.

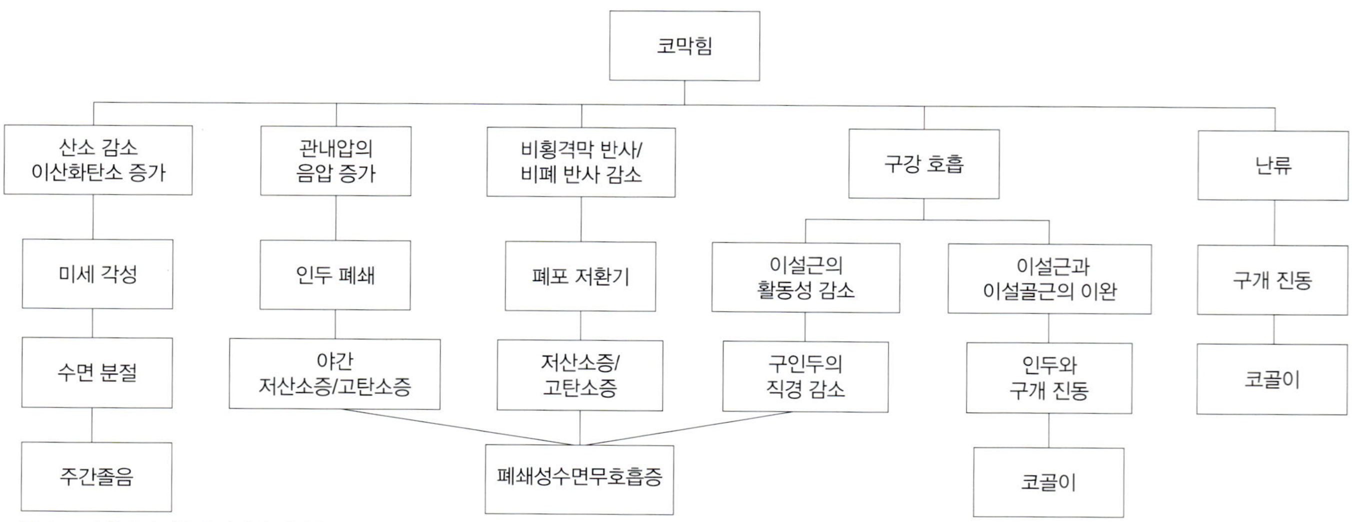

그림 4. 코막힘이 수면호흡장애에 영향을 미치는 기전.

구강 호흡의 불안정성

코막힘이 수면호흡장애에 미치는 기전에 대한 두 번째 가설은 비강 호흡에 비교하여 구강 호흡의 불안정성에 있다. 이러한 반사적인 보상작용은 두 가지의 방법으로 인두의 내강을 좁게 하여 수면호흡장애를 유발한다. 첫째는 입을 벌리게 되면서 턱과 하악이 뒤쪽, 아래쪽으로 이동하게 되고 이로 인해 혀도 그 방향으로 이동하면서 인두의 기도가 좁아지게 되는 것이다. 둘째는 턱이 후방으로 이동하게 되면 하악에 부착되어 있는 이설근이 이완되고 설골이 하방과 후방으로 이동하며 설골에 부착되어 있는 인두의 근육들도 이완되어 기도가 좁아진다. 입을 벌리게 되어 절치 사이의 간격이 1.5cm 벌어지면 하악각이 1cm 후방으로 이동하는 상당한 변화가 초래된다.

비반사의 장애

코막힘이 수면호흡장애에 미치는 기전에 대한 세 번째 가설은 중요한 비반사의 소실로 코로 호흡을 하게 되면 폐의 환기가 자극된다는 것이다. 이는 정상인에서 코로 호흡하는 것이 입으로 호흡하는 것에 비해 분당 환기량이 높고 증가된 코의 기류가 분당 환기량을 증가시킨다는 것으로 증명되었다. 또한 코와 비인두에 국소 마취를 하면 코와 인두의 저항을 증가시키고 수면호흡장애를 증가시킨다고 보고되었다.

비 만

비만은 가장 잘 알려진 폐쇄성수면무호흡의 위험 요인이며, 특히 목둘레와 같은 중심부비만은 폐쇄성수면무호흡의 주요 위험인자이다. 비만은 상기도에 지방 침착을 유발하고 상기도의 기능을 변화시켜 호흡동기와 저항 사이의 균형을 변화시키고, 폐활량을 감소시킨다. 한 전향적 연구에서는 4년간 환자를 관찰한 결과 체중이 10% 증가할 때 수면무호흡 발생률이 6배 증가하며, 10% 감량 시는 무호흡 지수가 26% 감소함을 밝힌 바 있다.

비만이 수면 중 호흡 기능의 변화를 초래하는 기전은 아래와 같다. 1) 구개후방 공간과 부인두 공간에 지방 침착, 2) 측면 인두벽의 두께 증가와 폐쇄 증가, 3) 경부에 지방조직의 과다 축적, 4) 갈비뼈와 복부, 횡격막에 지방 축적, 경부에 지방조직이 과다하게 축적되면 중력방향에 대한 무게 효과로 기도에 하중이 걸리면서 기도 모양이 변하게 되며 이는 특히 누웠을 때 심해지고, 갈비뼈와 복부, 횡격막에 지방이 축적되면 흉강의 탄성이 저하되어 폐용적이 제한됨으로 이들 기전에 의해 기도를 좁게 만든다. 좁아진 기도는 베르누이 법칙에 의해 기도가 좁을수록 호흡기류로 인해 형성되는 흡기성 경벽 압력(inspiratory transmural pressure)이 증가하고, 기도의 불안정성도 증가한다. 또한 지방세포와 결합조직, 근육세포의 조성이 달라지면서 구개 인두벽의 경직도가 달라지고 구개 인두의 탄성이 증가하게 된다. 이러한 기도 구조변화는 기도용적을 감소시켜 탄성과 폐쇄를 직접적으로 증가시킨다.

비만과 폐쇄성수면무호흡은 상호연관성이 있다. 비만은 폐쇄성수면무호흡의 위험인자이며, 폐쇄성수면무호흡 또한 체중 증가를 유발한다. 최근 연구 결과에 따르면 비만과 경부와 같은 특정부위 지방세포 축적과 관련된 전신적 염증 매개체가 인두의 폐쇄와 관련된 신경생리학적, 물리학적 기전에 영향을 주어 폐쇄성수면무호흡의 가능성을 높이는 것으로 밝혀졌다. 비만은 상기도를 좁게 하고, 기능의 변화를 초래하며, 흉곽의 탄성을 떨어뜨리고, 호흡의 균형을 깨뜨리며, 폐의 기능적 잔기 용량을 감소시키고, 저산소증과 호르몬 변화를 야기하는데 특히 내장지방은 폐쇄성수면무호흡의 발병과 악화에 기여한다. 또한 비만은 간헐적 저산소증을 악화시켜 수면호흡장애를 초래한다. 한편 폐쇄성수면무호흡으로 인한 수면 분절은 렙틴(leptin)의 수치를 떨어뜨리고, 그렐린(ghrelin) 수치를 높여 허기와 식욕을 증가시키며, 에너지 소비 패턴도 변하게 하여 체중을 증가시켜 수면무호흡 증상을 더 악화시킬 수 있다.

안면골격이상

안면골격의 문제도 중요한 수면호흡장애의 위험인자이다. 여기에는 작은 턱, 뒤로 처진 턱, 뾰족해서 양 옆으로 좁은 턱 등이 속한다. 턱이 작은 사람은 상대적으로 혀가 크거나 뒤로 밀려 있다. 수면호흡장애와 연관되는 안면골격이상을 요약하면 다음과 같다(표 1). 이와 같은 턱 골격의 문제는 유전적인 영향도 있으나 오랜 기간 입을 벌리고 숨을 쉬기 때문에 발생한다. 코막힘으로 인해 비강호흡이 안 되면 결국 구강호흡을 하

표 1. 수면호흡장애와 연관이 있는 안면골격이상

- 상악골
  - 짧은 상악골 길이
  - 상악 협착
- 하악골
  - 짧은 하악골 길이
  - 하악 후방 전위
  - 가파른 하악면
  - 작은 하악골
- 설골
  - 아래로 위치된 설골
- 두개골 기저부
  - 좁은 전 두개골
  - 가파른 두개골 기저브 만곡
- 안면과 두부 위치
  - 긴 안면골

게 되고 이것이 오랫동안 계속되면 보다 용이한 구강 호흡을 위해 턱 골격의 성장이 지연되는 방향으로 이루어지며 이차적으로 얼굴이 길어지기도 한다. 약 12세가 되면 얼굴 골격이 성인 형태의 90% 가량 결정되기 때문에 어려서 구강 호흡의 문제를 해결해 주지 않으면 결국 성인형 코골이, 수면무호흡 환자로 발전되기 쉽다.

기 타

성 별

남성은 여성에 비해 폐쇄성수면무호흡증이 두 배 정도 높으며 성별에 따라 아래와 같은 차이가 연관되어 있을 것으로 생각된다. 여성에서 상기도 확장근의 활성도가 높고 상기도의 지방 침착이 여성보다 남성에서 높다. 여성에서는 지방 침착이 주로 하반신과 사지에 되지만 남성에서는 상반신과 체간에 되어 구인두 공간에 지방 침착이 남성에서 더 심하다. 그리고 음압에 의하여 쉽게 폐쇄가 일어나는 연구개부터 구인두, 설근부, 하인두까지의 상기도 연조직의 구조가 남성보다 여성에서 작으며 이는 여성 호르몬과 연관성이 많을 것으로 생각된다.

민 족

아프리카계 미국인과 아시아인은 폐쇄성수면무호흡증 위험성이 높으며 이는 좁은 두개저 각도(cranial base angle) 등 안면골격이상과 밀접히 관련이 있다.

알코올

알코올은 상기도의 확장근을 이완시키는 작용을 가지고 있어 수면호흡장애를 악화시킬 수 있지만 술을 먹지 않는 사람들에 비해 과거에 술을 먹었던 사람들에서 수면호흡장애가 더 심하다는 증거는 없다.

흡 연

흡연은 흡연과 연관된 기도의 염증과 수면의 안정성을 방해하여 수면호흡장애의 위험성을 증가시킬 수 있다. 현재 흡연자는 이전의 흡연자나 비흡연자에 비해 2.5배 폐쇄성수면무호흡증의 빈도가 높은 것으로 알려져 있다.

내분비 이상

갑상선기능저하증과 말단비대증과 같은 내분비기능이상은 상기도의 연조직 크기를 증가시키고 호흡 조절에 영향을 주고 수면호흡장애를 악화시킬 수 있으며, 남성호르몬인 테스토스테론의 투여도 수면호흡장애에 영향을 미칠 수 있다.

참고문헌

1) Al Lawati NM, Patel SR, Ayas NT. Epidemiology, risk factors, and consequences of obstructive sleep apnea and short sleep duration. Prog Cardiovasc Dis 2009;51:285-93.
2) Ayappa I, Rapoport DM. The upper airway in sleep: physiology of the pharynx. Sleep Med Rev 2003;7:9-33.
3) Bakor SF, Enlow DH, Pontes P, De Biase NG. Craniofacial growth variations in nasal-breathing, oral-breathing, and tracheotomized children. Am J Orthod Dentofacial Orthop 2011; 140:486-92.
4) Carskadon MA, Bearpark HM, Sharkey KM, Millman RP, Rosenberg C, Cavallo A, et al. Effects of menopause and nasal occlusion on breathing during sleep. Am J Respir Crit Care Med 1997;155:205-10.
5) Dempsey JA, Veasey SC, Morgan BJ, O'Donnell CP. Pathophysiology of sleep apnea. Physiol Rev 2010;90:47-112.
6) Dempsey JA, Xie A, Patz DS, Wang D. Physiology in medicine: obstructive sleep apnea pathogenesis and treatment--considerations beyond airway anatomy. J Appl Physiol 2014;116:3-12.
7) Fogel RB, Trinder J, White DP, Malhotra A, Raneri J, Schory K, et al. The effect of sleep onset on upper airway muscle activity in patients with sleep apnoea versus controls. J Physiol 2005;564:549-62.
8) Friberg D, Ansved T, Borg K, Carlsson-Nordlander B, Larsson H, Svanborg E. Histological indications of a progressive snorers disease in an upper airway muscle. Am J Respir Crit Care Med 1998;157:586-93.
9) Horner RL. Pathophysiology of obstructive sleep apnea. J Cardiopulm Rehabil Prev 2008;28:289-98.
10) Kashyap R, Hock LM, Bowman TJ. Higher prevalence of smoking in patients diagnosed as having obstructive sleep apnea. Sleep Breath 2001;4:167-72.
11) Katz ES, White DP. Genioglossus activity during sleep in normal control subjects and children with obstructive sleep apnea. Am J Respir Crit Care Med 2004;170:553-60.
12) Lam B, lp MS, Tench E, Ryan CF. Craniofacial profile in Asian and white subjects with obstructive sleep apnea. Thorax 2005;60:504-10.
13) Liistro G, Rombaux P, Belge C, Dury M, Aubert G, Rodenstein DO. High Mallampati score and nasal obstruction are associated risk factors for obstructive sleep apnea. Eur Respir J 2003;21:248-52.
14) Pierce R, White D, Malhotra A, Edwards JK, Kleverlaan D, Palmer L, et al. Upper airway collapsibility, dilator muscle activation and resistance in sleep apnoea. Eur Respir J 2007;30:345-53.
15) Sériès F. Upper airway muscles awake and asleep. Sleep Med Rev 2002;6: 229-42.
16) Svanborg E. Impact of obstructive sleep apnea syndrome on upper airway respiratory muscles. Respir Physiol Neurobiol 2005;147:263-72.
17) Tuomilehto H, Seppa J, Uusitupa M. Obesity and obstructive sleep apnea-clinical significance of weight loss. Sleep Med Rev 2013;17:321-9.
18) White DP. Pathogenesis of obstructive and central sleep apnea. Am J Respir Crit Care Med 2005;172:1363-70.

CHAPTER 06

폐쇄성수면무호흡증의 증상
Symptoms of OSA

이승신, 정용기

폐쇄성수면무호흡증(obstructive sleep apnea hyponea syndrome, OSAHS)은 수면과 관련된 호흡 질환의 한 형태로 반복적인 상기도의 폐쇄에 따라 호흡기를 비롯한 인체의 각 부분에 여러 가지 변화가 발생한다. 이러한 변화들은 각 부분에 생리적인 부조화를 일으키며 이에 따라 환자들은 여러 증상을 경험하게 된다. 본 장에서는 폐쇄성수면무호흡증으로 인하여 환자가 경험하게 되는 여러 증상에 대해 알아보고자 하며 크게 수면 중 증상과 주간 증상으로 나누어 기술하고자 한다.

수면 중 증상

수면 중 발생하는 증상은 증상이 나타나는 형태에 따라 크게 호흡기 증상, 자율신경계 관련 증상, 그리고 기타 수면 관련 증상으로 나눌 수 있다. 각각의 증상은 다른 형태로 나타나지만 발생 기전은 서로 연관되어 있는 경우가 대부분이다.

호흡기 증상

코골이

코골이는 폐쇄성수면무호흡증 환자에서 가장 흔하게 관찰되는 증상이며 보고자에 따라 다르지만 70~95%의 환자에서 관찰된다. 이러한 코골이는 폐쇄성수면무호흡증 환자에서 매우 오랫동안 지속되었던 경우가 대부분이며 시간이 흐름에 따라 조금씩 악화되는 경향을 보인다. 또한 음주, 진정 약물 복용, 최근의 수면 부족 등에 의해 악화될 수 있으며 체중 증가나 앙와위(supine position) 수면 등도 악화 요인이 된다. 코골이는 종종 수면 파트너의 수면을 방해할 수 있으며 부부간의 중요한 문제로 대두되기도 한다. 보고에 의하면 폐쇄성수면무호흡증 환자의 46% 정도가 코골이 소리로 인해 수면 시 배우자와 다른 방을 사용한다고 알려져 있다. 환자들은 지속되는 코골이에 이어 무호흡이 발생하고 이어 가쁜 숨을 몰아쉬는 현상이 20~30초 간격으로 반복적으로 나타나는 경우가 흔하다. 그러나 코골이는 꼭 폐쇄성수면무호흡증 환자가 아니더라도 남자의 경우 35~45%, 그리고 여자의 경우 12~28%에서 나타나기 때문에 코골이 자체를 폐쇄성수면무호흡증의 예측인자로 보기는 어렵다. 또한 폐쇄성수면무호흡증 환자 중 코골이 증상을 보이지 않는 경우는 6%에 불과하기 때문에 코골이가 있다고 꼭 폐쇄성수면무호흡증이 있다고 할 수는 없지만 코골이가 없다면 폐쇄성수면무호흡증의 가능성이 매우 낮아진다고 볼 수 있다. 코골이 증상을 확인하기 위해서는 파트너의 진술이 반드시 필요하며 본인이 코를 골지 않는다고 말한 폐쇄성수면무호흡증 환자 중 75%가 실제로는 코를 곤다고 알려져 있다.

무호흡

수면 중 관찰되는 무호흡(witnessed apnea)은 폐쇄성수면무호흡증 환자의 75%어서 나타나는 증상이며 수면 중 발생하는 증상 중 코골이에 이어 두 번째로 흔하다. 수면 중 나타나는 간헐적인 무호흡은 정상인에서도 관찰될 수 있으며 시간당 5회 이하의 무호흡은 대부분의 경우 증상을 유발하지 않는다. 그러나 횟수가 증가함에 따라 일정 수준을 넘어서면 증상을 유발하게 된다. 무호흡 또는 저호흡에 대한 관용도(threshold)는 환자마다 달라서 낮은 호흡장애지수를 보이는 환자가 이로 인한 증상을 심하게 호소할 수도 있으며 상대적으로 높은 호흡장애지수의 환자가 증상을 호소하지 않을 수도 있다. 일부 심한 환자에서는 무호흡에 이어 청색증(cyanosis)이 발생하기도 하며 청색증은 환자에게도 위험하지만 이를 발견하고 지켜보는 수면 파트너에게 불안감을 초래하여 심한 스트레스를 유발한다. 또한 청색증 이외에도 수면 중 심한 몸의 움직임, 각성 등이 무호흡 후반에 동반될 수 있으며 지속적으로 반복될 경우 정상적인 수면을 방해하여 불면증을 유발하거나 쾌적한 수면을 이룰 수 없게 된다.

호흡 곤란

폐쇄성수면무호흡증 환자들의 18~31%는 종종 수면 중 숨이 막힐 것 같은 느낌(choking)이나 질식되는 느낌(suffocating)을 호소한다. 이러한 증상의 대부분은 수면 중 각성이 수반되며 깨어난 후 불안감이나 공포를 느낄 수도 있다. 상기도폐쇄에 의해 무호흡이나 저호흡이 발생하게 되면 폐쇄된 상기도로 인하여 증가한 저항을 이기기 위하여 호흡근이 과하게 작용하여 흉곽내의 음압을 증가시키고 이는 심장으로 돌아오는 혈행을 증가시켜 결국 폐모세혈관쐐기압(pulmonary capillary wedge pressure)이 상승한다. 쐐기압의 증가는 호흡 곤란의 느낌을 유발할 수 있다고 알려져 있다.

만성 기침

폐쇄성수면무호흡증은 최근 만성 기침의 원인으로 지목되고 있으며 일부 환자에서는 폐쇄성수면무호흡증을 진단받기 전에 기침을 주 증상으로 내원하기도 한다. 체중이 많이 나가거나 코골이가 있는 환자가 치료에 잘 반응하지 않는 수면 중 만성 기침을 호소할 경우 폐쇄성수면무호흡증에 의한 기침일 가능성이 있기 때문에 환자를 진료할 때 간과하지 않아야 한다. 수면다원검사를 통하여 폐쇄성수면무호흡증을 진단한 후 지속적 양압기(continuous positive airway pressure, CPAP) 치료를 시행하여 기침 증상이 호전되면 폐쇄성수면무호흡증에 의한 기침으로 추정할 수 있으며 일반적으로 2주 정도 CPAP를 시행하면 효과적으로 조절된다고 알려져 있다. Chan 등의 보고에 의하면 폐쇄성수면무호흡증 환자의 33%가 만성 기침을 호소한다고 하며 여성인 경우, 위식도 역류 증상이 있는 경우, 그리고 비염 증상이 있는 경우가 위험 인자라고 하였다. 폐쇄성수면무호흡증 환자에서 만성 기침이 발생하는 원인은 크게 두 가지이다. 첫째로 상기도폐쇄에 따른 횡격막 사이의 압력(transdiaphragmatic pressure) 증가로 인하여 위식도 역류가 발생하게 되고 이러한 자극에 의해 식도-기관 반사가 미주신경을 통해 전달되어 기침을 유발한다. 둘째는 상기도 점막의 반복적인 기계적 자극으로 인한 점막의 염증이며 이러한 염증이 기침을 유발할 수 있으며 폐쇄성수면무호흡증 환자의 기관 분비물에서 호중구가 증가한 것이 밝혀져 이러한 가설을 뒷받침한다.

구강건조

만성 기침 이외에 폐쇄성수면무호흡증 환자에서 쉽게 간과되는 증상이 구강건조 및 구갈(thirst)이다. 수면 중 구강건조로 인해 잠에서 깨어나기도 하며 깨어난 직후 심한 건조증을 호소할 수도 있다. 이러한 이유로 폐쇄성수면무호흡증 환자 중에서는 자기 전에 물을 준비하는 경우가 많다. 구갈 증상은 폐쇄성수면무호흡증 환자들이 수면 중 입을 벌리는 것과 관계가 있다고 알려져 있으며 비강 호흡을 통한 흡기의 적절한 가습이 이루어지지 않기 때문에 구강 점막이 건조해지고 뒤이어 호흡기 점막이 건조해진다. 또한 이러한 구갈은 구강 호흡과 밀접한 관계가 있어 폐쇄성수면무호흡증 환자의 약 1/3에서 침흘림(drooling)이 동반된다. 폐쇄성수면무호흡증 및 단순 코골이, 그리고 정상 대조군을 대상으로 한 조사에서 폐쇄성수면무호흡증 환자의 20.8%와 단순 코골이 환자의 20.2%가 수면 중 구강이 건조한 느낌으로 인해 잠에서 깨었다고 하며 이는 정상 대조군의 2.8%에 비해 유의하게 높다고 보고하였다. 따라서 수면 중 구강건조는 폐쇄성수면무호흡증의 전형적인 증상은 아니지만 많은 환자들이 이에 대한 불편감을 호소하는 만큼 충분한 설명이 필요하며, 특별한 기저 질환 없이 수면과 관련된 구강건조를 보이는 경우 폐쇄성수면무호흡증에 대한 의심을 해봐야 한다.

자율신경계 증상

야간발한

폐쇄성수면무호흡증으로 인해 인체에 유발되는 스트레스는 교감신경계의 흥분과 같은 자율신경계 변화를 가져올 수 있다고 알려져 있으며 이러한 가설에 대한 증거로 폐쇄성수면무호흡증 환자의 24시간 소변에서 카테콜아민(catecholamine)의 분비가 증가한다고 보고되었다. 자율신경계의 변화에 의해 다양한 증상들이 발생할 수 있으며 수면 중 발한은 가장 대표적인 증상 중 하나이다. 폐쇄성수면무호흡증 환자의 약 30% 정도가 주당 3회 이상의 빈번한 야간발한(nocturnal sweating)을 경험한다고 하며 이것은 폐쇄성수면무호흡증이 없는 환자들과 비교할 때 3배 정도 높은 수치이다. 특히 폐쇄성수면무호흡증 환자에서의 야간발한은 주간졸음 증상이나 불면증과 연관되어 있다고 한다. 발한은 피부에 존재하는 교감신경에 의해 조절되는데 폐쇄성수면무호흡증 환자에서 수면 중 발한이 증가하는 기전에 대해서는 정확하게 알려져 있지 않으나 수면 중 혈압의 상승이나 렘수면의 감소가 관련 있을 것이라는 보고가 있다. 발한은 주로 상체와 목 주변에 나타나며 이러한 발한은 CPAP과 같은 치료를 시행하였을 때 30%에서 11%까지 빈도가 감소하였다고 보고되었다. 젊은 환자이거나 심한 폐쇄성수면무호흡증을 가지고 있는 경우 치료 후에도 발한이 남아 있는 경우가 많다는 보고가 있으나, 다른 연구에서는 발한의 정도와는 관계없다는 보고도 있어 이 부분에 대해서는 추가 연구가 필요하다. 이러한 사실들을 고려할 때 특별한 원인 없이 자주 반복되는 야간발한을 호소할 경우 폐쇄성수면무호흡증에 대한 의심을 하고 검사를 시행해 볼 필요가 있다.

야뇨증(Nocturia, Enuresis)

야뇨증 또한 폐쇄성수면무호흡증 환자에서 자주 동반되는 증상으로 알려져 있다. 남성 환자에서 더 빈번하게 관찰되는 것으로 알려져 있으며 폐쇄성수면무호흡증의 중증도가 심할수록 야뇨증 빈도 또한 증가하고 CPAP 치료 후 증상의 호전을 보인다. 폐쇄성수면무호흡증 환자에서 횡격막 간 압력차가 증가하면 좌심실의 후부하(afterload)가 증가하고 이에 따라 심방나트륨이뇨인자(atrial natriuretic factor)의 분비가 증가하여 수면 중 소변의 생성이 증가하게 된다. 특히 야뇨증은 소아 폐쇄성수면무호흡증 환자에서 많이 보고되며 144명의 소아 폐쇄성수면무호흡증 환자를 대상으로 시행한 연구에서 29%의 환자가 야뇨증 증상을 보인다고 보고하였으며 치료를 위해 편도 및 아데노이드 제거술을 시행한 환아 중 70.4%에서 야뇨증 증상이 감소하였다고 보고하였다.

기타 증상

불면증(insomnia)과 폐쇄성수면무호흡증은 수면 질환의 관점에서 서로 반대에 놓여있는 전혀 다른 특성의 질환으로 여겨지기도 한다. 불면증이 폐쇄성수면무호흡증으로 인해 발생하는 증상이라고 볼 수 있는 증거는 부족하지만 불면증은 폐쇄성수면무호흡증 환자에서 생각보다 흔하게 관찰되는 증상이다. 폐쇄성수면무호흡증 환자의 39~58%에서 불면증이 관찰된다고 하며 반대로 불면증을 가지고 있는 환자의 29~67%가 수면다원검사상 5 이상의 무호흡-저호흡 지수(apnea-hypopnea index, AHI)를 보였다고 한다. 또한 서로 달라 보이는 두 질환은 여러 가지 증상을 서로 공유한다(표 1). 불면증이 폐쇄성수면무호흡증의 주요 증상이라고 볼 수는 없지만 흔하게 동반되고 이러한 경우 치료 방침이 달라질 수 있기 때문에 환자를 진단할 때 이 부분을 주의해서 고려해야 한다.

표 1. 폐쇄성수면무호흡증과 불면증의 공통된 증상

잦은 깸	입면장애
개운하지 않은 잠	피로
주간졸음	주의, 집중, 기억장애
사회장애, 직업장애	감정장애
사고	수면 기대걱정
삶의 질 저하	

수면 중 이갈이(bruxism)는 수면 중에 반복적, 불수의적으로 이를 갈거나 또는 이를 꽉 다무는 증상으로, 지속되면 치아에 문제를 일으킬 수 있고 두통의 원인이 되기도 한다. 이갈이의 원인은 아직 정확하게 밝혀진 바가 없지만 자율신경계의 부조화가 원인으로 제시되기도 하며, 수면 중 각성에 의한 자율 운동 반사가 이러한 반응을 유발할 수 있다는 보고가 있다. 폐쇄성수면무호흡증 환자의 40~54%가 이갈이를 호소한다고 하며 무호흡에 수반되는 각성이 이갈이의 원인으로 추정된다. 또한 다른 폐쇄성수면무호흡증 관련 증상과 마찬가지로 CPAP 치료 후 이갈이가 효과적으로 조절되었다는 보고가 있다.

주간 증상

주간 증상은 주간졸음(daytime sleepiness), 기분변화(mood change), 인지장애(cognition disorder), 두통(morning headache) 등이 있으며, 이 증상들은 폐쇄성수면무호흡증에서 수면 중에 관찰되는 수면단절(sleep fragmentation) 또는 저산소혈증(hypoxemia)이 원인이 되어 발생한다.

주간졸음

폐쇄성수면무호흡증의 전형적 증상의 하나인 주간졸음은 수면 중 잦은 수면단절로 인해 발생하며 그 정도는 주관적 또는 객관적으로 평가할 수 있다.

주관적 평가

Epworth 졸음척도(Epworth sleepiness scale, ESS)가 간단하고 가장 많이 사용되는 주관적 평가 방법이다. 일상생활에서 흔히 접하게 되는 8가지 상황에서 졸린 정도를 묻는 설문지로 정상인이 5.9점인 데 비해 경증, 중등도, 중증의 폐쇄성수면무호흡증 환자에서는 각각 9.5, 11.5, 16.5점이었다. 주간졸음이 일상생활에 미치는 영향을 주관적으로 평가하는 방법으로 Functional Outcomes of Sleepiness Questionnaire(FOSQ)가 흔하게 사용되는데, ESS와 유의한 상관관계를 보이고 정상인과 폐쇄성수면무호흡증 환자군에서 분명한 차이를 보인다.

객관적 평가

가장 대표적인 평가방법으로 다중수면잠복기검사(multiple sleep latency test, MSLT)와 각성유지검사(maintenance of wakefulness test, MWT)가 있다. 두 방법 모두 수면잠복기(sleep latency)를 측정하는데, 다중수면잠복기검사는 검사실에 가만히 누운 채로 뇌파상 수면에 빠지는 데 걸리는 시간을, 각성유지검사는 검사실에 편안하게 앉은 채로 잠에 들지 않고 깨어 있으려고 노력하는 가운데 뇌파상 수면에 빠지는 데 걸리는 시간을 측정한다. 두 방법 모두 같은 날에 일정간격을 두고 네 번의 수면잠복기를 측정하여 그 평균값으로 표시한다. 폐쇄성수면무호흡증 환자와 정상인에서 다중수면잠복기검사는 각각 2.6분, 12.9분으로 유의한 차이를 보이고, 폐쇄성수면무호흡증 환자에서 ESS 점수와 다중수면잠복기검사 사이에도 높은 상관성을 보인다.

기분변화

폐쇄성수면무호흡증 환자에서 여러 기분변화가 보고되는데, 우울증과 불안이 높은 유병률을 보이는 것으로 알려져 있다.

우울증

보고자에 따라 차이가 있지만 폐쇄성수면무호흡증 환자의 7~63%에서 우울증을 보이는 것으로 보고되고 있어 미국정신의학회에서 보고한 일반 남성의 6%의 유병률에 비해 높다. 일반인구 중 우울증은 여성에서 더 많고 폐쇄성수면무호흡증 환자 중에서도 우울증은 여성에서 훨씬 많이 호소한다. 그러나 폐쇄성수면무호흡증은 남성에서 더 많기 때문에, 연구결과를 분석할 때 피험자군에 포함된 여성의 비율이 중요한 교란변수임을 고려해야 한다. 우울 정도를 평가하기 위한 설문으로 Beck 우울증척도(Beck depression inventory, BDI)와 Minnesota 다면적인성검사(Minnesota multiphasic personality inventory, MMPI)가 많이 쓰인다.

폐쇄성수면무호흡증 환자에서 우울증이 있는 군에서 없는 군보다 무호흡-저호흡 지수가 높아 수면단절로 인한 주간졸음이 우울증의 주 원인으로 생각되고 있다. 그러나 우울의 정도가 정상인에 비해 단순 코골이 환자와 폐쇄성수면무호흡증 환자에서 높지만 단순 코골이 환자와 폐쇄성수면무호흡증 환자 사이에는 유의한 차이가 없고 ESS보다 피로의 정도가 우울증 유발과 연관이 있다는 보고도 있어 향후 더 많은 연구가 필요하다.

불 안

불안은 폐쇄성수면무호흡증 환자의 11~70%에서 보고되고 있어 정상인보다 높게 나타나는 것으로 알려져 있다. 불면증도 폐쇄성수면무호흡증 환자에서 흔하고 특히 여성 환자에서 더 자주 나타나는 증상이다.

CPAP 치료에 의한 우울증과 불안의 치료효과는 보고자에 따라 차이가 있어 더 많은 연구가 필요한 부분이다. 임상적으로 우울증은 CPAP이나 체중조절 같은 치료에 대한 순응도를 떨어뜨리는 중요한 인자이기 때문에 폐쇄성수면무호흡증 환자를 치료할 때 반드시 고려해야 한다.

인지장애

인지란 지각, 주의, 언어, 이해, 계획, 기억, 문제해결, 추론 등으로 구성된다.

주의력(Attention)

주의력은 집중력(concentration), 지속적으로 집중하는 능력(vigilance), 각성(alertness) 등을 합하여 이르는 단어로 폐쇄성수면무호흡증 환자에서 주의력이 감소하는 것은 잘 알려져 있다. 폐쇄성수면무호흡증 환자에서 주의력 감소 정도는 일반적으로 무호흡-저호흡 지수가 높을수록 큰 것으로 보고되고 이러한 주의력 감소가 학업 및 업무의 성취도 저하와 교통사고 증가로 이어진다.

주의력 감소의 기전으로는 수면단절로 인한 주간졸음과 수면 중 저산소혈증이 원인이라는 각각의 연구결과들이 있다. Ayalon 등은 주의력을 요구하는 작업수행 중 촬영한 기능적자기공명영상(functional magnetic resonance image, fMRI) 상에서 정상인에 비해 폐쇄성수면무호흡증 환자에서 뇌 활동도가 감소하였고 감소 정도는 각성지수에 비례하지만 무호흡-저호흡 지수, 산소불포화지수와는 관련이 없다고 하여 수면단절을 주의력 감소의 원인이라고 하였고, Greenberg 등은 주간졸음을 호소하는 사람을 대상으로 업무수행능력을 평가한 결과 폐쇄성수면무호흡증 환자는 능력이 저하되어 있으나 폐쇄성수면무호흡증 없이 주간졸음만 호소하는 사람은 정상 대조군과 업무수행능력에 차이가 없어서 주의력 장애는 수면 중 저산소혈증이 원인이라고 하였다.

기억력(Memory)

기억력은 기간에 따라 단기기억과 장기기억으로, 기억 내용에 따라 시각기억(visual memory), 언어기억(verbal memory), 의미기억(semantic memory)과 사건기억(episodic memory) 등으로 나누어진다. 폐쇄성수면무호흡증 환자에서 기억력의 변화에 대한 많은 연구들이 서로 상반되는 결과를 보고하였다. 다양한 결과를 보이는 원인 중에서 특히 주의력이라는 교란변수를 얼마나 조절하느냐가 중요한데, 최근 주의력과 주간졸음을 조절한 상태에서 수행한 연구결과에서 언어 사건기억만이 폐쇄성수면무호흡증 환자에서 저하되어 있고 그 저하 정도는 폐쇄성수면무호흡증의 중증도와는 무관하다는 연구결과가 발표되었다.

기억력 저하의 원인으로는 기억을 담당하는 해마(hippocampus)가 저산소혈증에 취약하기 때문이라는 보고와 수면단절, 특히 렘수면에서의 수면단절이 중요하다는 보고가 있다.

임무수행력(Executive Function)

임무수행능력은 설계, 문제해결, 추론, 적절한 반응, 업무기억(working memory) 등을 종합적으로 이용하여 주어진 상황에 맞게 일을 해결하는 능력을 말하는데, 폐쇄성수면무호흡증 환자에서 각 능력들이 저하되어 전체적으로 학업이나 직장업무 수행을 어렵게 만든다.

아침두통

Loh 등의 연구결과를 보면 폐쇄성수면무호흡증 환자의 약 60%가 두통을 호소하고 그중 약 반 수가 두통의 어느 범주에도 들지 않는 아침 두통(morning headache)을 호소하였다. 대개 통증의 지속시간은 30분 이내였고 빈도와 정도는 폐쇄성수면무호흡증 중증도와 비례하였다. 대조군이었던 비슷한 각성을 보이는 주기성사지운동장애(periodic limb movement disorder) 환자는 아침두통을 호소하지 않아 수면단절이 원인은 아닐 것으로 생각된다. 편두통, 긴장성 두통 등과는 달리 CPAP 또는 구개수구개인두성형술(uvulopalatopharyngoplasty)에 의해 80% 정도 호전되었다. 수면 중 저산소혈증에 대한 반응으로 일어나는 뇌혈관확장이 가능한 원인으로 생각된다.

참고문헌

1) Arnardottir ES, Thorleifsdottir B, Svanborg E, Olafsson I, Gislason T. Sleep-related sweating in obstructive sleep apnoea: association with sleep stages and blood pressure. J Sleep Res 2010;19(1 Pt 2):122-30.
2) Ayalon L, Ancoli-Israel S, Aka AA, McKenna BS, Drummond SP. Relationship between obstructive sleep apnea severity and brain activation during a sustained attention task. Sleep 2009;32:373-81.
3) Chan KK, Ing AJ, Laks L, Cossa G, Rogers P, Birring SS. Chronic cough in patients with sleep-disordered breathing. Eur Respir J 2010;35:368-72.
4) Clark RW, Boudoulas H, Schaal SF, Schmidt HS. Adrenergic hyperactivity and cardiac abnormality in primary disorders of sleep. Neurology 1980;30:113-9.
5) Cruz IA, Drummond M, Winck JC. Obstructive sleep apnea symptoms beyond sleepiness and snoring: effects of nasal APAP therapy. Sleep Breath 2012;16:361-6.
6) Gozal D, Daniel JM, Dohanich GP. Behavioral and anatomical correlates of chronic episodic hypoxia during sleep in the rat. J Neurosci 2001;21:2442-50.
7) Greenberg GD, Watson RK, Deptula D. Neuropsychological dysfunction in sleep apnea. Sleep 1987;10:254-62.
8) Guilleminault C, Eldridge FL, Tilkian A, Simmons FB, Dement WC. Sleep apnea syndrome due to upper airway obstruction: a review of 25 cases. Arch Intern Med 1977;137:296-300.
9) Hetzel M, Kochs M, Marx N, Woehrle H, Mobarak I, Hombach V, et al. Pulmonary hemodynamics in obstructive sleep apnea: frequency and causes of pulmonary hypertension. Lung 2003;181:157-66.
10) Hoffstein V, Mateika S, Anderson D. Snoring: is it in the ear of the beholder? Sleep 1994;17:522-6.
11) Johns MW. A new method for measuring daytime sleepiness: the Epworth sleepiness scale. Sleep 1991;14:540-5.
12) Kales A, Cadieux RJ, Bixler EO, Soldatos CR, Vela-Bueno A, Misoul CA, et al. Severe obstructive sleep apnea--I: Onset, clinical course, and characteristics. J Chronic Dis 1985;38:419-25.
13) Kaynak H, Kaynak D, Oztura I. Does frequency of nocturnal urination reflect the severity of sleep-disordered breathing? J Sleep Res 2004;13:173-6.
14) Lee KK, Birring SS. Cough and sleep. Lung 2010;188 Suppl 1:S91-4.
15) Li Y, Zhang J, Lei F, Liu H, Li Z, Tang X. Self-evaluated and close relative-evaluated Epworth Sleepiness Scale vs. multiple sleep latency test in patients with obstructive sleep apnea. J Clin Sleep Med 2014;10:171-6.
16) Loh NK, Dinner DS, Foldvary N, Skobieranda F, Yew WW. Do patients with obstructive sleep apnea wake up with headaches? Arch Intern Med 1999;159:1765-8.
17) Lu LR, Peat JK, Sullivan CE. Snoring in preschool children: prevalence and association with nocturnal cough and asthma. Chest 2003;124:587-93.
18) Luyster FS, Buysse DJ, Strollo PJ, Jr. Comorbid insomnia and obstructive sleep apnea: challenges for clinical practice and research. J Clin Sleep Med 2010;6:196-204.
19) Maislin G, Pack AI, Kribbs NB, Smith PL, Schwartz AR, Kline LR, et al. A survey screen for prediction of apnea. Sleep 1995;18:158-66.
20) Millman RP, Fogel BS, McNamara ME, Carlisle CC. Depression as a manifestation of obstructive sleep apnea: reversal with nasal continuous positive airway pressure. J Clin Psychiatry 1989;50:348-51.
21) Mold JW, Goodrich S, Orr W. Associations between subjective night sweats and sleep study findings. J Am Board Fam Med 2008;21:96-100.
22) Mosko S, Zetin M, Glen S, Garber D, DeAntonio M, Sassin J, et al. Self-reported depressive symptomatology, mood ratings, and treatment outcome in sleep disorders patients. J Clin Psychol 1989;45:51-60.
23) Oksenberg A, Arons E. Sleep bruxism related to obstructive sleep apnea: the effect of continuous positive airway pressure. Sleep Med 2002;3:513-5.
24) Oksenberg A, Froom P, Melamed S. Dry mouth upon awakening in obstructive sleep apnea. J Sleep Res 2006;15:317-20.
25) Roehrs T, Zorick F, Wittig R, Conway W, Roth T. Predictors of objective level of daytime sleepiness in patients with sleep-related breathing disorders. Chest 1989;95:1202-6.
26) Roth T, Hartse KM, Zorick F, Conway W. Multiple naps and the evaluation of daytime sleepiness in patients with upper airway sleep apnea. Sleep 1980;3:425-39.
27) Sanchez AI, Buela-Casal G, Bermudez MP, Casas-Maldonado F. The effects of continuous positive air pressure treatment on anxiety and depression levels in apnea patients. Psychiatry Clin Neurosci 2001;55:641-6.
28) Saunamaki T, Jehkonen M. Depression and anxiety in obstructive sleep apnea syndrome: a review. Acta Neurol Scand 2007;116:277-88.
29) Shepertycky MR, Banno K, Kryger MH. Differences between men and women in the clinical presentation of patients diagnosed with obstructive sleep apnea syndrome. Sleep 2005;28:309-14.
30) Sjoholm TT, Piha SJ, Lehtinen I. Cardiovascular autonomic control is disturbed in nocturnal teethgrinders. Clin Physiol 1995;15:349-54.
31) Twigg GL, Papaioannou I, Jackson M, Ghiassi R, Shaikh Z, Jaye J, et al. Obstructive sleep apnea syndrome is associated with deficits in verbal but not visual memory. Am J Respir Crit Care Med 2010;182:98-103.
32) Weaver TE, Laizner AM, Evans LK, Maislin G, Chugh DK, Lyon K, et al. An instrument to measure functional status outcomes for disorders of excessive sleepiness. Sleep 1997;20:835-43.
33) Weissbach A, Leiberman A, Tarasiuk A, Goldbart A, Tal A. Adenotonsilectomy improves enuresis in children with obstructive sleep apnea syndrome. Int J Pediatr Otorhinolaryngol 2006;70:1351-6.
34) Woodson BT, Brusky LT, Saurajen A, Jaradeh S. Association of autonomic dysfunction and mild obstructive sleep apnea. Otolaryngol Head Neck Surg 2004;130:643-8.
35) Yoo SS, Hu PT, Gujar N, Jolesz FA, Walker MP. A deficit in the ability to form new human memories without sleep. Nat Neurosci 2007;10:385-92.

CHAPTER 07

폐쇄성수면무호흡증의 합병증

Complications of OSA

모지훈, 강일규

심혈관계합병증과 대사성합병증의 기전

폐쇄성수면무호흡증 환자에서 상기도 폐색으로 인한 무호흡은 질식(asphyxia)을 일으키고 수면 중 각성을 유발하며, 반복적인 질식과 각성은 정상적인 생리를 변화시켜 심혈관계 질환 및 대사성 질환을 야기한다. 반복되는 저산소증(hypoxia)과 수면 분절(sleep fragmentation)은 체내의 염증반응 및 산화스트레스(oxidative stress)를 증가시키고 이는 혈관내피세포의 기능 저하를 유발하며, 미주신경의 흥분에 의한 심박동수 저하, 교감신경계의 활성화와 부교감신경계의 둔화, 전체적인 수면시간의 감소 등은 기존의 심혈관계 질환, 뇌졸중 및 대사성 질환을 악화시키거나 새로운 질환을 일으키는 위험인자로 작용하게 된다(그림 1).

교감신경계의 항진

폐쇄성수면무호흡증이 있는 경우 반복되는 무호흡, 저호흡과 각성으로 인한 간헐적 저산소증으로 인해 교감신경계가 항진된다. 반복되는 무호흡, 저호흡으로 인해 발생하는 갑작스런 저산소증과 고탄산혈증 및 기도의 음압형성은 화학수용체의 활성화를 야기하여 말초혈관수축을 일으킨다. 교감신경항진과 동맥압의 증가는 각성과 더불어 해소되지만, 압력 수용기가 조정되어 기본혈압이 증가할 수 있고 교감신경계의 항진이 장기간 지속되면 뇌혈관질환과 심혈관질환이 생길 수 있다.

산화스트레스, 염증, 내피세포기능이상

주기적인 저산소증과 재산소화가 반복되면 산화스트레스가 생기고 이로 인해 내피세포의 손상 및 염증반응의 활성화가 생긴다. 폐쇄성수면무호흡증 환자들은 TNF-α, NF-kB, 활성산소, 혈관내피성장인자, 혈관세포부착분자 등이 증가되어 있고 항산화능이 감소되어 있다. 활성산소의 형성으로 여러 전사인자들이 전사되어 내피세포, 백혈구, 혈소판 등이 활성화되고 이로 인해 죽상반(atheromatous plaque) 형성이 진행되어 혈전 형성의 가능성이 높아진다.

대사성 장애

카테콜아민의 증가, 수면방해, 그리고 다른 병리학적인 특징들이 인슐린저항성과 연관이 될 수도 있고, 여러 연구에서 폐쇄성수면무호흡증과 포도당과민성(glucose intolerance)과의 관계를 제안하고 있으며, 인슐린저항성이 혈관계질환 또는 뇌졸중에 기여할 수도 있다고 알려져 있다. 렙틴 저항성과 아디포넥틴의 감소, 그렐린(ghrelin)의 증가는 폐쇄성수면무호흡증과 연관성이 있고, 동맥경화를 촉진하여 뇌졸중이나 심혈관계 질환을 야기할 수 있다.

혈관내피세포의 변화

폐쇄성수면무호흡증이 있는 환자는 동맥의 경직도가 증가하여 뇌졸중이나 심혈관계 질환 등의 가능성이 증가하며 혈소판이 활성화되고 섬유소원(fibrinogen) 등이 증가한다. 이 외에도 뇌혈류 속도가 감소하고 혈압의 변화에 따른 뇌혈관의 보상기전반응이 지연되고 뇌혈관의 자동조절기전에 이상이 생겨 뇌졸중의 가능성이 증가한다.

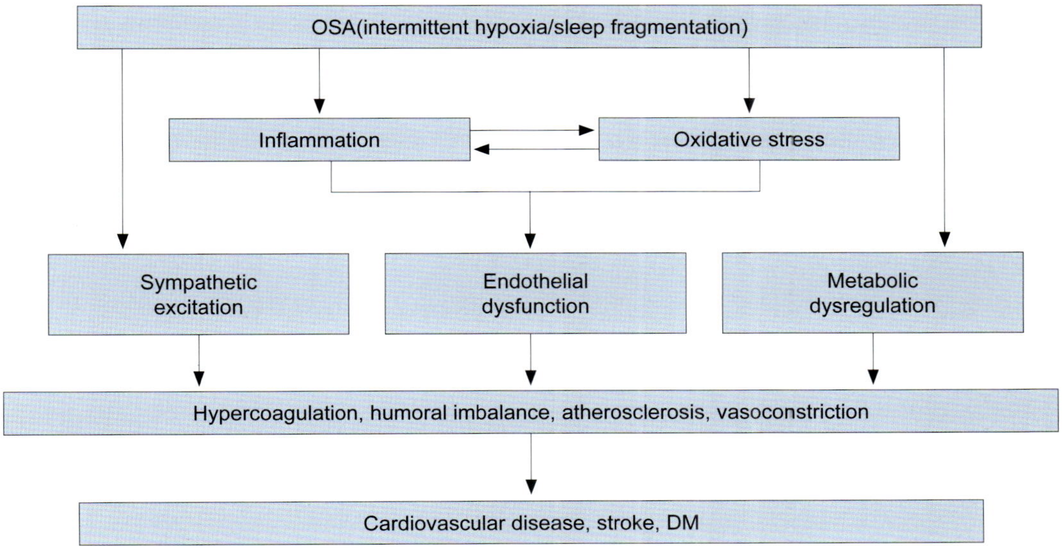

그림 1. 폐쇄성수면무호흡과 전신질환의 발생기전 모식도.

심혈관계 질환

심혈관계 질환이 있는 환자의 경우는 폐쇄성수면무호흡증의 유병률이 증가한다. 고혈압 환자에서는 폐쇄성수면무호흡증의 유병률이 30~83%, 심부전 환자에서는 12~53%, 허혈성 심장질환 환자에서는 30~58%, 뇌졸중 환자에서는 43~91%로 전체적인 폐쇄성수면무호흡증의 유병률인 5~15%보다 증가되어 있다. 유병률의 증가만으로 인과관계를 설명할 수는 없지만 이런 역학 자료로 심혈관계 질환과 폐쇄성수면무호흡증 사이에 상관관계가 있으리라 유추할 수 있다. 동물 실험에서도 폐쇄성수면무호흡증이 혈압을 높이고 심혈관계 질환의 위험성을 증가시키는 것으로 보고되고 있고, 단면조사연구에서도 무호흡과 고혈압의 연관성이 증명되고 있으며, 한 전향적 연구에서도 무호흡-저호흡 지수가 15 이상인 경우 4~8년 이내 고혈압이 생길 교차비가 교란변수와 상관없이 2.89(95% 신뢰구간: 1.46~5.64)로 유의하게 증가됨을 보여주었다. 또 폐쇄성수면무호흡증 환자에서 고혈압이 동반되는 경우 약제내성고혈압이 흔한데 이는 본태성 aldosteronism과 연관이 있으며, 이로 인해 염증, 산화스트레스, 심실비후 등을 초래하기도 한다.

고혈압

고혈압 환자에서 폐쇄성수면무호흡증의 유병률은 35% 정도까지 보고되고 있지만 아직 폐쇄성수면무호흡증이 고혈압의 독립적 위험인자인지는 입증이 필요한 상태이다. 쥐나 개를 간헐적 무호흡에 노출시켰을 때 주간고혈압을 유발할 수 있고, 쥐에서 교감신경절단술 또는 말초화학수용체를 차단하였을 때는 고혈압이 생기지 않는다고 알려져 있다. 또 위스콘신 수면코호트에서 무호흡-저호흡 지수가 15 이상인 경우 무호흡이 없는 경우보다 고혈압이 생길 가능성이 2.89배 높다고 하였다. 하지만 이와는 반대로 sleep heart health study에서는 5년간 추적관찰에서 보정을 하지 않은 경우 무호흡-저호흡 지수가 증가하면 고혈압이 증가하지만 체질량지수로 보정을 하면 통계적인 의미가 없다고 하였고, Victoria 수면코호트에서도 비슷한 결과를 발표하였다. 이런 상반된 결과는 조사된 대상군의 차이, 폐쇄성수면무호흡증 진단방법의 차이, 무호흡-저호흡 지수 기준값(cutoff value)의 차이 등에 기인한다고 할 수 있다. 그럼에도 불구하고 중요한 사실은 약제내성고혈압 환자의 65~80% 정도가 폐쇄성수면무호흡증이 동반되어 있다는 점이다. 폐쇄성수면무호흡증은 이차적 고혈압 환자의 가장 큰 원인이며 폐쇄성수면무호흡증을 치료할 경우 혈압을 낮출 수 있으며 이 사실은 폐쇄성수면무호흡증이 고혈압을 유발하는 역할을 한다는 것을 의미한다.

야간 혈압이 주간 혈압보다 심혈관계 위험인자로 더 중요한 역할을 한다는 것은 잘 알려진 사실이고 밤에 혈압이 떨어지지 않는 사람은 좌심실비대 또는 좌심실부전의 가능성이 더 크고 폐쇄성수면무호흡증으로 인한 야간 교감신경의 항진이 위험인자로 작용한다. 최근 연구에서 고혈압 환자에서 야간 혈압이 5mmHg 감소하면 심혈관계 부작용이 17% 감소한다고 보고되었고 쥐에서 혈압강하제인 captopril을 수면 전에 투여한 경우에만 심혈관계 부작용을 줄일 수 있었다.

관상동맥질환

심혈관계 질환 환자에서 폐쇄성수면무호흡증의 유병률은 약 30% 정도이다. Sleep heart health study에서는 무호흡-저호흡 지수가 상위 25%내에 해당하는 사람이 하위 25%에 해당하는 경우보다 1.27배 정도 관상동맥질환이 증가하였으나 기저 무호흡-저호흡 지수는 관상동맥질환의 위험인자에 해당하지 않았다. 특기할 만한 것은 70세 이하의 남자에서는 폐쇄성수면무호흡증이 관상동맥질환의 위험성을 증가시켰다. 관상동맥질환자에서 폐쇄성수면무호흡증이 있으면 심전도에서 허혈성 변화를 심화시키고, 야간 협심증을 유도할 뿐 아니라 관상동맥 스텐트 시술 후 심장부작용 및 재협착을 더 높은 빈도로 유도하였다. 그리고 폐쇄성수면무호흡증이 있는 경우 심근경색이 주간보다는 야간에 더 잘 발생하는 것으로 보아 폐쇄성수면무호흡증이 심근경색을 유도하는 것으로 생각되고, 또 폐쇄성수면무호흡증이 있으면 사망률뿐 아니라 심근경색, 뇌졸중의 발생률도 높아진다.

심부전

좌심실 스트레스의 증가, 저산소증, 교감신경계의 흥분이 수년간 지속되면 좌심실비대 및 확장, 수축기능의 감소가 유발된다. Sleep heart health study에 의하면 무호흡-저호흡 지수가 11이 넘어가면 심부전이 생길 확률이 교란변수를 제외한 후 2.38배 증가하였고, 폐쇄성수면무호흡증이 심한 남자에 있어 심부전의 유의한 예측인자로 밝혀졌다.

심부전에서 폐쇄성수면무호흡증의 유병률은 일반 인구보다 높은 12~53%까지 보고되었고, Wang 등은 무호흡-저호흡 지수가 15 이상인 심부전 환자들의 경우 15 이하의 환자보다 교란변수를 보정하고도 사망률이 높다고 보고하였다. 일반적으로 폐쇄성수면무호흡증은 허혈성심부전 환자에서 돌연사를 증가시켜 사망률을 높인다고 알려져 있고 이는 교감신경항진 및 산화성 스트레스의 증가로 인한 심근경색의 악화 등의 기전에 의한 것이다. 또 심부전으로 인한 액체의 저류 또한 폐쇄성수면무호흡증을 악화시켜 양방향으로 영향을 끼칠 것으로 생각된다. 다시 말해 수면 후 호흡의 부작용으로 심부전이 악화되고 심부전에 의한 나트륨과 수분의 저류는 폐쇄성수면무호흡증을 악화시킨다.

부정맥

폐쇄성수면무호흡증에 의해 심방 또는 심실부정맥이 생길 수 있다. 흉곽내압의 급격한 감소로 인한 심장벽의 신전, 무호흡에 의해 유발된 간헐성 저산소증과 증가된 심장벽의 긴장으로 인한 심근허혈, 심장의 염증성기전의 증가 등의 기전이 여기에 해당된다. 단면조사연구에서 폐쇄성수면무호흡증이 서맥성부정맥의 유병률을 증가시킨다고 입증하지는 못했지만 무호흡에 의한 저산소증이 부교감신경 항진에 의한 방실차단을 유도할 수 있고 이는 지속적 양압기(continuous positive airway pressure, CPAP) 치료에 의해 막을 수 있다고 보고되었다.

동물실험에서 상기도폐쇄를 시키면 우측 폐동맥의 자율신경계를 활성화시켜 상기도를 폐쇄시키지 않은 경우보다 심방세동을 잘 유발시켰고 이 자율신경을 약물 또는 수술로 차단시키면 심방세동의 유발을 막을 수 있어 수면무호흡과 심방세동과의 관계가 자율신경계에 의해 매개됨을 유추할 수 있다.

역학조사에서도 무호흡과 심방세동이 서로 밀접한 관계가 있음을 보여 주었고 sleep heart health study에서는 폐쇄성수면무호흡증 환자가 심방세동이 생길 가능성이 5배나 증가함을 보여주었고, 다른 관찰연구에서도 심방세동이 새로 생길 가능성이 증가함을 보였으며, 최근의 메타분석에서도 폐쇄성수면무호흡증이 있으면 심방세동의 치료 후 재발률이 25% 증가함을 보여 주었다. 이런 연구를 종합해서 봤을 때 심방세동 환자의 진단과 치료 시 폐쇄성수면무호흡증의 동반 여부에 대한 검사가 필요함을 보여 준다.

심실부정맥의 경우에 심실빈맥, 심실성이단맥(ventricular bigeminy), 심실성삼단맥(ventricular trigeminy)의 유병률도 폐쇄성수면무호흡증이 있으면 증가함을 보여 주었다.

심혈관계 사망

여러 코호트 연구에서 폐쇄성수면무호흡증과 심혈관계 사망과의 연관성을 보여 주었다. 위스콘신 수면코호트에서는 18년간 추적관찰을 통하여 폐쇄성수면무호흡증이 있는 경우 전체 사망률은 3.8배, 심혈관계 사망률은 5.2배 높다고 보고하였다. Sleep heart health study에서는 무호흡-저호흡 지수 15 이상인 경우 5 이하보다 1.69배 심혈관계 사망률이 높다고 보고하였다. Gami 등은 폐쇄성수면무호흡증이 있는 경우 야간 급성심장사가 일반인보다 2.57배 높다고 보고하였으나, 이 경우 사망 시 수면 여부를 알 수 없어 직접적인 인과관계를 알 수는 없다. Marin 등은 성별, 연령, 체중 등을 매칭한 264명의 대조군과 235명의 무호흡-저호흡 지수 30 이상의 폐쇄성수면무호흡증 환자를 10년간 추적관찰한 다음 비교를 하였는데 치명적 심혈관계 사건은 3.5배, 비치명적 심혈관계 사건은 4.7배 높았으나, CPAP 치료를 받은 372명의 중등도 및 중증 폐쇄성수면무호흡증 환자는 대조군과 차이가 없다고 보고하였다.

폐쇄성수면무호흡증 치료의 심혈관계 질환에 대한 효과

일반인의 경우 폐쇄성수면무호흡증을 치료하는 임상적 적응증은 주간 수면 과다이지만 심혈관계 질환이 있는 폐쇄성수면무호흡증 환자는 주간 수면 과다를 호소하는 경우가 드물고 ESS도 일반인에 비해 낮다. 따라서 심혈관계 질환이 있는 경우 폐쇄성수면무호흡증의 치료가 늦어지고 치료에 대한 동기도 떨어진다. 또 심혈관계 질환이 있는 중추성 폐쇄성수면무호흡증 환자의 경우도 주간 수면 과다 등의 증상을 호소하지 않아 치료 여부에 대해서 정해진 바가 없다. 치료적응증이 되는 경우 체중감소, 체위변환 등을 고려할 수 있지만 가장 적절한 치료방법은 CPAP이다.

고혈압

CPAP을 시작하면 즉시 야간 교감신경활성과 혈압이 감소한다. 야간 혈압의 변화는 연속적으로 혈압을 측정해야 구별할 수 있으나 장기간 CPAP을 사용한 무작위 대조군 연구에서 연속적 혈압 측정을 사용한 경우는 거의 없다. 게다가 대부분의 참여자가 정상혈압을 가지고 있거나 약물로 잘 조절되는 경우라서 연속적 혈압 측정을 하기 어려웠다. 조절되지 않은 혈압을 가진 환자를 대상으로 한 연구를 보면 CPAP 치료를 했을 때 각성 시의 혈압을 낮추어 주었고 수면 과다를 동반한 심한 폐쇄성수면무호흡증 환자에서 더 효과가 있었다. 무작위 대조군 연구를 가지고 분석한 메타분석을 보면 한 메타분석에서는 효과를 입증하지 못하였지만 다른 두 개의 메타분석에서는 약 2mmHg 정도의 혈압감소 효과를 보고하였다. 결론적으로 CPAP 치료를 하면 고혈압이 있는 경우 혈압을 낮추는 효과가 있다고 할 수 있겠다.

관상동맥질환

폐쇄성수면무호흡증을 CPAP으로 치료하면 심전도에서의 허혈성 변화와 야간 협심증의 위험성이 줄어든다. 관상동맥질환이 있는 무호흡-저호흡 지수 15 이상의 폐쇄성수면무호흡증 환자에서 CPAP 치료를 하면 심혈관계사건이 줄어들었고, 또 다른 관찰연구에서도 경피적관상동맥중재술을 받은 폐쇄성수면무호흡증 환자를 대상으로 조사한 결과 CPAP 치료 시 심혈관계 사망률이 유의하게 줄어들었다고 보고하였다.

심부전

폐쇄성수면무호흡증의 병인에 과잉체액저류 및 야간에 사지의 체액 변동이 중요한 역할을 하므로 심부전 환자의 폐쇄성수면무호흡증 치료에 먼저 심부전 자체를 치료하는 것이 일차적으로 중요하다. 심부전 환자에 이뇨제치료를 한 경우 상기도 직경이 증가하고 무호흡-저호흡 지수가 감소한 보고는 상기 견해와 잘 일치된다. 또, 4개월간 운동재활치료를 한 경우에도 무호흡-저호흡 지수를 약간 감소시켰다는 보고도 있다. 하지만 최근의 비무작위 연구를 대상으로 한 메타분석에서는 심부전에 대한 이런 치료가 무호흡-저호흡 지수에 별다른 영향이 없다는 보고도 있다.

심부전 환자에서 CPAP 치료로 폐쇄성수면무호흡증이 조절되면 흉곽내음압 형성이 감소하고 좌심실의 후부하, 혈압, 심박수가 감소한다. 여러 무작위 대조군 연구에서 심부전 환자에서의 CPAP 치료효과를 각성 시 심혈관계 변수를 측정하여 비교하였는데 한 달간 CPAP 치료를 한 연구에서는 주간 수축기 혈압과 심박수가 감소하였고 좌심실 박출률(left ventricular ejection fraction)이 9% 증가하였으며 이는 교감신경활성의 감소와 연관이 있다고 보고하였다. 다른 연구에서는 3개월간 심한 심부전과 경도의 폐쇄성수면무호흡증이 있는 환자를 대상으로 CPAP 치료를 했을 때 좌심실 박출률이 5% 증가하였고, 주간혈압은 변화가 없었지만 24시간 소변 norepinephrine은 감소하여 결론적으로 CPAP 치료가 좌심실 박출률을 증가시키고 교감신경활성의 감소를 유도하였다. 사망률에 대한 2개의 관찰연구 중 한 연구는 2.9년간 관찰하였을 때 사망률의 감소를, 다른 연구에서는 2.1년간 관찰하였을 때 입원하지 않은 생존율이 훨씬 높은 것을 관찰할 수 있었다.

전신 또는 폐울혈이 중추성무호흡의 개시 또는 지속에 영향을 끼치므로 심부전의 치료를 최적화하는 것이 매우 중요하다. 중추성 폐쇄성수면무호흡증에 있어 여러 치료방법이 시도되었지만 아직까지 심혈관계 사망률에 유의한 치료방법은 없다. 심장재활이 중추성무호흡을 호전시키는지에 대해서도 불확실하다. 6개월간 운동치료를 했을 때 무호흡-저호흡 지수를 64% 감소시켰다는 보고가 있는 반면 다른 보고에서는 4개월간 치료했을 때 아무 효과가 없었다고 하였다.

심부전의 경우 중추성무호흡과 연관성이 깊기 때문에 CPAP 또는 CPAP의 변형모드를 이용하여 치료를 하는 방법들이 시도되었다. 전술한 바와 같이 CPAP을 착용하면 흉곽내압을 높여 심장의 전부하와 후부하를 감소시켜 심실수축능력을 증가시키고, 교감신경활성을 감소시키기 때문에 이를 입증하기 위해 심부전 환자를 대상으로 CPAP이 중추성 폐쇄성수면무호흡증을 호전시키고 이환율, 사망률, 심혈관계기능을 호전시키는지 알아보았다. 258명의 심부전 환자를 대상으로 한 연구에서 CPAP 치료가 중추성무호흡을 감소시켰고, 좌심실 용출률을 증가시켰으며 혈중 norepinephrine을 줄였지만 2년간의 추적관찰 후 CPAP 시행군과 대조군 간에 생존율에는 차이가 없었다. 하지만 CPAP 시행군을 무호흡-저호흡 지수가 15 미만으로 감소한 군과 15 이상인 군으로 나누어 분석한 결과 15 미만인 군에서 의미 있게 생존율이 증가하였고, 15 이상인 군에서는 대조군과 생존율의 차이가 없었다. 이상의 결과로 볼 때 심부전 환자에서 CPAP을 기본으로 사용하는 것은 아직 논란의 여지가 있고 중추성무호흡을 효과적으로 억제하는 방법에 대해서는 더 연구가 필요하다. 최근 새로 개발된 방법으로 적응성보조환기(adaptive servo ventilation, ASV)가 CPAP이나 BiPAP이 효과 없는 심부전 환자에서 중추성수면무호흡증을 즉시 억제하는 것으로 알려졌다. 소그룹의 무작위 연구에서 좌심실 박출률을 증가시키고 교감신경활성을 억제하는 것으로 알려졌으나 아직 심혈관 이환율이나 사망률에 대한 대규모 무작위 대조군 연구가 필요한 실정이다.

부정맥

여러 연구에서 폐쇄성수면무호흡증을 효과적으로 치료하면 빈맥성 또는 서맥성 부정맥을 줄일 수 있다고 보고하고 있다. 한 관찰연구에서는 동성 서맥성 부정맥 및 2차 방실차단을 회복시켰다는 보고도 있고, 기관절개술을 시행하여 폐쇄성수면무호흡을 없앴더니 빈맥성 부정맥을 감소시켰다는 보고도 있다.

또 심방세동 환자를 심장율동전환(cardioversion)으로 치료하고 1년 후 재발률이 CPAP으로 치료한 군에서는 42%, 치료하지 않은 군에서는 82%로 치료군이 훨씬 재발률이 낮음을 보였다. 폐쇄성수면무호흡이 있는 심부전 환자에서 이소성 심실부정맥이 빈번한 경우 CPAP 치료를 했을 때 이소성 심실부정맥이 의미 있게 줄어드는 것을 보였고 이 데이터로 폐쇄성수면무호흡증이 심실성 부정맥의 원인 역할을 한다는 것을 알 수 있다.

심혈관계 사망

관찰연구나 비무작위연구에서 폐쇄성수면무호흡증을 치료했을 때 심혈관계 사망을 예방할 수 있다는 보고는 있지만 그 기전은 아직 확실히 밝혀지지 않았다.

뇌혈관계 질환

폐쇄성수면무호흡증과 뇌혈관계 질환의 연관성

폐쇄성수면무호흡증은 이미 뇌졸중의 독립적인 위험인자로 증명되었고, 뇌졸중과 사망률을 2배 정도 증가시킨다. 수면 중 무호흡의 정도가 심해지면 뇌졸중의 위험도 증가하며 심한 폐쇄성수면무호흡증 환자는 뇌졸중 발생빈도가 3~4배 정도 증가하며 이런 사실은 비만과 상관없이 발생하는 것이 여러 연구에 의해 입증되었다.

392명의 관상동맥질환을 동반한 폐쇄성수면무호흡증 환자를 대상으로 10년간 추적관찰한 연구에서 폐쇄성수면무호흡증 환자는 3배, 경증의 경우 2.4배, 중증의 경우 3.6배 정도 뇌졸중의 발생확률이 높았다.

Sleep heart health study에서 무호흡-저호흡 지수 상위 25%가 하위 25%보다 뇌졸중의 빈도가 1.58배 더 잘 발생한다고 보고하였고, 다른 교란변수를 보정한 경우 남자의 경우에서 폐쇄성수면무호흡증과 뇌졸중 간의 유의한 상관관계가 있음을 보여주었다. 다른 관찰연구에서도 폐쇄성수면무호흡이 뇌졸중의 유병률과 발생위험을 증가시킨다고 보고하였고 질병교차비는 보고에 따라 차이가 있지만 교란변수를 교정하면 통계적인 의미가 없는 경우도 있었다.

뇌졸중 환자에서 폐쇄성수면무호흡증의 유병률은 60%이고 중추성수면무호흡증의 유병률은 12% 정도로 보고되었고, 같은 연구에서 폐쇄성수면무호흡증이 있는 경우 기능적으로나 운동기능이 더 감소함을 보여 주었다. 이러한 신경학적인 기능의 감소는 폐쇄성수면무호흡증이 뇌혈류량을 감소시키고, 간헐성 저산소증을 유발하고 뇌의 자동조절기능을 감소시키기 때문으로 유추된다. 132명의 뇌졸중 환자를 10년간 추적조사했을 때 폐쇄성수면무호흡증이 있는 경우 사망률이 1.76배 높았으나 중추성수면무호흡증은 사망률과 연관이 없었다.

최근 시행된 메타분석에서 폐쇄성수면무호흡증 환자에서 뇌졸중이 발생할 질병교차비(odds ratio)는 2.24(신뢰구간 1.57, 3.19)로 보고되었고 남자에서 그 결과가 더 신뢰도가 높았으며 무호흡-저호흡 지수가 증가할수록 뇌졸중의 위험도가 증가하였다.

폐쇄성수면무호흡증 치료의 뇌혈관계 질환에 대한 효과

폐쇄성수면무호흡증과 뇌졸중 간의 상관관계는 폐쇄성수면무호흡증의 치료가 뇌졸중에 미치는 영향을 분석함으로써 알 수 있다. 뇌졸중 환자에서 폐쇄성수면무호흡증을 잘 치료함으로써 재발을 방지할 수 있다는 것은 잘 알려져 있다. 허혈성뇌졸중을 대상으로 5년간 시행한 관찰연구에서 무호흡-저호흡 지수가 20 이상인 폐쇄성수면무호흡증 환자를 CPAP으로 치료했을 때 치료를 잘 시행하지 않은 군은 5년간 사망률이 CPAP으로 치료한 군보다는 1.58배, 무호흡-저호흡 지수 20 미만인 군보다는 2.69배 높은 사망률을 보였다.

하지만, 뇌졸중 환자 중 폐쇄성수면무호흡증이 있어 CPAP 치료를 받는 환자들이 기능적으로나 운동적으로나 더 호전을 보일지 모르나, 초기 회복단계에서는 인지기능이나 감각운동기능의 장애로 인하여 CPAP을 사용하지 못하는 경우가 많고, 뇌졸중의 종류에 따라 효과가 다를 수도 있으며 언제까지 CPAP을 사용해야 하는지도 정립되어 있지 않다.

정신 신경학적 합병증

인지기능 및 신경행동학적 장애

폐쇄성수면무호흡증 환자의 약 80%에서 낮 동안의 과도한 졸림과 인지기능장애를 호소하고, 다수의 환자에서 성격의 변화를 호소한다. 폐쇄성수면무호흡증 환자에서 인지기능장애는 기억력 장애, 인지과정 장애, 집중력 장애 등의 형태로 나타나며, 폐쇄성수면무호흡증이 심할수록, 즉 무호흡-저호흡 지수가 높거나 저산소증이 심할수록 인지기능장애가 더 심하게 나타난다. 폐쇄성수면무호흡증 환자에서 IQ 점수 감소가 관찰되었으며, 저산소혈증이 그 원인으로 제시되었다. 인지기능, 기억력 장애는 저산소혈증뿐만 아니라 수면 장애, 주간졸음과 연관이 있다. 일반적으로 폐쇄성수면무호흡증 환자의 인지기능장애의 지표는 무호흡-저호흡 지수를 이용하여 평가를 하는데, 무호흡-저호흡 지수는 좋은 지표이나 저산소혈증을 정확히 반영하지 못한다는 단점이 있다. 무호흡-저호흡 지수가 증가할수록 인지기능장애가 심하고, 중등도 환자가 정상인에 비해 경증의 인지기능장애를 보인 반면 중증의 폐쇄성수면무호흡증 환자들은 정상인에 비해 더 광범위하고 심한 인지기능장애를 보인다. 무호흡-저호흡 지수가 15 이상인 환자에서 정상인과 비교하여 인지과정에서 차이는 있으나, 무호흡-저호흡 지수가 30 미만인 폐쇄성수면무호흡증의 경우는 정상인 사람과 비교하여 인지과정에서의 결손이 큰 차이를 보이지 않았는데 이는 보상의 기전으로 해석할 수 있다. 이러한 수면과 관련된 인지기능장애 및 일상생활의 장애는 일의 능률 감소 및 사고의 위험성, 삶의 질 저하를 유발한다. 치료받지 않은 폐쇄성수면무호흡증 환자는 낮 동안의 기능 장애를 유발하고, 사고가 느려지거나 반응이 감소하고, 건망증, 집중력 감소의 형태로 나타난다. 따라서 교통사고나 직장에서 사고 등이 폐쇄성수면무호흡증에서 신경행동학적 장애의 간접지표로 사용되기도 한다. 약 34%의 폐쇄성수면무호흡증 환자들이 폐쇄성수면무호흡증 진단 전 5년 이내에 최소 한 번 이상의 교통사고를 경험한 반면 정상인에서는 같은 기간 내에 26%의 사고율을 보였다. 이렇듯 치료받지 않은 폐쇄성수면무호흡증은 낮 동안의 각성, 집중력, 일상생활에서의 수행능력, 기억력 등에 영향을 미치지만, 말의 기능, 시각 인지 능력 등에는 크게 영향을 미치지 않는 것으로 알려져 있다. 치료로 폐쇄성수면무호흡증이 호전되면 인지기능장애도 호전을 보인다.

기억력장애

폐쇄성수면무호흡증 환자에서 단기기억 및 장기기억 모두 감소된다는 가설이 제기되어 왔다. 기억의 과정은 정보를 등록, 저장, 유지, 그리고 등록된 정보의 검색으로 이루어지는데 폐쇄성수면무호흡증 환자에서 기억의 등록 과정에 문제가 생기는데 이는 각성이 감소되어 있기 때문이다. 중등도 및 중증 폐쇄성수면무호흡증 환자에서 단기기억의 감소가 관찰되고, 시간이 지나 회상하는 능력 감소도 중증 환자들에게서 관찰된다. 단기기억뿐 아니라 장기기억도 장애를 받으며 이러한 장기기억의 장애는 전두엽 장애가 있는 환자와 비슷한 양상을 보인다.

집중력 장애

폐쇄성수면무호흡증 환자에서 10분 정도의 집중력을 요구하는 짧은 시간의 집중은 정상인과 다르지 않다. 그러나 집중해야 하는 시간이 길어지면 일에 대한 집중력의 장애가 나타나며 자극에 대해 반응하는 데까지 걸리는 시간이 길어지거나 반응하지 않는 양상을 보인다. 폐쇄성수면무호흡증에서 주의 집중력 장애는 기호잇기검사, Stroop 색상검사, 숫자부호, PASAT 검사 등에서 정상인에 비해 유의하게 낮게 나타난다. 폐쇄성수면무호흡증 환자가 집중력 장애에 문제가 생겨서 발생하는 문제로는 정상인에 비해 교통사고를 낼 가능성이 6~10배 가량 높으며, 무호흡-저호흡 지수가 40 이상으로 높은 경우가 이러한 높은 사고율에 가장 큰 위험 요소이다. 치료받지 않은 폐쇄성수면무호흡증에서 정상인과 비교하여 브레이크 반응 시간이 증가하고 길가로 벗어나는 시간이 증가되는 것이 관찰되었다.

실행능력

일상생활에서의 실행능력의 장애와 문제해결 능력의 장애는 전두부의 기능이상과 관련이 있다. 경증의 실행능력 장애가 폐쇄성수면무호흡증에서 관찰되었고, 저산소혈증 환자군에서 혈중 산소농도가 정상군에 비해 PASAT 검사에서 저하된 소견을 보였다. 그러나 Wisconsin 카드분류검사에서는 폐쇄성수면무호흡증 환자가 정상인과 비교해서 통계적으로 유의한 실행능력 차이를 보이지 않았으며, 경증의 폐쇄성수면무호흡증 환자군에서 기억력, 일상생활에서의 실행능력 및 다른 인지기능의 장애를 보이지 않는다는 보고도 있다.

폐쇄성수면무호흡증 치료의 정신 신경학적 합병증에 대한 효과

폐쇄성수면무호흡증에서 CPAP 치료는 수면호흡장애, 저산소증을 교정하여 수면이 분절되는 것을 호전시킨다. 결과적으로는 수면이 정상화되어 인지기능 과정, 기억력, 집중력의 지속 등에 좋은 효과를 보이는데 가장 치료효과가 좋은 경우는 집중력과 각성상태지만, 인지능력과 일상생활에서의 업무수행능력도 상당히 호전된다. 치료기간이 길수록 호전되는 효과가 더 좋다. 폐쇄성수면무호흡증 환자에서 CPAP 사용 후 인지기능이 부분적으로 호전되나, 경증의 폐쇄성수면무호흡증 환자에서는 인지기능장애 정도가 경미하기 때문에 치료에 따른 효과가 적다. 적절한 치료에도 불구하고 인지기능과 신경행동학적 기능의 영구적 손상을 보이는 경우도 있는데, 이는 폐쇄성수면무호흡증에서 저산소증으로 인한 영구적인 손상으로 설명될 수 있다. 비록 많은 연구들이 CPAP 치료 후 인지기능의 회복을 보고하였지만, 위약 및 통제된 연구에서는 뚜렷한 치료 효과를 보이지는 않아 그 치료 효과는 아직도 논란의 여지가 있다.

대사장애 합병증

예전에는 폐쇄성수면무호흡증과 type II 당뇨와 관련이 있다는 보고가 있었으나 최근에는 두 질환이 관련이 없다는 보고도 있다. 당뇨 환자에서 수면 중에 폐쇄성 또는 중추성무호흡의 빈도가 정상인에 비해 높은 빈도로 관찰된다고 하였으나 나이, 성별, 인종, 비만의 인자를 교정한 후에는 두 군 간 빈도 차이는 없었다. 신경병증이 있는 당뇨 환자에서 CO_2에 대한 화학감수성(chemosensitivity)이 중추에서는 증가되어 있고 말초에서는 감소되어 있는 것으로 확인되었는데, 호흡중추에서 CO_2에 대한 반응이 증가되면 주기적 호흡을 증가시키기 때문에, 이러한 관점에서는 당뇨와 폐쇄성수면무호흡증이 연관이 있을 충분한 근거가 있어 보인다. 저산소증은 인슐린 감수성에 좋지 않은 영향을 미친다. 고산증으로 인한 저산소증은 인슐린 민감도를 감소시키는데, 이것은 cortisol, norepinephrine의 증가와 관련이 있다. 즉, 지속적인 저산소증은 폐쇄성수면무호흡증에서 당 대사에 중요한 위험인자로 여겨진다. 그러나 지속적인 저산소증의 결과로 오는 생리적인 결과들은 폐쇄성수면무호흡증에서 나타나는 간헐적인 저산소증과 확연하게 다를 수 있다.

수면무호흡과 호흡기질환

천식 환자들은 간혹 야간의 기침과 호흡곤란, 숨찬 증상이 나타나는데 이는 수면과 관련되어 하기도의 내경이 좁아지기 때문인데, 이는 수면 중에 기도 직경에 대한 신경 지배의 변화가 생기기 때문인 것으로 추정된다. 야간에 기도가 좁아지는 원인으로는 야간의 차고 건조한 공기, 위식도 역류, 히스타민, 알러젠에 대한 기관지 과민성(bronchial hyperreactivity) 등이 거론된다. 또한 야간에 부교감 신경계 작용이 증가되고 이 작용은 야간 천식을 발생시키는 데 영향을 미친다. 야간의 천식발작은 종종 사망으로까지도 이르게 된다. 만성폐쇄성 폐질환 환자의 경우 수면 중 저산소증이 나타나며 특히 렘수면 시에 더 나타난다. 이 두 질환이 함께 보이기도 하지만 만성폐쇄성폐질환 환자에서 폐쇄성수면무호흡증의 빈도가 일반인에 비해 더 높은 것은 아니다. 만성폐쇄성폐질환 환자의 2% 정도에서만 폐쇄성수면무호흡증 또는 렘수면 시 저환기로 오는 저산소혈증을 보인다. 수면 중에 만성폐쇄성폐질환 환자가 수면 중에 저산소증에 빠지는 원인으로는 저환기, 감소된 기능적 잔기량, 환기관류불일치(ventilation perfusion mismatch) 등이며, 만성폐쇄성폐질환과 폐쇄성수면무호흡증이 함께 있는 환자는 폐고혈압, 우측 심부전, 이산화탄소저류가 폐쇄성수면무호흡증만 있는 환자보다 많이 발생한다. 또 이러한 합병증은 만성폐쇄성폐질환을 단독으로 가지고 있는 환자보다 폐쇄성수면무호흡증을 함께 가지고 있는 환자에서 더 일찍 나타난다.

수면무호흡과 위장관계 질환

약 7%의 건강한 사람에서 매일 속쓰림 증상을 호소하며, 속쓰림 증상이 있는 대부분의 환자에서 야간에 위식도 역류 증상을 호소하고 이 때문에 수면이 방해받는다고 호소한다. 위식도 역류 증상은 주로 수면 중에 일어나는데 특히나 수면에서 잠깐 깨는 시기에 주로 일어난다. 천식 환자의 야간의 천명음이나 만성적인 야간 기침이 위식도역류질환과 관련이 있다는 보고들도 있다. 위식도역류증을 치료하면 야간 천식 증상을 호전시킬 수도 있다는 보고도 있다.

수면무호흡과 비뇨기질환

수면 중 발기는 렘수면과 연관이 있다. 우울증이나 수면에 영향을 미치는 질환은 수면과 관련된 발기에 영향을 미친다. 특히 렘수면에 영향을 미치는 질환이 수면과 관련된 발기에 영향을 미칠 수 있다. 일반적으로 심혈관질환, 내분비질환, 생식기계 질환, 신경계 질환, 심리적 영향 등이 모두 발기부전에 영향을 미친다. 특히 수면과 관련된 발기 장애에 영향을 미치는 질환은 당뇨, 성선기능저하, 만성폐쇄성 폐질환, 알코올 중독, 신장질환말기, 고콜레스테롤 혈증, 고혈압 등이 있다. 발기부전을 호소하는 일부 환자에서 수면과 관련된 발기는 정상일 수 있다. 나이 든 사람들이 수면장애가 많고, 고령의 남자에서 발기부전의 빈도가 높으므로 수면장애가 수면과 관련된 발기부전의 한 중요한 인자일 수 있다. 발기부전이 있는 남자에서 폐쇄성수면무호흡증의 빈도가 월등히 많았다는 점이 이를 뒷받침할 수 있다. 발기부전이 있는 1025명의 환자 중 25% 이상의 환자에서 폐쇄성수면무호흡증을 보였다.

수면무호흡과 섭식장애

수면과 관련된 섭식장애는 야간 수면에서 깬 후 자신도 모르게 먹거나 마시는 반복적인 행동을 말한다. 젊은 성인에서 약 4% 정도에서 수면과 관련된 섭식장애를 보이고, 75% 이상이 여성이다. 수면과 관련된 섭식장애는 원인을 알지 못하나 간혹 몽유병, 하지불안 증후군, 주기적 사지 운동, 폐쇄성수면무호흡증과 관련이 있다. 수면과 관련된 섭식장애는 취침시에 dopaminergic 약물로 치유가 가능하다.

참고문헌

1) Albuquerque FN, Calvin AD, Sert Kuniyoshi FH, Konecny T, Lopez-Jimenez F, Pressman GS, et al. Sleep-disordered breathing and excessive daytime sleepiness in patients with atrial fibrillation. Chest 2012;141: 967-73.
2) Aloia MS, Arnedt JT, Davis JD, Riggs RL, Byrd D. Neuropsychological sequelae of obstructive sleep apnea-hypopnea syndrome: a critical review. J Int Neuropsychol Soc 2004;10:772-85.
3) Arzt M, Floras JS, Logan AG, Kimoff RJ, Series F, Morrison D, et al. Suppression of central sleep apnea by continuous positive airway pressure and transplant-free survival in heart failure: a post hoc analysis of the Canadian Continuous Positive Airway Pressure for Patients with Central Sleep Apnea and Heart Failure Trial (CANPAP). Circulation 2007;115:3173-80.
4) Arzt M, Wensel R, Montalvan S, Schichtl T, Schroll S, Budweiser S, et al. Effects of dynamic bilevel positive airway pressure support on central sleep apnea in men with heart failure. Chest 2008;134:61-6.
5) Arzt M, Young T, Finn L, Skatrud JB, Bradley TD. Association of sleep-disordered breathing and the occurrence of stroke. Am J Respir Crit Care Med 2005;172:1447-51.
6) Arzt M, Young T, Finn L, Skatrud JB, Ryan CM, Newton GE, et al. Sleepiness and sleep in patients with both systolic heart failure and obstructive sleep apnea. Arch Intern Med 2006;166:1716-22.
7) Arzt M, Young T, Peppard PE, Finn L, Ryan CM, Bayley M, et al. Dissociation of obstructive sleep apnea from hypersomnolence and obesity in patients with stroke. Stroke 2010;41:e129-34.
8) Barone DA, Krieger AC. Stroke and obstructive sleep apnea: a review. Curr Atheroscler Rep 2013;15:334.
9) Bassetti C, Aldrich MS. Sleep apnea in acute cerebrovascular diseases: final report on 128 patients. Sleep 1999;22:217-23.
10) Becker H, Brandenburg U, Peter JH, Von Wichert P. Reversal of sinus arrest and atrioventricular conduction block in patients with sleep apnea during nasal continuous positive airway pressure. Am J Respir Crit Care Med 1995;151:215-8.
11) Bedard MA, Montplaisir J, Malo J, Richer F, Rouleau I. Persistent neuropsychological deficits and vigilance impairment in sleep apnea syndrome after treatment with continuous positive airways pressure (CPAP). J Clin Exp Neuropsychol 1993;15:330-41.
12) Bedard MA, Montplaisir J, Richer F, Rouleau I, Malo J. Obstructive sleep apnea syndrome: pathogenesis of neuropsychological deficits. J Clin Exp Neuropsychol 1991;13:950-64.
13) Bradley TD, Logan AG, Kimoff RJ, Series F, Morrison D, Ferguson K, et al. Continuous positive airway pressure for central sleep apnea and heart failure. N Engl J Med 2005;353:2025-33.
14) Bucca CB, Brussino L, Battisti A, Mutani R, Rolla G, Mangiardi L, et al. Diuretics in obstructive sleep apnea with diastolic heart failure. Chest 2007; 132:440-6.
15) Cuttitta G, Cibella F, Visconti A, Scichilone N, Bellia V, Bonsignore G. Spontaneous gastroesophageal reflux and airway patency during the night in adult asthmatics. Am J Respir Crit Care Med 2000;161:177-81.
16) Disler P, Hansford A, Skelton J, Wright P, Kerr J, O'Reilly J, et al. Diagnosis and treatment of obstructive sleep apnea in a stroke rehabilitation unit: a feasibility study. Am J Phys Med Rehabil 2002;81:622-5.
17) Dumitrascu R, Tiede H, Rosengarten B, Schulz R. [Obstructive sleep apnea and stroke]. Pneumologie 2012;66:476-9.
18) Ferrier K, Campbell A, Yee B, Richards M, O'Meeghan T, Weatherall M, et al. Sleep-disordered breathing occurs frequently in stable outpatients with congestive heart failure. Chest 2005;128:2116-22.
19) Fletcher EC, DeBehnke RD, Lovoi MS, Gorin AB. Undiagnosed sleep apnea in patients with essential hypertension. Ann Intern Med 1985;103:190-5.
20) Franklin KA, Nilsson JB, Sahlin C, Naslund U. Sleep apnoea and nocturnal angina. Lancet 1995;345:1085-7.
21) Gami AS, Hodge DO, Herges RM, Olson EJ, Nykodym J, Kara T, et al. Obstructive sleep apnea, obesity, and the risk of incident atrial fibrillation. J Am Coll Cardiol 2007;49:565-71.
22) George CF. Driving simulators in clinical practice. Sleep Med Rev 2003; 7:311-20.
23) Ghias M, Scherlag BJ, Lu Z, Niu G, Moers A, Jackman WM, et al. The role of ganglionated plexi in apnea-related atrial fibrillation. J Am Coll Cardiol 2009;54:2075-83.
24) Good DC, Henkle JQ, Gelber D, Welsh J, Verhulst S. Sleep-disordered breathing and poor functional outcome after stroke. Stroke 1996;27:252-9.
25) Gottlieb DJ, Yenokyan G, Newman AB, O'Connor GT, Punjabi NM, Quan SF, et al. Prospective study of obstructive sleep apnea and incident coronary heart disease and heart failure: the sleep heart health study. Circulation 2010; 122:352-60.
26) Guilleminault C HJ, Mitler M, et al. Clinical overview of the sleep apnea syndromes. In: Guilleminault C, Dement W, editors. Sleep Apnea Syndrome. New York: Allan R Liss;1978;1978. p.1-12.
27) Guilleminault C, Connolly SJ, Winkle RA. Cardiac arrhythmia and conduction disturbances during sleep in 400 patients with sleep apnea syndrome. Am J Cardiol 1983;52:490-4.
28) Hirshkowitz M, Karacan I, Arcasoy MO, Acik G, Narter EM, Williams RL. Prevalence of sleep apnea in men with erectile dysfunction. Urology 1990; 36:232-4.
29) Ip MS, Lam B, Ng MM, Lam WK, Tsang KW, Lam KS. Obstructive sleep apnea is independently associated with insulin resistance. Am J Respir Crit Care Med 2002;165:670-6.
30) Javaheri S. Sleep disorders in systolic heart failure: a prospective study of 100 male patients. The final report. Int J Cardiol 2006;106:21-8.
31) Kanagala R, Murali NS, Friedman PA, Ammash NM, Gersh BJ, Ballman KV, et al. Obstructive sleep apnea and the recurrence of atrial fibrillation. Circulation 2003;107:2589-94.
32) Kaneko Y, Floras JS, Usui K, Plante J, Tkacova R, Kubo T, et al. Cardiovascular effects of continuous positive airway pressure in patients with heart failure and obstructive sleep apnea. N Engl J Med 2003;348:1233-41.
33) Kaneko Y, Hajek VE, Zivanovic V, Raboud J, Bradley TD. Relationship of sleep apnea to functional capacity and length of hospitalization following stroke. Sleep 2003;26:293-7.
34) Kasai T, Narui K, Dohi T, Yanagisawa N, Ishiwata S, Ohno M, et al. Prognosis of patients with heart failure and obstructive sleep apnea treated with continuous positive airway pressure. Chest 2008;133:690-6.
35) Kasai T, Usui Y, Yoshioka T, Yanagisawa N, Takata Y, Narui K, et al. Effect of flow-triggered adaptive servo-ventilation compared with continuous positive airway pressure in patients with chronic heart failure with coexisting obstructive sleep apnea and Cheyne-Stokes respiration. Circ Heart Fail 2010;3:140-8.
36) Kiljander TO, Salomaa ER, Hietanen EK, Terho EO. Gastroesophageal reflux in asthmatics: a double-blind, placebo-controlled crossover study with omeprazole. Chest 1999;116:1257-64.
37) Knight H, Millman RP, Gur RC, Saykin AJ, Doherty JU, Pack AI. Clinical significance of sleep apnea in the elderly. Am Rev Respir Dis 1987;136:845-50.
38) Kohler M, Stradling JR. Mechanisms of vascular damage in obstructive sleep apnea. Nat Rev Cardiol 2010;7:677-85.
39) Kuniyoshi FH, Garcia-Touchard A, Gami AS, Romero-Corral A, van der

Walt C, Pusalavidyasagar S, et al. Day-night variation of acute myocardial infarction in obstructive sleep apnea. J Am Coll Cardiol 2008;52:343-6.
40) Lamba J, Simpson CS, Redfearn DP, Michael KA, Fitzpatrick M, Baranchuk A. Cardiac resynchronization therapy for the treatment of sleep apnoea: a meta-analysis. Europace 2011;13:1174-9.
41) Logan AG, Perlikowski SM, Mente A, Tisler A, Tkacova R, Niroumand M, et al. High prevalence of unrecognized sleep apnoea in drug-resistant hypertension. J Hypertens 2001;19:2271-7.
42) Loke YK, Brown JW, Kwok CS, Niruban A, Myint PK. Association of obstructive sleep apnea with risk of serious cardiovascular events: a systematic review and meta-analysis. Circ Cardiovasc Qual Outcomes 2012;5:720-8.
43) Makino S, Handa H, Suzukawa K, Fujiwara M, Nakamura M, Muraoka S, et al. Obstructive sleep apnoea syndrome, plasma adiponectin levels, and insulin resistance. Clin Endocrinol (Oxf) 2006;64:12-9.
44) Mansfield DR, Gollogly NC, Kaye DM, Richardson M, Bergin P, Naughton MT. Controlled trial of continuous positive airway pressure in obstructive sleep apnea and heart failure. Am J Respir Crit Care Med 2004;169:361-6.
45) Marin JM, Carrizo SJ, Vicente E, Agusti AG. Long-term cardiovascular outcomes in men with obstructive sleep apnoea-hypopnoea with or without treatment with continuous positive airway pressure: an observational study. Lancet 2005;365:1046-53.
46) Marney AM, Brown NJ. Aldosterone and end-organ damage. Clin Sci (Lond) 2007;113:267-78.
47) Martinez-Garcia MA, Soler-Cataluna JJ, Ejarque-Martinez L, Soriano Y, Roman-Sanchez P, Illa FB, et al. Continuous positive airway pressure treatment reduces mortality in patients with ischemic stroke and obstructive sleep apnea: a 5-year follow-up study. Am J Respir Crit Care Med 2009; 180:36-41.
48) Masserini B, Morpurgo PS, Donadio F, Baldessari C, Bossi R, Beck-Peccoz P, et al. Reduced levels of adiponectin in sleep apnea syndrome. J Endocrinol Invest 2006;29:700-5.
49) Mehra R, Benjamin EJ, Shahar E, Gottlieb DJ, Nawabit R, Kirchner HL, et al. Association of nocturnal arrhythmias with sleep-disordered breathing: The Sleep Heart Health Study. Am J Respir Crit Care Med 2006;173:910-6.
50) Mehra R, Xu F, Babineau DC, Tracy RP, Jenny NS, Patel SR, et al. Sleep-disordered breathing and prothrombotic biomarkers: cross-sectional results of the Cleveland Family Study. Am J Respir Crit Care Med 2010;182:826-33.
51) Mooe T, Franklin KA, Holmstrom K, Rabben T, Wiklund U. Sleep-disordered breathing and coronary artery disease: long-term prognosis. Am J Respir Crit Care Med 2001;164(10 Pt 1):1910-3.
52) Mooe T, Gullsby S, Rabben T, Eriksson P. Sleep-disordered breathing: a novel predictor of atrial fibrillation after coronary artery bypass surgery. Coron Artery Dis 1996;7:475-8.
53) Morrison JF, Pearson SB, Dean HG. Parasympathetic nervous system in nocturnal asthma. Br Med J (Clin Res Ed) 1988;296:1427-9.
54) Munoz R, Duran-Cantolla J, Martinez-Vila E, Gallego J, Rubio R, Aizpuru F, et al. Severe sleep apnea and risk of ischemic stroke in the elderly. Stroke 2006;37:2317-21.
55) Naegele B, Thouvard V, Pepin JL, Levy P, Bonnet C, Perret JE, et al. Deficits of cognitive executive functions in patients with sleep apnea syndrome. Sleep 1995;18:43-52.
56) Naughton MT, Benard DC, Liu PP, Rutherford R, Rankin F, Bradley TD. Effects of nasal CPAP on sympathetic activity in patients with heart failure and central sleep apnea. Am J Respir Crit Care Med 1995;152:473-9.
57) Naughton MT, Rahman MA, Hara K, Floras JS, Bradley TD. Effect of continuous positive airway pressure on intrathoracic and left ventricular transmural pressures in patients with congestive heart failure. Circulation 1995; 91:1725-31.
58) Nebel OT, Fornes MF, Castell DO. Symptomatic gastroesophageal reflux: incidence and precipitating factors. Am J Dig Dis 1976;21:953-6.
59) Ng CY, Liu T, Shehata M, Stevens S, Chugh SS, Wang X. Meta-analysis of obstructive sleep apnea as predictor of atrial fibrillation recurrence after catheter ablation. Am J Cardiol 2011;108:47-51.
60) Nieto FJ, Young TB, Lind BK, Shahar E, Samet JM, Redline S, et al. Association of sleep-disordered breathing, sleep apnea, and hypertension in a large community-based study. Sleep Heart Health Study. JAMA 2000; 283:1829-36.
61) O'Connor GT, Caffo B, Newman AB, Quan SF, Rapoport DM, Redline S, et al. Prospective study of sleep-disordered breathing and hypertension: the Sleep Heart Health Study. Am J Respir Crit Care Med 2009;179:1159-64.
62) Parra-Ordaz O. [The importance of treatment for breathing disorders during sleep in stroke patients]. Rev Neurol 2005;41 Suppl 3:S35-7.
63) Peker Y, Kraiczi H, Hedner J, Loth S, Johansson A, Bende M. An independent association between obstructive sleep apnoea and coronary artery disease. Eur Respir J 1999;14:179-84.
64) Peppard PE, Young T, Palta M, Skatrud J. Prospective study of the association between sleep-disordered breathing and hypertension. N Engl J Med 2000;342:1378-84.
65) Pepperell JC, Maskell NA, Jones DR, Langford-Wiley BA, Crosthwaite N, Stradling JR, et al. A randomized controlled trial of adaptive ventilation for Cheyne-Stokes breathing in heart failure. Am J Respir Crit Care Med 2003; 168:1109-14.
66) Philippe C, Stoica-Herman M, Drouot X, Raffestin B, Escourrou P, Hittinger L, et al. Compliance with and effectiveness of adaptive servoventilation versus continuous positive airway pressure in the treatment of Cheyne-Stokes respiration in heart failure over a six month period. Heart 2006;92:337-42.
67) Pressman MR, Schetman WR, Figueroa WG, Van Uitert B, Caplan HJ, Peterson DD. Transient ischemic attacks and minor stroke during sleep. Relationship to obstructive sleep apnea syndrome. Stroke 1995;26:2361-5.
68) Punjabi NM, Polotsky VY. Disorders of glucose metabolism in sleep apnea. J Appl Physiol (1985) 2005;99:1998-2007.
69) Punjabi NM, Shahar E, Redline S, Gottlieb DJ, Givelber R, Resnick HE. Sleep-disordered breathing, glucose intolerance, and insulin resistance: the Sleep Heart Health Study. Am J Epidemiol 2004;160:521-30.
70) Redline S, Strauss ME, Adams N, Winters M, Roebuck T, Spry K, et al. Neuropsychological function in mild sleep-disordered breathing. Sleep 1997;20:160-7.
71) Redline S, Yenokyan G, Gottlieb DJ, Shahar E, O'Connor GT, Resnick HE, et al. Obstructive sleep apnea-hypopnea and incident stroke: the sleep heart health study. Am J Respir Crit Care Med 2010;182:269-77.
72) Ryan CM, Bayley M, Green R, Murray BJ, Bradley TD. Influence of continuous positive airway pressure on outcomes of rehabilitation in stroke patients with obstructive sleep apnea. Stroke 2011;42:1062-7.
73) Ryan CM, Usui K, Floras JS, Bradley TD. Effect of continuous positive airway pressure on ventricular ectopy in heart failure patients with obstructive sleep apnoea. Thorax 2005;60:781-5.
74) Sahlin C, Sandberg O, Gustafson Y, Bucht G, Carlberg B, Stenlund H, et al. Obstructive sleep apnea is a risk factor for death in patients with stroke: a 10-year follow-up. Arch Intern Med 2008;168:297-301.
75) Salorio CF, White DA, Piccirillo J, Duntley SP, Uhles ML. Learning, memory, and executive control in individuals with obstructive sleep apnea syndrome. J Clin Exp Neuropsychol 2002;24:93-100.
76) Schenck CH, Hurwitz TD, O'Connor KA, Mahowald MW. Additional categories of sleep-related eating disorders and the current status of treatment. Sleep 1993;16:457-66.
77) Shahar E, Whitney CW, Redline S, Lee ET, Newman AB, Nieto FJ, et al. Sleep-disordered breathing and cardiovascular disease: cross-sectional results of the Sleep Heart Health Study. Am J Respir Crit Care Med 2001;163:19-25.
78) Sjostrom C, Lindberg E, Elmasry A, Hagg A, Svardsudd K, Janson C. Prevalence of sleep apnoea and snoring in hypertensive men: a population based study. Thorax 2002;57:602-7.
79) Somers VK, Dyken ME, Clary MP, Abboud FM. Sympathetic neural mechanisms in obstructive sleep apnea. J Clin Invest 1995;96:1897-904.
80) Somers VK, White DP, Amin R, Abraham WT, Costa F, Culebras A, et al. Sleep apnea and cardiovascular disease: an American Heart Association/american College Of Cardiology Foundation Scientific Statement from the American Heart Association Council for High Blood Pressure Research Professional Education Committee, Council on Clinical Cardiology, Stroke Council, and Council On Cardiovascular Nursing. In collaboration with the National Heart, Lung, and Blood Institute National Center on Sleep Disorders Research (National Institutes of Health). Circulation 2008;118:1080-111.
81) Somers VK, White DP, Amin R, Abraham WT, Costa F, Culebras A, et al. Sleep apnea and cardiovascular disease: an American Heart Association/American College of Cardiology Foundation Scientific Statement from the American Heart Association Council for High Blood Pressure Research Professional Education Committee, Council on Clinical Cardiology, Stroke Council, and Council on Cardiovascular Nursing. J Am Coll Cardiol 2008;52:686-717.
82) Spaak J, Egri ZJ, Kubo T, Yu E, Ando S, Kaneko Y, et al. Muscle sympathetic nerve activity during wakefulness in heart failure patients with and without sleep apnea. Hypertension 2005;46:1327-32.
83) Spiegel K, Knutson K, Leproult R, Tasali E, Van Cauter E. Sleep loss: a novel

risk factor for insulin resistance and Type 2 diabetes. J Appl Physiol 2005;99: 2008-19.
84) Stamler J, Stamler R, Neaton JD. Blood pressure, systolic and diastolic, and cardiovascular risks. US population data. Arch Intern Med 1993;153:598-615.
85) Teran-Santos J, Jimenez-Gomez A, Cordero-Guevara J. The association between sleep apnea and the risk of traffic accidents. Cooperative Group Burgos-Santander. N Engl J Med 1999;340:847-51.
86) Tikare SK, Chaudhary BA, Bandisode MS. Hypertension and stroke in a young man with obstructive sleep apnea syndrome. Postgrad Med 1985; 78:59-60, 64-6.
87) Tkacova R, Liu PP, Naughton MT, Bradley TD. Effect of continuous positive airway pressure on mitral regurgitant fraction and atrial natriuretic peptide in patients with heart failure. J Am Coll Cardiol 1997;30:739-45.
88) Tkacova R, Rankin F, Fitzgerald FS, Floras JS, Bradley TD. Effects of continuous positive airway pressure on obstructive sleep apnea and left ventricular afterload in patients with heart failure. Circulation 1998;98:2269-75.
89) Tomfohr LM, Hemmen T, Natarajan L, Ancoli-Israel S, Loredo JS, Heaton RK, et al. Continuous positive airway pressure for treatment of obstructive sleep apnea in stroke survivors: what do we really know? Stroke 2012;43:3118-23.
90) Ueno LM, Drager LF, Rodrigues AC, Rondon MU, Braga AM, Mathias W, Jr., et al. Effects of exercise training in patients with chronic heart failure and sleep apnea. Sleep 2009;32:637-47.
91) Ursavas A, Ilcol YO, Nalci N, Karadag M, Ege E. Ghrelin, leptin, adiponectin, and resistin levels in sleep apnea syndrome: Role of obesity. Ann Thorac Med 2010;5:161-5.
92) Valham F, Mooe T, Rabben T, Stenlund H, Wiklund U, Franklin KA. Increased risk of stroke in patients with coronary artery disease and sleep apnea: a 10-year follow-up. Circulation 2008;118:955-60.
93) Vazir A, Hastings PC, Dayer M, McIntyre HF, Henein MY, Poole-Wilson PA, et al. A high prevalence of sleep disordered breathing in men with mild symptomatic chronic heart failure due to left ventricular systolic dysfunction. Eur J Heart Fail 2007;9:243-50.
94) Wang H, Parker JD, Newton GE, Floras JS, Mak S, Chiu KL, et al. Influence of obstructive sleep apnea on mortality in patients with heart failure. J Am Coll Cardiol 2007;49:1625-31.
95) White DP. Occlusion pressure and ventilation during sleep in normal humans. J Appl Physiol (1985) 1986;61:1279-87.
96) Yamamoto U, Mohri M, Shimada K, Origuchi H, Miyata K, Ito K, et al. Six-month aerobic exercise training ameliorates central sleep apnea in patients with chronic heart failure. J Card Fail 2007;13:825-9.
97) Young T, Finn L, Peppard PE, Szklo-Coxe M, Austin D, Nieto FJ, et al. Sleep disordered breathing and mortality: eighteen-year follow-up of the Wisconsin sleep cohort. Sleep 2008;31:1071-8.
98) Young T, Peppard P, Palta M, Hla KM, Finn L, Morgan B, et al. Population-based study of sleep-disordered breathing as a risk factor for hypertension. Arch Intern Med 1997;157:1746-52.
99) Yumino D, Redolfi S, Ruttanaumpawan P, Su MC, Smith S, Newton GE, et al. Nocturnal rostral fluid shift: a unifying concept for the pathogenesis of obstructive and central sleep apnea in men with heart failure. Circulation 2010;121:1598-605.
100) Yumino D, Tsurumi Y, Takagi A, Suzuki K, Kasanuki H. Impact of obstructive sleep apnea on clinical and angiographic outcomes following percutaneous coronary intervention in patients with acute coronary syndrome. Am J Cardiol 2007;99:26-30.
101) Yumino D, Wang H, Floras JS, Newton GE, Mak S, Ruttanaumpawan P, et al. Prevalence and physiological predictors of sleep apnea in patients with heart failure and systolic dysfunction. J Card Fail 2009;15:279-85.
102) Yumino D, Wang H, Floras JS, Newton GE, Mak S, Ruttanaumpawan P, et al. Relationship between sleep apnoea and mortality in patients with ischaemic heart failure. Heart 2009;95:819-24.

CHAPTER 08

폐쇄성수면무호흡증의 병력청취, 신체검사 및 진단기준

History Taking, Physical Examination, and Diagnostic Criteria of OSA

신승헌, 김정수

폐쇄성수면무호흡증은 수면 중 상기도의 부분적 혹은 완전한 폐쇄에 의한 코골이, 무호흡, 수면 중 반복적 각성, 주간졸음 등의 증상을 가지는 대표적인 수면질환으로, 다양한 수면질환과의 감별을 위해서 환자 및 보호자에 대한 병력청취, 신체검사, 방사선검사, 수면다원검사 등 다양한 진단 방법을 이용한다.

병력청취

병력청취는 모든 수면장애를 포괄적으로 진단할 수 있다는 장점이 있지만, 면담 시간이 충분해야만 정확한 정보를 얻을 수 있다. 충분한 병력청취 및 상담을 통해 환자의 신뢰도를 증가시킬 수 있고, 그래야 환자들은 의사의 지시나 치료방침에 동참하고 협조하게 된다. 폐쇄성수면무호흡증 환자의 수면 중 혹은 낮 동안의 증상을 물어보고 수면 파트너와의 상담을 통해 환자의 수면에 대한 다양한 정보를 얻을 수 있다. 환자가 스스로 표현할 수 있는 방식으로 자신의 증상들을 설명할 수 있도록 의사는 충분히 기다리고 들어주어야 한다. 폐쇄성수면무호흡증의 경우 코골이, 무호흡, 숨이 막히면서 깨거나 몸부림, 심장 두근거림에 의한 수면장애, 수면 중 화장실 사용, 수면 다한증, 아침 구강건조증, 아침 두통, 주간졸음증 등을 물어볼 수 있고, 주기성사지운동장애의 경우 수면 중 혹은 수면을 취하려는 동안에 하지의 불편함을 느끼는지, 수면 중 하지 경련 증상이 있는지 등을 물어볼 수 있다. 환자의 약물치료나 수술에 대한 과거력을 확인하여야 하며, 여성의 경우는 월경 주기, 임신력, 폐경 등에 대해서도 알아보아야 한다. 수면 일지를 이용하면 환자의 자고 깨는 스케줄, 수면잠복기의 평균시간과 가변성, 수면 중 각성과 빈도, 총 수면시간, 주간졸음증, 그리고 낮 시간의 피로도에 대해서 알 수 있으며, 수면과 연관되어 사용하는 약물과 알코올 섭취에 대한 정보를 얻을 수 있다. 또 폐쇄성수면무호흡증은 심혈관계 질환과 연관성이 많아 고혈압, 심부전, 부정맥 등의 동반 여부를 확인하고, 대사성질환에 대해서도 알아보아야 한다.

폐쇄성수면무호흡증을 의심할 수 있는 증상은 표 1과 같다.

표 1. 폐쇄성수면무호흡증의 흔한 증상

A. 주간 증상
- 졸음
- 아침 두통
- 피로감, 권태감
- 학습 혹은 업무 수행 능력 감퇴
- 기억력 장애
- 우울감
- 발기부전

B. 야간 증상
- 코골이
- 수면 파트너에 의해 관찰된 무호흡
- 수면 중 갑작스런 기도폐쇄 혹은 숨 막힘으로 깨는 증상

설문지

폐쇄성수면무호흡증 환자의 진단의 표준으로 되어 있는 수면다원검사는 가장 객관적으로 폐쇄성수면무호흡증을 진단할 수 있는 방법이나 이들 환자의 동반된 증상, 즉 주간졸음, 활동력 저하, 인지 장애 등의 주관적 증상을 알 수는 없어 여러 설문 조사가 필요하다. 수면질환의 진단에 대한 다양한 설문방법이 개발되어 있으며 수면의 전반적인 질을 확인할 수 있는 설문으로는 Pittsburgh Sleep Quality Index(PSQI)와 Calgary Sleep Apnea Quality of Life Index(SAQLI) 등을 사용할 수 있다. PSQI는 19개 문항으로 구성되어 있어 5분 이내에 마칠 수 있는 비교적 간단한 설문으로 주관적 수면의 질, 수면 잠복시간, 수면시간, 수면 효과, 수면기능 장애, 수면제 사용과 수면 장애 등 7가지 항목에 0~3점으로 평가하며 총 점수 5점 이상인 경우 수면 장애를 의심할 수 있다. SAQLI는 한국어판이 개발되어 있으며 설문조사 시간이 길며 훈련된 설문조사자가 필요한 단점이 있으나 반복검사에서 신뢰성이 높으며 전반적인 삶의 질을 나타내는 SF-36과도 연관성이 높은 장점이 있다. 주간졸음은 Stanford sleepiness scale(SSS)과 Epworth sleepiness scale(ESS)을 사용할 수 있다. SSS는 환자의 졸림 상태를 1~7점으로 분류하였으며, 수면 장애에 의한 주간졸음의 정도를 확인할 수 있다. ESS는 TV 시청이나 대화 등 8가지

BERLIN 설문지: 한국어판

이름
날짜

키(m) 몸무게(kg)
나이 남자
목둘레(cm) 여자

카테고리 1

1. 최근 5년간 체중에 변화가 있습니까?
   - □ 늘었다
   - □ 줄었다
   - □ 그대로이다

2. 당신이 잠을 잘 때 코를 곱니까?
   - □ 예
   - □ 아니오
   - □ 모르겠다

만약 당신이 코를 곤다면:

3. 코 고는 소리가 얼마나 큽니까?
   - □ 숨소리보다 약간 크다
   - □ 대화하는 소리 크기이다
   - □ 대화하는 소리보다 크다
   - □ 옆방에서 들릴 정도로 매우 크다

4. 얼마나 자주 코를 곱니까?
   - □ 거의 매일
   - □ 일주일에 서너 번
   - □ 일주일에 한두 번
   - □ 한 달에 한두 번
   - □ 없거나 거의 없다

5. 코를 고는 것이 주위 사람을 성가시게 한 적이 있습니까?
   - □ 예
   - □ 아니오

6. 잠자는 동안, 주변 사람들로부터 얼마나 자주 숨이 멈춘다고 들었습니까?
   - □ 거의 매일
   - □ 일주일에 서너 번
   - □ 일주일에 한두 번
   - □ 한 달에 한두 번
   - □ 없거나 거의 없다

카테고리 2

7. 잠을 자고 일어난 후, 얼마나 자주 피곤함을 느끼십니까?
   - □ 거의 매일
   - □ 일주일에 서너 번
   - □ 일주일에 한두 번
   - □ 한 달에 한두 번
   - □ 없거나 거의 없다

8. 깨어 있는 동안 얼마나 자주 피곤함을 느끼십니까?
   - □ 거의 매일
   - □ 일주일에 서너 번
   - □ 일주일에 한두 번
   - □ 한 달에 한두 번
   - □ 없거나 거의 없다

9. 차를 운전할 때 졸음 운전을 한 적이 있습니까?
   - □ 예
   - □ 아니오

   있다면, 얼마나 자주 있습니까?
   - □ 거의 매일
   - □ 일주일데 서너 번
   - □ 일주일에 한두 번
   - □ 한 달에 한두 번
   - □ 없거나 거의 없다

카테고리 3

10. 고혈압이 있습니까?
   - □ 예
   - □ 아니오
   - □ 모르겠다

그림 1. Berlin 설문지 한국판.

일상적인 상황에서 잠을 자고 싶은 정도를 0~3점으로 분류하여 총점이 10점 이상인 경우 심한 주간졸음 증상이 있는 것으로 판단하게 된다. ESS는 폐쇄성수면무호흡증뿐만 아니라 주간졸음이나 수면과다 환자에서도 높은 점수를 나타낸다. 폐쇄성수면무호흡증 환자에서 ESS 점수는 수면다원검사의 호흡장애지수와 유의한 상관관계를 가지고 있으며, CPAP을 이용한 치료효과 확인에 유용하게 사용될 수 있다. 폐쇄성수면무호흡증의 선별검사로는 Berlin 설문지와 pediatric sleep questionnaire 등이 있다. Berline 설문지는 10개의 문항으로 이루어져 있으며 무호흡 지수와 유의한 상관관계를 보여 폐쇄성수면무호흡증 환자의 선별검사로 유용하게 사용할 수 있다. Berline 설문지는 폐쇄성수면무호흡증 증상과 위험 요인에 대해 3가지 영역으로 나누어져 있다. 카테고리 1은 코골이에 관한 다섯 개의 문항, 카테고리 2는 주간졸음에 대한 세 개의 문항, 카테고리 3은 고혈압 여부를 묻는 단일 문항으로 구성되어 있다. 카테고리 1, 2의 합산한 결과가 2점 이상인 경우 양성으로 판단하고, 카테고리 3은 고혈압이 있거나 체질량지수가 30 이상인 경우 양성으로 판정한다. 이들 세 가지 카테고리 중 두 가지 이상이 양성인 경우 고위험군으로 분류하며 현재 한국어판이 개발되어 있다(그림 1). Pediatric sleep questionnaires는 2~18세 소아의 코골이, 무호흡, 구호흡 등 수면과 연관된 호흡장애, 주간졸음증, 집중력 장애 등의 22개 문항을 부모에게 예, 아니오의 형태로 물어본다. 8가지 항목 이상에 양성인 경우 폐쇄성수면무호흡증을 의심할 수 있다. 이들 두 가지 폐쇄성수면무호흡증을 위한 설문은 질병의 선별검사로 유용하게 사용되고 있다. 그 외에도 삶의 질 평가를 위한 설문으로 Medical Outcome Study Short Form-36(SF-36)을 흔히 사용한다. SF-36은 신체적, 정신적 건강 상태를 비롯한 건강에 영향을 미치는 신체적 기능, 신체적 역할 제한, 통증, 일반 건강, 활력, 사회적 기능, 정신적 역할 제한, 정신 건강 등의 건강수준 8개 영역을 측정한다. SF-36은 환자의 건강 상태뿐 아니라 치료효과의 판정에도 이용될 수 있다.

표 2. 폐쇄성수면무호흡증과 연관된 흔한 징후들

A. 흔한 임상 징후
- 다음 소견과 연관된 비만
  1) 목 혹은 엉덩이 둘레 증가
  2) 구인두 협소함 혹은 부종
  3) 구강 내 높게 위치하고 구인두를 확인하기 어려울 정도로 큰 혀

B. 덜 흔한 임상 징후
- 하악후퇴
- 편도 비대
- 고혈압 동반
- 말초 부종 혹은 경한 폐고혈압

신체검사

신체검사는 폐쇄성수면무호흡증의 원인을 찾기 위해 시행되며, 치료방법의 결정에도 매우 중요한 정보를 제공해 준다. 모든 환자의 생체징후와 체질량지수, 목둘레(윤상갑상막 높이에서), 허리둘레를 측정한다. 서양의 경우 목둘레가 남성은 17인치 이상, 여성은 16인치 이상이면서 체질량지수 30 이상을 비만의 기준으로 사용하지만 우리나라의 기준으로는 목둘레 40cm 이상, 체질량지수 25 이상을 비만의 기준으로 하는 것이 적합하다. 비만이 있는 경우 비만의 유형을 기록하여야 하며 체부 혹은 중심성 비만이 무호흡증과 관련이 있다. 그리고 코에서부터 후두까지의 여러 가지 병적인 상태가 폐쇄성수면무호흡증과 연관이 있을 수 있다. 비강의 해부학적 이상(비중격만곡증, 비용, 하비갑개 비대 등)을 확인하여야 하며, 코증상과 해부학적 이상이 있는 경우 코에 대한 치료가 필요할 것이다. 아래로 처지고 과도한 여분의 조직이 있는 연구개 또한 문제가 되며 큰 구개수, 저명한 구인두 주름, 작은 구인두 입구 등을 확인할 수 있다. 그 외에도 설근부가 크며 구강에 비해 큰 혀를 가지고 있는 경우도 있다. 구개편도와 설편도의 비대와 소아의 구개편도 비대 또한 폐쇄성수면무호흡증의 중요한 원인이 된다. 폐쇄성수면무호흡증 환자에서 자주 관찰되는 소견은 표 2와 같다.

표 3. 성인 폐쇄성수면무호흡증의 진단 기준

A와 B 혹은 C의 기준을 만족하는 경우

A. 아래의 증상이 한 가지 이상 있는 경우
  1. 졸림, 수면 후 잠을 덜 잔 듯한 느낌, 혹은 불면증 증상을 호소하는 경우
  2. 수면 중 호흡 중지, 헐떡임(gasping), 혹은 숨막힘에 의해 깨는 경우
  3. 수면 중 반복적인 코골이 혹은 호흡 중단이 관찰되는 경우
  4. 고혈압, 기분 장애, 인지 장애, 관상동맥질환, 뇌졸중, 울혈성 심부전, 심방세동, 혹은 제2형 당뇨병 등을 동반하는 경우

B. 수면다원검사 혹은 휴대용 수면검사에서
  1. 한 시간에 5회 이상의 폐쇄성 호흡장애(폐쇄성과 혼합성 무호흡, 저호흡, 혹은 호흡노력과 관련된 각성)가 관찰되는 경우

C. 수면다원검사 혹은 휴대용 수면검사에서
  1. 한 시간에 15회 이상의 폐쇄성 호흡장애(무호흡, 저호흡, 호흡노력과 관련된 각성)가 관찰되는 경우

진단기준

폐쇄성수면무호흡증의 진단에는 미국수면의학회에서 제시한 진단기준이 널리 사용되고 있다. 수면다원검사에서 호흡장애지수 5 이상을 비정상으로 보는 근거는 역학적 연구결과 수면호흡장애지수가 5 이상인 경우 폐쇄성수면무호흡증에 의한 고혈압, 주간졸음증, 교통사고의 위험이 증가하며 적절한 치료로 활력, 기분, 피로증상이 개선되고 주간졸음증과 인지기능이 호전되는 것이 밝혀졌기 때문이다.

2014년 미국수면의학회의 수면질환 국제분류 3판에서 성인의 폐쇄성수면무호흡증은 4가지 증상, 즉 1) 환자가 낮 시간에 자주 졸림, 자고 난 후에도 개운치 않거나 피로감 호소, 불면증 증상이 있는 경우, 2) 숨이 막히거나 숨을 헐떡이거나 호흡이 중지되면서 잠에서 깨는 경우, 3) 같이 자는 사람에 의해 수면 중 습관적인 코골이 또는 호흡 장애가 확인되는 경우, 4) 고혈압, 기분 장애, 인지 장애, 관상동맥질환, 뇌졸중, 울혈성 심부전, 심방세동, 제2형 당뇨 등을 진단 받은 경우 중 1가지 이상이 있으며 동시에 수면다원검사의 전체 수면시간이나 휴대용 수면검사의 검사시간에서 한 시간당 5회 이상의 폐쇄성 호흡장애(폐쇄성 또는 혼합성무호흡, 저호흡, 호흡노력과 관련된 각성)가 있을 때 폐쇄성수면무호흡증으로 진단할 수 있다. 또한 수면다원검사의 전체 수면시간이나 휴대용 수면검사의 검사시간에서 한 시간당 15회 이상의 폐쇄성 호흡장애가 있을 때는 증상과 관계없이 폐쇄성수면무호흡증으로 진단할 수 있다(표 3).

참고문헌

1) American Academy of Sleep Medicine. International classification of sleep disorders. 3rd ed. Diagnostic and Coding Manual. Darien, IL: American Academy of Sleep Medicine;2014.
2) Azagra-Calero E, Espinar-Escalona E, Barrera-Mora JM, Llamas-Carreras JM, Solano-Reina E. Obstructive sleep apnea syndrome (OSAS). Review of the literature. Med Oral Patol Oral Cir Bucal 2012;17:925-9.
3) Chervin RD, Hedger K, Dillon JE, Pituch KJ. Pediatric sleep questionnaire (PSQ): Validity and reliability of scale for sleep-disordered breathing, snoring, sleepiness, and behavioral problems. Sleep Med 2000;1:21-32.
4) Izci B, Ardic S, Firat H, Sahin A, Altinors M, Karacan I. Reliability and validity studies of the Turkish version of the Epworth Sleepiness Scale. Sleep Breath 2008;12:161-8.
5) Jang HU, Park KS, Cheon SM, Lee HW, Kim SW, Lee SH, et al. Development of the Korean version of the sleep apnea quality of life index. Clinical and Experimental Otorhinolaryngology 2014;7:24-9.
6) Kang K, Park KS, Kim JE, Kim SW, Kim YE, Kim JS, et al. Usefulness of the Berlin Questionnaire to identify patients at high risk for obstructive sleep apnea: a population-based door-to-door study. Seep Breath 2013;17:803-10.
7) Kong HW, Lee HJ, Choi YS, Rha JH, Ha CK, Hwang DU, et al. Clinical predictors of obstructive sleep apnea. J Korean Neurol Assoc 2005;23:324-9.
8) Kwon C, Shin SY, Lee KH, Cho JS, Kim SW. Usefulness of Berlin and STOP questionnaires as a screening test for sleep apnea in Korea. Korean J Otolaryngol Head Neck Surg 2010;53:768-72.
9) Lamm J, Poeschel J, Smith S. Obtaining a through sleep history and routinely screening for obstructive sleep apnea. J Am Acad Nurse Pract 2008;20:225-9.
10) Mannarino MR, Di Filippo F, Pirro M. Obstructive sleep apnea syndrome. Eur J Int Med 2012;23:586-93.
11) Schellenberg JB, Maislin G, Schwab RJ. Physical findings and the risk for obstructive sleep apnea. Am J Respir Crit Care Med 2000;162:740-8.
12) Sforza E, Janssens JP, Rochat T, Tbanez V. Determinants of altered quality of life in patients with sleep-related breathing disorders. Eur Respir J 2003;21:682-7.
13) Usmani ZA, Chai-Coetzer CL, Antic NA, McEvoy RD. Obstructive sleep apnea in adults. Postgrad Med J 2013;89:148-56.
14) Young T, Peppard P, Palta M, Hla KM, Finn L, Morgan B, et al. Population-based study of sleep-disordered breathing as a risk factor for hypertension. Arch Intern Med 1997;157:1746-52.

CHAPTER 09

수면다원검사

Polysomnography

박찬순, 최지호

수면호흡장애를 진단하고 중증도를 평가하기 위해서는 수면다원검사가 필수적이며 치료 방향 또는 치료 방법 선택에 있어서 중요한 기준이 되는 검사가 바로 수면다원검사이다. 이번 장에서는 수면다원검사에 관한 정의, 적응증, 결과 해석 등 전반적인 내용에 대해 살펴보고 실제 수면다원검사를 시행 및 해석하는 데 도움을 주고자 한다.

수면다원검사란?

수면 중에 발생하는 다양한 생체신호를 감지, 기록하여 수면의 단계, 수면 중 호흡 및 호흡노력의 양상, 사지의 운동 양상 등을 파악하여 수면질환을 진단하거나 수면 상태를 평가할 수 있는 진단 검사이다. 대개의 경우 최소 8개의 채널을 이용하여 다양한 생체신호를 감지할 수 있는 센서들을 환자에게 부착하나 검사실에 따라, 혹은 의심되는 질환에 따라 적절히 그 수를 증가시킬 수 있다(표 1).

수면다원검사의 유용성 및 적응증

수면호흡장애와 관련된 수면다원검사의 일반적인 적응증은 다음과 같다.

1) 수면호흡장애의 진단 및 수면호흡장애의 존재시 중증도 판정을 위해
  - 중증도에 따라 발생할 수 있는 합병증에 대한 위험도를 알 수 있다.
  - 중증도가 치료 방향을 결정하는 데 도움이 된다.
2) 수면호흡장애 환자에서 양압기(positive airway pressure, PAP) 치료를 위해[적정압력검사(PAP titration)]
3) 수면호흡장애 환자에서 치료 효과를 평가하기 위해(양압기 치료, 수술, 구강장치, 체중조절, 자세 치료 등)
4) 수면호흡장애 환자에서 추적 관찰 중 상태를 평가하기 위해(체중이 변화한 경우, 충분한 증상 호전이 없는 경우, 초기 치료는 효과적이었으나 증상이 재발한 경우 등)
5) 수면호흡장애 이외의 다른 수면장애 감별을 위해
6) 치료 전 또는 향후 변화에 대한 기준 자료로 활용하기 위해

표 1. 수면다원검사에서 측정해야 할 기본적인 항목과 그 대표적 의의

Parameter		대표적 의의
EEG	뇌파에 따른 수면 단계	수면 단계 파악
EOG	안구 운동 측정	렘수면 파악
EMG	근긴장도 측정(대개 submental area)	렘수면 파악 사지운동(하지부착시)
ECG	심전도 측정	수면 중 심장 기능 및 이상 소견 파악
Snoring	소리/진동으로 코골이 측정	
Pulse oxymeter	산소포화도 측정	호흡 양상에 따른 저산소증 파악
Oral/nasal airflow	기류의 측정으로 호흡 양상 파악	무호흡, 저호흡, 기류제한 등 호흡 양상 파악
Respiratory effort(chest/abdominal)	흉부와 복부의 운동을 측정	호흡 이상이 중추성, 폐쇄성, 혼합성인지 구분
Body position	수면 중 자세를 평가	체위에 따른 변화 양상 파악

수면다원검사의 판독

수면단계(Sleep Stage)에 관련

EEG(Electroencephalogram, 뇌파측정)

수면단계 판독과 관련된 기본적인 뇌파의 패턴은 다음과 같다. 이러한 패턴은 주파수(cycles per second or hertz, Hz), 진폭(measure of voltage), 형태(characteristic shape or structure)로 기술된다. 미국수면의학회에서 제시한 뇌파에 관련한 기본적인 지식은 다음과 같다.

1) 뇌파는 주파수에 따라서 알파(8~13Hz), 베타(>13Hz), 세타(4~7Hz), 델타파(<4Hz)로 구분된다(그림 1).

2) 주된 주파수 없이 여러 주파수가 혼재되어 있는 것처럼 보일 때 이것을 “mixed-frequency EEG”라고 기술한다. 이러한 패턴은 주로 1단계 비렘수면과 렘수면, 그리고 2단계 비렘수면의 배경 주파수에서 관찰된다(그림 2).

3) 뇌파의 진폭은 수직으로 기록되며 peak-to-peak로 측정한다(그림 3).

4) 뇌파는 형태(구조와 모양)에 따라 기술할 때, 특정 수면단계에 관찰될 수 있는 특징적인 뇌파의 형태가 있으며, 이 경우 근전도와 안전도를 함께 고려해야 할 경우가 있다(그림 4).

(1) Vertex sharp wave: Vertex(정중부)에서 주변 배경 뇌파와는 구별되는 날카로운 모양의 파형으로 대개 0.5초 이하로 기록된다. 대개 1단계 비렘수면의 후반부에 관찰된다.

(2) K-complex: 시작은 급격한 음의 파형이며 이에 뒤따라 완만한 양의 파형이 나타나며 지속시간은 0.5초 이상이다. 2단계 비렘수면의 특징적인 뇌파 소견이다.

*각성 관련 K-complex는 각성과 함께 K-complex가 관찰 되거나 K-complex가 종료된 지 1초를 넘지 않아서 각성이 발생할 경우로 정의한다.

(3) Sleep spindle: 짧은 리드미컬한 파형으로 12~14Hz의 파형의 군집이 0.5초 이상 지속될 때 판독하며 일반적으로 진폭이 증감하는 패턴을 보인다. 2단계 비렘수면의 특징적인 소견이다. 주로 두정부(central)에서 잘 관찰된다.

(4) 서파: 0.5~2Hz의 주파수를 가지면서 75μV 이상의 진폭을 가지는 뇌파의 파형이다.

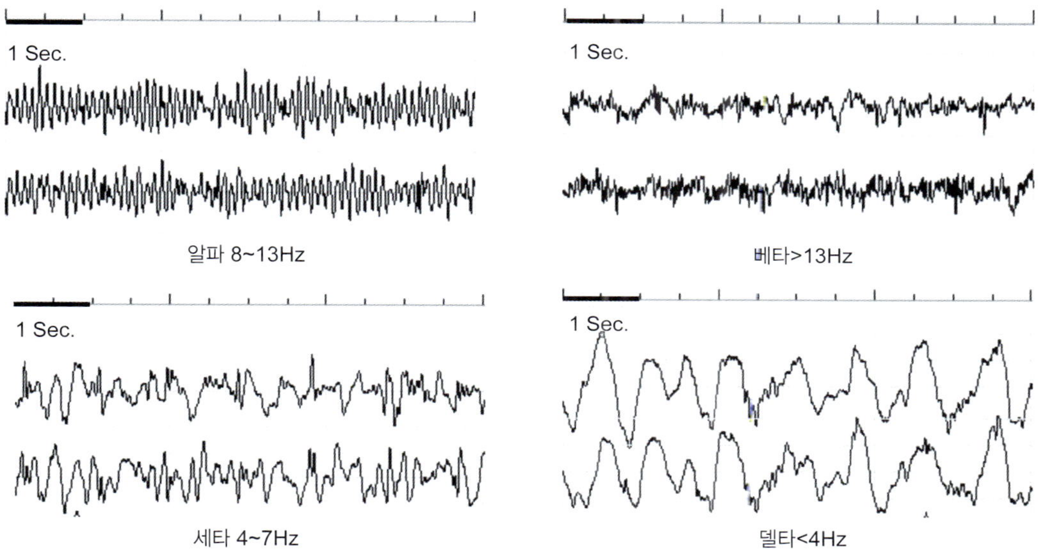

그림 1. 여러 수면 단계에서 볼 수 있는 뇌파의 주파수별 구분.

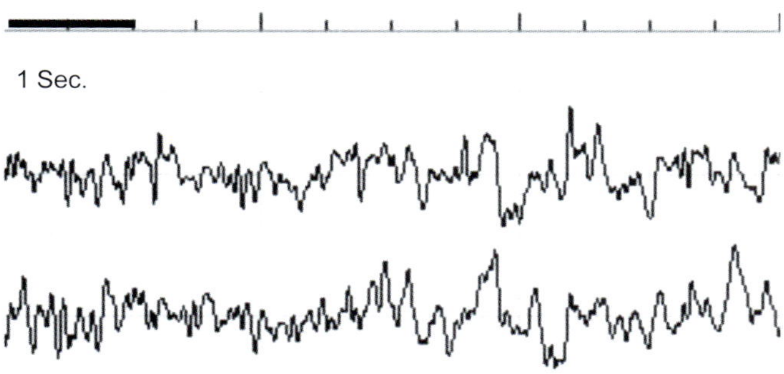

그림 2. Mixed-주파수 뇌파.

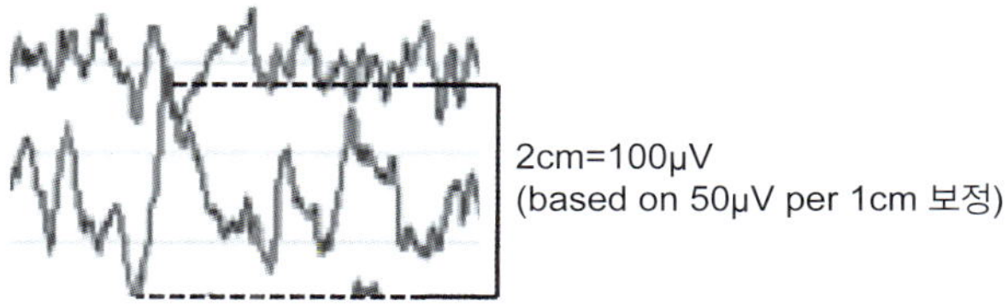

그림 3. 뇌파의 진폭 측정.

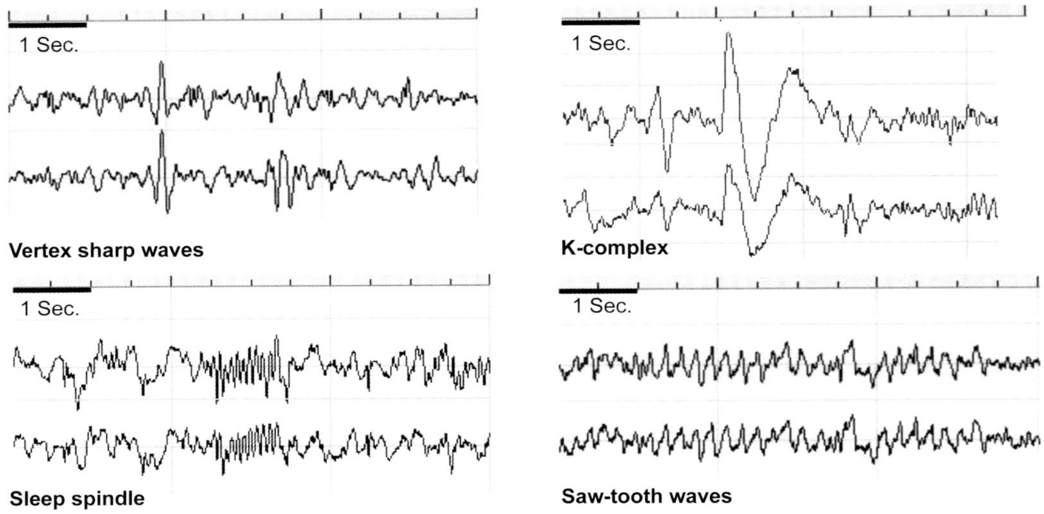

그림 4. 각 수면 단계에서 관찰할 수 있는 특징적인 뇌파.

(5) 톱니파: 2~6Hz의 frequency를 보이며 상대적으로 낮은 진폭의 톱날 모양의 패턴을 보이는 뇌파로 전두엽 전극에서 가장 높은 진폭을 보인다. 렘수면에서 일반적으로 관찰된다.

안전도

1) 눈깜빡임(Eye blinks)
2) 독서안구운동(Reading eye movements)
3) 빠른안구운동(Rapid eye movements, REM)
4) Slow rolling eye movement(SEM): 처음 편향 정도가 500 msec 이상 지속되며 공역안구운동(conjugate eye movement)을 보이고 상당히 규칙적인 정현파(sine wave)의 안구 움직임

근전도

1) 각성 상태의 턱 근전도의 진폭은 다양하나 일반적으로 수면 상태에 비해서는 크다.
2) 수면 상태에서의 턱 근전도는 대개 1단계 비렘수면>2단계 비렘수면>3단계 비렘수면 순으로 크기가 줄어드나 렘수면 수준으로 낮아지는 경우도 있다.
3) 렘수면의 턱 근전도의 진폭은 다른 어떤 수면단계에 비해 가장 낮은 수준을 보인다.
4) 그러나 수면단계에 다른 턱 근전도를 정확히 파악하기 위해서는 검사 전 보정시 각성 상태에서의 턱 근전도의 특성을 면밀히 파악해야 한다.

수면단계의 구분

수면단계는 각성(wakefullness, W)과 수면으로 크게 나눌 수 있으며 수면은 다시 비렘수면(1, 2, 3단계)과 렘수면으로 구분할 수 있다.

이러한 수면단계의 판독이 중요한 이유는 각 단계별로 신체 반응의 특성이 차이가 있으며 질환의 관점에서 볼 때 다양한 질환의 진단에 필요한 경우가 있기 때문이다. 그중 대표적인 예로는 특정 수면단계에서 발생하는 질환의 감별과, 특정 질환 진단에 특정 수면단계로의 진입의 시간이 필요한 경우도 있으며, 수면무호흡의 발생에 특정 수면단계의 연관성을 들 수 있다.

각성 상태에서 수면 상태로 이행하는 이행기(transition state)에는 급격한 생리적인 변화가 생기며 이후 각 수면단계에서도 다양한 생체 반응의 변화가 생긴다. 이러한 생체신호의 변화는 수면다원검사를 통해 감지될 수 있으며 이를 통해 각 수면단계에 일정한 양상을 보이는 생체신호를 감지하여 수면단계를 판독할 수 있다.

수면단계 판독의 기본적인 시간단위는 30초이다. 이를 1 에폭(epoch)으로 정의하며 수면다원검사를 판독할 때 각 에폭당 수면단계를 부여한다. 한 에폭에 2개 이상의 수면단계의 특성을 보일 경우 그중 가장 많은 비중을 차지하는 특성에 따라 해당 에폭의 수면단계를 부여한다(과반수 원칙).

대개 뇌파를 안전도, 근전도에 비해 먼저 판독하게 되며 하나의 파형보다는 파형의 패턴을 숙지(패턴인식)하는 것이 중요하다.

이 책에서의 수면단계 기술 순서는 각성 단계(이행기 포함) → 1단계 비렘수면 → 2단계 비렘수면 → 3단계 비렘수면 → 렘수면 순서이다.

각성단계 판독(이행기 포함)

1) 눈을 뜨고 의식이 있는 상태에서는 low-amplitude but high frequency의 뇌파를 보이며 눈깜빡임, 독서안구운동 또는 빠른안구운동이 주로 나타난다(그림 5).

2) 눈을 감으면서 후두부에서 주로 나타나는 알파파(alpha wave)가 에폭의 대부분(50% 이상)을 차지하다가(그림 6) 시간이 가면서 졸리게 되면 일부에서 low-amplitude, mixed-frequency한 뇌파가 나타나기 시작한다(그림 7). 그러나 low-amplitude, mixed-frequency의 뇌파가 에폭의 50% 이상을 차지하지는 못한다.

3) 안구 운동은 초기 눈깜빡임, 독서안구운동 또는 빠른안구운동에서 점차 SEM이 나타나기 시작한다.

4) 턱 근전도는 각성 단계보다는 대개 조금 낮다.

5) 렘수면과 비교시 뇌파는 유사할 수 있으나 턱 근전도는 렘수면보다는 높거나 혹은 정상 수준을 보인다.

1단계 비렘수면 판독

1) 수면개시: 각성 단계와 구분되는 다른 어떠한 수면단계를 보이는 첫 번째 에폭을 지칭한다.

2) 1단계 비렘수면의 기본적인 뇌파는 low-amplitude, mixed-frequency(4~7Hz)의 뇌파이며 이러한 뇌파가 에폭의 50% 이상을 차지할 때 판독한다(그림 8).

3) 각성 단계보다 1Hz 이상 느려지는 파형을 보이면서 뇌파의 활동성이 4~7Hz의 범위에 있을 때 1단계 비렘수면으로 판독한다.

4) Slow rolling eye movement(SEM)

2단계 비렘수면 판독

1) 특징적인 뇌파인 Sleep spindle(그림 9A, ↑), K-complex(그림 9B, ▲)가 나타난다.

2) 각 에폭의 전반부나 이전 에폭의 후반부에서 각성과 관련되지 않은 한 개 이상의 K-complex나 sleep spindle이 있을

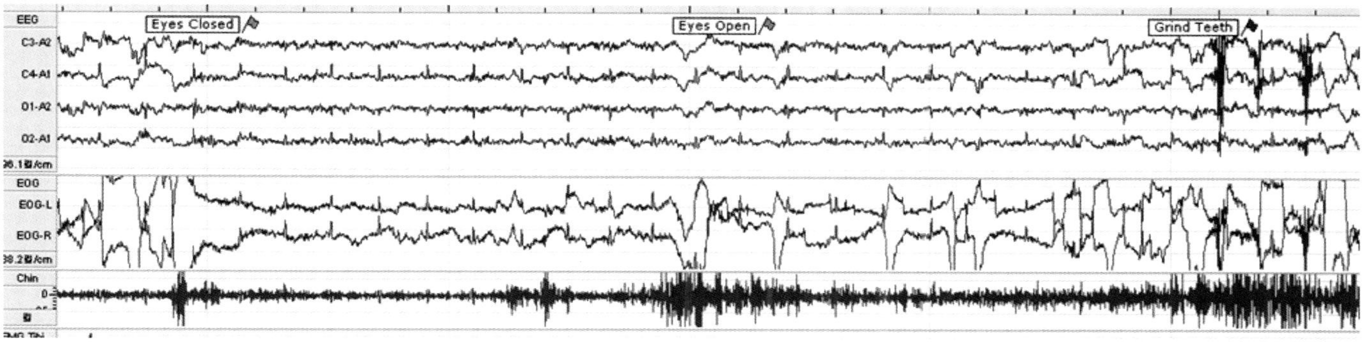

그림 5. 각성 단계의 뇌파, 안전도, 근전도.

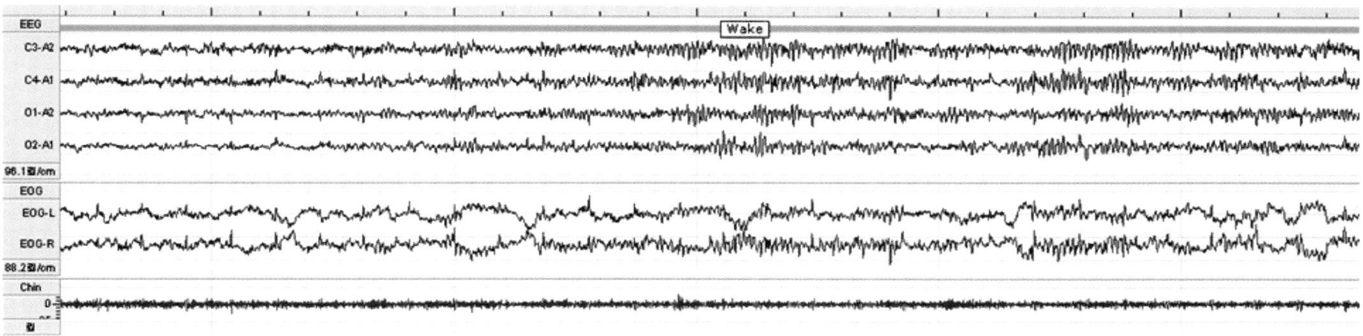

그림 6. 수면으로의 이행기에 나타날 수 있는 alpha wave.

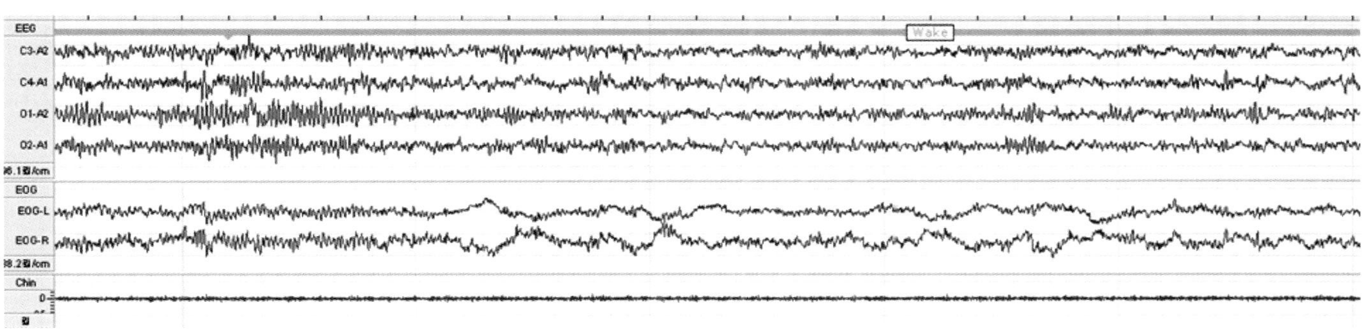

그림 7. 수면 이행기(transition state)에서 수면 단계로의 진입.

경우 2단계 비렘수면으로 정의한다.

3) 이전 에폭에서 각성과 관련 없는 K-complex나 sleep spindle이 관찰되고, low-amplitude, mixed-frequency의 뇌파가 지속되어 관찰될 경우에는 해당 에폭은 K-complex나 sleep spindle이 없어도 2단계 비렘수면으로 판독한다.

4) 다음 현상 중 하나라도 나타나는 경우, 2단계 비렘수면을 끝낸다.

(1) 각성 단계로의 이행

(2) 각성(각성과 관계없는 K-complex 또는 sleep spindle이 나타날 때까지 1단계 비렘수면으로 바뀐다)

(3) 심한 몸움직임에 뒤이어 느린안구운동과 각성과 관계없는 K-complex 또는 sleep spindle이 없는 낮은 진폭, 혼합된 빈도의 파형이 나타나는 경우(심한 몸움직임에 뒤이은 에폭은 1단계 비렘수면으로 판독하며, 만약 느린안구운동이 없다면 2단계 비렘수면으로 판독한다)

(4) 3단계 비렘수면으로의 이행

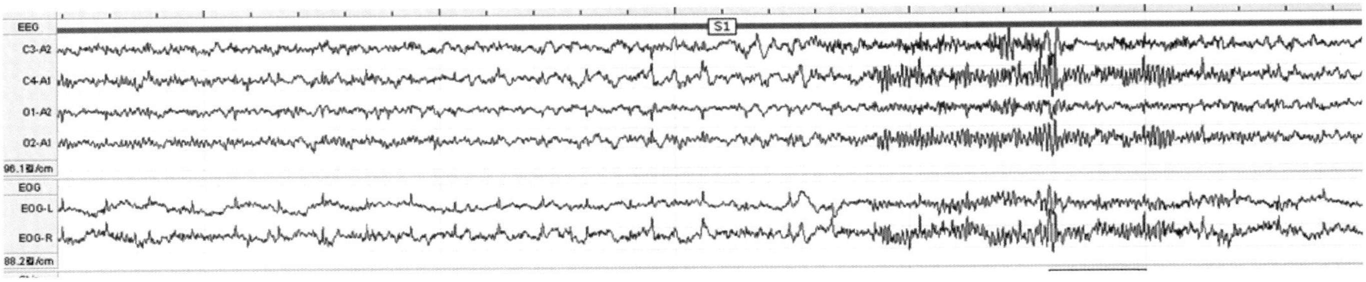

그림 8. 1단계 비렘수면.

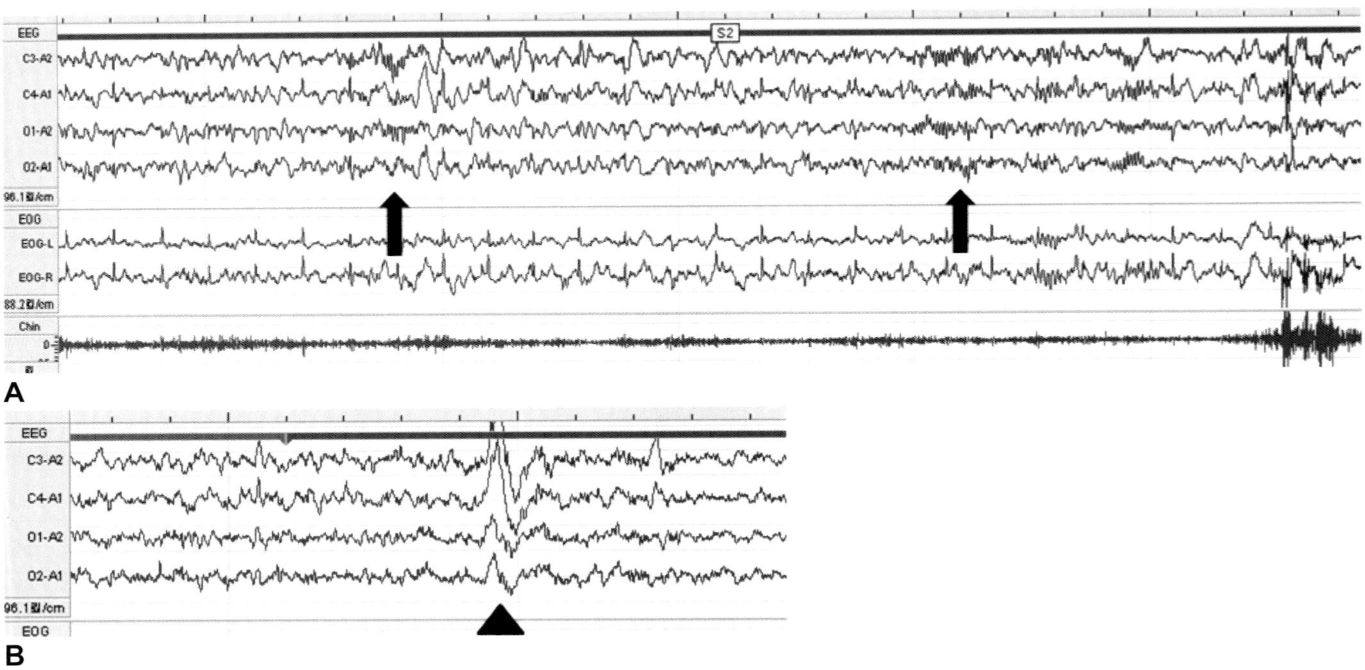

그림 9. 2단계 비렘수면에서 특징적인 뇌파. (A) Sleep spindle. (B) K-complex.

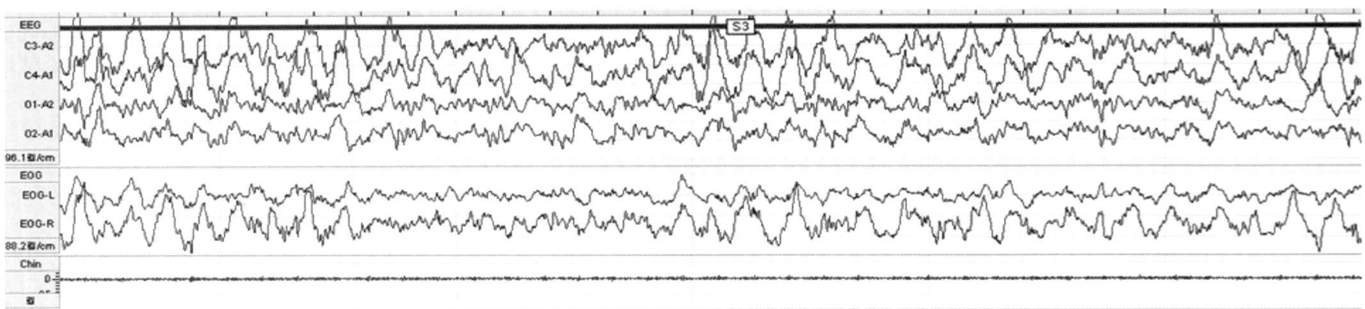

그림 10. 3단계 비렘수면.

(5) 렘수면으로의 이행

3단계 비렘수면 판독

1) 0.5~2Hz 빈도이면서 75μV 이상의 진폭을 가지는 서파가 각 에폭의 20% 이상이면 3단계 비렘수면으로 판독한다(그림 10).

렘수면 판독

1) 다음의 조건이 모두 충족되면 렘수면으로 판독한다.

(1) Low-amplitude, mixed-frequency EEG

(2) Low chin EMG: 다른 어떤 수면단계보다도 높지 않으며, 타 수면단계(그림 11B, ▲)와 비교시 가장 낮은 수준(그림 11A, ▲)을 보인다.

(3) 안전도: 빠른안구운동(그림 11A, ↑)

2) 렘수면으로 평가된 에폭 뒤의 에폭에서는 렘수면이 없어도 위의 low-amplitude, mixed-frequency EEG(K-complex나 sleep spindle 없이), low chin EMG가 지속될 경우 계속 렘수면으로 판독한다.

3) 다음 현상 중 1개 이상 나타나는 경우, 렘수면으로 판독하는 것을 멈춘다.

(1) 각성 단계 또는 3단계 비렘수면으로의 이행

(2) 턱 근전도가 렘수면의 수준보다 증가되고 1단계 비렘수면의 기준에 해당하는 경우

(3) 각성에 뒤이어 낮은 진폭, 혼합된 빈도의 뇌파(low amplitude, mixed frequency EEG)와 느린안구운동이 나타나는 경우(1단계 비렘수면으로 판독한다; 만약 느린안구운동이 없고 턱 근전도가 낮게 지속된다면, 계속 렘수면으로 판독한다)

(4) 심한 몸움직임에 뒤이어 느린안구운동과 각성과 관계없는 K-complex 또는 sleep spindle이 없이 낮은 진폭, 혼합된 빈도의 뇌파가 나타나는 경우(심한 몸움직임에 뒤이은 에폭은 1단계 비렘수면으로 판독하며, 만약 느린안구운동이 없고 턱 근전도가 낮게 지속된다면, 계속 렘수면으로 판독한다)

(5) 1개 이상의 각성과 관계없는 K-complex 또는 sleep spindle이 빠른안구운동이 없는(심지어 턱 근전도가 낮게 지속되더라도) 에폭의 초반 1/2에서 나타나는 경우(2단계 비렘수면으로 판독한다)

4) 2단계 비렘수면과 렘수면 사이로 이행할 때의 에폭은 다음과 같이 판독한다.

(1) 2단계 비렘수면과 렘수면으로 정의된 에폭사이에서, 렘수면 수준으로 턱 근전도의 뚜렷한 감소가 에폭의 초반 1/2에서 나타나는 경우, 만약 다음의 모든 기준에 해당된다면(심지어 빠른안두운동이 없더라도) 그 에폭을 렘수면으로 판독한다.

① 각성과 관계없는 K-complex가 없는 경우

② Sleep spindle이 없는 경우

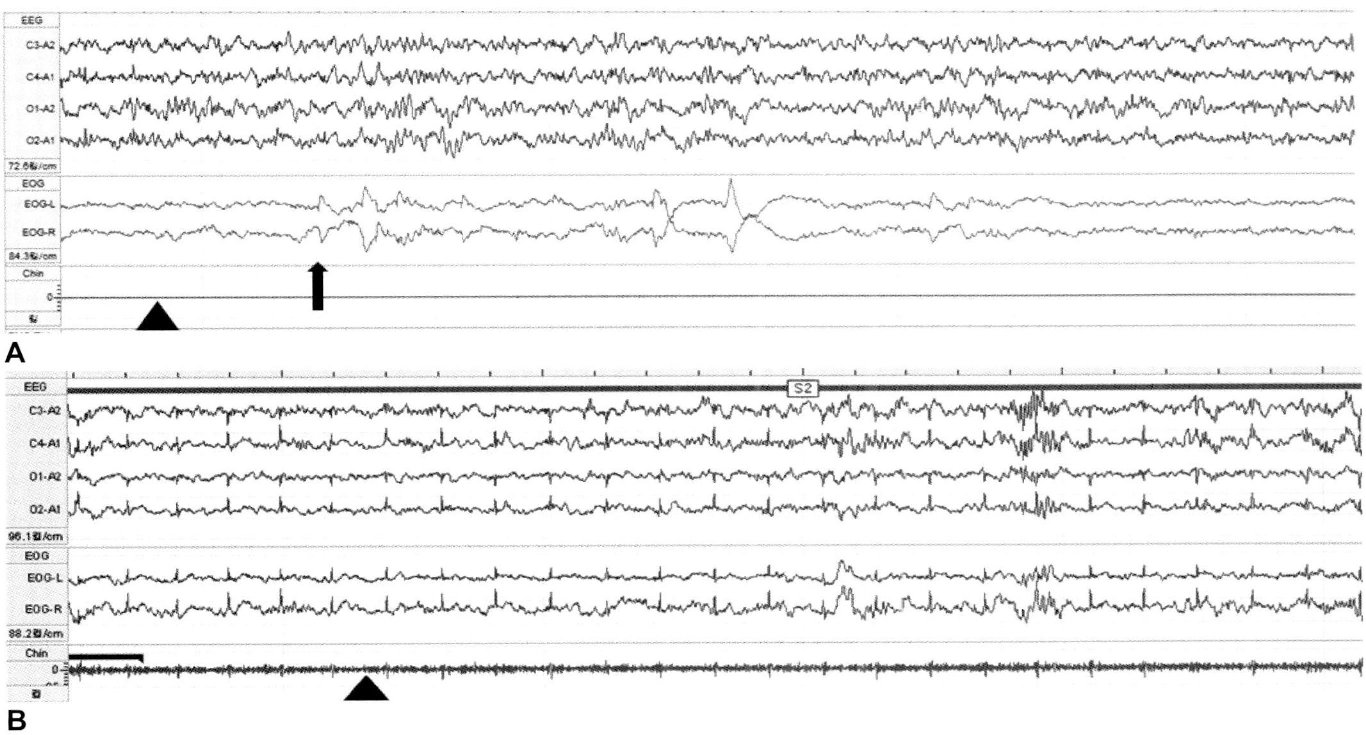

그림 11. (A) 렘수면 단계와 (B) 다른 수면 단계에서의 근전도와 안전도의 비교.

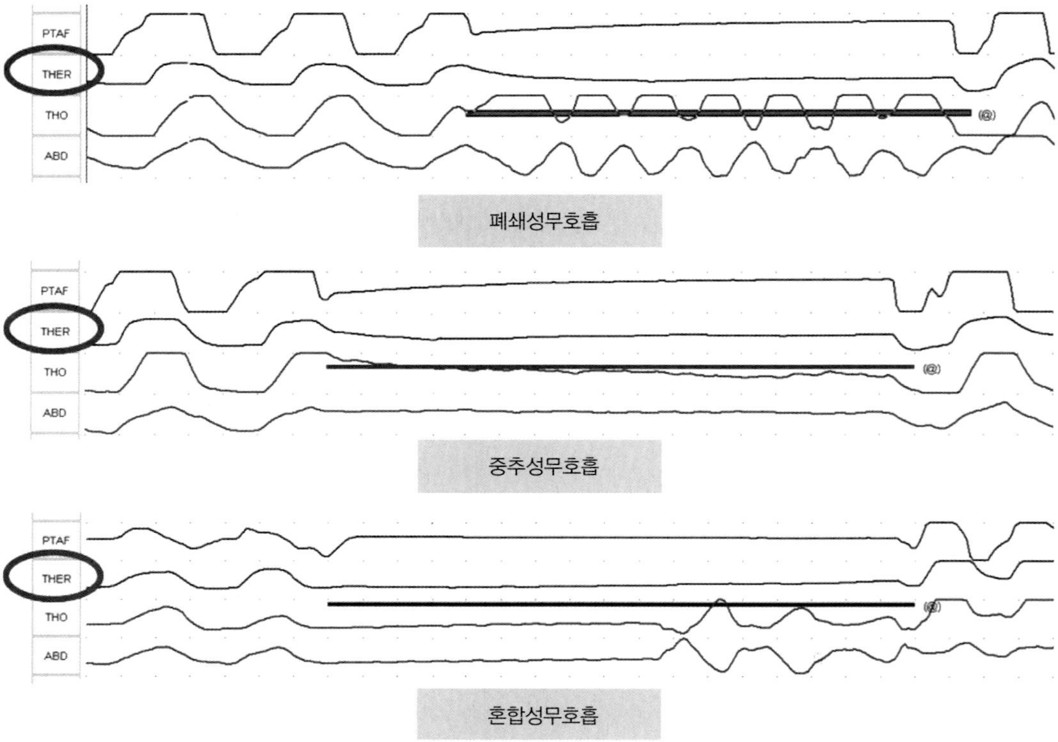

그림 12. 폐쇄성, 중추성, 혼합성무호흡.

(2) 2단계 비렘수면과 렘수면으로 정의된 에폭사이에서, 렘수면 수준으로 턱 근전도의 뚜렷한 감소가 에폭의 초반 1/2에서 나타나는 경우, 만약 다음의 모든 기준에 해당된다면, 그 에폭을 2단계 비렘수면으로 판독한다.

① 각성과 관계없는 K-complex 또는 sleep spindle이 나타난 경우

② 빠른안구운동이 없는 경우

(3) 턱 근전도가 최소인 2단계 비렘수면과 턱 근전도가 더 이상 감소하지 않은 렘수면으로 정의된 에폭사이에서, 렘수면 수준으로 턱 근전도의 뚜렷한 감소가 에폭의 초반 1/2에서 나타나는 경우, 만약 다음의 모든 기준에 해당된다면(심지어 빠른안구운동이 없더라도) 그 에폭을 렘수면으로 판독한다.

① 각성과 관계없는 K-complex가 없는 경우

② Sleep spindle이 없는 경우

호흡장애 판독

무호흡

원칙적으로 구강비강열전도센서를 이용하여 측정한다(그림 12).

1) 다음 기준을 모두 만족하는 경우에 무호흡으로 판독한다.

(1) 최대 진폭(peak signal excursion)이 이 전 호흡의 기준선(pre-event baseline)의 90% 이상 감소

(2) 90% 이상 감소한 기간이 10초 이상 지속

2) 무호흡 기준을 만족하고 호흡 기류가 없는 전체 기간에서 흡기노력(inspiratory effort)이 지속되거나 증가되는 경우 폐쇄성무호흡으로 판독한다.

3) 무호흡 기준을 만족하고 호흡 기류가 없는 전체 기간에서 흡기 노력이 없는 경우 중추성무호흡으로 판독한다.

4) 무호흡 기준을 만족하고 초기에는 흡기노력이 없다가 이후 흡기노력이 재개된 경우 혼합성무호흡(mixed apnea)으로 판독한다.

저호흡

원칙적으로 비강압력센서 이용하여 측정한다.

1) 다음 기준을 모두 만족하는 경우에 저호흡으로 판독한다.

(1) 최대 진폭이 기준선의 30% 이상 감소

(2) 30% 이상 감소한 기간이 10초 이상 지속

(3) 기준선으로부터 3% 이상의 산소포화도 감소 또는 각성 등과 연관

2) 다음 기준 중 1개 이상 만족하는 경우에 폐쇄성저호흡(obstructive hypopnea)으로 판독한다(그림 13).

(1) 호흡장애 기간 중 코골이

(2) 기준 호흡(baseline breathing)에 비해 흡기 기류의 편

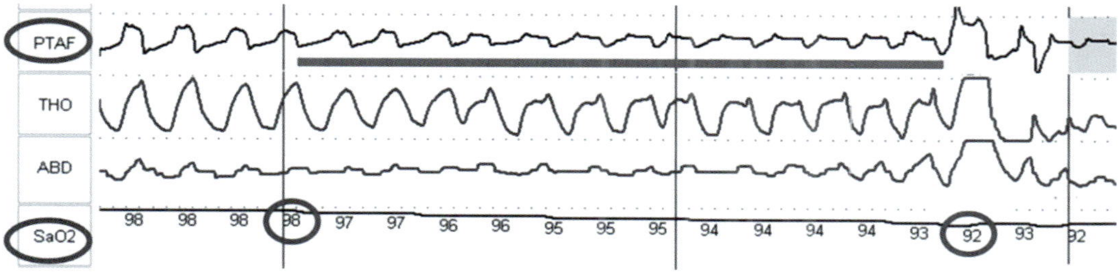

그림 13. 폐쇄성저호흡.

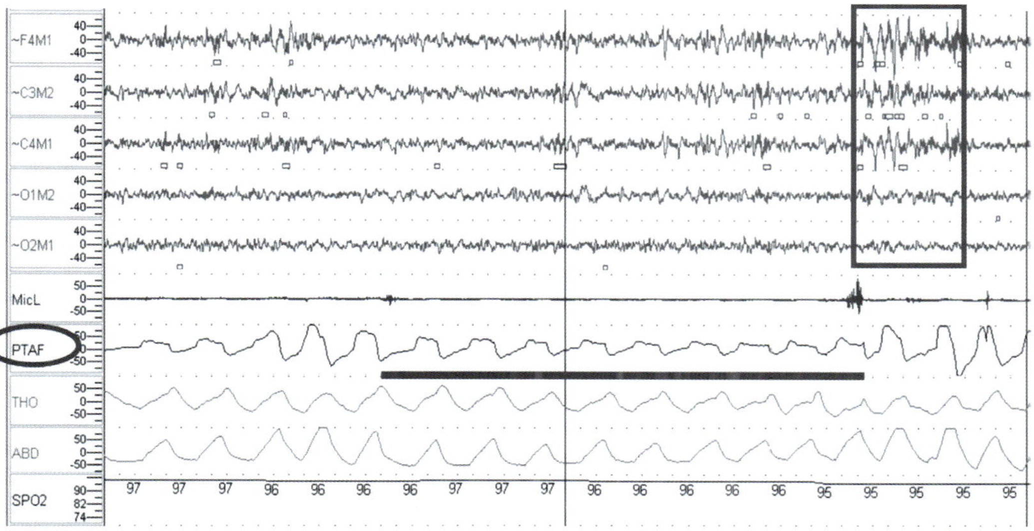

그림 14. 호흡노력과 관련된 각성.

평함(inspiratory flattening)이 증가

(3) 호흡장애 기간 중 흉부와 복부의 역설적 움직임(paradoxical movement)와 연관

3) 폐쇄성저호흡의 기준 중 아무것도 나타나지 않는 경우에 중추성저호흡(central hypopnea)으로 판독한다.

호흡노력과 관련된 각성

식도내압을 이용하여 호흡노력을 평가하는 것이 원칙이나 하는 것이 원칙이나, 비강압력센서에서 흡기 기류의 편평함(flattening of the inspiratory portion)을 사용하기도 한다(그림 14).

다음 기준을 모두 만족하는 경우에 호흡노력과 관련된 각성으로 판독한다.

1) 식도내압검사에서 증가된 호흡노력(increased respiratory effort) 또는 비강압력센서에서 측정된 흡기 기류의 편평함(flattening of the inspiratory portion)이 수면 중 각성을 유도

2) 이러한 호흡이 연속적으로 10초 이상 나타남

3) 무호흡 또는 저호흡의 기준을 만족하지 않음

Et CO_2 distribution(all durations are in minutes)

	WK	REM	NREM	Total
≥75	0.0	0.0	0.0	0.0
≥65	0.0	0.0	C.0	0.0
≥55	2.9	7.1	16.3	26.3
≥50	10.4	19.0	119.7	149.1
≥47	18.9	25.7	259.7	304.3
≥40	40.6	34.6	339.9	415.1
≥30	41.2	37.3	349.8	428.3
>0				
Rejected	0.9	4.4	1.1	6.4
Average	47	46	48	48

Highest Et CO_2 during TIB: 64

그림 15. 저환기 환자의 Et CO_2 결과지(예시).

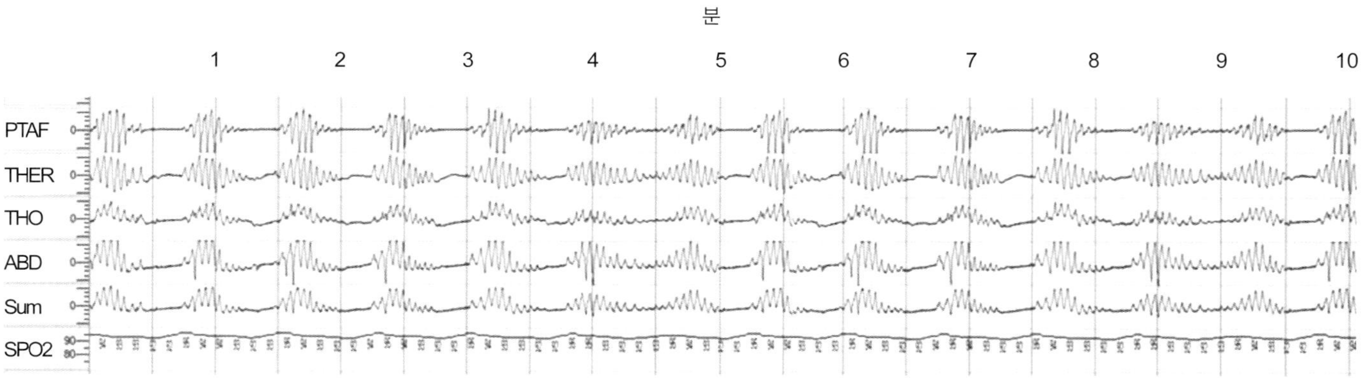

그림 16. Cheyne-Stokes 호흡.

저환기(Hypoventilation)

동맥혈 이산화탄소 분압(Arterial PCO_2), 경피성 이산화탄소 분압(Transcutaneous PCO_2), 호기말 이산화탄소분압(end-tidal PCO_2, Et CO_2)을 사용하여 측정한다(그림 15).

다음 기준 중 1개 이상 만족하는 경우에 수면 중 저환기로 판독한다.

1) 10분 이상 동맥혈 이산화탄소 분압이 55mmHg를 초과한 경우

2) 수면 중 동맥혈 이산화탄소 분압이 깬 상태로 앙와위에서 측정한 값에 비해 10mmHg 이상 증가함과 동시에 10분 이상 50mmHg를 초과한 경우

Cheyne–Stokes 호흡(Cheyne–Stokes Breathing)(그림 16)

다음 기준을 모두 만족하는 경우에 Cheyne–Stokes 호흡으로 판독한다.

1) 40초 이상의 주기를 가진 crescendo/decrescendo 모양의 호흡에 의해 구별되는 연속적인 중추성무호흡 그리고/또는 중추성저호흡이 3회 이상 나타난 경우

2) 2시간 이상의 기록에서 crescendo/decrescendo 모양의 호흡과 연관된 중추성무호흡 그리고/또는 중추성저호흡이 수면 1시간당 5회 이상 나타난 경우

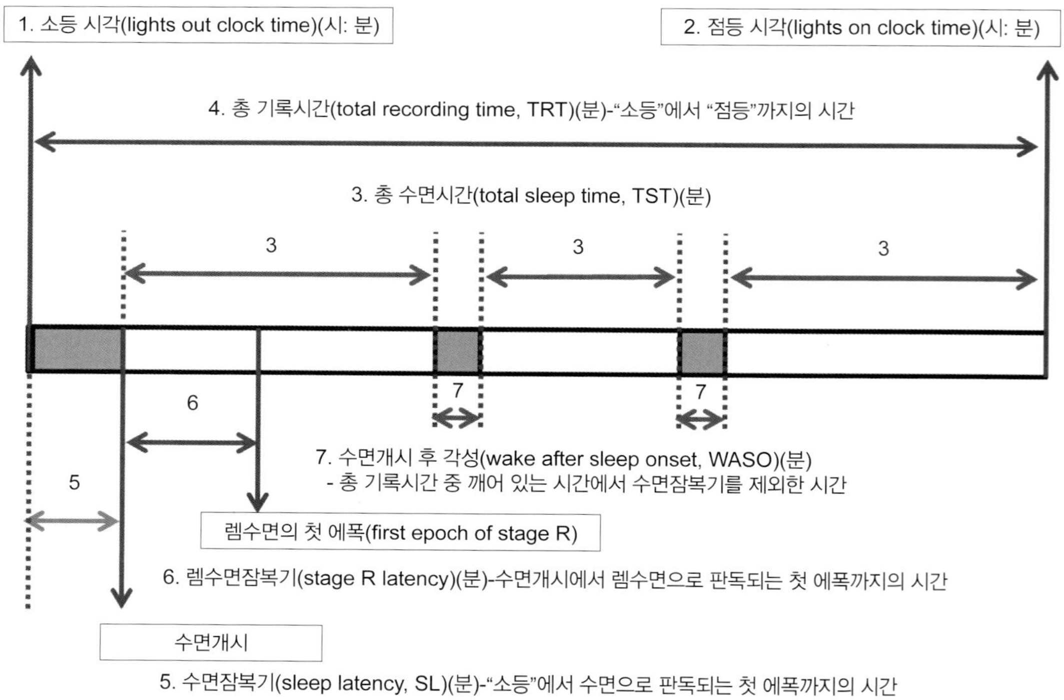

그림 17. 수면 판독 자료(sleep scoring data).

수면다원검사 판독 자료

수면 판독 자료(Sleep Scoring Data)(그림 17)

1) 소등 시각(lights out clock time)(시: 분)	(권장)
2) 점등 시각(lights on clock time)(시: 분)	(권장)
3) 총 수면시간(total sleep time, TST)(분)	(권장)
4) 총 기록시간(total recording time, TRT)(분)-"소등"에서 "점등"까지의 시간	(권장)
5) 수면잠복기(sleep latency, SL)(분)-"소등"에서 수면으로 판독되는 첫 에폭까지의 시간	(권장)
6) 렘수면잠복기(stage R latency)(분)-수면개시에서 렘수면으로 판독되는 첫 에폭까지의 시간	(권장)
7) 수면개시 후 각성(wake after sleep onset, WASO)(분)-총 기록시간 중 깨어 있는 시간에서 수면잠복기를 제외한 시간	(권장)
8) 수면 효율(sleep efficiency)(%)-(TST/TRT)×100	(권장)
9) 각 수면단계의 기간(time in each stage)(분)	(권장)
10) 총 수면시간에 대한 각 수면단계의 비율(percent of TST in each stage)-(time in each stage/TST)×100	(권장)

주석 1. 수면개시 후 각성(WASO)은 잠자리를 벗어난 것을 포함한 깬 상태에서의 모든 활동을 포함한다. 환자가 수면다원검사 기록 장비로부터 분리된 경우 이 시간은 각성 단계로 판독해야 한다. 이 시간 동안 짧은 수면이 발생했다 하더라도 유의한 것으로 고려하지 않는다.

각성 사건(Arousal Events)

1) 각성 횟수(the number of arousals)	(권장)
2) 각성 지수(the arousal index, ArI; number of arousals/TST)	(권장)

심장 사건(Cardiac Events)

1) 수면 중 평균 심박동수(average heart rate during sleep)	(권장)
2) 수면 중 최고 심박동수(highest heart rate during sleep)	(권장)
3) 기록 중 최고 심박동수(highest heart rate during recording)	(권장)
4) 서맥(bradycardia)-관찰된 최저 심박동수를 기록	(권장)
5) 무수축(asystole)-관찰된 최장 정지를 기록	(권장)
6) 빈맥(sinus tachycardia during sleep)-관찰된 최고 심박동수를 기록	(권장)
7) 좁은 복합 빈맥(narrow complex tachycardia)-관찰된 최고 심박동수를 기록	(권장)
8) 넓은 복합 빈맥(wide complex tachycardia)-관찰된 최고 심박동수를 기록	(권장)
9) 심방 세동(atrial fibrillation)	(권장)
10) 만약 다른 부정맥이 발생했다면, 기록하시오	(권장)

움직임 사건(Movements Events)

1) 수면 중 주기적 사지 움직임 횟수(number of periodic limb movements of sleep, PLMS)	(권장)
2) 각성과 관련된 수면 중 주기적 사지 움직임 횟수[number of periodic limb movements of sleep(PLMS) with arousals]	(권장)
3) 수면 중 주기성 사지 움직임 지수(PLMS index, PLMSI)-수면 중 주기적 사지 움직임 총 횟수-60/TST	(권장)
4) 각성과 관련된 수면 중 주기성 사지 움직임 지수(PLMS arousal index, PLMSArI)-각성과 관련된 수면 중 주기적 사지 움직임 횟수-60/TST	(권장)

호흡 사건(Respiratory Events)

1) 폐쇄성 무호흡 횟수(number of obstructive apneas)	(권장)
2) 혼합성 무호흡 횟수(number of mixed apneas)	(권장)
3) 중추성 무호흡 횟수(number of central apneas)	(권장)
4) 저호흡 횟수(number of hypopneas)	(권장)
5) 폐쇄성 저호흡 횟수(number of obstructive hypopneas)	(선택)
6) 중추성 저호흡 횟수(number of central hypopneas)	(선택)
7) 무호흡과 저호흡 횟수(number of apneas+hypopneas)	(권장)
8) 무호흡 지수-(폐쇄성+혼합성+중추성 무호흡 횟수)-60/TST	(권장)
9) 저호흡 지수-저호흡 횟수-60/TST	(권장)
10) 무호흡-저호흡 지수-무호흡과 저호흡 횟수-60/TST	(권장)
11) 폐쇄성 무호흡-저호흡 지수(obstructive apnea hypopnea index, OAHI)-(폐쇄성 무호흡+혼합성 무호흡+폐쇄성 저호흡)-60/TST	(선택)
12) 중추성 무호흡-저호흡 지수(central apnea hypopnea index, CAHI)-중추성 무호흡+중추성 저호흡)-60/TST	(선택)
13) 호흡노력과 관련된 각성, 총 횟수(total number)	(선택)
14) 호흡노력과 관련된 각성 지수(index)-호흡노력과 관련된 각성, 총 횟수-60/TST	(선택)
15) 호흡장애지수-무호흡-저호흡 지수+호흡노력과 관련된 각성 지수	(선택)
16) 산소 불포화 ≥3% 총 횟수(oxygen desaturations ≥3% total number)	(선택)
17) 산소 불포화 지수 ≥3%(oxygen desaturation index ≥3%, ODI)-산소 불포화 ≥3% 총 횟수-60/TST	(선택)
18) 동맥 산소포화도, 평균값(arterial oxygen saturation, mean value)	(권장)
19) 수면 중 최저 산소포화도(minimum oxygen saturation during sleep)	(권장)
20-1) 진단 검사 중 저환기(hypoventilation) 발생(성인)	(선택)
20-2) 진단 검사 중 저환기(hypoventilation) 발생(소아)	(권장)
21-1) 적정압력검사 중 저환기(hypoventilation) 발생(성인)	(선택)
21-2) 적정압력검사 중 저환기(hypoventilation) 발생(소아)	(선택)
22) Cheyne-Stokes 호흡(Cheyne-Stokes breathing) 발생(성인)	(권장)
23) Cheyne-Stokes 호흡(Cheyne-Stokes breathing)의 기간(절대적인 또는 % of TST) 또는 횟수	(권장)
24) 주기성 호흡(periodic breathing) 발생(소아)	(권장)
25) 코골이 발생	(선택)

주석 1. 산소 불포화 관련 항목은 주어진 역치 아래로 지속된 시간 비율로 검사자의 판단(재량)에 따라 보고될 수 있다.
주석 2. 만약 선택적으로 수면 중 동맥혈 이산화탄소 분압(arterial PCO_2) 또는 대리(surrogate)를 측정한다면, 저환기(hypoventilation) 발생 여부를 수면다원검사 결과에 포함해야 한다.
주석 3. 만약 중추성 무호흡이 존재한다면, Cheyne-Stokes 호흡 발생 여부를 수면다원검사 결과에 보고해야 한다.

요약 보고서(Summary Statements)

1) 수면 장애의 진단과 관련된 소견(findings related to sleep diagnoses)	(권장)
2) 뇌파 이상(EEG abnormalities)	(권장)
3) 심전도 이상(ECG abnormalities)	(권장)
4) 행동 관찰(behavioral observations)	(권장)
5) 수면 도표(sleep hypnogram)	(선택)

참고문헌

1) American Academy of Sleep Medicine. International classification of sleep disorders, 2nd Edition: Diagnostic and coding manual. Westchester, IL: American Academy of Sleep Medicine;2005.
2) Berry RB, Brooks R, Gamaldo CE, Harding SM, Marcus CL and Vaughn BV for the American Academy of Sleep Medicine. The AASM Manual for the Scoring of Sleep and Associated Events: Rules, Terminology and Technical Specifications, Version 2.0. www.aasmnet.org, Darien, Illinois: American Academy of Sleep Medicine;2012.
3) Epstein LJ, Kristo D, Strollo PJ Jr, Friedman N, Malhotra A, Patil SP, Ramar K, Rogers R, Schwab RJ, Weaver EM, Weinstein MD. Adult Obstructive Sleep Apnea Task Force of the American Academy of Sleep Medicine. Clinical guideline for the evaluation, management and long-term care of obstructive sleep apnea in adults. J Clin Sleep Med 2009;5:263-76.
4) Iber C, Ancoli-Israel S, Chesson AL, Jr., Quan SF. The AASM Manual for the Scoring of Sleep and Associated Events: Rules, Terminology and Technical Specifications. Westchester, IL: American Academy of Sleep Medicine; 2007.
5) Kushida CA, Littner MR, Morgenthaler T, Alessi CA, Bailey D, Coleman J Jr, et al. Practice parameters for the indications for polysomnography and related procedures: an update for 2005. Sleep 2005;28:499-521.

CHAPTER 10

휴대용 수면검사장비

Portable Sleep Monitoring Device

김현준, 조형주

코골이나 수면무호흡 등을 진단하기 위해서 가장 중요하고 정확한 검사법은 수면다원검사(polysomnography)이다. 수면다원검사는 특화된 수면 센터(specialized sleep center)에서 숙련된 수면검사자(well-trained technologist)에 의해 시행되며, 수면전문의(sleep specialist)에 의한 판독이 필수적이다. 따라서 시설이나 인력, 장비 등 비용과 투자가 필요하며, 환자의 입장에서도 시간적, 공간적, 경제적 부담이 발생한다. 이런 제한점 때문에 휴대용 수면검사장비(portable sleep monitoring device, PMD)가 개발되어 사용되고 있다. 1994년부터 미국수면의학회[American Sleep Disorders Medicine, 현재 American Academy of Sleep Medicine(AASM)]에서 휴대용 수면검사장비에 대한 검토를 시작하였으며, 전체 수면검사기기를 검사실과 검사자의 유무, 측정 가능한 항목의 종류 등에 따라 Type I~IV로 분류하였다(표 1). Type I은 수면다원검사실에서 하룻밤 동안 검사자의 관찰하에 시행되는 것으로, 일반적으로 뇌파, 심전도, 호흡 등이 포함된 16개(최소 7개 이상) 채널을 측정한다. Type II는 Type I에서 사용되는 장비를 사용하나 검사자의 관찰없이 검사한다. Type III은 최소 3개의 채널(산소포화도측정, 호흡 기류, 호흡 노력)을 측정하며, 휴대용 장비를 이용하여 간편하게 검사를 시행할 수 있다. Type IV 역시 휴대용 장비이나 일반적으로 산소포화도측정을 포함한 1개 혹은 2개의 채널을 이용하여 측정하므로 간편하지만 다른 Type의 장비에 비해 상대적으로 적은 정보를 얻는다.

1994년 이후 휴대용 수면검사는 기술의 급속한 발달과 더불어 다양한 종류의 장비가 개발되고 Watch-PAT와 같이 말초동맥 긴장도측정만을 이용하여 검사하는 기존의 분류에 속하지 않는 새로운 형태의 휴대용 수면검사도 개발되었다. 각각 휴대용 수면검사의 정확성도 증대되어 이를 검증한 많은 연구가 보고되었다. 2007년 미국수면의학회에서 제시하는 가이드라인에 의하면, 휴대용 수면검사에 대한 적절한 질 관리 프로그램이 있고, 수면 환자에 대한 충분한 경험과 교육을 받은 수면 전문가의 진료 및 관리하에서 중등도 이상의 폐쇄성수면무

표 1. 수면검사의 분류

Type	Description
Type I	Standard in-laboratory Technician-attended Overnight PSG
Type II	Same technology as type 1(PSG) However, technologist is not present during the recording
Type III	4~7 physiologic variables, at a minimum include • 2 respiratory variables(airflow) • 1 cardiac signal(pulse or EKG) • Oxyhemoglobin saturation by pulse oxymetry Generally, no EEG signals are monitored
Type IV	Records only 1~2 variables Including oxyhemoglobin saturation

표 2. 휴대용 수면검사기의 종류

AccuSom	OxiFlow
Alice PDx portable	Remmers Sleep Recorder
ApneaLink Plus™	RUSleeping RTS Screener
ARES™	Sleepscout
Crystal Monitor PSG	Sleepstrip
Enhanced AutoSet™	SleepTrek™ 3
Embletta X-100™	SNAP
Embletta GOLD	Somté
Embletta MPR & MPR PG	SOMNOwatch™ plus
NiteWatch	SOMNOcheck micro
Nomad Type III	Stardust II
Nox -T3 Portable Sleep Monitor	Watch PAT

표 3. 국내에서 주로 사용되고 있는 휴대용 수면검사장비

상품명	Watch PAT	Stardust II	Alice PDx	ApneaLink Plus™	Embletta						
					X10	X100	MPR	MPR PG	ST Proxy	ST+Proxy	TX Proxy(on line)
제조사	Itamar	Philips Respironics		ResMed	Natus Medical(Embla System)						
Type	3	3	2~3	3	3	2	4	3	2	2	
Channel	7	6~8	12~16	4	9	11	27		34~54	38~65	10
EEG			O			O			O(2)	O(6)	
EMG			O			O			O(4)	O(4)	
EOG			O			O			O(2)	O(2)	
EKG			O			O			O(1)	O(1)	
Airflow											
Oronasal thermal sensor				O	O			O			
Nasal pressure transducer		O	O	O	O	O	O	O			
Oxymetry	O	O	O	O	O	O	O	O			
Snore sensor	O				O			O			
Respiratory effort		O	O	O	O	O		O(2)			
Body position	O	O	O		O	O	O	O			
Peripheral arterial tone	O										
On-line study											O
CPAP, CO_2(option)											O

호흡증이 의심되는 경우에 호흡 기류, 호흡 노력, 혈중 산소포화도를 포함하여 최소한 3채널 이상 측정 가능한 휴대용 수면검사장비를 이용하여 검사 중 검사자의 감독 없이 시행한 수면검사 결과를 가지고도 폐쇄성수면무호흡을 진단할 수 있다고 하였다. 또한 폐쇄성수면무호흡증에 대한 수술, 구강장치, 체중감소 등의 치료에 대한 치료효과를 평가하기 위한 목적으로도 사용될 수 있다고 제시하였다. 그러나 중추성무호흡, 주기성사지운동장애(periodic limb movement disorder), 불면증(insomnia), 사건수면(parasomnia), 일주기성리듬장애(circadian rhythm disorder), 또는 기면증(narcolepsy) 등의 수면질환이 의심되는 경우는 휴대용 수면검사를 사용하지 않는 것을 권고하였다. 현재 전 세계적으로 다양하고 수많은 종류의 휴대용 수면검사가 개발되어 활발히 사용되고 있다(표 2).

국내에서도 많은 종류의 휴대용 수면검사장비가 사용되고 있다(표 3)(그림 1). 이들 중 흔하게 사용되는 기기와 결과보고서에 대해 알아보고자 한다.

ApneaLink™, ApneaLink Plus™

ApneaLink™(ResMed Inc., Germany)는 비강압력센서, 산소포화도측정으로 구성되어 있는 가장 기본적인 형태의 Type IV의 휴대용 수면검사이며, ApneaLink Plus™(ResMed Corp., San Diego, CA, USA)는 여기에 호흡 노력을 측정할 수 있는 1개의 흉부 벨트를 추가하여 중추성무호흡을 구분할 수 있지만(Type III), 구강비강열전도센서가 없어서 구강호흡을 측정할 수 없고, 수면시간이나 수면 단계, 수면자세에 대한 정보를 알 수 없다는 단점이 있다. 두 기기의 결과보고서 형태는 비슷하며, 무호흡-저호흡 지수(AHI), 저호흡 지수(HI), 기류 제한(FL), 위험 지표(RI) 등의 지표를 보고하는데, 이 중 RI(Risk Indicator)는 ResMed 회사 자체에서 만든 것으로 수면다원검사에서 사용되는 호흡장애지수와는 다른 개념이다. RI는 무호흡-저호흡 지수와 흡기 기류제한 사건(inspiratory flow limitation events)의 합으로 계산할 수 있으며, 정상은 5 미만이다. Inspiratory flow limitation events는 결과보고서에서 직접 확

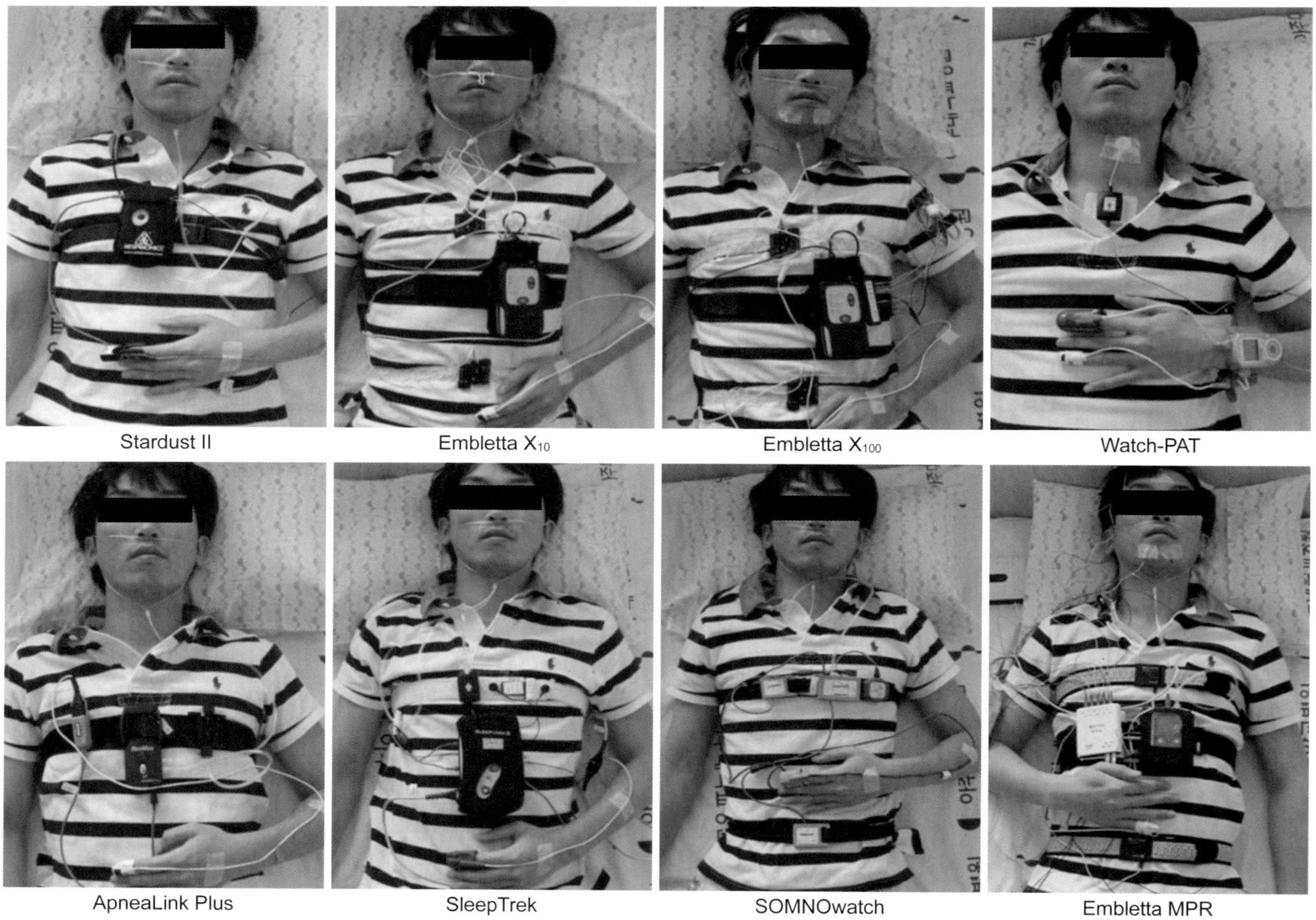

그림 1. 국내에서 사용 중인 휴대용 수면검사기.

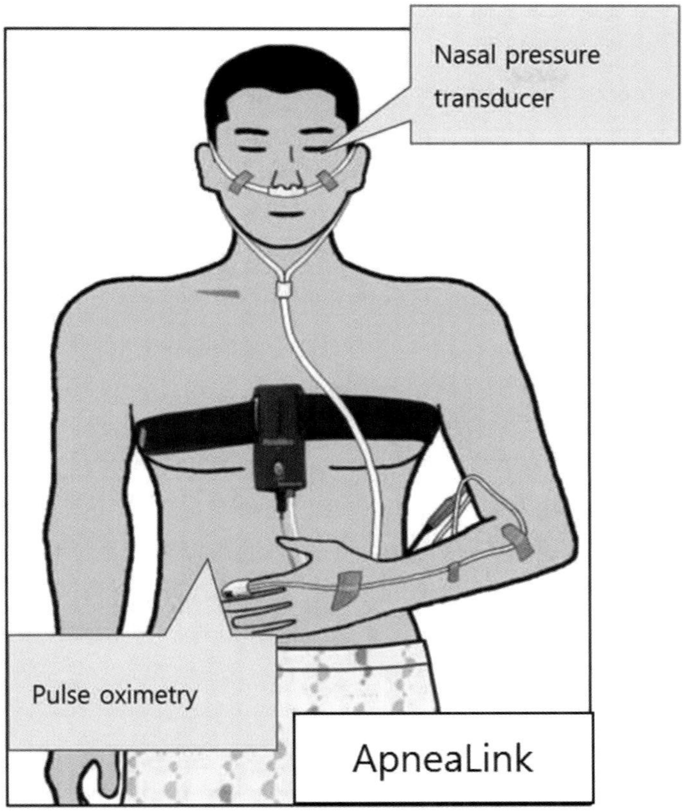

ApneaLink Report dated 4/22/2006 3:05 PM

Physician: | **To be referred to:**

Patient information

First name:	■	Patient ID:	
Last name:		Date of birth:	11/23/1944
Street:		Height:	173 cm
ZIP code / city:		Weight:	96 kg
Phone:		BMI:	32.1 kg/m²

Recording / **Evaluation period**

Date:	8/31/2004		
Start:	11:13 PM .	Start:	11:23 PM .
End:	7:22 AM .	End:	7:22 AM .
Duration:	8 h 8 min	Duration:	7 h 58 min

Risk indicator

Normal range | V. a. pathologische Atmungsstorung

Result (23)

Analysis

Indices		Normal range	Results (during evaluation period)	
AHI*:	18	< 5 / h	Average breath frequency [bpm]:	15.76
RI**:	23	< 5	Breaths:	7539
Apnea index:	4	< 5 / h	Apneas:	35
Hypopnea index:	13	< 5 / h	Hypopneas:	106
% Flow limited breaths without Sn [FL]:	48	< abt. 60	Flow limited breaths without Sn (FL):	3591
% Flow limited breaths with Sn [FS]:	10	< abt. 40	Flow limited breaths with Sn (FS):	750
			Snoring events:	1627

*AHI = here: Average number of apneas/hypopneas per hour during the evaluation period
**RI = Risk indicator = Punktebewertung aus AHI + Punktebewertung aus FL/FS (Naheres siehe Gebrauchsanweisung)
Sn = snoring; FL = flow limitation; FS = flow limitation with snoring

Analysis status: Analyzed automatically

Parameters used (ResMed standard parameters are described in the user manual)

Apneas:	20 % of normal flow	min. duration:	10 s	max. duration:	80 s
Hypopneas:	50 % of normal flow	min. duration:	10 s	max. duration:	100 s
				Max. time range for A/H event link:	1.0 s
Snoring:	6.0 % threshold	min. duration:	0.3 s	max. duration:	3.5 s
				Max. respiratory snoring break time:	0.5 s

Comment

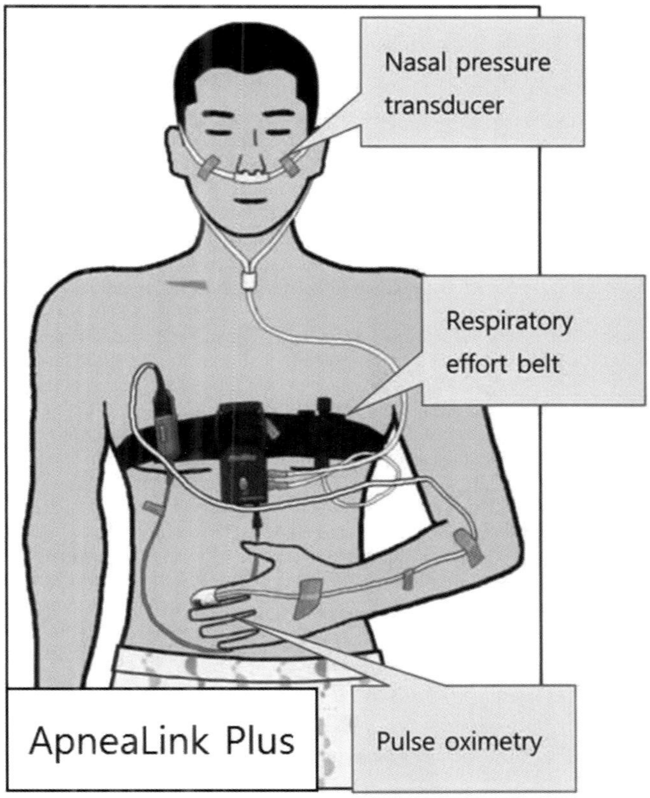

ApneaLink - Report of 2014-01-25 5:33

Treating physician | Referral to

Patient data

First name:	■	Patient ID:	1687919
Last Name:		DOB:	1980-11-02
Street:		Height:	0 cm
City, ST, Zip:		Weight:	0 kg
Phone:		BMI:	kg/m@

Recording / **Evaluation**

Date:	2014-01-24		
Start:	¿ÀÈÄ 9:42 .	Start:	¿ÀÈÄ 9:52 .
End:	¿ÀÀü 5:25 .	End:	¿ÀÀü 5:23 .
Duration:	7 h 42 min	Duration:	7 h 30 min

Risk indicator

Normal range | Suspected pathological breathing disorder

Result (83)

* See Clinical Guide for abbreviations and ResMed standard parameters

Analysis (Flow evaluation period: 7 h 30 min / SpO2 evaluation period: 7 h 30 min)

Indices		Normal	Result	
AHI*:	83	< 5 / h	Average breaths per minute [bpm]:	6.29
RI*:	83	< 5	Breaths:	2833
Apnea index:	71	< 5 / h	Apneas:	531
UAI:	0		Unclassified apneas:	0 (0%)
OAI:	61		Obstructive apneas:	455 (86%)
CAI:	10		Central apneas:	76 (14%)
MAI:	0		Mixed apneas:	0 (0%)
Hypopnea index:	12	< 5 / h	Hypopneas:	88
% Flow lim. Br. without Sn (FL):	3	< Approx. 60	Flow lim. Br. without Sn (FL):	73
% Flow lim. Br. with Sn (FS):	0	< Approx. 40	Flow lim. Br. with Sn (FS):	0
			Snoring events:	2
ODI Oxygen Desaturation Index*:	77	< 5 / h	No. of desaturations:	581
Average saturation:	91	94% - 98%	Saturation ≤ 90% :	171 min (38%)
Lowest desaturation:	82	-	Saturation ≤ 85% :	4 min (1%)
Lowest saturation:	82	90% - 98%	Saturation ≤ 80% :	0 min (0%)
Baseline Saturation:	94	%	Saturation ≤ 89% :	97 min (22%)
			Saturation ≤ 88% :	50 min (11%)
Minimum pulse:	65	> 40 bpm		
Maximum pulse:	102	< 90 bpm		
Average pulse:	77	bpm		
Proportion of probable CS epochs:	0	0%		

ApneaLink Plus

Analysis status: Analyzed automatically

Analysis parameters used (User-defined)

Apnea [20%; 10s; 80s; 1.0s; 20%; 60%; 8%]; Hypopnea [70%; 10s; 100s; 1.0s]; Snoring [6.0%; 0.3s; 3.5s; 0.5s]; Desaturation [8.0%]; CSR [0.50]

Comments

그림 2. ApneaLink와 ApneaLink Plus.

인할 수는 없고, 저장된 공식으로 자동적으로 계산된다. 결과 보고서 중간에 있는 그림에서 RI는 5를 기준으로 증가할수록, 붉은색으로 이동되어 고위험도를 나타낸다. 검사결과 우측에서 보이는 호흡은 전체 호흡 횟수이며, 무호흡, 저호흡 역시 각각의 횟수이다. Flow lim. Br. without/with Sn은 검사 시간 동안 전체 기류 제한 횟수를 코골이의 동반 유무에 따라 분류한 것이며, 좌측의 %는 이를 전체 호흡수로 나눈 값이다. ApneaLink Plus™는 무호흡 지수를 미분류 무호흡 지수, 폐쇄성무호흡 지수, 중추성무호흡 지수, 혼합성무호흡 지수로 분류해서 표시한다(그림 2).

Stardust II(STD)

Stardust II(Respironics Inc, Murrysville, PA, USA)는 ApneaLink Plus™와 비슷한 Type III의 기기로 1개의 흉부 벨트를 이용해 호흡 노력을 감지해서 중추성무호흡과 폐쇄성무호흡을 감별할 수 있다. 추가적으로 자세 센서가 있어 앙와위과 비앙와위 자세에 따른 event의 정도와 변화를 측정할 수 있다는 장점이 있다. 또한, 전면부에 patient event marker(PEM) button이 있어서 검사 중 환자가 화장실에 가거나 할 때 잠깐 검사를 중단할 수도 있다. 결과보고서에서 각각의 결과를 보여주며, 우측에서는 앙와위와 비앙와위에 따른 차이를 보여준다. 우측 아래의 hypnogram은 시간과 자세에 따른 변화를 보여 주며 호흡 장애는 기간과 비례하여 그래프의 높이가 변화한다(그림 3).

Watch_PAT

Watch_PAT(Itamar Medical Ltd., Israel)은 전통적인 수면검사기기와 다른 개념의 기기로 기존의 Type으로 분류될 수 없는 새로운 형태의 기기이다. 손가락의 말초동맥 긴장도측정(peripheral arterial tonometry, PAT)을 이용하여 동맥 박동성 용적(arterial pulsatile volume)을 측정하여 자율신경계 활성과 연관된 혈관 사건(related vascular events)의 변화를 생리 신호로 나타내는 것으로 뇌파와 비강기류센서 없이 수면/각

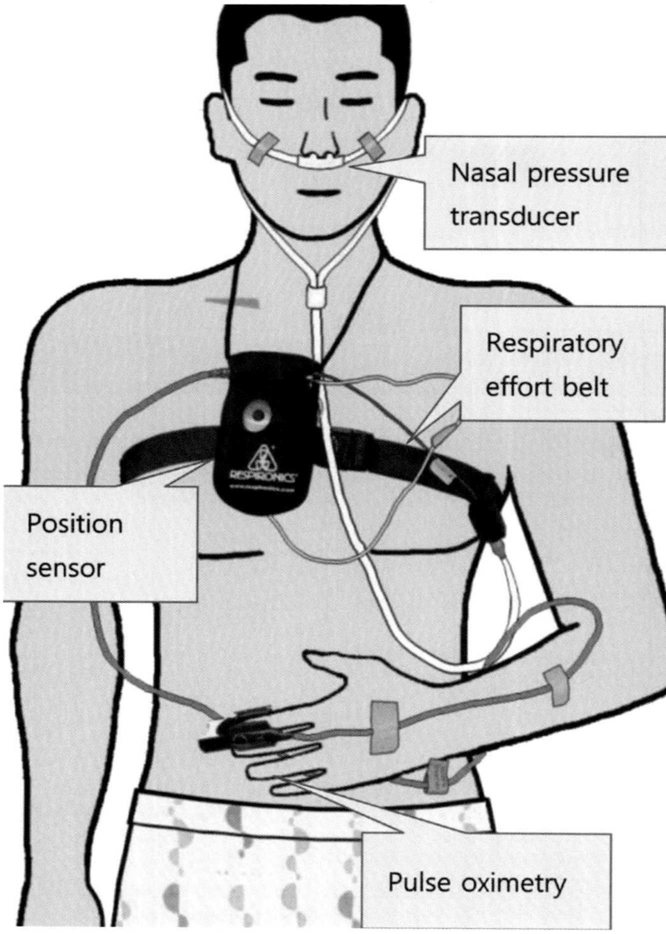

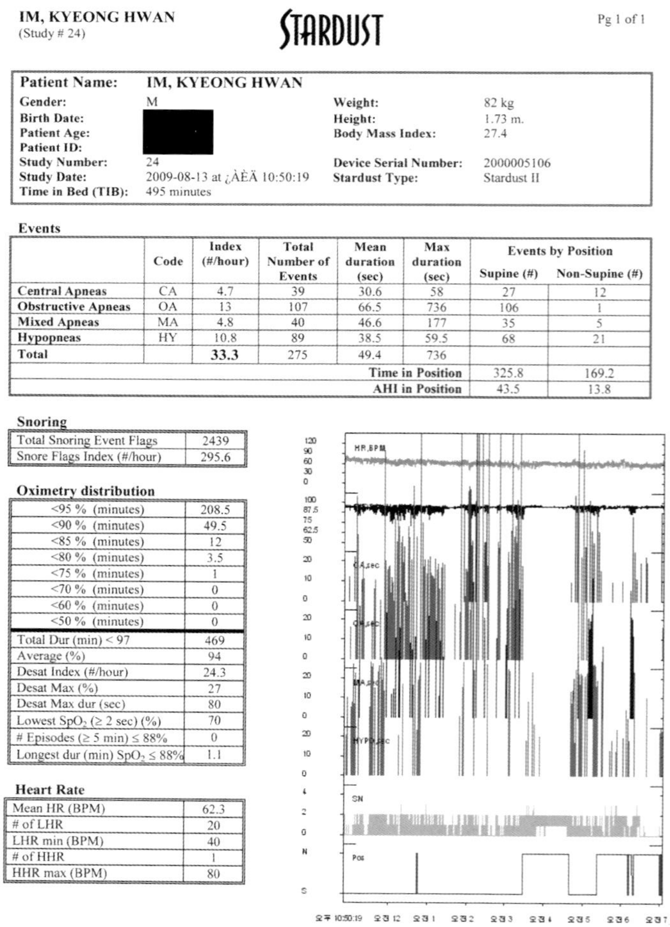

IM, KYEONG HWAN
(Study # 24)

STARDUST

Pg 1 of 1

Patient Name:	IM, KYEONG HWAN		
Gender:	M	Weight:	82 kg
Birth Date:		Height:	1.73 m.
Patient Age:		Body Mass Index:	27.4
Patient ID:			
Study Number:	24	Device Serial Number:	2000005106
Study Date:	2009-08-13 at ¿ÀÈÄ 10:50:19	Stardust Type:	Stardust II
Time in Bed (TIB):	495 minutes		

Events

	Code	Index (#/hour)	Total Number of Events	Mean duration (sec)	Max duration (sec)	Events by Position	
						Supine (#)	Non-Supine (#)
Central Apneas	CA	4.7	39	30.6	58	27	12
Obstructive Apneas	OA	13	107	66.5	736	106	1
Mixed Apneas	MA	4.8	40	46.6	177	35	5
Hypopneas	HY	10.8	89	38.5	59.5	68	21
Total		**33.3**	275	49.4	736		
					Time in Position	325.8	169.2
					AHI in Position	43.5	13.8

Snoring

Total Snoring Event Flags	2439
Snore Flags Index (#/hour)	295.6

Oximetry distribution

<95 % (minutes)	208.5
<90 % (minutes)	49.5
<85 % (minutes)	12
<80 % (minutes)	3.5
<75 % (minutes)	1
<70 % (minutes)	0
<60 % (minutes)	0
<50 % (minutes)	0
Total Dur (min) < 97	469
Average (%)	94
Desat Index (#/hour)	24.3
Desat Max (%)	27
Desat Max dur (sec)	80
Lowest SpO_2 (≥ 2 sec) (%)	70
# Episodes (≥ 5 min) ≤ 88%	0
Longest dur (min) SpO_2 ≤ 88%	1.1

Heart Rate

Mean HR (BPM)	62.3
# of LHR	20
LHR min (BPM)	40
# of HHR	1
HHR max (BPM)	80

그림 3. Stardust.

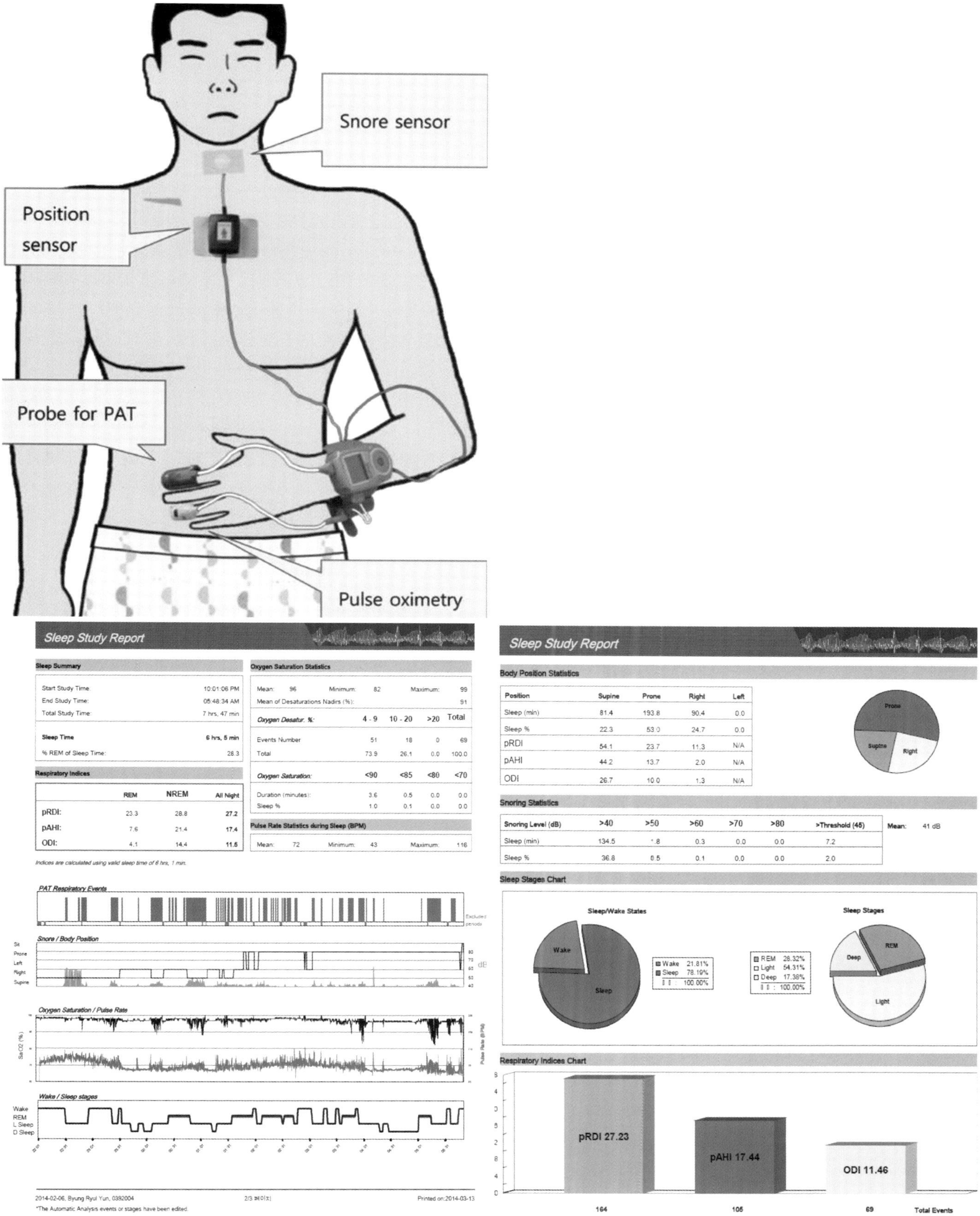

그림 4. Watch-PAT.

성, 비렘수면/렘수면, 호흡장애 결과를 계산할 수 있다. 손가락에 PAT 측정을 위한 probe와 산소포화도측정, 자세 센서와 코골이 측정을 위한 마이크로폰으로 구성되어 있고, 코나 입, 가슴 등에 다른 센서를 장착할 필요가 없어 간편하고, 수면을 방해하지 않는다는 장점이 있다. 여러 연구에서 민감도는 90% 이상, 특이도는 84% 이상으로 보고되었다.

결과보고서에서 호흡장애지수(RDI), 무호흡-저호흡 지수(AHI)는 PAT을 통해 측정하였다는 의미로 pRDI, pAHI로 표시하며, 산소불포화지수(ODI)는 직접 산소포화도측정을 이용해 측정하였으므로, ODI라고 표시한다. Watch_PAT은 목에 코골이 센서를 장착하여 코골이의 정도를 데시벨(dB)로 보여주어 크기를 알 수 있게 한다. 수면도표(hypnogram)에서는 시간대별로 종합적인 결과를 보여준다. 첫 번째 그래프는 호흡사건을 시간별로 나타내며, 두 번째는 자세 분석과 코골이의 크기를 dB로 나타낸다. 세 번째 그래프에서 검정색은 산소포화도를, 빨간색은 맥박수를 나타낸다. 네 번째는 수면 단계로 각성, 렘수면, 얕은 수면(1, 2단계 비렘수면), 깊은 수면(3단계 비렘수면)을 나타낸다(그림 4).

Embletta X10, Embletta X100, Embletta MPR

Embletta(Embla system Inc., Colorado)는 X10, X20, X30, X50, X100 등의 모델이 있으며, 국내에서는 X10과 X100이 흔히 사용되고 있고, 최근 Embletta MPR이 국내에 들어와 사용되고 있다. X10은 9 channel model로 비강압력센서, 열전도센서, 2개의 호흡 벨트(흉부, 복부), 산소포화도측정, 자세 센서, 코골이 센서 등으로 구성되어 있으며, X100은 열전도센서와 코골이 센서가 빠지고, 심전도, 뇌파, 안전도, 근전도 등에서 몇 가지 센서를 선택하여 추가할 수 있다. X100은 뇌파, 안전도, 근전도 등을 이용하여 수면 단계를 알 수 있다는 장점이 있지만, 센서가 많아 상대적으로 불편하고, 환자가 직접 착용하기가 어렵고, 정상 수면을 방해할 수 있다는 단점이 있다. 결과보고서에서 X10과 X100의 차이는 X100에서는 정확한 수면시간과 수면 단계를 알 수 있으므로, 수면개시, 효율, 각성, 단계별 잠복기 등을 보여주지만, X10에서는 index time만을 보여준다. 두 기기 모두 결과지에서 무호흡-저호흡에 대한 자세한 분석이 보고된다. 수면 도표에서는 수면시간대별의 여러 결과를 보여주며, X100에서는 각 수면 단계가 각성, 각성 단계, 렘수면, 1단계 비렘수면, 2단계 비렘수면, 3단계 비렘수면으로 표시된다(그림 5). Embletta MPR은 비강압력, 산소포화도측정, 자세 센서로 구성된 기본형인 MPR부터 기기 종류에 따라 뇌파, 근전도, 안전도, 심전도, 호흡 벨트 등의 센서가 추가될 수 있으며, 온라인으로 양압기와 비디오카메라까지 원격으로 연결하도록 확장이 가능하다. 결과지는 X100과 거의 동일하다.

여러 연구들에서 각각의 기기들은 정확성이나 유효성이 확인되었다. 그러나, 이들 연구는 숙련된 검사자에 의한 검사자 판독(manual scoring)을 전제로 하고 있다. 대부분의 기기들은 수면 데이터를 판독함에 있어, 프로그램 자체적으로 자동 판독(automated scoring)도 지원하므로 자동 및 검사자 판독이 모두 가능하지만, 자동판독의 부정확성 때문에 검사자 판독을 권장하고 있다. 최근 연구에서 자동 판독체계의 경우, 검사자 판독체계에 비하여 과소평가(underestimate)된다고 보고되기도 하였으며, 따라서 수면전문가에 의한 검사자 판독체계를 따르는 것이 필요하다(그림 6).

표준 수면다원검사가 수면질환 진단에 표준이지만 시행이 복잡하고 검사가 집과는 다른 수면환경을 가진 검사실에서 이루어져 평소와는 다른 수면 양상을 보일 수 있으며, 인력과 시설이 많이 필요하고, 경제적 부담이 많다는 단점이 있다. 이에 반해 휴대용 수면검사장비는 편의성, 접근성, 적은 비용과 같은 장점이 있지만, 표준 수면다원검사에 비하면 여러 가지 제한점이 있다.

첫째, 환자가 집에 가서 검사를 시행하므로, 실패율이나 데이터 손실 가능성이 높다.

둘째, Type III나 IV에서는 일반적으로 전체 수면시간을 알지 못하고, 전체 기록 시간만을 보고하기 때문에 실제보다 과소평가될 수 있다. 또한 각성을 측정할 수 없어 호흡노력과 관련된 각성에 대한 판독이 적어져서 역시 과소평가될 수 있다.

셋째, 그 외에도 각각의 기기에 대한 타당성 연구가 좀 더 필요하다는 점과 심각한 동반 질환이 있는 경우, 소아와 노인, 여자 환자들에 대한 자료가 부족하다는 점도 있다.

이상적인 휴대용 수면검사장비는 정확성, 신뢰성, 재현성, 자료 보존의 안전성, 환자의 자가 장착 가능, 편의성, 검사자에 의한 검사자 판독 가능 등의 조건을 만족해야 한다. 최근에는 수면다원검사의 기술을 휴대용 수면검사장비에 적용하는 것뿐만 아니라, 새롭고 다양한 방식의 기술들이 개발되고 있다. 활동기록기(actigraphy)를 이용하여 무호흡-저호흡 지수를 계산하는 기기나 전자기 신호를 이용한 비접촉 바이오센서를 이용하여 수면의 질이나 호흡 장애를 알 수 있는 기기 등도 개발되고 있다. 각각의 기기들은 장단점이 있으며, 아직 임상에서 실제 적용까지는 시간이 더 필요하다.

휴대용 수면검사장비는 편의성, 경제성 등의 장점 때문에 흔히 사용되고 있지만, 기기의 장단점 및 한계에 대한 이해를 가지고 적절한 환자에서 사용되어야 한다.

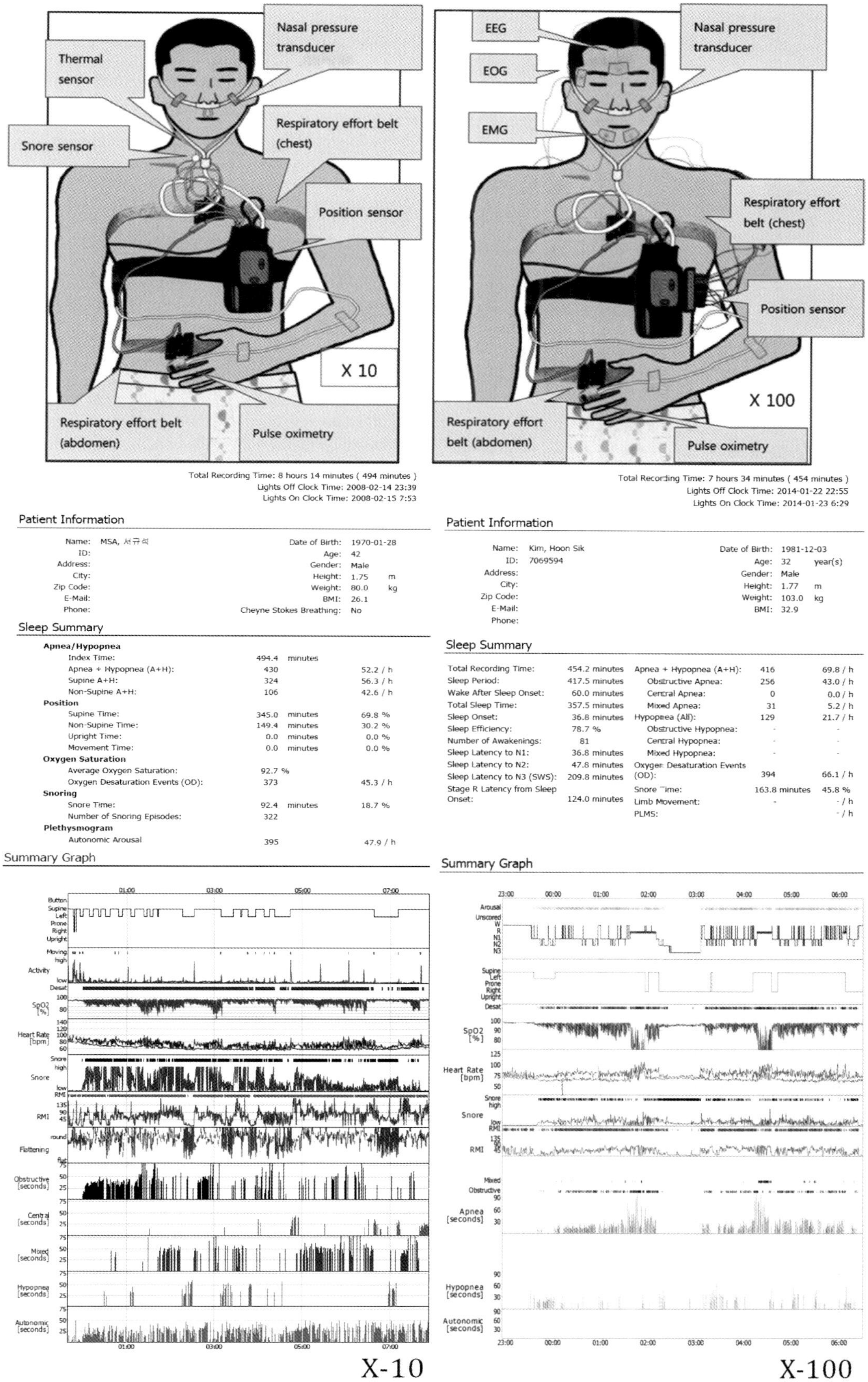

그림 5. Embletta X-10과 Embletta X-100.

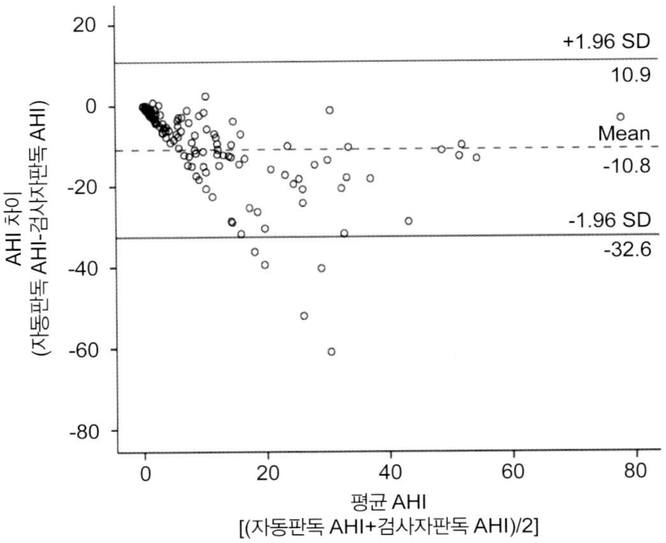

그림 6. 휴대용 수면검사기에서 자동 판독과 검사자 판독 시 무호흡-저호흡 지수의 비교. 자동 판독의 경우 무호흡-저호흡 지수를 적게 계산하는 경향이 있다(AHI: 무호흡-저호흡 지수).

참고문헌

1) Collop NA, Anderson WM, Boehlecke B, Claman D, Goldberg R, Gottlieb DJ, et al. Clinical guidelines for the use of unattended portable monitors in the diagnosis of obstructive sleep apnea in adult patients. Portable Monitoring Task Force of the American Academy of Sleep Medicine. J Clin Sleep Med 2007;3:737-47.
2) Davidson TM. Sleep medicine for surgeons. Laryngoscope 2008;118:915-31.
3) Fleetham J, Ayas N, Bradley D, Fitzpatrick M, Oliver TK, Morrison D, et al. Canadian Thoracic Society 2011 guideline update: diagnosis and treatment of sleep disordered breathing. Can Respir J 2011;18:25-47.
4) Kimoff RJ. To treat or not to treat: can a portable monitor reliably guide decision-making in sleep apnea? Am J Respir Crit Care Med 2011;184:871-2.
5) McNicholas WT, Levy P. Portable monitoring in sleep apnoea: the way forward? Eur Respir J 2011;37:749-51.
6) Park do Y, Kim HJ, Kim CH, Kim YS, Choi JH, Hong SY, Jung JJ, Lee KI, Lee HS. Reliability and validity of automated scoring in obstructive sleep apnea diagnosis with Embletta X100. Laryngoscope 2015;125:493-7.
7) Polese JF, Santos-Silva R, Kobayashi RF, Pinto IN, Tufik S, Bittencourt LR. Portable monitoring devices in the diagnosis of obstructive sleep apnea: current status, advantages, and limitations. J Bras Pneumol 2010;36:498-505.
8) Whitelaw WA, Burgess KR. Diagnosis of sleep apnoea: some critical issues. Indian J Med Res 2010;131:217-29.

CHAPTER 11

상기도폐쇄의 영상학적 평가

Radiologic Evaluation of Upper Airway Obstruction

김성원, 김현직

두부계측법(Cephalometry)

오랫동안 측면 두부계측법은 수면호흡장애 환자의 진단도구 중 하나로 이용되어 왔다. 특히 두개안면골격 형태의 평가에 사용되었다. 측정방법은 환자의 머리를 이개-안와하 평면(Frankfurt Plane)에 평행하게 머리 고정장치(cephalostat)에 선 자세로 고정시키고, 호기말에 상악과 하악, 상기도의 X-ray를 촬영하는 것이다. 두부계측법은 주로 구강악안면외과의사와 정형외과의사들의 표준적인 진단도구였고, 수면호흡장애에서 두부계측법은 하악전방이동장치(mandibular advancement device, MAD) 사용 전후 또는 양악전진술(maxillomandibular advancement surgery) 전후의 치아안면 특징의 평가에 초점이 맞춰졌었다.

두부계측법을 통해 긴 연구개, 감소된 최소 구개기도폭, 증가된 연구개의 두께, 상악과 하악의 후방전위, 소하악증(micrognathia), 증가된 중간안면 높이, 아래쪽으로 위치한 설골 등을 파악할 수 있고 이러한 해부학적인 소견들이 폐쇄성수면무호흡의 위험인자로 생각된다. 두개안면 골격의 차이는 비만하지 않은 폐쇄성수면무호흡증 환자에서 중요한 인자로 작용하고, 비만한 폐쇄성수면무호흡증 환자에서는 상기도의 연조직 형태의 비정상이 두드러진다.

두부계측법은 구강장치 치료 시 적응증이 된다. 여러 연구들을 종합해 보면 좁은 구인두, 좁은 각도의 SNB, 넓은 각도의 SNA, 짧은 구개수, 설골의 위치, 구인두 기도 면적 등이 구강장치의 치료 효과를 가늠할 수 있는 예측 인자로 평가된다. 구인두 위치에서 좁은 기도는 구강장치의 치료 성적을 높이는 유용한 인자로 평가된다(그림 1, 표 1).

수술 전 구개수구개인두성형술의 치료 결과를 예측하는 데, 두부계측법의 유용성에 대해서는 논란이 있으나, 하악후퇴(retrognathia)가 없는 환자들의 구개수구개인두성형술의 결과가 좋다. 두부계측법은 양악전진술 전에 두개안면 골격의 평가를 위한 표준적인 평가방법으로 사용한다.

두부계측법은 측정이 간단하고, 비용이 저렴하며, 폐쇄성수면무호흡의 여러 위험인자를 밝힐 수 있다는 장점이 있으나, 연구하는 사람마다 다른 기준점과 지표를 사용해서 연구 간의 비교가 어렵고, 각성 상태, 정적 상태에서 2차원적으로 측정한다는 한계가 있다.

전산화단층촬영

전산화단층촬영은 다양한 부위에서 객관적으로 기도의 단면적 측정, 3차원적 재구성 및 부피 측정이 가능하다. 또한 비침습적이고, 측정 시간이 짧으며, 비교적 조용한 조건에서 호흡주기 동안 뿐만 아니라 수면 중에도 기도의 동적인 평가가 가능하다. 그러나 방사능 노출, 상기도 움직임에 의한 허상의 가능성과 검사 시간이 짧아서 적은 호흡 주기만을 검사할 수 있는 등의 단점이 있다.

전산화단층촬영은 수면호흡장애 환자에서 기도 평가를 위해서 비교적 널리 사용되고 있지만, 전산화단층촬영을 위한 표준적인 방법이 없고, 구조물의 명명에 대해서 통일된 것이 없다.

전산화단층촬영을 이용한 측정 결과에 따르면 정상인과 비교하여 폐쇄성수면무호흡증 환자에서 상기도가 더 작은 것으로 측정되고, 특히 구개후방 부위에서 더 좁은 것으로 측정되

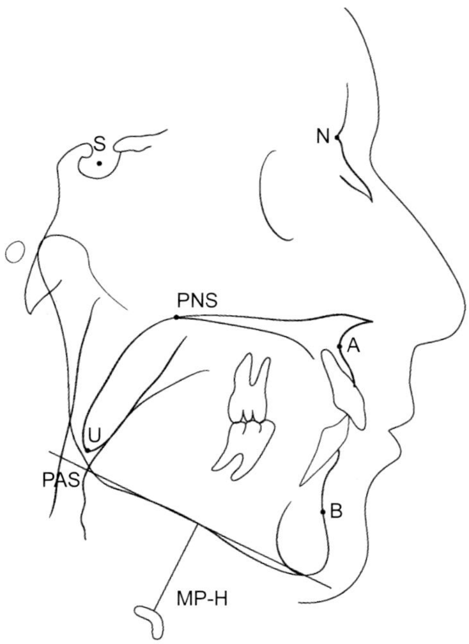

그림 1. 두부계측법 지표.

표 1. 그림 1에서 사용된 두부계측법 지표와 측정 계수

지표	
S	Center of the sella turcica
N	Nasion, the deepest point in the concavity of nasofrontal suture
A	A point, the deepest point in the concavity of the anterior maxilla between the anterior nasal spine and the alveolar crest
B	B point, the deepest point in the concavity of the anterior mandible between the alveolar crest and the pogonion
PNS	Posterior nasal spine
U	Uvula tip
주요 측정각 및 길이	
SNA	Maxillary protrusion angle
SNB	Mandibular protrusion angle
ANB	Angle between maxilla and mandible
PAS	Posterior airway space
MP-H	Distance from the hyoid to the mandibular plane
PNS-U	Length of the soft palate

며 그 외에도 큰 구개후방 조직, 큰 혀, 큰 부피의 연구개 등이 보일 수 있다.

폐쇄성수면무호흡증의 심각성과 연관된 전산화단층촬영 인자로는 비대한 혀와 큰 연구개 부피가 알려져 있으며, 3차원 전산화단층촬영 연구에서는 구개후방 공간과 구개후방 공간의 측면길이가 호흡장애지수와 높은 상관 관계를 보이기도 한다. 또한 중증의 폐쇄성수면무호흡증 환자에서 경도나 중등도 환자와 비교해서 더 두꺼운 연구개와 더 좁은 단면적을 가진다.

중증의 폐쇄성수면무호흡증 환자에서 전산화단층촬영을 통해서 각성 시보다 최면에 의한 이완(hypnotic relaxation) 시 기도가 더 좁아지는 것을 관찰하였다. 동적 전산화단층촬영과 초고속(ultrafast) 전산화단층촬영을 이용한 연구에서는 폐쇄성수면무호흡증 환자가 정상인에 비해서 비인두와 구인두의 기도가 더 작고, 협착성이 증가한다고 보고하였다. 또한 호흡주기 동안 구개인두 부위에서 단면적의 큰 변화를 보였고, 중증의 폐쇄성수면무호흡증 환자의 구개인두 부위에서 더 좁은 단면적을 보였다(그림 2).

치료 효과의 평가면에서 전산화단층촬영을 이용하여 구강장치 후 기도의 확장, 특히 최소 후두 단면적의 증가가 관찰되었다. 또한, 양악 전진술이나 구개수구개인두성형술 후에도 상기도의 확장이 관찰되었다. 전산화단층촬영에서 구개수구개인두성형술 이후에 구인두의 확장이 수술의 성공적인 결과와 관련되었다는 보고도 있고, 좁은 상기도를 가진 환자들이 구개수구개인두성형술의 치료 결과가 좋다는 연구도 있다.

자기공명영상

두부계측법이나 전산화단층촬영과 비교하여 자기공명영상은 연조직을 관찰하기 용이하고, 조직 구조의 3차원적인 평가에도 훌륭하며, 방사선에 노출될 위험성이 없어서 수면호흡장애가 있는 소아의 영상학적 평가에 적절하다. 하지만 비용이 비싸고, 검사 시 발생하는 소음으로 수면을 방해할 수 있고, 검사 자체가 뇌파 검사나 심박동기에 영향을 줄 수 있어 동시에 수면검사를 하기 어려우며, 폐쇄공포증이나 비만한 환자에게는 상대적으로 금기가 된다는 한계가 있다.

수면호흡장애가 있는 소아에서의 자기공명영상 연구에서 호흡장애 횟수와 편도 및 연구개의 크기가 깊은 연관성이 있고, 좁은 상기도를 보이는 소아에서 높은 호흡장애를 보였다. 폐쇄성수면무호흡이 있는 소아에서 편도 및 아데노이드 근처에서 기도의 협착이 관찰되었고, 편도 및 아데노이드 절제술 이후에도 폐쇄성수면무호흡증이 남아있는 소아의 경우에 설편도의 비대가 보고되었다.

자기공명영상을 이용하여 기도의 협착 부위를 관찰한 연구에서 보면 폐쇄성수면무호흡증 환자에서 혀의 부피가 연관성이 크고, 기도가 가장 좁아진 위치에서 부인두 지방(parapharyngeal fat pad)의 비대보다 측인두 근육벽의 두께가 기도협착을 일으키는 중요한 해부학적 요소임을 알 수 있었다. 정상인과 폐쇄성수면무호흡증 환자를 비교해 보았을 때, 정상인은 인두 기도의 협착이 관찰되지 않지만, 폐쇄성수면무호흡증 환자는 각성 시에도 심각한 인두 기도의 협착이 관찰되고, 수면 시에

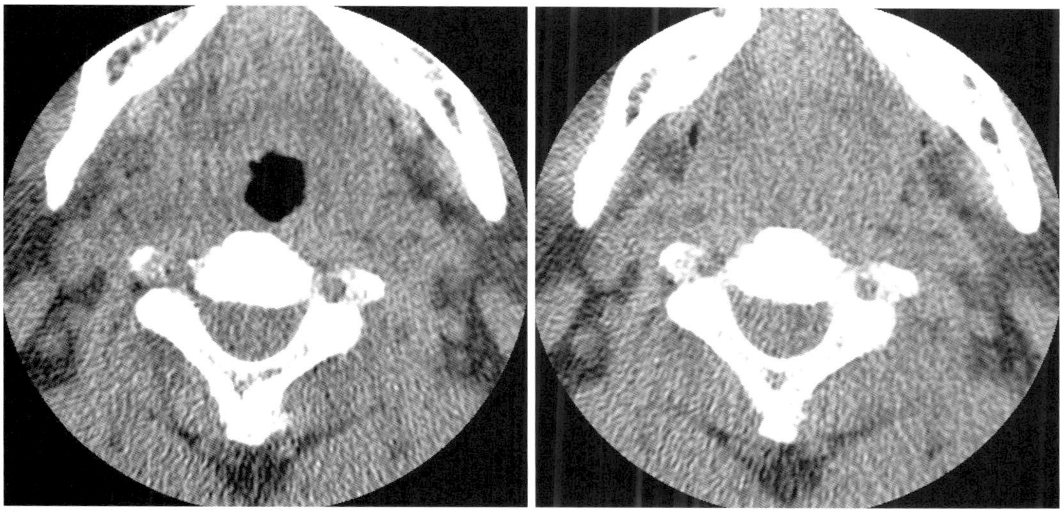

A B

그림 2. 수면 중 호흡 동안 전산화단층촬영으로 측정한 상기도의 변화. (A) 각성시 구개수 위치에서 환자의 단면적 영상으로 기도가 잘 유지되고 있다. (B) 수면 중 같은 위치에서 기도의 심각한 협착이 관찰된다.

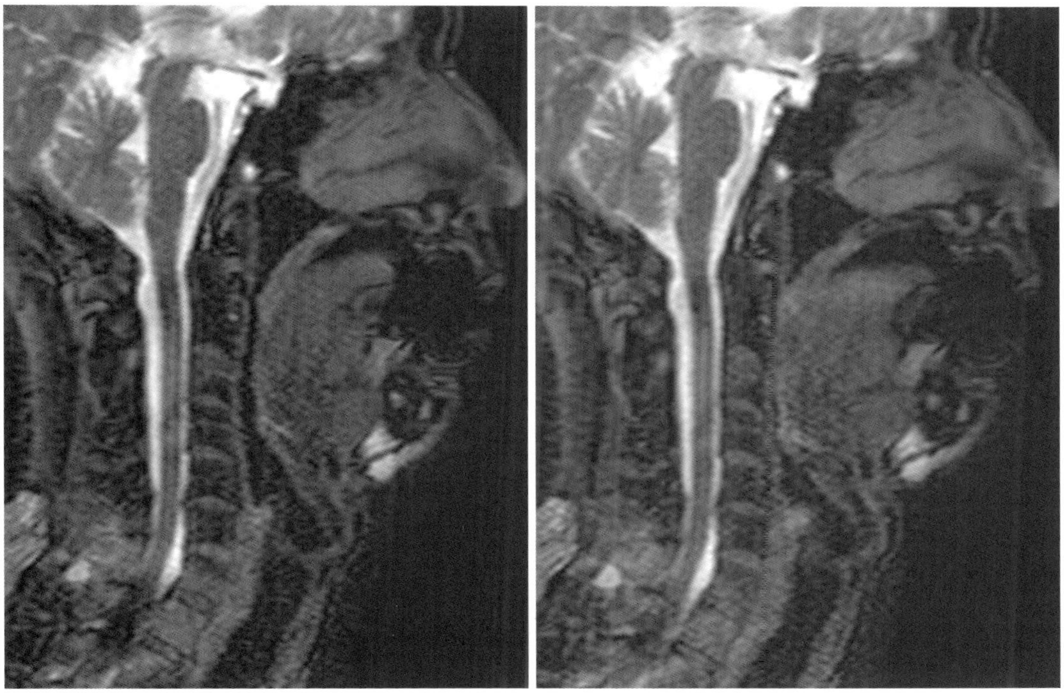

A B

그림 3. 수면 중 동적 자기공명영상(dynamic MRI)으로 측정한 기도의 소견. (A) 각성시 비교적 유지된 상기도의 코양을 보여준다. (B) 수면 중 전 상기도에 걸친 동일 부위의 허탈(collapse)을 보여준다.

는 더 심해지는 것을 알 수 있다(그림 3). 폐쇄성수면무호흡증이 있는 비만하지 않은 환자의 경우에 지방이 상기도의 전면, 측면부에 축적되는 것이 관찰되기도 한다.

자기공명영상 촬영으로 기도의 폐쇄 부위를 확인하는 것이 수술적 치료의 결정에 유용할 수 있다고 주장하는 사람도 있지만, 근거는 아직 부족하다.

투시검사(Fluoroscopy)

투시검사는 환자의 내부 기관에 대한 동적 영상을 얻기 위해서 움직이는 방사선 투과성 물체에 대해서 지속적인 X-선 조사를 사용하는 영상검사 방법이다. 일반적으로 위장관 검사나 혈관조영술을 위해서 흔하게 사용되며, 정형외과 수술 시 수술 중 골절 정복 정도의 평가를 위해서 사용되기도 한다.

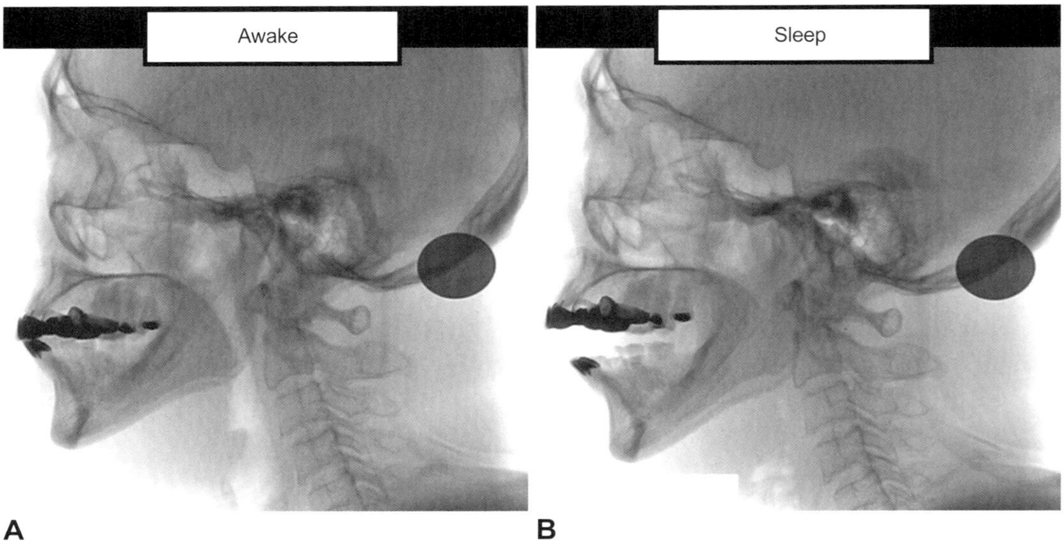

그림 4. 상기도의 디지털 투시검사. (A) 각성시 검사로 환자의 구호흡이 없으며 잘 유지된 기도의 모양을 보여준다. (B) 수면시 검사로 구호흡이 발견되며 화살표로 표시된 기도의 각 부분(위로 부터 구개후방위, 후설부위, 후두개부위)의 협착을 보여준다.

투시검사를 이용한 연구에 따르면 구개인두의 상기도 협착이 가장 흔하게 시작되는 부위이며, 일차적인 구개인두 폐쇄 이후에 구인두 폐쇄가 일어날 수 있고, 증가된 흡기 음압에 의해서 구인두 폐쇄가 촉진될 수 있다. 투시검사는 수면 시 호흡 동안의 기도의 동적 기능과 폐쇄나 협착 부위에 대한 동적인 실시간 시각 정보를 제공할 수 있다. 예를 들면, 수면 중에 경추의 움직임과 설골의 하방 이동과 무호흡 말기에 턱의 움직임을 직접적으로 관찰할 수 있다. 또한 수면검사 중에 상기도를 평가하기 위해서 수면투시조영검사를 할 수도 있다.

이는 실제 수면상태에서 기도의 변화를 기록할 수 있는 동적인 방법이며, 뇌파와 같이 측정될 수도 있고, 대부분의 병원에서 이 장비가 구비되어 있어서 적용하기 쉬우며, 다소 비침습적이라는 장점이 있긴 하지만, 방사능에 노출되는 문제와 짧은 시간만을 관찰할 수 있고, 전후 면만을 측정할 수 있는 2차원적인 측면 영상만을 제공한다는 점, 구조물의 겹침으로 해석이 어려운 경우 고도로 전문화된 해석이 필요하다는 점, 시술 동안 수면을 유도하기 위해서 약물에 의한 진정이 필요하다는 점에서 한계가 있다. 방사선 피폭량을 줄이고, 검사 시간을 단축시킨 새로운 디지털 투시검사 체계가 개발되기도 하였다(그림 4).

전산유체역학(Computational Fluid Dynamics)

최근에 컴퓨터 공학의 발달로 이전에는 불가능했던 수많은 기하학적 모델링(geometry modeling), 과학적 시각화(scientific visualization), 가상 환경기술(virtual environment technology)이 가능해져서 의학 분야에서 기류를 이해하는 데 많은 도움을 주고 있다. 실제 시행 방법은 환자의 전산화단층촬영으로부터 기도 공간만을 추출해서 3차원적으로 재건한 후에 numerical mesh를 만들어 내고 이를 토대로 전산유체역학 모의실험을 하는 것이다.

전산유체역학을 이용한 연구에 따르면 인두 기도의 기하학과 그것을 이용한 전산유체역학이 무호흡-저호흡 지수와 좋은 상관관계를 보였고, 양악 전진술 이후에 기도의 모든 부위에서 층기류(lamina air flow)와 와기류(turbulent air flow)가 크게 감소하였고, 기도의 모든 부위에서 압력 노력도 감소하였다고 하였다.

전산유체역학 모의실험은 아직 연구 초기 단계이긴 하지만, 상기도의 동적이고 정확한 이미지를 보여주고, 해부학적 변화에 기초한 환자 맞춤형 치료를 실현할 수 있는 가능성이 있는 방법으로 생각된다.

참고 문헌

1) Georgalas C, Garas G, Hadjihannas E, Oostra A. Assessment of obstruction level and selection of patients for obstructive sleep apnoea surgery: an evidence-based approach. J Laryngol Otol 2010;124:1-9.
2) Hou HM, Sam K, Hägg U, Rabie AB, Bendeus M, Yam LY, Ip MS. Long-term dentofacial changes in Chinese obstructive sleep apnea patients after treatment with a mandibular advancement device. Angle Orthod 2006;76:432-40.
3) Schoenberg SO, Floemer F, Kroeger H, Hoffmann A, Bock M, Knopp MV. Combined assessment of obstructive sleep apnea syndrome with dynamic MRI and parallel EEG registration: initial results. Invest Radiol 2000;35:267-76.
4) Sittitavornwong S, Waite PD, Shih AM, Cheng GC, Koomullil R, Ito Y, Cure JK, Harding SM, Litaker M. Computational fluid dynamic analysis of the posterior airway space after maxillomandibular advancement for obstructive sleep apnea syndrome. J Oral Maxillofac Surg 2013;71:1397-405.
5) Sittitavornwong S, Waite PD. Imaging the upper airway in patients with sleep disordered breathing. Oral Maxillofac Surg Clin North Am 2009;21:389-402.
6) Strauss RA, Burgoyne CC. Diagnostic imaging and sleep medicine. Dent Clin

North Am 2008;52:891-915.
7) Stuck BA, Maurer JT. Airway evaluation in obstructive sleep apnea. Sleep Med Rev 2008;12:411-36.
8) Thakkar K, Yao M. Diagnostic studies in obstructive sleep apnea. Otolaryngol Clin North Am 2007;40:785-805.
9) Lee CH, Hong SL, Rhee CS, Kim SW, Kim JW. Analysis of upper airway obstruction by sleep videofluoroscopy in obstructive sleep apnea: a large population-based study.Laryngoscope 2012;122:237-41.
10) Woodson BT, Conley SF, Dohse A, Feroah TR, Sewall SR, Fujita S. Posterior cephalometric radiographic analysis in obstructive sleep apnea. Ann Otol Rhinol Laryngol 1997;106 310-3.
11) Yucel A, Unlu M, Haktanir A, Acar M, Fidan F. Evaluation of the upper airway cross-sectional area changes in different degrees of severity of obstructive sleep apnea syndrome: cephalometric and dynamic CT study. AJNR Am J Neuroradiol 2005;26:2624-9.

CHAPTER 12

상기도폐쇄의 비영상학적 평가

Non-Radiologic Evaluation of Upper Airway Obstruction

김동규, 이현종, 원태빈

폐쇄성수면무호흡증 환자에서 나타나는 폐쇄부위는 비강에서부터 구인두, 편도, 설근부, 하인두 및 후두에 이르기까지 다양하며, 상기도의 모든 부분에서 발생 가능하다. 그러므로 폐쇄부위를 정확히 확인하는 것은 폐쇄성수면무호흡증 환자 치료에 있어서 가장 중요한 과정이라 할 수 있으며, 특히 수술적으로 교정이 가능한 환자를 선별하고 적절한 수술방법을 선택하는 데 중요한 역할을 한다.

예를 들어, 만성비후성비염 및 비중격 만곡증 등으로 비강이 막혀 폐쇄성수면무호흡증이 생기는 경우라면 하비갑개 성형술, 비중격 교정술 등이 필요하고, 연구개 부위가 폐쇄성수면무호흡증의 중요 폐쇄부위라고 판단되는 경우라면 구개부 수술 등이 도움이 될 것이며, 설근부 부위가 원인이라 판단된다면 이설근진전술, 설편도 절제술, 혹은 설부분절제술 등의 치료를 고려할 수 있다. 현재까지 폐쇄성수면무호흡증 환자에서 폐쇄부위를 확인하기 위해 소개된 방법은 다양하며, 본 장에서는 이들 중 비영상학적으로 시행할 수 있는 방법들에 대해 살펴보고자 한다.

신체검사

각성 시 환자의 비강과 구강, 하인두 등 상기도 부위를 관찰하는 방법으로 보통 내시경을 사용하게 되는데, 폐쇄성수면무호흡증 환자의 검사에서 가장 기본이 되는 방법이다. 비폐색 또는 비강기도 저항 증가는 코골이 및 폐쇄성무호흡증을 유발시키거나 악화시키는 요소로 알려져 있으므로, 비강검사를 통하여 비폐색을 일으킬 수 있는 코의 상태를 확인한다. 먼저 외비의 변형을 살펴보고 다음으로 코 안의 검사를 시행하며, 비중격 만곡증, 비갑개의 비후, 비용종의 유무를 관찰한다. 드물기는 하나 비밸브의 함몰로 인한 비폐색이 발생할 수 있으므로 Cottle 검사를 시행해보는 것도 도움이 될 수 있다. 비첨의 위치와 모양도 비폐색에 영향을 줄 수 있다. 나이가 들면서 비첨의 지지구조가 약해져 비첨의 하수가 일어날 수 있는데 이로 인해 비폐색이 발생할 수 있으며, 이런 경우 비첨을 상향회전시켜 보아 비폐색의 호전 여부를 통해 감별할 수 있다.

다음으로 구인두부 검사를 통해 편도의 크기, 연구개의 모양과 두께, 목젖의 크기와 모양, 혀의 크기 및 위치, 경구개의 만곡도와 교합 등을 관찰한다. 특징적인 무호흡 환자의 구인두부 진찰 소견으로 과도한 양의 연구개 조직, 낮게 내려앉은 연구개, 편도비대, 구개수 비대 등을 볼 수 있으며, 혀가 상대적으로 비대하여 연구개가 잘 보이지 않는 경우도 있을 수 있다. 이후에는 후두내시경을 이용하여 하인두와 후두를 관찰하여 설편도의 크기 및 종양성 병변의 유무를 확인해야 한다.

상기도의 검진 외에도 전체적인 신체 및 얼굴의 형태를 관찰하여 두개안면 기형이나 각종 증후군의 유무를 파악해야 하며, 수면무호흡과 연관된 증후군에는 말단비대증, 다운증후군, Treacher Collins 증후군, 다발성경화증 등이 있다. 키, 몸무게, 체질량지수, 목둘레, 상하악의 발달 정도, 교합상태[수평피개교합(overjet), 수직피개교합(overbite), 부정교합 등], 허리-엉덩이 둘레 비율(waist-hip ratio) 등에 대한 평가도 중요하다. 신체검사는 다른 폐쇄부위 검사와 비교하여 쉽고 경제적이라는 장점이 있으나, 각성 시의 검사가 갖는 한계점과 검사 간 또는 검사자 간 객관성이 떨어진다는 단점이 있다.

편도 크기 및 구개-혀 위치 평가

Friedman 등은 폐쇄성수면무호흡증 환자들을 편도의 크기, 구개의 상대적 위치, 그리고 체질량지수를 이용하여 분류하였는데 이를 Friedman 병기(Friedman Staging)라고 한다. Friedman 병기를 측정하는 방법은, 먼저 앉은 상태에서 환자가 입을 크게 벌리고 코로 숨을 쉴 때, 혀를 바깥으로 내밀지 않은 상태에서 구개의 상대적 위치를 측정하고, 이어서 설압자를 이용해 혀를 살짝 누른 다음 편도의 크기를 측정한다. 보통, '아' 발음을 수 초간 한 다음, 발성을 멈추고 코로 숨을 쉴 때 구개의 상대적 위치를 측정하는데, 2~3번 반복하여 대표적인 위치와 크기를 기록해 두는 것이 좋다.

Friedman 구개-혀 위치평가(Friedman palate or tongue position, FPP)에서 FPP Grade I은 구개수와 편도 혹은 편도기둥 전체가 보일 때, FPP Grade II는 구개수는 보이지만 편도가 보이지 않을 때, FPP Grade III은 연구개는 보이지만 구개수가 보이지 않을 때, FPP Grade IV는 경구개만 보이는 경우를 말한다(그림 1). 한편, Friedman 편도크기측정에서 편도 크기는 0부터 4까지 점수로 나타내게 되는데(그림 2), Grade 0은 과거에 편도 수술을 한 경우를 말하고, Grade 1은 편도가 편도기둥 안쪽에 묻혀 보이지 않을 때, Grade 2는 편도가 편도기둥까지 도달했을 때, Grade 3은 편도가 편도기둥을 넘었지만 편도기둥과 구개수 사이 거리의 1/2을 넘지 않은 경우, Grade 4는 편도가 편도기둥과 구개수 사이 거리의 1/2을 넘었거나 정중선까지 도달했을 때를 말한다.

Friedman 등은 이를 바탕으로 체질량지수 40 이하인 경우에서, 구개-혀 위치 평가 단계 I~II이면서 편도 크기 3~4인 경우를 Stage I, 구개-혀 위치 평가 단계 I~II이면서 편도 크기 1~2이거나 구개-혀 위치 평가 단계 III~IV이면서 편도 크기 3~4인 경우를 Stage II, 구개-혀 위치 평가 단계 III~IV이면서 편도 크기 1~2인 경우를 Stage III이라고 정의하였다. 그리고 체질량지수 40 이상인 경우에서는 구개-혀 위치 평가 단계와 편도 크기에 상관없이 Stage IV로 정의하였다(표 1). 하지만 비만의 기준이 서양과 동양의 차이가 있어 동양은 고도비만의 기준인 체질량지수 30 이상을 적용해야 하지 않을까 생각된다. Friedman 등은 이러한 분류법을 통하여 Stage I(편도가 크고 후인두벽이 보이며 체질량지수가 40 이하인) 환자들에게서 구개수구개인두성형술 후에 80%, Stage II 환자들은 30%, Stage III 환자들은 10% 이하의 수술 성공률을 보고하였다.

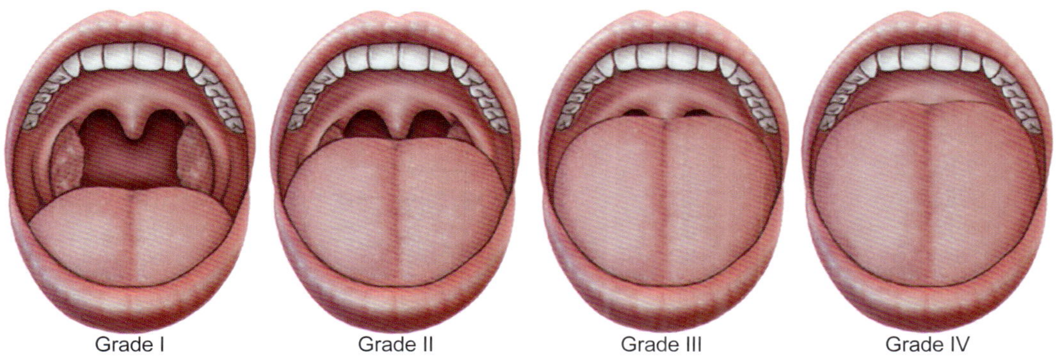

그림 1. Friedman 구개-혀 위치측정. Grade I: 구개수 전체와 편도, 편도기둥이 모두 보인다. Grade II: 구개수는 보이지만 편도는 보이지 않는다. Grade III: 연구개는 보이지만 구개수는 보이지 않는다. Grade IV: 경구개만 보인다.

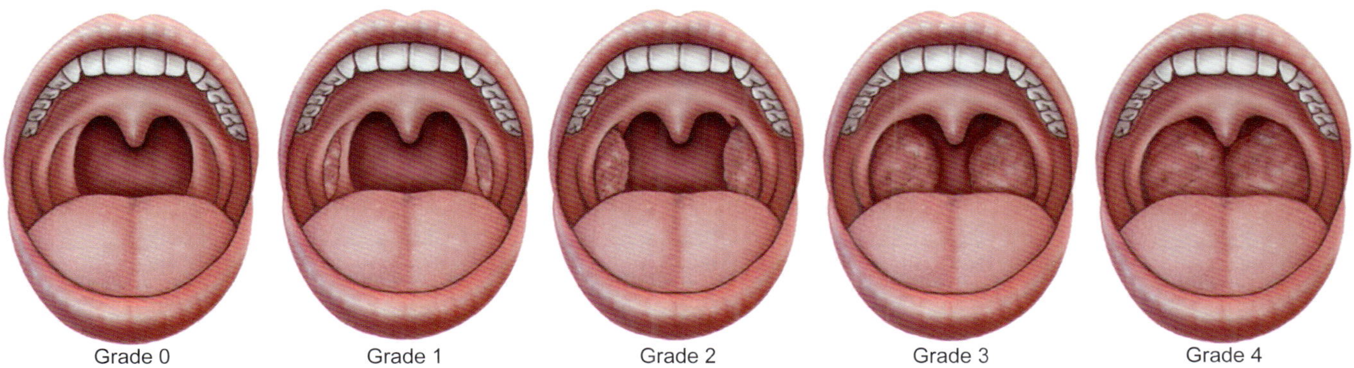

그림 2. Friedman 편도크기측정. Grade 0: 이전 편도절제술로 인해 편도가 없다. Grade 1: 편도는 편도기둥 안쪽에 있다. Grade 2: 편도는 편도기둥까지 도달해 있다. Grade 3: 편도는 편도기둥을 넘어섰지만 정중선까지 도달하지는 않았다. Grade 4: 편도는 정중선까지 도달해 있다.

표 1. Friedman 병기

	구개-혀 위치	편도 크기	체질량지수
Stage I	I, II	3, 4	<40
Stage II	I, II	0, 1, 2	<40
	III, IV	3, 4	<40
Stage III	III, IV	0, 1, 2	Any
Stage IV	Any	Any	>40

기관 내 삽관 난이도 예측

기관 내 삽관 시 어려운 정도를 미리 예측하기 위해 기도평가의 한 방법으로 Mallampati 등은 구개와 편도기둥, 혀 등 기도 구조물의 상대적 위치를 3단계로 분류하여 Mallampati 분류를 보고하였는데, 최근에는 Samsoon과 Young이 4단계로 분류하여 modified Mallampati 검사가 사용되고 있다.

기관 내 삽관 난이도 예측(modified Mallampati Test, MMT)을 측정하는 방법은 환자가 두위 정중위인 자세로 앉은 상태에서 입을 벌리고 발성하지 않으면서 혀를 최대한 앞으로 내밀 때 기도 구조물의 상대적 위치를 평가한다. 구체적으로, 인두의 구조물이 보이는 정도에 따라 분류하게 되는데, Class I은 편도 및 편도기둥과 연구개, 구개수가 모두 보일 때, Class II는 구개수와 편도 윗부분이 보이지만 편도기둥이 보이지 않을 때, Class III은 연구개가 일부만 보이고 구개수가 부분적으로 가려져 있을 때, Class IV는 경구개만 보일 때이다(그림 3).

폐쇄성수면무호흡증과 modified Mallampati 검사의 연관성에 있어서는, 무호흡-저호흡 지수와 관련이 있다는 보고가 있는 반면에 무호흡증의 정도와 관련이 없다는 보고도 있어, 추가적인 연구가 필요한 실정이다.

흡기시 기도폐쇄평가(Müller 검사법)

1983년 Borowiecki와 Sassin이 처음 소개한 흡기 시 기도폐쇄 평가인 Müller 검사법은 간편하고 경제적이면서 비침습적이기 때문에 폐쇄성수면무호흡증 환자에서 상기도폐쇄부위를 확인하기 위해 이용되는 검사 방법 중 하나이다.

Müller 검사법을 시행하는 방법은, 우선 각성 상태의 환자를 앉히거나 혹은 누운 자세를 취하게 한 뒤, 코와 입을 막고 최대한 강하게 들숨을 쉬게 하면서 굴곡 비인두내시경으로 상기도폐쇄부위를 평가한다. 이때, 내시경 끝이 비인두, 구개수 끝, 후두 상부에 위치하게 하여 좁아지는 부위를 확인한다.

이를 토대로 상인두 폐쇄가 있으면서 하인두 부위 폐쇄가 없거나 25% 미만인 환자들이 구개수구개인두성형술의 좋은 대상이 될 것으로 기대하였다. 그러나, Katsantonis 등은 Müller 검사법의 양성예측률이 33%에 불과하다고 보고하였고, Doghramji 등은 구개수구개인두성형술의 성공에 수술 전 Müller 검사법이 도움이 안 된다는 부정적 보고들도 있다. 이는 아마도 Müller 검사법이 주관적인 검사이기 때문에 검사자마다 해석을 달리 할 수 있고 재현도에도 문제가 있기 때문으로 생각된다. 또한 Müller 검사법은 환자의 순응도가 중요한 검사로, 완전한 흡기 노력을 못하는 경우 검사의 정확도가 떨어지는 단점을 지닌다. 하지만 Müller 검사법은 유일하게 각성 시 상기도의 협착성을 측정할 수 있는 동적 검사방법이다.

상기도 압력측정검사(Pressure Level Test, Manometry)

흡기 시의 흉강 내 압력 변화는 기도를 통하여 전달되며, 기

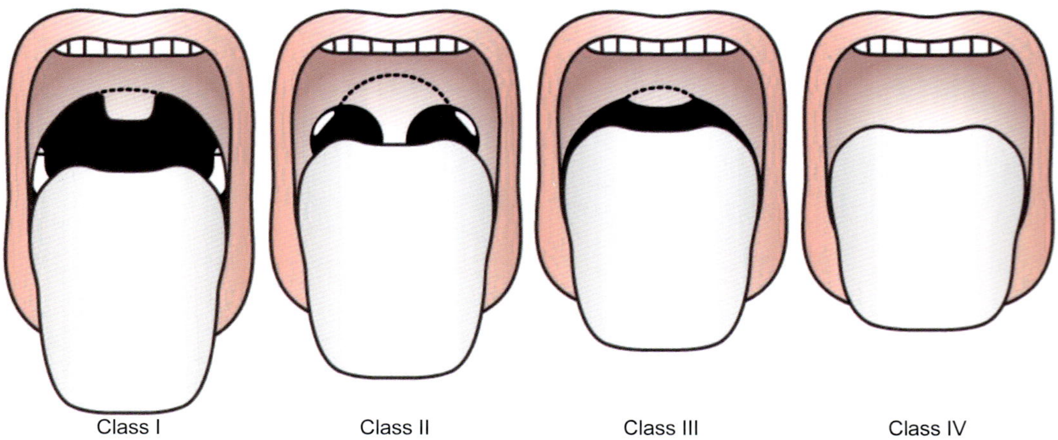

그림 3. 변형 Mallampati 검사(modified Mallampati 검사). Class I: 편도 및 편도기둥과 연구개가 모두 보일 때, Class II: 구개수와 편도기둥 및 편도 윗부분이 보일 때, Class III: 연구개가 일부만 보이고 구개수가 부분적으로 가려져 있을 때, Class IV: 경구개만 보일 때.

도의 일정 부위가 막힐 경우 기도를 통한 압력 전달에 장애가 발생하게 된다. 이때 서로 다른 곳에 위치한 압력 측정 센서는 압력 차이를 인지하게 되는데, 이렇게 상기도의 일정 부위를 기도 압력 측정하는 방법을 통해 상기도 내 폐쇄부위를 평가할 수 있다. 상기도 압력측정 검사를 이용한 폐쇄부위 확인은 1986년 Hudgel에 의해 최초로 시도되었으며, 일반적으로 수면 시 비인두, 구인두, 하인두 및 식도에 각각 압력측정 센서를 위치시켜 상기도 흡기압의 변화를 측정하게 된다(그림 4). 검사 시에는 압력측정 센서가 정상 수면을 방해하지 않아야 하고, 수면 중에 압력측정 센서의 위치가 변하지 않도록 주의해야 한다. 초기에 사용되었던 풍선 압력측정 센서는 환자에게 큰 불편감을 초래하여 수면의 미세구조에 심각한 변화를 일으켰으나, 그 후에 나온 2mm 직경의 미세한 압력측정 센서는 대부분의 경우 환자가 잘 견디며 수면구조를 변화시키지 않고 기도폐쇄에 영향을 주지 않는 것으로 알려져 있다.

상기도 압력측정 검사에서 가장 중요한 것은 측정 위치의 일관성이라 할 수 있는데, 사람마다 비강에서 설근부 및 후두개까지의 길이가 각각 다르기 때문에 대부분의 연구자들은 구인두 압력측정 센서가 연구개 가장자리에 위치하는 것을 눈으로 확인하거나 측부 단순경부 촬영으로 확인한 뒤 압력측정 센서의 위치를 결정하는 방법을 사용한다(그림 4). 압력측정 센서의 압력곡선은 호흡 주기에 따라서 굴곡이 있는 모양으로 나타나게 된다. 만약 무호흡, 저호흡 등이 발생한 경우라면, 폐쇄부위 위의 센서는 압력을 전달받지 못해서 편평하거나 굴곡이 줄어든 압력곡선을 그리게 되고, 폐쇄부위 아래 센서는 음압 때문에 더 큰 압력을 받아 굴곡이 커진 압력곡선을 그리게 된다. 이런 압력곡선의 변화를 바탕으로 전체 수면 중에서 무호흡증이 발생할 때마다 그때그때의 기도폐쇄부위를 평가할 수 있다.

상기도 압력측정 검사는 실제 수면 중 실시할 수 있고 무호흡의 발생과 그 위치를 동시에 파악할 수 있다는 점에서 수면다원검사를 할 때 보조적으로 사용할 수도 있지만, 그 자체로도 수면다원검사 못지 않게 수면호흡장애에 관한 다양한 정보를 제공한다는 장점을 가지고 있다. 특히 전체 수면에서 폐쇄부위의 분포를 확인하여 연구개 수술의 성공률을 높이는 데 사용할 수 있다는 장점을 가지고 있다. 반면에, 압력측정 센서가 고가이며 검사 자체가 침습적이어서 수면에 영향을 줄 수 있다. 또한 견디지 못하는 환자도 있으며, 수면 중 압력측정 센서의 위치가 바뀔 수 있고, 폐쇄가 일어나는 가장 아랫부분만 감지할 수 있어, 구개와 설근부 폐쇄가 있어도 설근부 폐쇄만을 측정하는 한계가 있다. 예를 들어, 설근부 센서가 폐쇄되어 설근부 위아래 압력 차이가 발생한다면, 설근부 단독 부위가 폐쇄된 것인지 동시에 구개후방이 같이 폐쇄된 것인지는 판단하기 힘들게 된다.

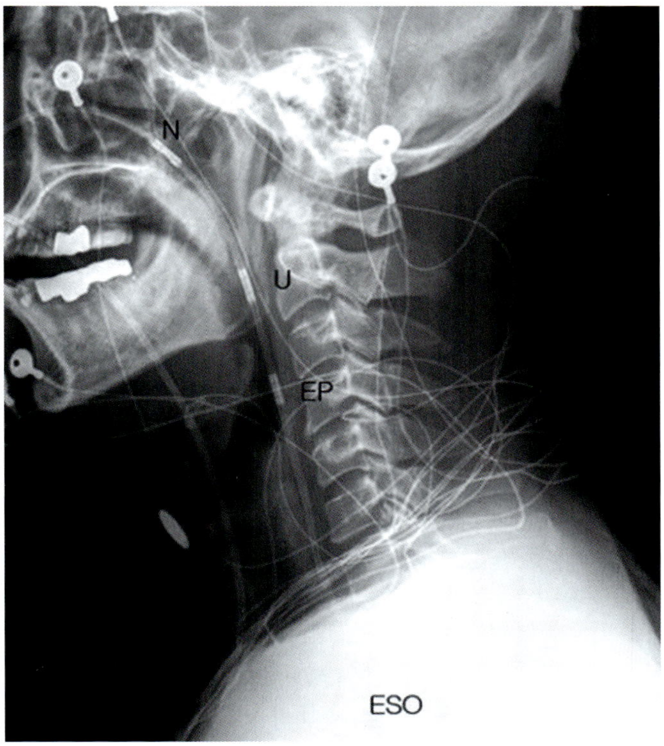

그림 4. 압력 검사(Manometer).

음향반사 인두측정기(Acoustic Pharyngometer)

음향반사 측정(acoustic reflectometry)의 이론적 근거는 상기도의 단면적 변화가 임피던스를 변화시켜 결국 음파반사의 변화를 유발한다는 것인데, 전송된 파와 반사된 파의 진폭과 온도 변화를 프로그램을 통하여 상기도 단면적 변화와 비교하는 것이 음향반사 인두측정기의 기본 원리이다. 이 검사는 Mouthpiece 혹은 Nosepiece, 경우에 따라서는 구인두에 직접 연성 튜브를 넣어서 시행하는데, 이 검사의 장점은 정상 수면을 방해하지 않으면서 비침습적으로 안전하면서도 쉽고 간단하게 상기도 면적을 측정할 수 있다는 점이다. 하지만 자세 및 Mouthpiece 혹은 Nosepiece 종류에 따라서, 혀나 구개수의 위치 및 호흡에 의해서 상기도의 단면적이 변할 수 있다는 점이 단점으로 꼽힌다. 여러 연구에 따르면 음향반사 인두측정기는 연구개 부위의 단면적 변화를 측정하는 데는 비교적 정확하지만, 설근부의 변화를 측정하는 데는 상대적으로 정확도가 떨어진다. 이는 측정 장치로부터 멀리 떨어진 부위의 단면적 평가는 섬세하지 못하고 연구개가 막혀 있는 경우에는 코나 입에서 설근부 부위의 단면적을 평가하는 것이 논리적으로 맞지 않기 때문으로 생각된다. 또한 음향반사 인두측정기로는 해부학적 구조에 관한 정보를 얻을 수 없으며, 수술 성공과의 관련성에 대해 알려진 바가 없다.

음향분석을 통한 폐쇄부위 예측

코골이 소리의 강도와 주파수 등 음향학적 분석(acoustic analysis)을 통해 상기도폐쇄부위를 확인하는 방법은 과거부터 많이 사용되어 왔다. 음향분석으로 폐쇄부위를 추측할 수 있다는 이론적 근거는 폐쇄성수면무호흡증 환자에서 정상적인 상기도가 점차 좁아지면서 코골이가 먼저 발생하고 그 부위가 더 좁아지면 저호흡이나 무호흡으로 발전하기 때문에, 코골이 소리 발생부위가 저호흡이나 무호흡이 발생하는 폐쇄부위와 동일할 것이라는 가정에 있다.

코골이 및 폐쇄성수면무호흡증 환자에서 폐쇄부위에 따른 소리 분석의 결과는 다양하며 차이가 있지만 공통된 특징은 연구개에서 발생하는 코골이 소리는 설근부에서 발생하는 코골이 소리에 비해 저음이며 조화로운 소리(harmonic sound)인 반면, 설근부에서 발생하는 소리는 고음이며 소음 같은 소리(noise-like sound)를 낸다는 것이다. 또한 음향 주파수 분석에서 단순 코골이 환자는 저주파수에서 단일 peak가 나타나는 반면에, 폐쇄성수면무호흡증 환자에서는 다양한 진폭의 peak가 나타나 구분이 가능하다.

음향분석을 통한 폐쇄부위 추측은 값싸고 손쉬우며, 비침습적이고 전체 수면을 측정할 수 있다는 점에서 장점을 가지고 있다. 따라서 전체 수면에서 폐쇄부위의 분포를 쉽게 파악할 수 있다. 반면에, 민감도와 특이도가 낮고 폐쇄부위에 대해 객관적으로 검증된 연구결과가 없다는 점이 단점으로 지적된다. 또한 장비가 연구실마다 다르기 때문에 객관적인 비교가 어려우며, 폐쇄 부위가 여러 곳일 때는 정확성이 떨어지게 된다. 왜냐하면, 코골이와 폐쇄성수면무호흡증 사이에는 일정 부분 시간 간격이 발생하게 되는데, 폐쇄부위가 여러 곳일 경우 실제 폐쇄가 나타나는 곳과 코골이 소리가 발생하는 곳이 다를 수 있기 때문이다.

약물유도 상기도 수면내시경

기존의 상기도폐쇄부위 검사는 여러 한계점을 가지고 있다. 각성상태에서 검사가 이루어져 실제 수면 시의 폐쇄부위를 대변한다고 말하기 힘들며, 상기도폐쇄부위가 고정된 것이 아니라 동적 패턴이고, 한 곳이 아닌 여러 곳의 폐쇄가 동시에 존재하는 경우가 많아 폐쇄부위를 확인하는 데 제한점이 많았다. 약물유도 상기도 수면내시경(Drug-Induced Sleep Endoscopy, DISE)은 기존의 한계점을 극복하고자 수면상태에서 상기도의 역동적 변화를 평가하는 검사방법으로 1991년 Croft와 Pringle에 의해 처음으로 소개되었다.

수면유도하는 방법

수면유도를 위해 사용되는 약물로는 대표적으로 미다졸람(midazolam)과 프로포폴(propofol)이 많이 사용되고 있으며, 진정을 유도하는 방법도 1회 정맥주입(IV bolus), 지속적 정맥주입(continuous infusion), 그리고 목표농도 정맥주입법(target controlled infusion, TCI) 등 검사자마다 다양하게 사용하고 있다. 구체적인 방법을 살펴보면, 우선 검사를 시행하기 전에 기도분비물을 감소시켜 내시경 시야를 확보하기 위해 정맥으로 항콜린제제(glycopyrrolate 0.2mg, 모비눌)를 투여하고, 비강을 통해 내시경을 집어 넣을 때 통증을 없애기 위해 넓은 쪽 비강에 국소 혈관수축제와 마취제(1:100,000 에피네프린: 리도카인, 1:4)가 혼합된 거즈를 삽입한 뒤 10분 이상 기다렸다 검사를 시작한다. 환자는 암실에서 똑바로 누워 심전도와 동맥산소포화도를 측정하면서 정맥으로 수면유도 약물을 투입한다. 약물이 들어간 뒤 일시적으로 과도한 상기도 근육의 이완으로 위양성 소견을 보일 수 있으므로, 약물 투입 후 5~10분 정도 기다려 충분한 수면 안정기에 들어갔다고 판단되면 검사를 시작하는 것이 좋다.

폐쇄부위에 대한 분류

약물유도 상기도 수면내시경 검사의 결과를 기술하는 방법은 매우 다양하며 임상적으로 널리 사용되고 있는 통일성 있는 폐쇄부위에 대한 분류가 아직 없는 실정이다. 예컨대, 다른 폐쇄부위 검사법처럼 상기도 부위별(구개후방 retropalatal/설후방 retrolingual/복합 mixed)로 폐쇄 위치를 구분하기도 하며, 구체적으로 폐쇄를 일으키는 해부학적 요소를 기술하기도 한다. Kezirian 등에 의해 제안된 폐쇄부위에 기여하는 해부학적 구조별 폐쇄의 정도와 폐쇄의 양상을 기술하는 VOTE(연구개; velum, 구인두; oropharynx, 설근; tongue base, 후두개; epiglottis) 분류 방법은 약물유도 상기도 수면내시경 검사의 장점을 살리는 효과적인 폐쇄부위 기술방법으로 생각된다(표 2).

VOTE 분류법을 자세히 살펴보면, 폐쇄부위를 기존의 구분방법인 구개후방(retropalatal)과 설후방(retroglossal) 부위(level)로 나누고 폐쇄 정도는 폐쇄가 없고 떨림이 없는 경우는 0, 50~75%의 폐쇄를 보이거나 떨림을 보인 경우를 1, 그 이상을 2로 정의하였다. 구개후방 부위는 폐쇄에 기여하는 각 구조물의 3차원적 구조를 감안하여 전후 직경이 좁아지는 연구개, 외측 직경이 좁아지는 구인두 외측벽, 외측 직경을 좁히지만 독립적인 구조물인 구개편도, 세 가지로 구분하였고, 설후방 부위는 전후 직경이 좁아지는 설근부, 구인두 외측벽, 전후 직경을 좁히지만 독립적인 구조물인 후두개로 세분화하였고 폐쇄 정도를 평가하였다(그림 5). 그 외에도 NOHL(코; nose, 구인두; oropharynx, 하인두; hypopharynx, 후두; larynx) 분류 등이 보고되고 있는데, VOTE 분류와 다른 점은 폐쇄부위의 원인으로 코(코막힘)를 분류에 추가했다는 점이다.

약물유도 상기도 수면내시경 검사는 기존의 방법으로 관찰이 어려웠던 후두개와 같은 후두부위 폐쇄를 진단하는 데 장점을 가지고 있다. Müller 검사법과 약물유도 상기도 수면내시경 검사를 비교한 연구 결과에 따르면, 폐쇄성수면무호흡증 환자의 22.7%에서 Müller 검사법 시 관찰되지 않았던 후두개 폐쇄부위가 약물유도 상기도 수면내시경 검사에서는 관찰되었다고 보고하고 있다. 또한 검사 중 턱을 앞으로 전위시키는 것과 같은 동작을 시행할 수 있어 상기도에 미치는 영향을 평

표 2. VOTE 분류

Structure	Degree of obstruction*	Configuration‡		
		AP	Lateral	Concentric
Velum				
Oropharynx lateral walls†				
Tongue base				
Epiglottis				

*Degree of obstruction has one number for each structure: 0, no obstruction(no vibration); 1, partial obstruction(vibration); 2, complete obstruction(collapse); X, not visualized, †Oropharynx obstruction can be distinguished as related solely to the tonsils or including the lateral walls, with or without a tonsillar component, ‡Configuration noted for structures with degree of obstruction greater than 0. AP: anteroposterior, VOTE: velum, oropharynx, tongue base, epiglottis

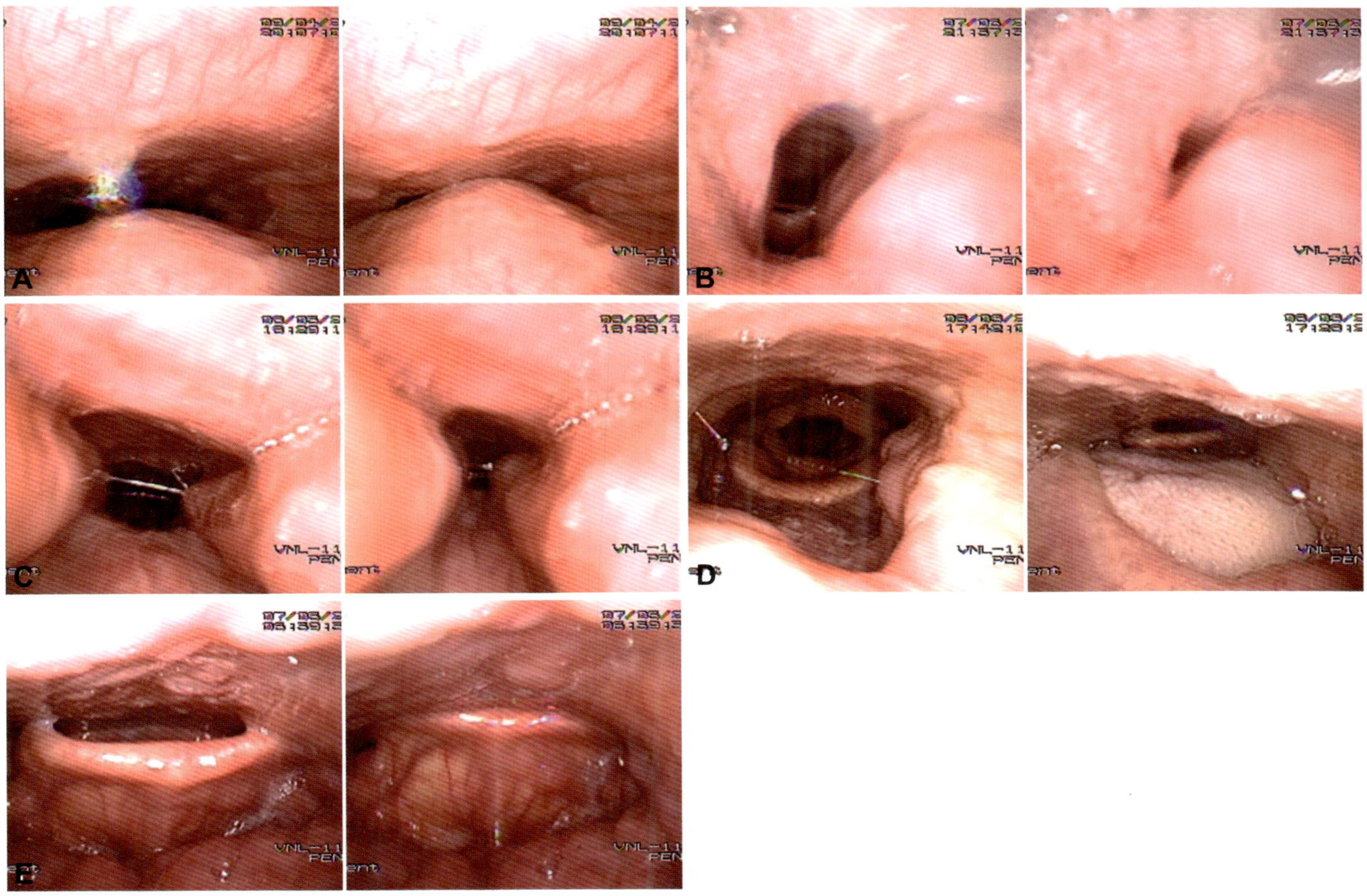

그림 5. 약물유도 상기도 수면내시경을 이용한 폐쇄부위의 평가. (A) 연구개의 폐쇄 전후 모습, (B) 구인두의 폐쇄 전후 모습, (C) 편도의 폐쇄 전후 모습, (D) 설근부의 폐쇄 전후 모습, (E) 후두개의 폐쇄 전후 모습.

가하여 치료법의 선정에 도움을 줄 수 있다. 같은 환자에서 시간을 두고 두 번 검사하였을 때 검사 간 일치도(test-retest reliability)가 높은 것으로 알려져 있으며, 검사자 간 신뢰도(inter-rater reliability) 또한 양호한 것으로 알려져 있어, 현재 폐쇄성 수면무호흡증 환자의 폐쇄부위 평가를 위해 많이 사용되고 있는 방법이다.

폐쇄성수면무호흡증 치료에 미치는 영향

약물유도 상기도 수면내시경을 이용한 수술 결과를 살펴보면 Iwanaga 등은 약물유도 상기도 수면내시경에서 구개후방 폐쇄와 편도에 의한 폐쇄를 보이는 경우 측인두부(lateral wall of oropharynx) 폐쇄나 설근 폐쇄를 동반한 경우보다 유의하게 구개수구개인두성형술 성공률이 높다고 보고하고 있다. den Herder 등은 약물유도 상기도 수면내시경 소견과 신체검사 시 구강에서의 상대적인 혀의 크기를 이용하면 설근부 폐쇄를 보다 효과적으로 예측할 수 있다고 보고하여, 약물유도 상기도 수면내시경을 통해 수술성적을 향상시킬 수 있을 것으로 기대되나, 아쉽게도 아직 전향적인 연구가 보고되지 않았다. 폐쇄성수면무호흡증 환자에서 약물유도 수면내시경을 이용한 최근의 흥미로운 연구를 살펴보면, 수면내시경을 이용하였을 때 63%에서 수술적 치료방법의 변화가 있어 수술적 치료가 가능한 대상이 되는 환자를 보다 정교하게 평가할 수 있음을 보여주었다. 또한 다른 연구에서도 약물유도 상기도 수면내시경 후, 62%에서 수술 전 수술적 치료계획이 변화되었다고 보고하였으며, 또다른 연구에서는 63.9%에서 수술에 대한 치료계획이 바뀌었는데, 구강장치 치료까지 포함한다면 전체 환자의 78.4%에서 치료방침의 변화가 나타났다고 보고하였다.

약물유도 상기도 수면내시경의 제한점

약물유도 수면 시 나타나는 상기도 변화가 정상 수면을 얼마나 정확히 대변하는지에 대해서는 아직 이견이 있다. 약물유도 수면은 상기도 근육의 과도한 이완을 가져올 수 있어 위양성 소견을 보일 수 있으며, 실제 폐쇄부위가 나타나더라도 실제 수면 시의 폐쇄부위와는 다를 수 있다. 또한 약물유도 수면에서는 일반적으로 3단계 비렘수면과 렘수면이 출현하지 않아 실제로 존재하는 상기도폐쇄부위가 관찰되지 않을 수 있는 가능성이 있다. 그러나 미다졸람으로 유도된 수면은 정상수면의 2단계 비렘수면과 유사하다고 알려져 있으며, 최근 연구에 따르면 폐쇄성수면무호흡증 환자에서 미다졸람을 이용한 단기 수면다원검사와 표준 수면다원검사를 비교할 때, 두 검사 간의 수면호흡관련 지수들이 높은 연관성을 나타내고 있어, 약물로 유도한 수면이지만 신뢰할만한 상기도폐쇄부위 평가가 이루어질 수 있다고 한다. 또한 적절한 진정의 깊이를 유지하기 위해 환자의 수면 깊이를 수시로 관찰해야 하며, 이를 위해 목표농도 정맥주입법(target controlled infusion, TCI)이나, 마취심도감시장치(bispectral index, BIS) 모니터 등이 도움이 될 수 있다. 최근 연구 결과에 따르면, 마취심도감시장치 모니터로 관찰했을 때, 수면 깊이가 깊어질수록 구개후방 부위는 37%, 설근부 부위는 44.8%에서 폐쇄 정도가 증가하였다고 한다.

한편 내시경 삽입으로 인한 불편감으로 수면 방해가 나타나거나, 내시경 자체의 부피로 인해 상기도 공간이 감소 혹은 주변 상기도 확장근육의 긴장도의 변화를 초래할 수 있다. 그 외에도 검사자 간 일치도, 앙와위에 국한된 환자의 자세, 기도의 공간 외에 주위의 연조직과 골격을 평가할 수 없다는 점, 구개와 설근부 폐쇄를 동시에 평가하기 힘들고, 인력과 시간의 소모가 많다는 것도 제한점 중 하나이다. 마지막으로, 상기도 전체의 모습을 한번에 관찰할 수 없기 때문에 설근부의 후방 전위로 인한 연구개의 이차적 전위를 연구개 폐쇄로 인식할 수 있어 해석에 유의해야 한다.

위험성

아직까지 약물유도 상기도 수면내시경 검사 자체에 대한 위험성은 보고된 바가 없다. 하지만, 비슷한 방법으로 시행하는 약물유도 위내시경, 대장내시경 검사가 훨씬 오래 전부터 많이 시행되고 있었기 때문에 대규모 연구 결과를 바탕으로 비슷한 위험성을 가지고 있다고 유추해 볼 수 있다. 폐쇄성수면무호흡증 환자에서 약물유도 위장관 내시경을 할 때 생길 수 있는 심각한 합병증으로는 흉통, 부정맥, 의식 수준의 변화, 호흡억제 등이 있는데 1.9~3.25%에서 발생하고 있고, 가벼운 합병증으로는 혈압의 일시적인 상승 혹은 저하, 일시적인 서맥 혹은 빈맥, 저산소증, 저호흡증 등이 있는데 10~19% 정도에서 발생한다고 보고되고 있다. 심각한 합병증으로 판단이 되는 경우는 약물길항제, 아트로핀의 사용, 100% 산소 공급, 수액 공급 등의 추가적인 치료와 의료진의 적극적인 관찰이 필요하다.

프로포폴보다 미다졸람을 사용하는 경우는 플루마제닐(flumazenil)이라는 벤조디아제핀 약물길항제를 사용할 수 있기 때문에 조금 더 안전하게 약물유도 상기도 수면내시경을 시행할 수 있다. 플루마제닐의 경우 초기 0.2mg IV bolus를 30초에 걸쳐서 서서히 주사하게 되는데, 아주 빠르게 미다졸람의 효과를 억제시킨다. 만약 효과가 없다고 판단되면, 추가로 0.3mg IV bolus를 30초에 걸쳐서 서서히 주사하도록 하고 1분 간격으로 0.5mg IV bolus를 30초에 걸쳐서 서서히 주사한다(최대 3mg까지 사용 가능). 미국 소화기내시경학회에서는 프로포폴 유도 위장관 내시경을 하는 경우 기도 유지와 심폐소

생술을 할 수 있는 장비를 갖춘 상태에서 심폐소생술에 전문적인 식견이 있는 사람이 상주해야 하며, 내시경 시술 자체와 무관하게 지속적으로 환자 상태를 감시할 수 있는 훈련된 인력이 검사 이후에도 계속 동맥산소포화도, 혈압 및 심전도를 관찰하고 있어야 한다고 권고하고 있다.

결 론

폐쇄성수면무호흡증을 일으키는 정확한 상기도폐쇄부위, 양상 및 정도 등을 확인하는 것은 수술적 치료 방법 선택에 중요한 정보를 제공하며, 이를 통해 궁극적으로 수술적 치료 성공률을 높일 수 있다. 따라서 상기도폐쇄부위 평가는 수면다원검사 못지 않게 중요하다. 그러나 상기도의 역동성, 폐쇄에 관여하는 기능적 요소, 그리고 수면이라는 특수한 생리학적 상황 등 다양한 요소들로 인해 아직까지 한 가지의 검사방법으로 모든 환자의 다양한 폐쇄부위를 정확하게 확인하는 것은 한계가 있다. 본 장에서 서술한 다양한 비영상학적 상기도 검사들은 각각의 장단점이 있어 폐쇄부위 확인에 있어 서로 상호 보완적인 역할을 할 것으로 생각한다. 그러므로 이들 검사방법의 장단점을 명확히 숙지하여, 체계적이고 종합적인 상기도 평가를 시행한다면 폐쇄성수면무호흡증 환자의 치료 성공률을 높일 수 있을 것으로 기대한다.

참고문헌

1) Agrawal S, Stone P, McGuinness K, Morris J, Camilleri AE. Sound frequency analysis and the site of snoring in natural and induced sleep. Clin Otolaryngol Allied Sci 2002;27:162-6.
2) Carroll W, Wilhoit CS, Intaphan J, Nguyen SA, Gillespie MB. Snoring management with nasal surgery and upper airway radiofrequency ablation. Otolaryngol Head Neck Surg 2012;146:1023-7.
3) Cavaliere M, Russo F, Iemma M. Awake versus drug-induced sleep endoscopy: evaluation of airway obstruction in obstructive sleep apnea/hypopnoea syndrome. Laryngoscope 2013;123:2315-8.
4) Croft CB, Pringle M. Sleep nasendoscopy: a technique of assessment in snoring and obstructive sleep apnoea. Clin Otolaryngol Allied Sci 1991; 16:504-9.
5) De Vito A, Agnoletti V, Berrettini S, Piraccini E, Criscuolo A, Corso R, et al. Drug-induced sleep endoscopy: conventional versus target controlled infusion techniques--a randomized controlled study. Eur Arch Otorhinolaryngol 2011;268:457-62.
6) Demin H, Jingying Y, Jun W, Qingwen Y, Yuhua L, Jiangyong W. Determining the site of airway obstruction in obstructive sleep apnea with airway pressure measurements during sleep. Laryngoscope 2002;112:2081-5.
7) den Herder C, van Tinteren H, de Vries N. Sleep endoscopy versus modified Mallampati score in sleep apnea and snoring. Laryngoscope 2005;115: 735-9.
8) Doghramji K, Jabourian ZH, Pilla M, Farole A, Lindholm RN. Predictors of outcome for uvulopalatopharyngoplasty. Laryngoscope 1995;105:311-4.
9) Eichler C, Sommer JU, Stuck BA, Hormann K, Maurer JT. Does drug-induced sleep endoscopy change the treatment concept of patients with snoring and obstructive sleep apnea? Sleep Breath 2013;17:63-8.
10) Faber CE, Grymer L, Hilberg O, Norregaard O. Flextube reflectometry and pressure-recordings for level diagnosis in obstructive sleep apnoea. Rhinology 2002;40:203-10.
11) Faber CE, Grymer L, Norregaard O, Hilberg O. Flextube reflectometry for localization of upper airway narrowing--a preliminary study in models and awake subjects. Respir Med 2001;95:631-8.
12) Faber CE, Hilberg O, Grymer L. Flextube reflectometry for level diagnosis in patients with obstructive sleep apnoea and snoring. Rhinology 2002;40: 122-8.
13) Fiz JA, Abad J, Jane R, Riera M, Mañanas MA, Caminal P, et al. Acoustic analysis of snoring sound in patients with simple snoring and obstructive sleep apnoea. Eur Respir J 1996;9:2365-70.
14) Friedman M, Ibrahim H, Bass L. Clinical staging for sleep-disordered breathing. Otolaryngol Head Neck Surg 2002;127:13-21.
15) Friedman M, Vidyasagar R, Bliznikas D, Joseph N. Does severity of obstructive sleep apnea/hypopnea syndrome predict uvulopalatopharyngoplasty outcome? Laryngoscope 2005;115:2109-3.
16) Gillespie MB, Reddy RP, White DR, Discolo CM, Overdyk FJ, Nguyen SA. A trial of drug-induced sleep endoscopy in the surgical management of sleep-disordered breathing. Laryngoscope 2013;123:277-82.
17) Gregorio MG, Jacomelli M, Inoue D, Genta PR, de Figueiredo AC, Lorenzi-Filho G. Comparison of full versus short induced-sleep polysomnography for the diagnosis of sleep apnea. Laryngoscope 2011;121:1098-103.
18) Hessel NS, Laman M, van Ammers VC, van Duijn H, de Vries N. Feasibility study of Flextube reflectometry for localisation of upper airway obstruction in obstructive sleep apnea. Rhinology 2003;41:87-90.
19) Hong SD, Dhong HJ, Kim HY, et al. Change of obstruction level during drug-induced sleep endoscopy according to sedation depth in obstructive sleep apnea. Laryngoscope 2013;123:2896-9.
20) Hudgel DW. Variable site of airway narrowing among obstructive sleep apnea patients. J Appl Physiol 1986;61:1403-9.
21) Hukins C. Mallampati class is not useful in the clinical assessment of sleep clinic patients. Journal of clinical sleep medicine. J Clin Sleep Med 2010; 6:545-9.
22) Iwanaga K, Hasegawa K, Shibata N, et al. Endoscopic examination of obstructive sleep apnea syndrome patients during drug-induced sleep. Acta Otolaryngol Suppl 2003:36-40.
23) Johal A, Battagel JM, Kotecha BT. Sleep nasendoscopy: a diagnostic tool for predicting treatment success with mandibular advancement splints in obstructive sleep apnoea. Eur J Orthod 2005;27:607-14.
24) Katsantonis GP, Maas CS, Walsh JK. The predictive efficacy of the Müller maneuver in uvulopalatopharyngoplasty. Laryngoscope 1989;99:677-80.
25) Kezirian EJ, Hohenhorst W, de Vries N. Drug-induced sleep endoscopy: the VOTE classification. Eur Arch Otorhinolaryngol 2011;268:1233-6.
26) Kezirian EJ, White DP, Malhotra A, Ma W, McCulloch CE, Goldberg AN. Interrater reliability of drug-induced sleep endoscopy. Arch Otolaryngol Head Neck Surg 2010;136:393-7.
27) Kezirian EJ. Nonresponders to pharyngeal surgery for obstructive sleep apnea: insights from drug-induced sleep endoscopy. Laryngoscope 2011;121: 1320-6.
28) Kushida CA, Morgenthaler TI, Littner MR, Alessi CA, Bailey D, Coleman J Jr, et al. Practice parameters for the treatment of snoring and Obstructive Sleep Apnea with oral appliances: an update for 2005. Sleep 2006;29:240-3.
29) Lee CH, Kim DK, Kim SY, Rhee CS, Won TB. Changes in Site of Obstruction in Obstructive Sleep Apnea Patients According to Sleep Position: A DISE Study. Laryngoscope 2015;125:248-54.
30) Mador MJ, Abo Khamis M, Nag N, Mreyoud A, Jallu S, Mehboob S. Does sleep apnea increase the risk of cardiorespiratory complications during endoscopy procedures? Sleep Breath 2011;15:393-401.
31) Mador MJ, Nadler J, Mreyoud A, et al. Do patients at risk of sleep apnea have an increased risk of cardio-respiratory complications during endoscopy procedures? Sleep Breath 2012;16:609-15.
32) Mallampati SR, Gatt SP, Gugino LD, Desai SP, Waraksa B, Freiberger D, et al. A clinical sign to predict difficult tracheal intubation: a prospective study. Can Anaesth Soc J 1985;32:429-34.
33) Nuckton TJ, Glidden DV, Browner WS, Claman DM. Physical examination: Mallampati score as an independent predictor of obstructive sleep apnea. Sleep 2006;29 903-8.
34) Oeverland B, Akre H, Kvaerner KJ, Skatvedt O. Patient discomfort in polysomnography with esophageal pressure measurements. Eur Arch Otorhinolaryngol 2005;262:241-5.
35) Owens RL, Eckert DJ, Yeh SY, Malhotra A. Upper airway function in the

pathogenesis of obstructive sleep apnea: a review of the current literature. Curr Opin Pulm Med 2008;14:519-24.
36) Reda M, Gibson GJ, Wilson JA. Pharyngoesophageal pressure monitoring in sleep apnea syndrome. Otolaryngol Head Neck Surg 2001;125:324-31.
37) Rodriguez-Bruno K, Goldberg AN, McCulloch CE, Kezirian EJ. Test-retest reliability of drug-induced sleep endoscopy. Otolaryngol Head Neck Surg 2009;140:646-51.
38) Samsoon GL, Young JR. Difficult tracheal intubation: a retrospective study. Anaesthesia 1987;42:487-90.
39) Skatvedt O, Akre H, Godtlibsen OB. Nocturnal polysomnography with and without continuous pharyngeal and esophageal pressure measurements. Sleep 1996;19:485-90.
40) Tvinnereim M, Cole P, Haight JS, Hoffstein V. Diagnostic airway pressure recording in sleep apnea syndrome. Acta Otolaryngol 1995;115:449-54.
41) Vanderveken OM. Drug-induced sleep endoscopy (DISE) for non-CPAP treatment selection in patients with sleep-disordered breathing. Sleep Breath 2013;17:13-4.
42) Vicini C, De Vito A, Benazzo M, et al. The nose oropharynx hypopharynx and larynx (NOHL) classification: a new system of diagnostic standardized examination for OSAHS patients. Eur Arch Otorhinolaryngol 2012;269: 1297-1300.
43) Xu H, Huang W, Yu L, Chen L. Sound spectral analysis of snoring sound and site of obstruction in obstructive sleep apnea syndrome. Acta Otolaryngol 2010;130:1175-9.

CHAPTER 13

폐쇄성수면무호흡증의 치료 원칙

Therapeutic Guideline for OSA

조재훈, 백병준

폐쇄성수면무호흡증 치료를 위해 다양한 방법들이 개발되었고 그동안 많은 연구와 발전이 있었다. 하지만 아직 모든 환자에게 일률적으로 적용될 수 있는 치료법이나 가이드라인이 개발되지는 못하였다. 미국수면의학회(American Academy of Sleep Medicine, AASM)에서 최근 환자의 치료와 관리에 관한 가이드라인을 발표하였으나, 국내의 치료현실에 바로 적용하기 어려운 부분도 있다. 따라서 국내의 현실을 충분히 반영한 치료 가이드라인의 제시가 필요할 것으로 판단된다.

폐쇄성수면무호흡증 치료의 바람직한 방향은 의료진에 의한 일방적인 치료법의 강요가 아니라 의료진과 환자가 함께 충분히 상의한 후 치료법을 선택하고, 장기적인 관리를 해 나가는 것이다. 이를 위해 환자의 검사결과를 면밀히 분석하여, 환자의 상태에 대한 충분한 교육이 이루어지고, 다양한 치료법에 대한 설명이 뒤따라야 한다. 일단 환자가 특정 치료법을 선택하게 되면, 일정 기간 후 치료결과에 대한 확인이 이루어져야 하고, 치료결과가 만족스럽지 못한 경우 원인을 분석해 해결을 시도한다. 만약 다양한 노력에도 불구하고 문제가 해결되지 않으면, 새로운 치료법을 시도해야 한다. 이러한 과정을 거쳐 환자에게 적합한 치료가 이루어지면, 이후 주기적인 관리를 통해 지속적으로 환자의 상태를 파악해야 하며, 환자의 상태가 악화될 경우 다시 처음으로 돌아가 치료를 시작하게 된다. 물론 이러한 가이드라인도 절대적인 것이 아니고 환자의 상황에 따라 유동적으로 적용되어야 할 것이다.

현재까지 알려진 폐쇄성수면무호흡증의 치료법으로는 양압기, 구강장치, 수술, 행동치료 등이 있고 그 외 몇 가지의 보조적 치료 방법이 있다. 각각의 치료법에 대해서는 이후에 자세히 소개되므로 본 장에서는 전반적인 치료의 흐름에 대해서만 간략히 소개하려 한다(그림 1).

검사결과 확인

환자의 검사결과를 정확히 파악하는 것이 치료의 시작이다. 단순히 수면다원검사 결과만을 아는 것으로는 충분하지 않고, 환자의 신체 및 구강, 비강 소견, 여러 동반질환 및 동반증상에 관하여 함께 파악하는 것이 필요하며 특히 수면 중 폐쇄부위를 파악하는 것이 중요하다.

환자교육

환자의 검사결과와 더불어 폐쇄성수면무호흡증의 병인과 결과, 여러 치료방법과 각각의 장단점 등에 대해 환자에게 자세히 설명해 주어야 한다. 구체적인 환자교육의 내용은 표 1과 같다.

치료방법 토의 및 선택

일반적으로 지속적 양압기(continuous positive airway pressure, CPAP)가 폐쇄성수면무호흡증 치료에 가장 효과적이라고는 하지만, 실제 순응도를 고려해보면 반드시 그렇다고 단정하기 어렵다. 따라서 양압치료만을 환자에게 강요하기 보다는 모든 가능한 치료법을 환자에게 제시하고 환자가 치료법의

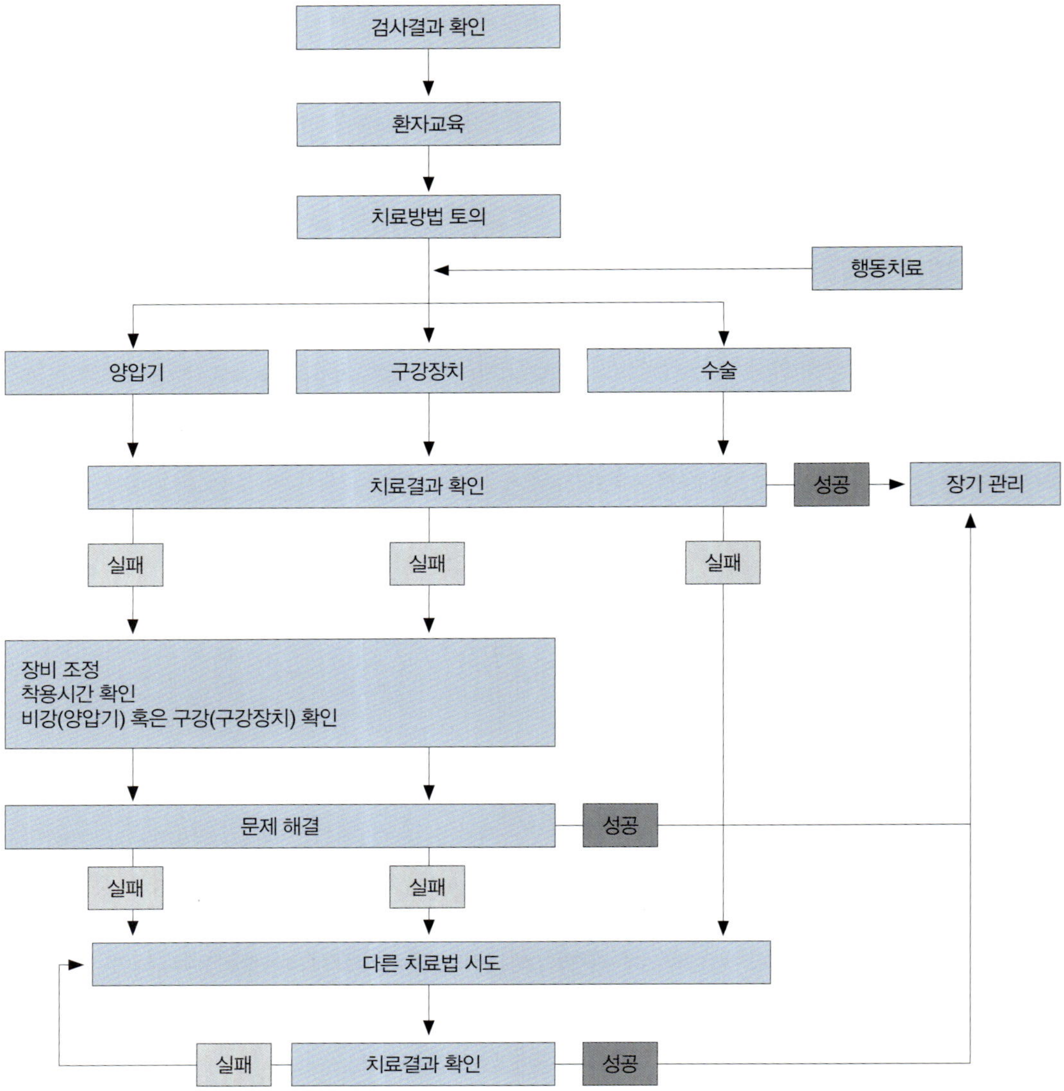

그림 1. 폐쇄성수면무호흡증 환자의 치료 흐름도.

선택에 적극적으로 참여하게 하는 것이 좋다. 치료법을 결정할 때에는 폐쇄성수면무호흡증의 정도, 환자의 해부학적 구조, 치료 방법의 선호도, 위험도 등을 고려해야 한다.

양압치료

양압기는 CPAP 외에 2단 양압기(Bi-level PAP), 자동양압기(Auto-PAP, APAP), adaptive servoventilation(ASV) 등의 여러 종류가 있으며, 마스크도 비강 마스크, 구강 마스크, 구강비강 마스크 등 다양한 종류가 있다. CPAP의 경우 적정압력 결정은 표준 수면다원검사를 시행하여 결정하는 것이 추천되지만, 일정한 조건하에서는 분할 야간 수면검사(split-night sleep study) 혹은 APAP을 이용한 압력결정도 가능하다. CPAP과 BiPAP의 적정압력 결정 방법에 대해서는 미국수면의학회에서 최근 가이드라인을 제시한 바 있다. CPAP이 가장 일반적인 형태이지만, 환자의 상태와 선호도 등을 고려해서 다른 형태의 양압기도 사용할 수 있다. 들숨시 높은 압력이 필요하고 날숨을 쉬기 힘든 경우, 중추성 무호흡이 동반된 경우 BiPAP

표 1. 폐쇄성수면무호흡증 환자교육 내용

검사 결과, 질병의 중증도
폐쇄성수면무호흡증의 병인
질환의 자연경과 및 동반 질환
위험요인, 악화요인 및 이들에 대한 관리
필요시 유전적 요인 상담
치료 방법
치료 결과
치료에서 환자의 역할, 환자의 불안 상담, 목표 설정
치료하지 않았을 경우 결과
졸음운전/주간졸음에 대한 상담
환자의 상태 파악 및 치료 후 평가 방법

표 2. 양압기 사용시 문제점과 해결방법

문제의 종류	해결방법
장비와 마스크 관련 문제	마스크 조절
	가습
	Ramp 기능 적용
	기계결함 보수
	다른 종류의 양압기 사용
의학적 문제	코막힘 문제 해결
지속적인 주간졸음	다음 사항을 확인한다
	짧은 양압기 착용시간
	짧은 수면시간
	압력 누출
	부적절한 압력
	다른 수면질환의 동반

을 사용할 수 있다. 최근에는 대부분의 기계가 날숨시 짧게 압력을 낮춰주는 압력완화모드(expiratory pressure reduction mode)를 가지고 있고, APAP의 경우 검사자 없이 스스로 적정 압력을 맞출 수 있는 장점이 있는 양압기로 울혈성심부전, 만성폐쇄성폐질환, 중심성 무호흡, 저환기 증후군 등이 없는 중등도 혹은 중증의 폐쇄성수면무호흡증 환자에게 사용할 수 있다.

양압기를 처방할 경우 다양한 의료진들이 팀을 이루어 환자를 관리하는 것이 필요하며, 양압기 기능, 관리, 이점, 발생할 수 있는 문제점 등에 대한 철저한 교육이 필요하다. 마스크는 일반적으로 비강 마스크를 사용하지만 환자가 편한 것으로 사용하도록 한다. 또한 가온가습장치와 체계적인 환자교육이 양압기의 순응도를 높일 수 있다. 양압기 사용시간은 기계 내부에 부착된 시간측정장치를 사용하여 철저히 관리되어야 한다. 양압기 치료는 비교적 안전하며 사소한 문제들이 발생할 수 있지만 대부분 회복 가능하다.

양압기 처방 초기 몇 주 동안은 철저한 관리를 통해 양압기 사용에 따른 문제들을 해결해 주어야 하며, 이 과정이 장기적인 순응도에 큰 영향을 미친다. 이후에도 주기적 방문(적어도 1년에 1회)을 통해 환자들을 지속적으로 관리하여야 한다. 이때 여러 평가기준을 사용해 치료결과를 파악하고, 치료결과가 적절하지 않을 경우 즉시 문제 해결을 시도한다. 양압기 사용시 흔히 발생할 수 있는 문제와 해결방법은 다음과 같다(표 2). 이러한 방법으로도 해결되지 않는 문제가 있을 경우 다른 치료방법을 고려해 보아야 한다.

구강장치

구강장치 종류에는 상하악에 모두 걸치면서 하악을 전진시키는 mandibular repositioning appliance(MRA), 혀만 앞으로 당겨주는 tongue retaining device(TRD) 등이 있다. 구강장치는 양압기만큼 효과적이지는 않지만, 경도 혹은 중등도 폐쇄성수면무호흡증 환자 중 양압기 사용을 거부하는 환자나 양압기 혹은 행동치료, 수술적 치료에 효과가 없는 환자 등에서 사용할 수 있다. 또한 정상 체중인 단순 코골이 환자로 자세 치료에 효과가 없는 경우 적절한 적응증이 된다. 중증의 폐쇄성수면무호흡증 환자의 경우 효과가 더 확실한 양압기를 먼저 시도해 보아야 하며, 수술이 효과적이라고 판단된 경우에는 수술을 먼저 시행하는 것이 좋겠다. 구강장치를 시행하는 경우에도 반드시 수면다원검사를 통해 환자의 상태를 파악한 후 사용 여부를 결정하여야 한다. 구강장치는 착용 전에 구강내 연조직, 치주 및 턱관절, 치아의 마모 상태, 교합상태 등에 대해 평가받아야 한다. 가능하면 두부계측법(cephalometry)을 해두는 것이 좋다. 이후 전문가에 의해 구강장치를 제작하게 되는데, 위의 평가사항을 면밀히 고려하여 진행한다. MRA를 시행하기 위해서는 구강장치를 견딜 수 있는 튼튼한 치아가 필요하며, 턱관절의 이상이 없고 턱이 잘 움직여야 하고, 환자 혼자 장치를 착용하고 벗을 수 있어야 한다. TRD는 비교적 사용의 제한이 적어 MRA를 시행할 수 없는 경우에도 시도해 볼 수 있다. 구강장치는 턱관절의 이상 및 치열을 악화시킬 수 있고, 불편함도 유발할 수 있다.

처방 후에는 가능한 빨리 환자의 적응도, 불편함, 적당한 보정, 순응도, 증상호전 여부, 부작용 등에 대해 파악하여야 한다. 정확한 결과를 확인하기 위해 구강장치를 최종적으로 조율하여 착용하고 수면다원검사나 휴대용 수면검사를 시행한다. 최종 조율의 결과를 확인하여 문제가 없으면 첫 1년은 적어도 6개월에 한 번, 그 이후에도 1년에 한번은 주기적으로 관찰하면서 환자의 순응도, 장치의 결함, 치아 및 교합상태, 폐쇄성수면무호흡증 증상 변화 등을 파악해야 한다.

수 술

폐쇄성수면무호흡증 치료를 위해서 다양한 수술법과 삽입물이 개발되었으며, 최근에도 새로운 수술방법들이 임상시험 중에 있다. 수술부위에 따라서 비강, 구강 및 구인두, 하인두, 후두 수술 등으로 나누어볼 수 있고, 이 외에도 기관절개, 양악전진술, 비만 수술이 포함된다. 수술은 한 번의 시술로 치료가 될 수 있다는 큰 장점이 있는 반면, 치료 성공률이 제한적이고 심한 통증을 유발할 수 있으며, 목마름과 이물감 등의 후유증을 남길 수 있어 매우 신중하게 시행되어야 한다. 수술을 시행하기 전에 반드시 수면다원검사가 이루어져서 병의 정도를 파악해야 하며, 폐쇄부위를 확인하는 검사를 통해 수술부위를 미리 정하는 것이 바람직하다. 환자의 내과적, 정신과적 동반 질환 여부도 고려하여 수술을 결정한다. 환자에게는 수술 전에 수술의 목적, 다양한 수술방법, 성공 확률, 가능한 합병증,

다른 치료법 등에 대한 자세한 정보를 제공하여야 한다.

과거에는 중증의 폐쇄성수면무호흡증 환자에서 치료결과가 좋지 않다는 보고들이 있었지만, 최근의 연구결과들에 따르면 폐쇄성수면무호흡증의 중증도보다는 편도비대 등 해부학적 요인의 중요성이 대두되고 있다. 즉, 중증의 경우에도 편도비대 등이 있는 경우 수술의 결과가 매우 좋다는 보고들이 있다. 또한 상기도의 한 부분만을 교정하려는 시도 대신에 상기도의 여러 부분을 동시에 혹은 순차적으로 수술하는 다부위 수술(multilevel surgery)이 좋은 결과를 보여주고 있다.

양압기나 구강장치가 효과가 없거나 순응도가 낮은 경우에는 수술적 치료를 고려해야 한다. 특히 양압기 착용 환자들의 경우 코수술이나 편도절제술 등이 양압기의 압력을 낮추어 양압기의 순응도를 더 올릴 수도 있다.

수술이 모든 환자에서 성공적이지는 않지만, 폐쇄성수면무호흡증 환자의 사망률, 심혈관계 질환 발생률, 차량 사고, 증상, 삶의 질 등의 지표는 매우 의미 있는 호전을 보이고, 양압기의 지속적 착용률이 매우 낮은 점 등을 고려해 보면 폐쇄성수면무호흡증 치료에 있어 수술의 역할에 대해서는 새로운 평가가 이루어져야 할 것이다. 그러나, 과거 레이저구개수구개성형술은 더 이상 추천되지 않는다.

수술 후 관리는 수술법마다 조금씩 다르다. 하지만, 반드시 치료결과의 확인이 필요하며 결과에 따라 추가적인 수술이나 다른 치료법의 적용이 필요하다.

행동치료

행동치료에는 체중감량, 운동, 자세 치료, 취침 전 금주 및 신경안정제 회피 등의 방법이 있다. 이러한 행동치료는 단독으로 시행할 수도 있지만 치료 성공률이 매우 제한적이다. 따라서 행동치료 단독으로 시행하기보다는 양압기, 구강장치, 수술 등의 치료와 함께 동반 시행하는 것이 바람직하겠다.

체중이 10% 이상 감량된 경우 수면다원검사를 다시 시행하여 양압기가 필요한지 혹은 압력을 변화시킬 필요는 없는지 확인해야 한다.

수면자세는 상기도의 크기나 개방성에 영향을 주는데, 앙와위의 경우 상기도가 좁아지는 경향이 커진다. 자세 치료는 수면 중 이러한 앙와위 자세를 피하는 방법으로 특히 앙와위와 비앙와위 자세 간에 무호흡-저호흡 지수의 차이가 많이 나는 환자에게 효과적이다. 자세 치료를 위해 알람, 베개, 목받침, 테니스공 등이 사용될 수 있다. 하지만 자세 치료 단독으로는 효과가 제한적이므로, 치료결과 확인이 반드시 필요하다.

그 외 치료

비만 수술

현저한 체중감소에 효과적인 방법으로, 최근 국내에서도 고도비만 환자에게 시행되고 있다. 체질량지수가 40 이상이거나 혹은 35 이상이지만 심각한 합병증이 동반된 환자들 중 식이요법만으로는 체중감량에 효과가 없을 경우 적응증이 된다. 폐쇄성수면무호흡증의 일차 치료라기보다는 양압기 등 다른 치료의 보조적인 역할이 되어야 한다. 수술 2년 후 40%의 환자에서만 폐쇄성수면무호흡증이 경감된다는 보고가 있어 수술 후에도 지속적인 관리가 필요하다.

약물과 산소치료

갑상선 저하증이나 말단비대증 환자를 제외하고는 폐쇄성수면무호흡증 치료에 효과가 있는 약물은 없다. 항우울제, 기관지 확장제, 호르몬제 등은 폐쇄성수면무호흡증에 효과가 없다. 단기간의 비강 수축제는 권유되지 않지만, 비강내 스테로이드 분무제는 비염이 동반된 환자에서는 효과가 있을 수 있다. 산소치료는 저산소혈증(hypoxemia) 치료를 위해 다른 치료의 보조적 치료로 사용될 수 있으나 단독 치료로 사용될 경우 무호흡이 길어지고 고탄산혈증(hypercapnia)을 야기할 수 있다. 모다피닐은 효과적인 치료에도 불구하고 원인을 알 수 없는 과다한 주간졸음이 있는 경우에 사용할 수 있다. 그러나 사용하기 전 주간졸음을 유발할 수 있는 여러 가지 원인들을 배제하여야 하겠다.

치료결과 확인

치료한 후에는 반드시 치료결과를 확인해야 한다. 치료결과를 확인하기 위해서 다양한 측정법들이 개발되어 있다(표 3). 하지만 치료의 성공기준이 무엇인가에 대해서는 아직까지 정확한 기준이 없다. 일반적으로 주간졸음의 소실, 삶의 질 및 수면의 질 호전, 무호흡-저호흡 지수의 감소 등을 기준으로 사

표 3. 폐쇄성수면무호흡증 치료결과 평가 항목

졸음 호전
폐쇄성수면무호흡증 특이 삶의 질
환자와 배우자의 만족도
치료의 순응도
악화요인 회피
적당한 양의 수면 획득
적절한 수면위생 시행
비만 환자의 경우 체중감량

용하고 있다.

다른 치료법 시도

첫 번째 치료방법이 실패한 경우 다른 치료법을 시도해 보아야 한다. 이때 환자가 매우 실망하고 치료를 포기할 수 있으므로 의료진의 적극적인 의지와 격려가 필요하다. 실패의 원인을 면밀히 분석하고 다시 검사결과를 확인하는 것도 도움이 될 수 있다. 이차 치료법을 선택한 후에도 일차 치료법과 마찬가지로 치료결과를 확인하는 과정이 필요하다.

장기 관리

모든 환자는 지속적으로 관리를 받아야 한다. 양압기나 구강장치, 자세 치료 같이 장기적 치료를 받는 경우 환자가 치료에 잘 적응하고 있는지와 장치로 인한 부작용이나 폐쇄성수면무호흡증으로 인한 합병증, 증상의 지속적 개선 여부 등을 주기적이고 지속적으로 관찰하여야 한다. 수술을 받은 경우에도 합병증 발생과 증상 재발 여부에 관하여 주기적인 관찰을 필요로 하며 특히 체중조절, 금주 등 위험요소 관리가 필요하다.

결　론

폐쇄성수면무호흡증은 치료방법의 선택에서부터 환자의 적극적인 참여가 필요한 질환이다. 또한 치료 이후에 반드시 치료결과를 확인하고 필요한 경우 다른 치료법을 찾아야 하며, 다른 만성질환처럼 꾸준한 의료진의 관리가 필요하다.

참고자료

1) Aurora RN, Casey KR, Kristo D, et al. Practice Parameters for the Surgical Modifications of the Upper Airway for Obstructive Sleep Apnea in Adults. Sleep 2010;33:1408-13.
2) Caples SM, Rowley JA, Prinsell JR, et al. Surgical Modifications of the Upper Airway for Obstructive Sleep Apnea in Adults: A Systematic Review and Meta-Analysis. Sleep 2010;33:1396-407.
3) Epstein LJ, Kristo D, Strollo PJ Jr, et al. Clinical Guideline for the Evaluation, Management and Long-term Care of Obstructive Sleep Apnea in Adults. J Clin Sleep Med 2009;5:263-76.
4) Ferguson KA, Cartwright R, Rogers R, Schmidt-Nowara W. Oral Appliances for Snoring and Obstructive Sleep Apnea: A Review. Sleep 2006;29:244-62.
5) Gay P, Weaver T, Loube D, Iber C. Evaluation of Positive Airway Pressure Treatment for Sleep Related Breathing Disorders in Adults. Sleep 2006;29:381-401.
6) Kushida CA, Chediak A, Berry RB, et al. Clinical Guidelines for the Manual Titration of Positive Airway Pressure in Patients with Obstructive Sleep Apnea. J Clin Sleep Med 2008;4:157-71.
7) Kushida CA, Littner MR, Hirshkowitz M, et al. Practice Parameters for the Use of Continuous and Bilevel Positive Airway Pressure Devices to Treat Adult Patients With Sleep-Related Breathing Disorders. Sleep 2006;29:375-80.
8) Kushida CA, Morgenthaler TI, Littner MR, et al. Practice Parameters for the Treatment of Snoring and Obstructive Sleep Apnea with Oral Appliances: An Update for 2005. Sleep 2006;29:240-3.
9) Morgenthaler TI, Aurora RN, Brown T, et al. Practice Parameters for the Use of Autotitrating Continuous Positive Airway Pressure Devices for Titrating Pressures and Treating Adult Patients with Obstructive Sleep Apnea Syndrome: An Update for 2007. Sleep 2008;31:141-7.
10) Morgenthaler TI, Kapen S, Lee-Chiong T, et al. Practice Parameters for the Medical Therapy of Obstructive Sleep Apnea. Sleep 2006;29:1031-5.
11) Veasey SC, Guilleminault C, Strohl KP, Sanders MH, Ballard RD, Magalang UJ. Medical Therapy for Obstructive Sleep Apnea: A Review. Sleep 2006;29:1036-44.

CHAPTER 14

폐쇄성수면무호흡증의 자세 치료와 체중조절

Positional Therapy and Weight Control for OSA

김용민, 전영준

자세 치료

역사와 배경

수면호흡장애에 있어 보존적 치료인 자세 치료는 현재까지 많은 연구들이 보고되었고, 요즘 새롭게 재발견되고 있는 치료 방법이다. 똑바로 누워 자는 자세인 앙와위(supine position)가 수면무호흡증에 끼치는 영향에 대한 많은 보고가 있고, 앙와위를 피하기 위한 다양한 방법들이 소개되고 있다. 남편의 티셔츠 등뒤에 플라스틱 공을 넣어 수면무호흡증을 치료한 얘기와 전쟁에서 군인들에게 코골이 소리로 인해 적에게 들키지 않도록 취침시에는 배낭에 짐을 넣고 자라고 했다는 얘기들은 모두 자세치료에 대한 얘기들이라고 할 수있다.

Robin은 "똑바로 누워자는 것이 코골이의 원인"이라고 하였고, 수면무호흡증 환자의 약 56%가 자세성(position-dependent) 폐쇄성수면무호흡증이라고 하며, 자세성 폐쇄성수면무호흡증 환자는 그렇지 않은 환자에 비해 체질량지수가 더 적고, 나이가 적다고 알려져 있다. 따라서 자세치료는 코골이와 수면무호흡증 환자에서 중요한 치료법이 될 수 있으나, 아직 널리 사용되고 있지는 않다.

진 단

수면검사에서 자세 변화에 대한 기록은 필수적이다. 이상적으로는 앙와위, 복와위, 우측와위, 좌측와위를 구분하는 것이 더 좋고, 자세에 대한 기록은 몸통과 머리 2부분에서 측정하는 것이 좋다. 진단 기준에 대한 처음 기술은 Cartwright에 의해 '앙와위와 비앙와위의 무호흡 지수 차이가 50% 이상'일 때를 자세성 폐쇄성수면무호흡이라고 정의하였고, 현재도 많이 쓰고 있는 기준이다. 이 후 Mador와 Permut 그룹은 '무호흡-저호흡 지수가 비앙와위에서 50% 이하로 감소되고 무호흡-저호흡 지수 <5의 두 가지 조건을 충족할 때 자세성 폐쇄성수면무호흡'이라고 정의하였다. 1998년에 Marklund 등은 '앙와위에서 무호흡-저호흡 지수가 10 이상, 비앙와위에서 무호흡-저호흡 지수가 10 미만'이라고 정의하였고, Bignold 등은 '전체 무호흡-저호흡 지수가 15 이상, 앙와위시 무호흡-저호흡 지수가 비앙와위보다 2배 이상, 앙와위와 비앙와위 시간이 20분 이상, 비앙와위 무호흡-저호흡 지수가 15 미만인 경우'를 자세성 폐쇄성수면무호흡이라고 정의했다.

자세 치료

자세 치료는 '가장 나쁜 수면 자세에서 환자를 예방하는 것'이라고 정의할 수 있다. 대부분 가장 나쁜 수면 자세는 앙와위이며, 이를 피하기 위해 다양한 방법(자세 변화 시 알람 시계, 교육, 테니스공, 특수 모양의 베개 등)이 소개되었다.

코골이에 있어서의 자세 치료의 효과

무호흡이 없는 환자에서는 비앙와위를 취하면 코골이가 감소하지만, 무호흡 환자에서는 대부분의 연구에서 코골이의 호전이 없다고 하였다.

수면무호흡증에 있어서의 자세 치료의 효과

배낭이나 소프트볼을 사용한 경우 무호흡-저호흡 지수가 평균 17.9에서 9.5로 감소되었고, 목에 작은 장치를 통해 앙와위를 취하면 진동이 생기게 한 연구에서 무호흡-저호흡 지수가 27.7에서 12.8 정도로 감소하였다. 흉부에 앙와위 방지 밴드(thoracic anti-supine band, TASB)를 사용하여 지속적 양압기(continuouse positive airway pressure, CPAP) 치료를 한 군과 비교한 연구에서 TASB 사용시 무호흡-저호흡 지수가 22.7에서 12.0으로 감소되었고 CPAP 사용 시 4.9로 감소되어 CPAP 치료 만큼은 아니지만 자세치료가 효과가 있음을 입증하였다.

수면무호흡증과 관련된 자세 치료에 대한 모든 연구들이 자세 치료는 무호흡-저호흡 지수에 좋은 영향을 끼치며, CPAP보다 좋은 순응도를 보인다고 하였다. 하지만 장기적 연구 결과가 부족하고, CPAP이 더 효과적인 치료법이라고 보고된다.

자세 치료의 순응도

앙와위를 방지하는 흉부밴드와 양압기를 임의로 주고 살펴본 연구에서 1주일 뒤 흉부밴드는 20명 중에 19명이 하루에 7시간 이상 사용하고 있었고, 양압기는 20명 중에 9명이 사용하고 있다고 보고하였다. 하지만 다른 연구에서 약간 딱딱한 복대를 사용한 자세치료 후 13.7개월 뒤 전화설문 한 결과 14명 중 4명만이 사용 중이라고 대답하였고 사용하지 않는 이유로는 복대의 불편함, 자주 깨는 증상, 땀의 증가 등이라고 대답하였다. 간단한 방법인 테니스 공을 이용한 자세 치료 연구에서 6개월 뒤에 약 38% 환자가 자세 치료를 시행하고 있었고, 24% 환자는 앙와위를 피하는 방법을 익혀서 사용하지 않았고, 38%는 그냥 중단했다고 답했다. 2년 이상 장기간 추적 관찰한 테니스 공 자세 치료에서는 6%만이 계속 시행 중이었고 13.4%는 앙와위를 피하는 방법을 익혔다고 주장하고, 80.6%는 그냥 중단했다고 답했다. 중단한 이유는 허리 통증, 불편함, 효과 없음, 수면 질의 호전이 없음 등이었다.

자세 치료와 수면 수술의 병행 치료

1948년 Robin은 '똑바로 누워 자는 것이 코골이의 원인이며 혀가 뒤쪽으로 떨어지기 쉬운 상태를 만든다'라고 제시하였다. 수면내시경이 발달하면서 약물유도 상기도 수면내시경(drug-induced sleep endoscopy, DISE)으로 수면 중 상기도폐쇄 소견을 관찰할 수 있게 되었다. 최근 수면내시경을 이용한 연구에서는 자세성 폐쇄성수면무호흡증 환자에서 설기저부 폐쇄나 후두개 폐쇄 소견이 의미 있게 더 흔하다고 보고하였다. 이런 보고들은 자세성 폐쇄성수면무호흡증 환자에게 수술적 치료를 병행하는 계기가 되었으며, 많은 연구들이 진행되었다. 코골이 환자에서 구개수구개인두성형술(uvulopalatopharyngoplasty, UPPP)을 실시 후 자세에 따른 무호흡-저호흡 지수를 비교한 연구들에서 구개수구개인두성형술은 측와위 무호흡-저호흡 지수를 성공적으로 감소시킬 수 있었으나, 앙와위에서는 의미 있는 호전이 없었고, 오히려 수술 후 앙와위와 비앙와위에서의 무호흡-저호흡 지수 차이가 두드러져, 추가적인 자세치료가 더 효과적일 수 있다고 하였다.

자세 치료와 구강장치의 병행 치료

구강장치는 혀를 앞쪽에서 고정하는 방법(tongue retaining device, TRD)과 하악을 전진시키는 방법(mandibular advancement device, MAD)이 있고, 대부분의 연구에서는 하악을 전진시키는 방법과 수면 자세에 대해 연구되었다. 구강장치는 앙와위나 복와위에서 측와위보다 좀 더 효과적인 결과를 나타내었다고 하나, 아직 병행 치료의 역할에 대해서 좀 더 연구가 필요하다.

자세 치료와 CPAP의 병행 치료

CPAP의 순응도는 낮은 편이고, 양압기의 압력이 높은 것이 하나의 이유가 된다. 수면 자세에 따라 양압기의 필요 압력의 차이가 있는데, 대부분의 연구에서 앙와위에서 비앙와위보다 양압기의 압력이 더 필요하고, 비앙와위가 양압치료의 순응도를 높일 수 있다고 하였다.

자세 치료의 전망

수면무호흡증에' 있어 자세 치료는 간단하고, 비용이 많이 들지 않는 치료 방법으로, 자세 치료 단독으로 치료하는 경우 뿐만 아니라, 다른 치료와 병행하여도 좋은 치료 결과를 기대할 수 있는 치료법이다. 아직까지는 연구결과들의 대상자가 적고, 장기적 추적 관찰이 부족하나, 추후 기구나 치료 방법이 발전하거나 연구가 더 진행된다면 수면 치료의 주요한 치료 방법 중 하나가 될 수 있을 것이다.

체중조절

생활 수준의 향상과 식습관의 서구화로 인해 과체중과 비만은 현대 사회의 흔한 문제 질환 중 하나이다. 비만은 특히 비만 관련 질환들의 유병률과 치사율을 증가시키고 삶의 질을 떨어뜨리는 것으로 알려져 있으며, 특히 상체 비만은 폐쇄성수면무호흡증의 가장 중요한 위험인자 중 하나로 잘 알려져 있다. 폐쇄성수면므호흡증의 심각도가 환자의 체중의 증가와 직접적으로 관련되어 있고, 체중이 증가함에 따라 수면호흡장애의 발생률이 증가하기도 한다. 식이요법과 수술적 치료를 통한 체중감소는 수면호흡장애와 수면관련 동반질환의 상태를 호전시킨다. 따라서, 폐쇄성수면무호흡증에 대한 진단과 치료계획에 과체중 또는 비만 환자들에 대한 체중조절을 반드시 포함시켜야 한다.

비만이 폐쇄성수면무호흡증의 병태생리에 미치는 영향

체중조절을 폐쇄성수면무호흡증 환자의 치료에 적용하기 전에 비만이 이 질환에 어떻게 관여하는지 알아볼 필요가 있다. 우선 비만은 상기도 구조에 직접적으로 영향을 준다. 동물실험에서 전경부 부위에 충전물을 주입하면 기도 저항이 증가하는 것을 알 수 있으며, 이것은 비만한 환자에서 전경부 부위에 존재하는 과도한 지방조직에 의해 기도의 저항이 증가할 수 있음을 의미한다. 또한 경부 주위의 압력변화가 그대로 기도 내에 전달되고, 인두부위 지방패드의 반복적인 압력파동이 인두내부의 압력파동과 일치한다고 알려져 있는데, 이것은 폐쇄성수면무호흡증 환자들의 경우 목둘레가 두껍고, 증가된 목둘레길이로 폐쇄성수면무호흡증을 예측할 수 있으며, 각성상태에서 구개인두 허탈(collapse) 정도가 환자의 목둘레가 증가함에 따라 증가할 수 있음을 의미한다. 전산화단층촬영과 자기공명영상을 이용한 연구에서 폐쇄성수면무호흡증 환자는 인두 측부의 지방패드뿐만 아니라 인두 내부의 지방조직 또한 크기가 증가해 있음을 알 수 있다. 따라서, 비만 환자의 수면 중 상기도폐쇄는 기도 내부공간에 작용하는 인두 측부의 지방패드에 의한 외부 조직압력뿐만 아니라 인두 내부의 크기와 모양과도 연관이 있음을 알 수 있다.

상기도 개방성은 어느 정도까지는 폐용량이 클수록 증가하고, 폐용량이 적으면 감소하는데, 체부비만이 심할수록 폐활량이 감소하므로 수면 중에 기도폐쇄가 나타나기도 한다. 복부비만 환자는 대사장애와 염증이상을 보이는데 증가된 지방세포와 지방결합조직에서 생성되어 분비되는 Adipokine이 이러한 이상반응과 관련이 있다. 여기에는 leptin, IL-6, TNF-α, angiotensinogen, plasminogen activator inhibitor(PAI)-1, TGF-β, adiponectin 등이 있으며, 혈관과 여러 장기들의 내분비기능을 변화시켜 다양한 합병증을 유발한다. 폐쇄성수면무호흡증에서 보이는 대사성 조절장애와 전신적 염증반응이 부분적으로 내장지방조직 기원의 분비 인자들의 생성과 관련이 있는 것으로 알려져 있다.

환자의 진단

과체중과 비만 환자는 겉 모습만 보고 상태를 판단해서는 안된다. 쉽게 측정이 가능한 세 가지 인체치수, 즉, 몸무게, 키, 허리둘레를 재서 비만여부를 판단을 하는 게 좋다. 체중을 신장의 제곱으로 나눈 값인 체질량지수는 체지방량과 상관관계가 높고, 질병의 위험도와 관련이 있어 체중과 신장을 이용한 지수 중 가장 널리 사용되는 방법이다.

체지방분포 및 복부비만을 측정하기 위해 허리둘레 또는 허리- 엉덩이 비율(waist-hip ratio)을 측정하기도 한다. 이 지표는 폐쇄성수면무호흡증뿐만 아니라 대사장애 질환들, 당뇨병, 심혈관계 질환과 같은 질환의 위험성을 알려주는데 수치가 높을수록 위험성이 더욱 높아진다. 측정 방법은 조금씩 차이가 있지만, 허리둘레 측정은 일반적으로 장골능선 위의 수평면 또는 늑골 모서리와 장골능선 사이의 가장 좁은 지점에서 측정한다. 한국인은 허리둘레가 남자에서 90cm 이상, 여자에서 85cm 이상이면 고 위험군으로 분류된다. 허리둘레가 이 경계를 넘는 과체중 환자는 각각의 체질량지수 등급에서 질환 위험도를 절대적으로 증가시키므로 더욱 강력히 체중감소를 권유해야 한다(표 1).

목둘레길이의 증가는 폐쇄성수면무호흡증의 중요한 위험인자이다. 따라서, 폐쇄성수면무호흡증 증상과 징후를 보이는 비만 환자는 목둘레길이를 측정하는 것이 좋다. 목둘레길이는 기립상태에서 윤상-갑상연골막의 상연을 따라 측정한다. 코를 고는 남성과 여성 모두 목둘레길이가 증가하면 수면무호흡의 가능성이 더 높고, 목둘레길이와 폐쇄성수면무호흡증의 심각도는 서로 상관관계가 있다. 일부 연구는 목둘레길이가 체질량지수나 허리둘레길이보다 더 유용한 예측인자라고 제안하였다. 일반적으로 서양에서는 목둘레길이가 남성에서는 43cm, 여성에서는 40cm 이상이면 수면무호흡증의 고위험군을 의미한다.

과체중 또는 비만 환자로 확인되면, 병력청취 시 비만에 관

표 1. 한국인에서 체질량지수와 허리둘레에 따른 동반질환 위험도

분류	체질량지수(kg/m²)	허리둘레에 따른 동반질환의 위험도	
		<90cm(남자), <85cm(여자)	≥90cm(남자), ≥85cm(여자)
저체중	<18.5	낮다	보통
정상체중	18.5~22.9	보통	증가
위험체중	23.0~24.9	증가	중등도
1단계비만	25.0~29.9	중등도	고도
2단계비만	>30	고도	매우고도

련된 사항을 집중적으로 물어보아야 한다. 여기에는 체중증가에 관여하는 여러 가지 인자들뿐만 아니라, 현재 환자의 건강상태에 비만이 미치는 영향, 체중과 폐쇄성수면무호흡증 사이의 관련성에 대해 환자가 이해하는지, 비만치료에 대한 환자의 목표와 기대 등도 포함된다. 또한, 환자의 최근 식이와 육체적 활동 패턴에 대한 정보와 이에 대한 변화를 시도할 경우 방해하는 요소가 무엇인지 등도 병력청취에 포함시켜야 한다.

흔하지는 않지만 과체중과 비만이 다낭난소증후군(polycystic ovarian syndrome), 갑상선기능저하증, 쿠싱증후군, 시상하부 종양 또는 방사선조사, 감염, 외상 등으로 인한 시상하부 부위의 손상 등에 의한 이차적인 원인으로 생길 수 있다. 체중감소를 방해하는 약물뿐만 아니라, 체중증가를 야기하는 약물의 복용여부 또한 병력청취 시 포함하여야 한다. 비만을 일으키는 흔한 약물로는 당뇨병 약들, 스테로이드 호르몬, 항정신병약물, 기분 안정제(lithium), 항우울제, 항전간제 등이 있다(표 2).

환자의 치료

비수술적 치료의 일부분으로 폐쇄성수면무호흡증이 있는 모든 비만 환자는 체중감소에 대한 교육을 해야 한다. 내과적

표 2. 이차성 비만의 원인

분류	원인
선천성 장애	Prader-Willi syndrome
	Laurence-Moon-Biedle syndrome
	Ahlstrom syndrome
	Cohen syndrome
	Carpenter syndrome
신경 및 내분비계 질환	인슐린종
	쿠싱증후군
	갑상선 기능 저하증
	성인 성장호르몬 결핍증
	다낭난소증후군(Polycystic ovary syndrome)
	시상하부성 비만(외상, 종양, 감염성질환, 수술, 뇌압상승)
약물	알파차단제(Terazocin)
	알파-2 길항제(Imipramine, Mitrazepine)
	베타차단제(Propranolol)
	세로토닌 길항제(Pizotifen)
	항히스타민제(Cyproheptadine)
	선택적 세로토닌 재흡수 억제제(SSRI): Paroxetine
	삼환계 항우울제(Amitriptyline, Nortriptyline)
	항전간제(Valproate, Carbamazepine, Gabapentin)
	당뇨병치료제(insulin, sulfonylureas, Thiazolidinediones)
	스테로이드 제제(경구 피임제, 당질 코르티코이드 제제)
	항정신병약물(Thioridazine, Olanzepine, Quetiapine, Risperidone)
정신질환	과식장애(Binge-eating disorder)
	계절성 정서 장애(Seasonal affective disorder)

또는 수술적 방법에 의한 체중감소는 폐쇄성수면무호흡증을 호전시키고, 산소포화도, 수면관련호흡장애, 수면단절과 주간증상 등을 다양한 정도로 향상시킨다고 알려져 있다. 체중의 9~18%를 감량하면, 무호흡-저호흡 지수가 30~75% 감소한다는 연구결과가 있지만, 수면호흡장애를 의미 있게 향상시키기 위해 얼마나 많이 체중을 감소시켜야 하는지, 어떤 환자들이 체중감소로 이득을 얻게 될 지 명확하지 않다. 인구-기반의 전향적 코호트 연구에서 10%의 체중감소 시 무호흡-저호흡 지수가 26% 좋아졌다. Tuomilehto 등은 경도의 폐쇄성수면무호흡증 환자를 대상으로 영양상태를 유지하며 매우 낮은 열량의 식이를 한 실험군과 일상적인 생활을 한 대조군을 대상으로 시행한 무작위시험의 결과를 보고하였다. 3개월 후 체중감소는 실험군이 10.7kg, 대조군이 2.4kg이었고, 무호흡-저호흡 지수는 실험군이 9.3에서 5.3으로, 대조군이 10.0에서 8.1로 감소하였다. 또한, 3개월째의 무호흡-저호흡 지수와 생활방식 결과가 12개월 이상 지속되었으며, 이러한 생활방식의 관리가 경도의 폐쇄성수면무호흡증 환자에서 CPAP 치료에 의존하지 않으면서 효과적이었다고 보고하였다. 비만하지 않은 폐쇄성수면무호흡증 환자는 체중감소로 증상이 호전되지 않고, 일부 비만 환자는 체중감소로 효과를 보지 못할 수도 있지만, 비만 환자는 항상 체중감소의 중요성을 강조해야 한다.

환자를 어느 정도로 침습적으로 치료할 것인지 여부는 환자의 위험 상태, 능력, 요구, 사용 가능한 치료방법에 따라 결정된다. 치료에 대한 환자의 관심과 치료방법을 따를 수 있는 능력, 치료방법의 효과와 안정성에 대한 환자의 인식도 중요하다. 이비인후과 의사는 비만을 치료하는 데 익숙하지 않으므로 체중감량, 생활방식과 식이의 변화 등 성공적인 비만관리를 위한 여러 전문가로 이루어진 팀의 접근이 필요하다. 이러한 접근이 환자의 전반적인 건강상태를 향상시킬 뿐만 아니라, 수면관련 상기도 기능장애의 위험성을 줄일 가능성이 높다. 이비인후과 의사의 일차적인 역할은 체중조절의 중요성을 인식하고, 폐쇄성수면무호흡증 치료계획에 포함하여 환자로 하여금 체중조절을 시작하게 돕는 것이라고 할 수 있다. 내과 전문의, 자격증 있는 영양사, 운동 전문가, 또는 상업적인 체중감소 프로그램이 장기간의 치료계획에 포함되어야 한다. 이러한 계획된 치료 지원이 환자에게 초기에 제공이 된다면, 비만 환자를 치료하는 데 효과적일 수 있다.

행동치료

체중조절을 위해서는 식습관을 비롯한 생활습관을 바꾸어야 하는데, 가장 효과적인 방법은 행동치료를 포함한 식사조절과 운동치료를 같이 병행하는 것이다. 비만치료에 흔히 사용

되는 행동치료에는 자극조절기법, 식사행동조절, 보상을 주는 방법, 자기관찰, 영양교육, 신체활동조절 및 사회적 지지의 이용 등이 있다. 행동치료는 치료자와 만나는 시간이 길고, 치료기간이 길수록, 프로그램 강도가 높을수록, 사회적 지지를 받고 체중감소에 대한 동기가 높을수록 치료효과가 커진다.

식사치료

효과적인 체중감소를 위해 열량섭취의 제한이 중요한데 특히 당질과 지방 섭취의 조절이 중요하다. 열량제한에 따른 체단백의 손실을 최소화하기 위해 단백질을 적절히 섭취하게 하고, 비타민 무기질의 섭취가 부족하지 않도록 유제품, 채소, 과일 등의 음식을 섭취하도록 한다. 지나친 음주는 열량섭취를 증가시키고 대사적으로 바람직하지 않은 영향을 미치므로 제한한다. 성공적인 체중감소 및 유지를 위해서는 개별화된 영양교육을 지속적이고 체계적으로 시행하여야 한다.

운동치료

체중조절 및 유지를 위해서는 규칙적인 운동을 해야 하며, 규칙적인 운동은 체지방 감소에 도움이 된다. 운동유형은 유산소운동, 근력운동 모두를 권장하며 생활의 일부로 즐길 수 있는 운동을 추천한다. 정상적인 일상에 신체적 활동을 추가하는 단순한 방법들도 추천해야 한다. 예를 들면, 교통수단 대신 걷기, 엘리베이터 대신 계단이용하기, 집안일과 정원일 하기 등이 있다. 운동 하나만으로 체중감소에 어느 정도의 효과를 얻을 수 있지만, 식이요법과 운동을 병행한다면 더 효과적으로 체중을 감량시킬 수 있다. 보다 효과적인 체중감소를 위해 운동 생리학자나 개인 트레이너의 도움을 받을 수도 있다.

약물치료

체중감소를 위한 기본적인 치료법은 식사치료, 운동치료, 행동치료 등의 생활습관치료이며, 약물치료는 이들 치료법에 대한 보조적인 치료로 고려해볼 수 있다. 체질량지수 30kg/m^2 이상이면 식사치료, 운동치료 및 행동치료와 함께 약물치료를 시도할 수 있고, 체질량지수 27kg/m^2 이상이면서 복부비만이 있거나 심혈관계 합병증의 다른 위험인자가 동반된 경우, 생활습관 치료와 함께 약물치료를 고려할 수 있다. 비만치료제 중 올리스타트(orlistat)는 장기간 사용이 가능하지만 펜터민(phentermine) 등은 단기간 사용해야 하고, 정기적으로 부작용과 효과를 면밀히 검토해야 한다. 약제치료 시작 후 3개월 내에 5~10%의 체중 감량이 없거나 동반질환의 개선효과가 보이지 않으면 약제 변경이나 중단을 고려하여야 한다(표 3).

수술치료

수술치료는 고도비만 및 고도비만에 동반된 대사질환의 치료에 매우 효과적이다. 서양인의 수술 적응증은 체질량지수 40kg/m^2 이상이거나 35kg/m^2 이상이면서 동반질환을 갖고 있는 경우이다. 그러나, 적은 근육량에 비하여 지방이 많고 내장비만과 복부비만형태를 띠고 있으며 체중증가에 따른 합병증이 잘 발생하는 동양인의 수술 적응증은 달라야 한다는 논의에 따라 International Federation for the Surgery of Obesity and Metabolic Disorders-Asian Pacific Chapter(IFSO-APC)에서는 체질량지수 35kg/m^2 이상이거나 체질량지수 30kg/m^2 이상이면서 동반질환을 갖고 있는 경우를 수술 적응증으로 권고하고있다. 수술은 크게 섭식제한(restrictive) 수술과 섭식제한-흡수제한(malabsorptive) 수술로 구분이 된다. 비만수술 후 비만 관련 동반질환들도 좋아지는데, 이것은 체중과 체지방의 감소, 식이변화, 그리고, 흡수제한 수술의 경우 당 조절과 식욕 조절에 관련된 장 호르몬의 기능을 혼란시키는 위장관의 해부학적 변화와 같은 여러 요인이 작용한 결과이다. 수술이 계획되면, 환자는 내과적, 영양학적, 정신과적 관리를 포함하는 전문분야의 팀에 의해 검사를 받아야 한다.

섭식제한 수술

위의 입구에서 음식물이 들어가는 것을 제한하면 위가 저장할 수 있는 음식의 양을 제한하고, 위를 비우는 속도도 줄일 수 있게 한다. 음식물을 비우는 속도가 줄어들면 오랫동안 포만

표 3. 비만치료제

비만치료제	작용기전	금기증	모니터링
올리스타트(Orlistat)	지방흡수억제제(위장관 및 췌장 리파아제 억제제)	만성흡수장애증후군, 담즙정체	지용성 비타민 결핍증상
펜터민(Phentermine) 디에틸프로피온(Diethylpropion) 펜디메트라진(Phendimetrazine) 마진돌(Marzindol)	식욕억제(중추에서 카테콜아민의 분비 증가)	MAOI복용자, 폐동맥고혈압, 약물남용의 병력, 진행된 동맥경화증, 심혈관계질환, 중등도 이상의 고혈압, 갑상선 기능항진증, 녹내장, 중증의 췌장장애 및 중등도 신장애, 간장애환자(마진돌 금기)	혈압, 심박수
로카세린(Lorcaserin)	식욕억제(세로토닌 수용체 5-HT 2C의 선택적 작용제)	약물남용의 병력, 임신가능성있는 여성, 수유부, 다른 체중조절약을 복용하고 있는 환자	혈압, 심박수

감을 느끼게 된다. 복강경을 이용하여 위에 실리콘 밴드를 걸어주는 수술(laparoscopic adjustable silicone gastric banding, LASGB)이 가장 흔하게 시술되는 섭식제한 수술이다. 밴드가 피부 밑에 이식한 포트와 연결되어 있어 이곳에 식염수를 주입하거나 제거하여 밴드의 직경을 조절할 수 있다. 이 수술은 시술이 간단하고, 장의 경로 변경(rerouting)이 없으므로 미량영양소 결핍이 발생할 위험이 없다는 장점이 있다.

섭식제한-흡수제한 수술

가장 흔하게 시행되는 수술은 Roux-en-Y 위 우회술(Roux-en-Y gastric bypass, RYGB)이다. 이 수술은 위의 근위부에 10~30mL 정도의 주머니를 남기고 분리하여 음식물이 원위부 위장, 십이지장, 근위부 공장을 우회하도록 하며, 음식물의 섭취와 영양분의 흡수를 동시에 제한하는 방법이다. RYGB는 개방적 절개 또는 복강경을 통해 수술한다. 섭식제한을 하는 LASGB와 달리, 섭식제한-흡수제한 수술은 수술적 해부학적 변화에 따라 비타민 B12, 철분, 엽산, 칼슘, 비타민D 등의 미량영양소 결핍증의 위험이 높다. 따라서 환자들은 이러한 미량영양소에 대한 영구적 보충이 필요하다.

수술의 효과

비만수술과 비수술적 치료의 체중감소의 효과를 비교하는 무작위 대조군 시험은 없다. 메타분석과 관찰연구들로부터 일차적으로 얻은 자료들에 의하면 심한 비만 환자에서 비만수술이 체중감소에 가장 효과적인 치료로 알려져 있다. 비만수술 후 평균적으로 전체 체중의 약 30~35%의 체중감소 효과가 있었고, 5년 동안 거의 60%에서 상태가 유지되었다. 일반적으로, 평균 체중감소는 섭취제한 수술에 비해 섭식제한-흡수제한 수술을 같이 할 경우에 더 컸다. 비만수술 후 당뇨, 고혈압, 폐쇄성수면무호흡증, 이상지질혈증, 비알콜성지방간 등과 같은 비만-관련 동반질환들에 대해 긍정적 파급효과가 있음이 수많은 연구들을 통해 알려졌다. 비만수술 후 폐쇄성수면무호흡증에 대한 장기간 결과에 대해서는 아직 명확하지 않고, 이에 대한 자료도 충분하지 않지만, 단기간의 연구 결과에 의하면 심한 비만을 동반한 폐쇄성수면무호흡증 환자는 수술적 치료가 효과적일 수 있음을 보고하고 있다.

참고문헌

1) 대한비만학회 비만치료지침 2012. 서울: 청운; 2012. p.1-180.
2) Appropriate body-mass index for Asian populations and its implications for policy and intervention strategies. Lancet 2004;363:157-63.
3) Bignold JJ, Deans-Costi G, Goldsworthy MR, Robertson CA, McEvoy D, Catcheside PG, et al. Poor long-term patient compliance with the tennis ball technique for treating positional obstructive sleep apnea. J Clin Sleep Med 2009;5:428-30.
4) Bignold JJ, Mercer JD, Antic NA, McEvoy RD, Catcheside PG. Accurate position monitoring and improved supine-dependent obstructive sleep apnea with a new position recording and supine avoidance device. J Clin Sleep Med 2011;7:376-83.
5) Brown LK. A waist is a terrible thing to mind: central obesity, the metabolic syndrome, and sleep apnea hypopnea syndrome. Chest 2002;122:774-8.
6) Cartwright RD, Diaz F, Lloyd S. The effects of sleep posture and sleep stage on apnea frequency. Sleep 1991;14:351-3.
7) Cartwright RD. Effect of sleep position on sleep apnea severity. Sleep 1984;7:110-4.
8) Choi JH, Kim EJ, Choi J, Kwon SY, Lee HM, Kim TH, et al. Effect of successful surgical treatment on changes of position during sleep in adults with obstructive sleep apnea syndrome. Ann Otol Rhinol Laryngol 2011;120:104-9.
9) Chung JW, Enciso R, Levendowski DJ, Morgan TD, Westbrook PR, Clark GT. Treatment outcomes of mandibular advancement devices in positional and nonpositional OSA patients. Oral Surg Oral Med Oral Pathol Oral Radiol Endod 2010;109:724-31.
10) Colquitt JL, Picot J, Loveman E, Clegg AJ. Surgery for obesity. Cochrane Database Syst Rev 2009;CD003641.
11) Consensus Development Conference Panel. Gastrointestinal surgery for severe Obesity. Ann Intern Med 1991;115:956-61.
12) Coughlin S, Calverley P, Wilding J. Sleep disordered breathing--a new component of syndrome x? Obes Rev 2001;2:267-74.
13) Davies RJ, Ali NJ, Stradling JR. Neck circumference and other clinical features in the diagnosis of the obstructive sleep apnoea syndrome. Thorax 1992;47:101-5.
14) Davies RJ, Stradling JR. The relationship between neck circumference, radiographic pharyngeal anatomy, and the obstructive sleep apnoea syndrome. Eur Respir J 1990;3:509-14.
15) Dyson PA. The therapeutics of lifestyle management on obesity. Diabetes Obes Metab 2010;12:941-6.
16) Greenberg AS, Obin MS. Obesity and the role of adipose tissue in inflammation and metabolism. Am J Clin Nutr 2006;83:461S-5S.
17) Horner RL, Mohiaddin RH, Lowell DG, shea SA, Burman ED, Longmore DB, et al. Sites and sizes of fat deposits around the pharynx in obese patients with obstructive sleep apnoea and weight matched controls. Eur Respir J 1989;2:613-22.
18) Jokic R, Klimaszewski A, Crossley M, Sridhar G, Fitzpatrick MF. Positional treatment vs continuous positive airway pressure in patients with positional obstructive sleep apnea syndrome. Chest 1999;115:771-81.
19) Kajaste S, Brander PE, Telakivi T, Partinen M, Mustajoki P. A cognitive-behavioral weight reduction program in the treatment of obstructive sleep apnea syndrome with or without initial nasal CPAP: a randomized study. Sleep Med 2004;5:125-31.
20) Kasama K, Mui W, Lee WJ, Lakdawala M, Naitoh T, Seki Y, Sasaki A, et al. IFSO-APC consensus statements 2011. Obes Surg 2012;22:677-84.
21) Katsantonis GP, Miyazaki S, Walsh JK. Effects of uvulopalatopharyngoplasty on sleep architecture and patterns of obstructed breathing. Laryngoscope 1990;100:1068-72.
22) Koenig JS, Thach BT. Effects of mass loading on the upper airway. J Appl Physiol (1985) 1988;64:2294-9.
23) Latner JD, Stunkard AJ, Wilson GT, Jackson ML, Zelitch DS, Labouvie E. Effective long-term treatment of obesity: a continuing care model. Int J Obes Relat Metab Disord 2000;24:893-8.
24) Lee CH, Kim SW, Han K, Shin JM, Hong SL, Lee JE, et al. Effect of uvulopalatopharyngoplasty on positional dependency in obstructive sleep apnea. Arch Otolaryngol Head Neck Surg 2011;137:675-9.
25) Lee CH, Shin HW, Han DH, Mo JH, Yoon IY, Chung S, et al. The implication of sleep position in the evaluation of surgical outcomes in obstructive sleep apnea. Otolaryngol Head Neck Surg 2009;140:531-5.
26) Mador MJ, Kufel TJ, Magalang UJ, Rajesh SK, Watwe V, Grant BJ. Prevalence of positional sleep apnea in patients undergoing polysomnography. Chest 2005;128:2130-7.
27) Marklund M, Persson M, Franklin KA. Treatment success with a mandibular advancement device is related to supine-dependent sleep apnea. Chest 1998;114:1630-5.
28) Mokhlesi B, Tulaimat A. Recent advances in obesity hypoventilation syndrome. Chest 2007;132:1322-36.
29) Newman AB, Foster G, Givelber R, Nieto FJ, Redline S, Young T. Progression and regression of sleep-disordered breathing with changes in weight: the Sleep

Heart Health Study. Arch Intern Med 2005;165:2408-13.
30) Oksenberg A, Arons E, Greenberg-Dotan S, Nasser K, Radwan H. [The significance of body posture on breathing abnormalities during sleep: data analysis of 2077 obstructive sleep apnea patients]. Harefuah 2009;148:304-9, 51, 50.
31) Oksenberg A, Silverberg D, Offenbach D, Arons E. Positional therapy for obstructive sleep apnea patients: A 6-month follow-up study. Laryngoscope 2006;116:1995-2000.
32) Oksenberg A, Silverberg DS, Arons E, Radwan H. Positional vs nonpositional obstructive sleep apnea patients: anthropomorphic, nocturnal polysomnographic, and multiple sleep latency test data. Chest 1997;112:629-39.
33) Oksenberg A, Silverberg DS, Arons E, Radwan H. The sleep supine position has a major effect on optimal nasal continuous positive airway pressure: relationship with rapid eye movements and non-rapid eye movements sleep, body mass index, respiratory disturbance index, and age. Chest 1999;116:1000-6.
34) Padwal R, Klarenbach S, Wiebe N, Birch D, Karmali S, Manns B, Hazel M, et al. Bariatric surgery: a systemic review and network meta-analysis of randomized trials. Obes Rev 2011;12:602-21.
35) Permut I, Diaz-Abad M, Chatila W, Crocetti J, Gaughan JP, D'Alonzo GE, et al. Comparison of positional therapy to CPAP in patients with positional obstructive sleep apnea. J Clin Sleep Med 2010;6:238-43.
36) Peppard PE, Young T, Palta M, Dempsey J, Skatrud J. Longitudinal study of moderate weight change and sleep-disordered breathing. JAMA 2000;284:3015-21.
37) Pevernagie DA, Shepard JW, Jr. Relations between sleep stage, posture and effective nasal CPAP levels in OSA. Sleep 1992;15:162-7.
38) Randerath WJ, Verbraecken J, Andreas S, Bettega G, Boudewyns A, Hamans E, et al. Non-CPAP therapies in obstructive sleep apnoea. Eur Respir J 2011;37:1000-28.
39) Ravesloot MJ, de Vries N. One hundred consecutive patients undergoing drug-induced sleep endoscopy: results and evaluation. Laryngoscope 2011;121:2710-6.
40) Resta O, Foschino-Barbaro MP, Legari G, Talamo S, Bonfitto P, Palumbo A, et al. Sleep-related breathing disorders, loud snoring and excessive daytime sleepiness in obese subjects. Int J Obes Relat Metab Disord 2001;25:669-75.
41) Robin IG. Snoring. Proc R Soc Med 1948;41:151-3.
42) Schwab RJ. A quantum advance in PSG recordings: the importance of head position in mediating the AHI. Sleep 2011;34:985-6.
43) Series F, Marc I. Importance of sleep stage- and body position-dependence of sleep apnoea in determining benefits to auto-CPAP therapy. Eur Respir J 2001;18:170-5.
44) Shelton KE, Woodson H, Gay S, Suratt PM. Pharyngeal fat in obstructive sleep apnea. Am Rev Respir Dis 1993;148:462-6.
45) Skinner MA, Kingshott RN, Filsell S, Taylor DR. Efficacy of the 'tennis ball technique' versus nCPAP in the management of position-dependent obstructive sleep apnoea syndrome. Respirology 2008;13:708-15.
46) Smith PL, Gold AR, Meyers DA, Haponik EF, Bleecker ER. Weight loss in mildly to moderately obese patients with obstructive sleep apnea. Ann Intern Med 1985;103:850-5.
47) Strobel RJ, Rosen RC. Obesity and weight loss in obstructive sleep apnea: a critical review. Sleep 1996;19:104-15.
48) Suratt PM, McTier RF, Findley LJ, Pohl SL, Wilhoit SC. Changes in breathing and the pharynx after weight loss in obstructive sleep apnea. Chest 1987;92:631-7.
49) Tishler PV, Larkin EK, Schluchter MD, Redline S. Incidence of sleep-disordered breathing in an urban adult population: the relative importance of risk factors in the development of sleep-disordered breathing. JAMA 2003;289:2230-7.
50) Tuomilehto HP, Seppa JM, Partinen MM, Peltonen M, Gylling H, Tuomilehto JO, et al. Lifestyle intervention with weight reduction: first-line treatment in mild obstructive sleep apnea. Am J Respir Crit Care Med 2009;179:320-7.
51) van Maanen JP, Richard W, Van Kesteren ER, Ravesloot MJ, Laman DM, Hilgevoord AA, et al. Evaluation of a new simple treatment for positional sleep apnoea patients. J Sleep Res 2012;21:322-9.
52) Wenzel S, Smith E, Leiacker R, Fischer Y. [Efficacy and longterm compliance of the vest preventing the supine position in patients with obstructive sleep apnea]. Laryngorhinootologie 2007;86:579-83.
53) Wing RR, Jeffery RW. Benefits of recruiting participants with friends and increasing social support for weight loss and maintenance. J Consult Clin Psychol 1999;67:132-8.
54) Wolin AD, Strohl KP, Acree BN, Fouke JM. Responses to negative pressure surrounding the neck in anesthetized animals. J Appl Physiol (1985) 1990;68:154-60.
55) Wolk R, Shamsuzzaman AS, Somers VK. Obesity, sleep apnea, and hypertension. Hypertension 2003;42:1067-74.
56) Yoshida K. Influence of sleep posture on response to oral appliance therapy for sleep apnea syndrome. Sleep 2001;24:538-44.
57) Young T, Peppard PE, Taheri S. Excess weight and sleep-disordered breathing. J Appl Physiol (1985) 2005;99:1592-9.
58) Young T, Shahar E, Nieto FJ, Redline S, Newman AB, Gottlieb DJ, et al. Predictors of sleep-disordered breathing in community-dwelling adults: the Sleep Heart Health Study. Arch Intern Med 2002;162:893-900.

CHAPTER

15

폐쇄성수면무호흡증에서 구강장치 치료

Oral Appliance Therapy for OSA

김동규, 조석현, 박동선

폐쇄성수면무호흡증에 적용되는 비수술적인 치료법으로 행동 조절요법(체중 감량, 수면 자세교정 등), 약물치료, 양압기, 그리고 구강장치가 있다. 구강장치는 양압기와 함께 폐쇄성수면무호흡증 환자에서 널리 행하여지는 대표적인 비수술적인 치료 방법 중 하나로서 하악과 혀, 그리고 구인두를 구성하고 있는 구조물의 일시적인 위치 변화를 통해 수면 중 상기도 협착과 코골이 증상을 해소하는 데 목적이 있다. 2006년 발표된 미국수면의학회(American Academy of Sleep Medicine, AASM)의 가이드라인에 따르면, 구강장치에 대한 일차적인 적응증은 단순 코골이, 호흡장애지수 30 미만의 경도와 중등도 폐쇄성수면무호흡증 환자이다. 그리고 구제개념의 적응증으로 호흡장애지수 30 이상의 중증 환자에서 양압기치료를 거부하거나 사용하다가 중단하는 경우에 처방할 수 있다(표 1).

구강장치의 역사를 살펴보면, 1900년대 초에는 혀 혹은 하악을 전방으로 이동시켜 수면 중 기도 확보를 유지하기 위해 하악외소증(micrognathia)이 있는 환자에서 혀를 아래 입술에 봉합해 주는 방법을 사용했으며, 1903년도에는 프랑스 의사인 Pierre Robin이 구강장치 치료를 위한 협회를 설립하였다. 그 후로 1930년대에는 helmet과 chin-strap을 이용하여 하악을 전방으로 위치시키는 방법이 소개되었고, 특히 1934년에는 Pierre Robin이 최초로 하악의 위치 이동을 위한 구강장치를 보고하였다. 이후, 1980년대 전까지 성인을 대상으로 한 구강장치는 발표된 바가 없다가, 1982년에 최초로 폐쇄성수면무호흡증 성인 환자에게 기도확보를 위하여 후방으로 처진 혀를 당겨주는 기구(tongue retaining device)가 소개되었다.

표 1. 구강장치 치료 지침

분 류	치료 지침
단순 코골이	*적응*
상기도저항증후군	*적응*
경도 및 중등도 폐쇄성수면무호흡증의 1차 치료	*적응*
중증의 폐쇄성수면무호흡증의 1차 치료	*금기*
중추성수면무호흡증	*금기*
CPAP 치료에 실패한 중증의 폐쇄성수면무호흡증	*적응*

여기에서는 구강장치의 종류 및 작용원리에서 시작하여 효과, 부작용 및 순응도에 이르는 처방과 관련된 전반적인 사항을 살펴보고, 폐쇄성수면무호흡증에 대한 치료방법의 하나로 구강장치가 가지고 있는 장단점을 잘 이해하여 향후 폐쇄성수면무호흡증 환자 진료에 있어서 도움이 되고자 한다.

분 류

폐쇄성수면무호흡증에 사용되는 구강장치는 형태, 사용되는 재료, 작용기전, 구강 및 치아의 상태에 따라서 다양하게 제작되고 있으며, 오늘날에는 약 90여 개 이상의 다양한 구강장치가 폐쇄성수면무호흡증부터 단순 코골이 환자를 위해 개발되었다. 또한, 구강장치는 작용기전에 따라 1) 연구개거상장치(soft palate lifter), 2) 혀전방유지장치(tongue retaining device), 3) 하악전방이동장치(mandibular repositioning appliances or mandibular advancement splints or mandibular advancement devices) 등 크게 3종류로 분류할 수 있다.

연구개거상장치는 연구개를 긴장시켜 연구개나 목젖이 아래로 처지는 현상을 막아주는 역할을 하며, 혀전방유지장치는 상하악 전치 사이로 전방에 혀가 유지되도록 하며, 하악전방이동장치는 하악을 전방으로 위치시킴으로써 하악에 부착되어 있는 혀가 이차적으로 전방에 유지되도록 한다. 이들 모두는 각각 형태와 작용하는 기전이 다르고 한 종류 안에서도 여러 가지 개량형태가 있다. 그러나 연구개거상장치는 코골이 및 폐쇄성수면무호흡증과 관련된 충분한 연구결과를 가지고 있지 않아 미국수면의학회 가이드라인에서 명시하고 있는 구강장치에는 포함되지 않으며, 혀전방유지장치와 하악전방이동장치만이 가이드라인에서 지칭하고 있는 구강장치에 포함된다.

연구개거상장치

연구개거상장치는 1993년에 Herbert Paskow에 의해 발명된 구강장치로, 상악 구치부에 장치를 고정시켜주는 와이어 갈고리(wire clasp)를 포함한 상악 가철성 장치와 연구개의 후방부로 연장된 합성수지부(acrylic button)로 이루어져 있다(그림 1). 연구개거상장치의 원리는 연구개를 부드럽게 들어 올려서 연구개와 구개수가 수면 중에 하방으로 처지는 것을 감소시켜, 이 부위의 진동으로 인하여 코골이가 발생하는 것을 최소화하는 것이다. 또한 긴 구개수가 혀의 후방과 후인두벽 사이에 끼어서 구인두 공간이 좁아지는 현상을 감소시키는 효과도 기대할 수 있다. 그러나 구토가 심한 사람에게는 사용할 수 없으며, 단순 코골이에는 비교적 효과가 있으나 폐쇄성수면무호흡증에는 효과가 없는 것으로 알려져 있다. 연구개거상장치가 폐쇄성수면무호흡증 환자에 효과적이었다고 발표된 자료는 거의 없으며, 다른 구강장치와 비교 연구에서도 연구개거상장치가 코골이에 효과적이지 않다고 보고하였다. 다만, 발명자인 Herbert Paskow는 단순 코골이에 있어 60% 환자에서 효과적이었다고 보고하고 있다. 현재 FDA에서는 단순 코골이 치료에 대해서만 허가하고 있다.

혀전방유지장치

혀전방유지장치는 음압을 이용하여 혀를 전방 위치된 상태로 고정시키는 것으로 치아가 없는 환자에서도 사용할 수 있는 장점이 있다. 이는 상하악 전치 사이의 부분으로 혀를 내밀면 그 위치로 혀를 유지할 수 있게 만들어졌다. 혀는 장치의 전치부에 만들어진 작고 유연한 플라스틱 공간 속으로 끼워지며, 이 공간으로부터 여분의 공기가 배출되면서 부분적 진공 상태가 생겨 음압에 의해 혀가 그 위치로 유지되는 원리로 하악의 움직임을 허용하지 않는 일체형 형태로 제작된다(그림 2). 한편, 코막힘이 심하거나 비강폐쇄가 있는 환자에게는 공기가 통할 수 있는 튜브가 장착된 형태로 장치를 제작하여야 한다. 적합하게 제작된 혀전방유지장치는 폐쇄성수면무호흡증 환자에서 호흡장애지수 개선 정도가 하악전방이동장치와 비슷하였으며, 코막힘이 장치 사용 순응도에 가장 중요한 지표였다. 그러나 혀전방유지장치에 대한 연구는 전반적으로 부족한데, 이는 이물감 등의 불편한 증상, 플라스틱 공간 내부의 음압 소실 등의 이유로 수면 중 지속적으로 사용하는 데 문제가 있기 때문으로 생각된다.

하악전방이동장치

하악전방이동장치의 원리는 장치를 치열에 장착하여 하악을 전방으로 이동시킴으로써 2차적으로 혀의 기저부를 전방으로 당겨서 수면 중 혀의 기저부가 상기도를 폐쇄하는 것을 방지하는 것이다(그림 3). 하악전방이동장치에서 하악의 전방이동량은 개인마다 다르지만 일반적으로 최대 전방운동량의 50~70% 정도가 적절하다고 알려져 있다. 그러나 상하악 장치간의 절치간 수직거리는 구호흡을 할 수 있는 최소량인 4~7 mm에서부터 13~17mm까지 다양한 견해가 있다. 일반적으로

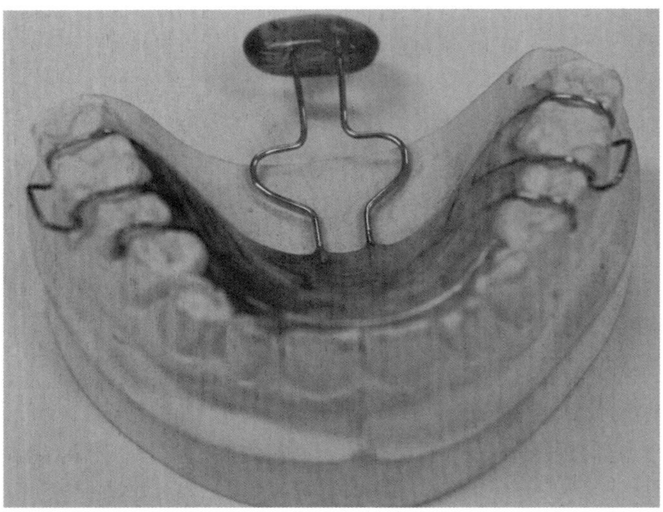

그림 1. 연구개 거상장치(soft palate lifter).

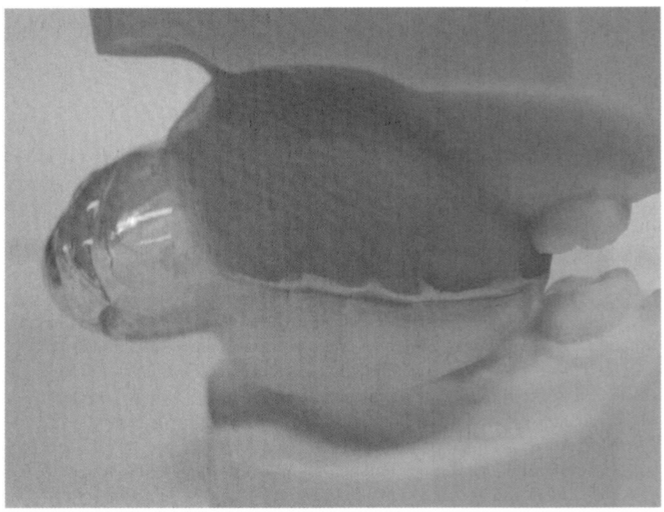

그림 2. 혀 전방 유지장치(tongue retaining device).

하악전방이동장치는 장착 시 우선적으로 구강장치를 장착하고 유지할 수 있는 건강한 치아가 충분히 있는지 고려하는 것이 필요하며, 또한 측두하악관절의 이상 유무(개구 정도, 하악의 전방 및 측방 운동 양상, 턱관절음, 턱관절 및 안면근육의 촉진 시 통증 유무, 턱관절 부하검사 및 저항검사 등)를 판단해야 한다.

하악전방이동장치는 구강장치 중 가장 효과적으로 알려져 있으며, 하악의 움직임을 허용하지 않는 일체형구강장치(monobloc type)와 하악의 전방, 측방 및 상하운동을 일부 허용할 수 있는 분리형구강장치(bibloc type or Herbst joint type), 그리고 혼합형(mixed type)으로 나누어진다(그림 4). 일체형은 전방으로 이동된 하악의 위치를 상악에 고정시켜 효과적인 하악골의 전방위치를 유지할 수 있고, 제작비용도 저렴하다는 장점을 가지고 있는 반면에 수면 동안에 하악골 특히, 턱관절의 위치가 전방으로 전위된 상태로 고정되어 턱관절 부위에서 무리가 갈 수 있고, 입을 벌리고 자는 구호흡 환자의 경우는 수면 중 장치의 탈락이 발생할 수 있고, 하악의 전방 이동량을 조절할 수 없다는 단점이 있다. 반면에, 분리형은 상악과 하악에서 별개로 제작하여 장착하며 일반적으로 일체형에 비하여 비싸다. 그러나, 입을 다물 경우에는 하악의 전방위치가 잘 유지되고, 구호흡이나 개구 시에는 하악의 전방위치가 감소하면서 동시에 턱관절의 긴장도를 해소시키게 된다. 따라서, 턱관절 질환발병의 가능성을 줄이고 환자에게 쉽게 편안함을 줄 수 있다는 장점이 있다. 또한, 폐쇄성수면무호흡증의 중증도, 증상개선 정도와 불편감을 고려하여 하악의 전방전위의 정도를 조절할 수 있다는 장점도 지닌다. 마지막으로 혼합형은 위 두 형태의 장점과 단점을 동시에 지니고 있다.

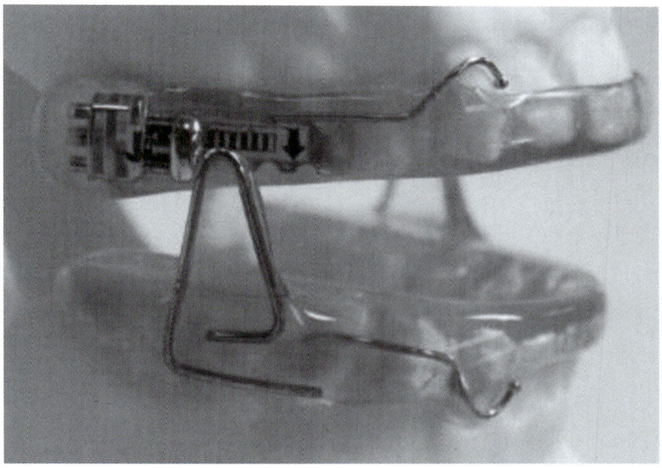

그림 3. 하악전방이동장치.

최근에, 폐쇄성수면무호흡증 환자에 사용하는 구강장치는 대부분 하악전방이동장치를 의미하며, 구강장치의 체계적인 결과 보고도 하악전방이동장치에 한정되어 있다. 여러 연구결과에 따르면, 하악전방이동장치는 주간졸음을 감소시켜 수면의 질을 향상시키며, 수면다원검사에서 호흡장애지수 및 최저 산소포화도의 개선을 나타내며, 치료 효과가 지속적으로 사용시 5년 이상 안정적으로 나타난다고 보고하였다.

작용 원리

현재까지 연구 결과에 따르면, 대표적인 구강장치인 하악전방이동장치는, 1) 해부학적으로 상기도를 확장시키는 역할과, 2) 생리학적으로 상기도의 폐쇄성향(collapsibility)을 줄이는 효과를 통하여 수면 중 상기도 개방을 유지시키는 것으로 알려져 있다.

해부학적 기전

하악전방이동장치는 하악의 전방 변위를 통해 하악골의 전방부(genial tubercles)에 부착되어 있는 이설근을 포함한 혀를 움직이게 하는 근육들이 전방으로 당겨져 주로 혀의 기저부 후방의 상기도를 넓히고, 구인두 부위의 폐쇄를 방지하는 역할을 한다. 또한, 하악의 전하방 변위는 혀에 가해지는 중력효과를 줄이고, 구개설궁(palatoglossal arch) 및 구개인두궁(palato-

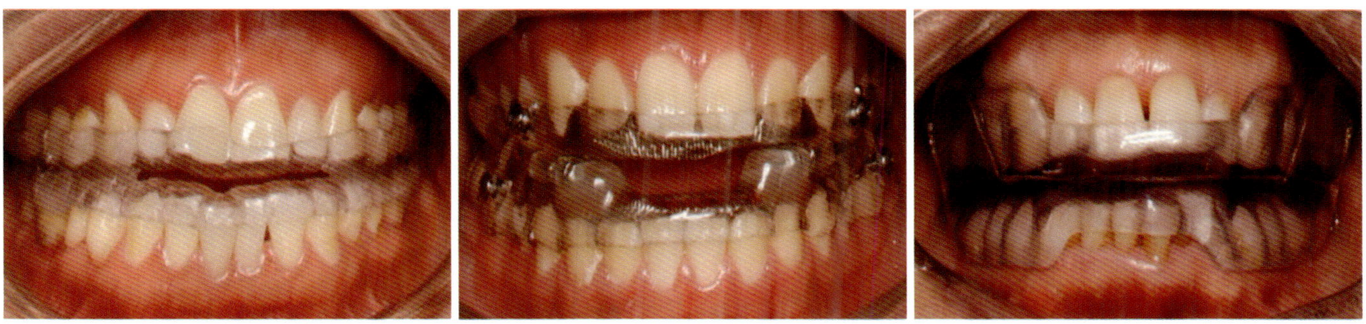

일체형 혼합형 분리형

그림 4. 하악전방이동장치의 분류.

pharyngeal arch)을 신장시켜 상기도 공간을 유지하는 데 도움을 주며, 하악과 설골의 안정을 통해 수면 중 하악의 후방회전과 혀의 후방이동을 막아준다. 하악전방이동장치 사용의 직접적인 해부학적 효과는 설근부를 포함하는 상기도 단면적의 증가이다. 구강장치의 효과는 다양한 영상 장비를 이용한 여러 연구를 통하여 입증되었다. 한편, 몇몇 연구를 통해 구강장치의 사용은 하악의 전방이동을 통해 구개인두의 측면 확장도 나타남이 알려졌다(그림 5).

생리학적 기전

해부학적 기전과 동시에 하악전방이동장치는 상기도폐쇄압을 낮추어 상기도의 폐쇄성향을 줄이는 효과를 나타낸다. 그러나 아직까지 상기도폐쇄압을 구강장치가 어떻게 낮추는지는 정확히 밝혀지지 않았다. 하악전방이동장치가 상기도의 주된 확장근인 이설근의 근긴장도를 증가시킨다는 보고가 있으나 이러한 근긴장도 증가와 관련된 효과는 해부학적 기전과는 달리 무호흡을 해소하는 데는 충분하지 않다고 알려져 있다.

임상적 유용성

1995년 이후로 폐쇄성수면무호흡증 환자에서 구강장치의 효능과 효과에 관련된 연구들이 급속히 증가되고 있으며, 이러한 연구들은 일관되게 폐쇄성수면무호흡증 치료에 구강장치가 효과적이라는 것을 보여준다. 여기에서는 최근에 보고된 결과를 중심으로 구강장치의 임상적 유용성에 대해서 살펴보겠다.

수면다원검사 지표

여러 편의 무작위 대조군 연구 결과들에 따르면, 구강장치 치료는 중증도와 관계없이 모든 폐쇄성수면무호흡증 환자에서 수면다원검사상 무호흡-저호흡 지수 감소, 산소포화도 증가, 각성 지수(arousal index)의 감소가 나타난다. 특히, 폐쇄성수면무호흡증의 치료 성공을 호흡장애지수 50% 이상 감소로 정의하였을 때, 구강장치를 처방받은 환자의 약 65% 정도가 성공적이다. 그러나 치료 성공의 호흡장애지수 기준을 10 미만으로 정의할 때는 약 52%, 그리고 보다 엄격하게 5 미만으로 정의할 때는 약 35~40%로 기준에 따라 성공률은 달라질 수 있다. 또한 일부 연구결과에 따르면 구강장치의 착용으로 렘수면의 증가와 각성지수의 감소 효과가 있어 수면의 질 개선에도 도움이 된다고 하였다. 한편 상기도저항증후군에 있어서도 구강장치 치료는 각성 지수, 산소포화도, 수면 효율 개선에 효과적인 것으로 보고되었다.

코골이

구강장치는 특히 코골이에 매우 효과적인데, 대부분의 수면배우자들은 장치를 사용한 후 코골이가 감소하여 높은 만족도를 보이며, 이는 장치 착용 후 같은 침실에서 잠을 자는 커플이 증가되는 것으로 나타난다. 또한, 다수의 무작위 대조군 연구를 통해 구강장치를 사용한 환자에서 코골이 빈도 및 강도가 감소하는 객관적인 결과를 관찰하였다.

주간졸음증

구강장치치료로 Epworth 졸음척도 점수가 감소하는 주관적

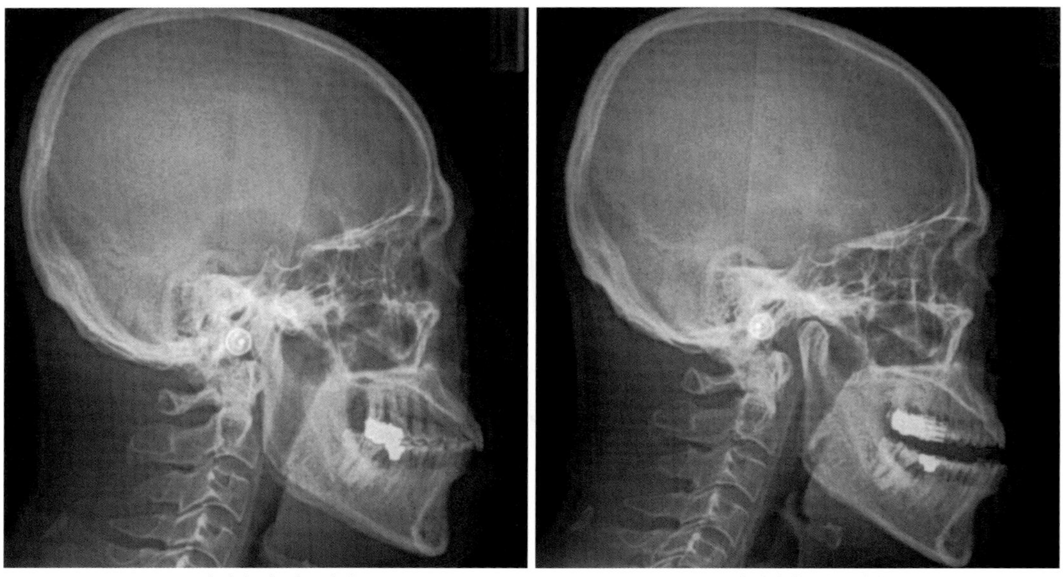

구강장치 전 기도상태 / 구강장치 후 기도상태

그림 5. 구강장치 착용 전후의 두부계측법.

인 주간졸음증 개선효과를 기대할 수 있다. 그러나, 다중수면잠복기검사(multiple sleep latency test, MSLT) 혹은 각성유지검사(maintenance of wakefulness test, MWT)같은 객관적인 검사를 통한 주간졸음 개선 효과는 아직 명확하지 않다.

심혈관계 작용

무작위 대조군 연구에 따르면, 구강장치 치료는 혈압을 낮추는 효과가 분명히 있는 것으로 알려졌다. 특정 연구에서는 구강장치 사용으로 수축기 혈압 3.3mmHg, 이완기 혈압 3.4mmHg 감소를 보고하였다. 최근 연구결과에서는 1년 이상 구강장치를 사용시, 무호흡이 불완전하게 해소된 경우에도 구강장치 치료로 혈관내피 기능이 정상화되고 산화스트레스(oxidative stress)의 지표들이 개선되었음을 보여주었다. 그러므로, 구강장치 치료는 양압기 치료와 유사한 혈압 강하 효과와 심혈관계 기능 개선 효과를 기대할 수 있다.

삶의 질

구강장치 치료와 삶의 질과의 연관성도 연구되었다. 일부 연구에서는 삶의 질 측정 지표인 Functional Outcomes of Sleep Questionnaire(FOSQ)와 SF-36을 사용하였을 때, 구강장치가 양압기 치료와 동일한 삶의 질 개선 효과를 기대할 수 있다고 보고하였으나, 다른 연구에서는 양압기 치료보다 삶의 질 개선 효과가 적다고 보고되었다. 또한, 일부 장기 추적관찰 연구에서도 구강장치 치료가 비록 삶의 질 개선 효과가 있으나 구개수구개인두성형술과 비교하였을 때 구강장치의 만족도가 상대적으로 감소함을 보고하였다.

치료 결과를 위한 예측 인자

구강장치에 좋은 결과를 보이는 지표를 찾기 위한 수많은 연구가 시행되었으나 현재까지 확실하게 정립된 지표는 없으며, 오늘날 가장 널리 사용하는 지표는 다음과 같다. 우선 임상적 지표로서 여성, 젊은 연령, 비만도가 낮은 경우, 목이 굵지 않은 경우, 그리고 하악의 전방이동량을 많이 얻을 수 있는 경우가 있으며, 두부계측법에서 연구개가 짧은 경우, 연구개후방기도가 넓은 경우, mandibular plain to hyoid(MPH)가 짧은 경우 등을 활용할 수 있다. 또한 수면다원검사 결과에서 무호흡-저호흡 지수가 낮은 경우 구강장치 치료가 보다 효과적일 것으로 기대할 수 있으며, 대략 경도 및 중등도 환자에서는 약 57~81%, 중증에서는 14~61%의 성공률을 나타낸다.

한편, 자세변환성 폐쇄성수면무호흡증 환자에서 구강장치가 더 효과적이라는 보고가 있으나, 반면에 관계가 없다는 보고도 있어 이는 논란이 있다. 현재까지 가장 믿을 만한 지표는 수면다원검사에서 무호흡-저호흡 지수로 볼 수 있다.

구강장치의 처방

폐쇄성수면무호흡증 환자에서 구강장치를 하기 전에 여러 분석을 하여 하악의 전방이동이 상기도의 확장으로 이어지는지 여부를 평가해야 하는데, 일반적으로 구강장치의 착용 전후에 두부계측법으로 평가한다. 또한 하악의 전방이동 시에 턱관절의 불편감이나 잡음 등의 증상이 나타나거나 치주염이 심한 경우에는 구강장치를 사용할 수 없기 때문에 사전에 이에 대한 면밀한 검사가 필요하다. 일반적으로 구강장치의 처방을 위해서 행하여지는 절차는 다음과 같다.

구강검사

환자의 치아 상태와 잇몸 상태 등을 파악해야 한다. 만성 치주염이 진행된 경우에는 장기간의 구강장치의 장착으로 치주염이 급속하게 악화될 수 있어 다른 치료법을 고려해야 하고, 턱관절 질환(통증, 잡음, 개구제한)이 있는 경우, 구강건조증이 심한 경우, 부분틀니를 가지고 있는 경우 등에서는 구강장치의 처방에 있어 신중을 기해야 한다.

인상채득

구강장치를 사용하고자 하는 환자의 상하악의 치아 모형을 채득하고, 하악의 최대 전방 이동량을 측정한 후 이에 따른 교합인기(bite registration)를 시행한다.

임시 구강장치 처방 및 예후 예측

보다 효과적인 구강장치 치료를 위해서는 임시 구강장치를 제작한 후 약 2주간 사용하여 환자로 하여금 장치에 대한 적응력을 높임과 동시에 구강장치를 사용하였을 경우의 예후를 평가한다. 환자의 예후 평가는 환자의 불편감, 주간졸음 및 수면 상태의 변화 등 주로 주관적인 방법을 사용하여 평가하지만, 가능하면 임시 장치를 장착 후 수면다원검사를 시행하여 무호흡-저호흡지수 및 최저 산소포화도 등의 객관적인 지표가 개선되는지 관찰하는 것이 좋다. 이때 객관적 지표의 결과에 따라 필요 시 하악의 전방전위 정도를 조절할 수 있다. 일반적으로 임시 구강장치의 사용은 진료 의사의 판단에 따라 생략할 수도 있다.

환자에 맞는 구강장치 제작

환자가 장치에 잘 적응하고, 장치에 따른 객관적 지표의 개선이 있는 경우 환자에 맞는 구강장치를 제작한다.

정기적인 추적 관찰

모든 구강장치는 턱관절 질환, 치주염, 교합변화(부정교합), 치아우식증 등 다양한 형태의 구강질환을 야기하고 악화할 수 있기 때문에 정기적으로 경과관찰을 시행하여야 한다.

부작용 및 치료 순응도

구강장치의 부작용의 빈도는 비교적 빈번하나 보통 미약한 정도이고 지속적으로 사용하면 사라지는 것이 대부분이며, 하악 또는 혀를 전방으로 위치시킴으로 인해 발생하게 된다. 부작용의 발병률에 대한 연구결과는 적게는 5%에서 많게는 85% 정도로 보고되고 있으며, 논문에 따라 많은 차이를 보이는데 이는 사용한 구강장치의 유형 및 디자인이 다르며, 하악의 전방이동량, 경과관찰 기간 등이 다르기 때문으로 생각된다.

가장 흔한 부작용으로는 저작 시 불편감, 타액분비증가, 구강건조증, 구강, 치은, 혀 및 치아의 불편감, 저작근, 턱관절 부위 통증 및 두통, 그리고 교합변화 등을 들 수 있다. 이 중에서 타액분비증가, 구강건조, 치아 및 잇몸의 통증, 저작근 통증, 두통 등의 부작용은 대개 단기간으로 나타나며, 매우 흔하게 나타나지만 환자들이 이를 불편하게 생각하는 경우는 매우 드물다. 반면에, 장기간 구강장치의 사용시 발생되는 부작용으로는 교합의 문제(occlusal change), 수직 및 수평 피개교합(overbite and overjet)의 감소, 안면 고경의 증가 및 전치 경사도의 변화, 하악평면각의 증가 등이 나타날 수 있으나 흔하게 나타나지는 않는다. 과거에는 이러한 비가역적 합병증은 대개 장착 후 2년 내에 생기며 그 후에는 안정적으로 유지가 되는 것으로 알려져 있었으나, 최근 연구 결과에 따르면 이러한 교합 또는 골격의 변화는 장치를 사용하는 기간에 비례하여 진행된다고 한다. 요컨대, 구강장치는 하악 전방이동량이 증가할수록 치료 효과는 증가하나 교합 이상 등 부작용의 발생 가능성도 증가하기 때문에 환자의 개개인에 맞게 하악 전방이동량을 결정하는 것이 중요하다.

그리고 장치 제작 후 수주간 정기적으로 병원에서 장치조정을 통해 환자가 장치에 적응할 수 있도록 함과 아울러, 일정기간 임상 증상의 변화를 평가하는 것이 중요하다. 이때 구강장치를 이용한 치료가 성공적이면 최종 형태의 장치를 완성하고, 규칙적으로 장착하게 하여 임상 증상에 대한 평가, 방사선학적 검사, 그리고 수면다원검사 등의 전반적인 평가를 한다. 그 후로는 정기적인 관찰과 아울러 환자로 하여금 장치 장착을 지속하도록 격려한다. 또한 구강장치는 장치이기 때문에 순응도가 매우 중요하며, 따라서 장기적인 추적관찰이 필수적으로 요구된다. 일반적으로 구강장치를 사용하는 환자의 순응도는 일반적으로 일주일에 5일 이상 사용하는 것으로 정의하며, 불편감의 정도와 만족감에 의해서 결정된다. 다시 말해, 불편감이 적고 만족감이 클수록 순응도는 높아지며, 만족감이 적고 불편감이 많을수록 순응도는 감소하게 된다. 한편, 여러 연구결과에 따르면 구강장치의 순응도는 시간이 지남에 따라서 감소하며, 장기적 순응도는 약 76~90% 정도로 보고되고 있다.

결 론

구강장치는 폐쇄성수면무호흡증 환자에서 비교적 쉽고 또한 가역적인 치료법으로 대부분의 환자에서 수면의 질과 주간 졸음 향상을 기대할 수 있으며 40~50%의 환자에서는 양압기 치료와 동일한 치료효과를 기대할 수 있다. 이는 특히 단순코골이 혹은 경도 및 중등도의 폐쇄성수면무호흡증 환자에서 효과적이며 중증일지라도 양압기 치료 혹은 수술이 실패한 경우 유용하게 처방할 수 있다. 그러나, 구강에 착용하는 장치이기 때문에 치아와 턱관절에 문제가 없어야 하고 장기적인 부작용과 순응도가 관건이 되기 때문에 이를 처방하는 경우 추적관찰이 매우 중요하다. 그러므로, 폐쇄성수면무호흡증 환자에게 구강장치를 처방하는 경우 장치의 원리 및 치료 효과, 그리고 부작용을 정확히 이해하고 동시에 환자를 주의 깊게 관찰하는 것이 부작용을 줄이며 치료효과를 극대화시킬 수 있을 것으로 생각된다.

참고문헌

1) Almeida FR, Lowe AA, Otsuka R, Fastlicht S, Farbood M, Tsuiki S. Long-term sequellae of oral appliance therapy in obstructive sleep apnea patients: Part 2. Study-model analysis. Am J Orthod Dentofacial 2006;129:205-13.
2) Almeida FR, Lowe AA, Sung JO, Tsuiki S, Otsuka R. Long-term sequellae of oral appliance therapy in obstructive sleep apnea patients: Part 1. Cephalometric analysis. Am J Orthod Dentofacial 2006;129:195-204.
3) Barnes M, McEvoy RD, Banks S, Tarquinio N, Murray CG, Vowles N, et al. Efficacy of positive airway pressure and oral appliance in mild to moderate obstructive sleep apnea. Am J Respir Crit Care Med 2004;170:656-64.
4) Bloch KE, Iseli A, Zhang JN, Xie X, Kaplan V, Stoeckli PW, et al. A randomized, controlled crossover trial of two oral appliances for sleep apnea treatment. Am J Respir Crit Care Med 2000;162:246-51.
5) Cartwright RD, Samelson CF. The effects of a nonsurgical treatment for obstructive sleep apnea. The tongue-retaining device. JAMA 1982;248:705-9.
6) Choi JK, Hur YK, Lee JM, Clark GT. Effects of mandibular advancement on upper airway dimension and collapsibility in patients with obstructive sleep apnea using dynamic upper airway imaging during sleep. Oral Surg Oral Med Oral Pathol Oral Radiol Endod 2010;109:712-9.
7) Engleman HM, McDonald JP, Graham D, Lello GE, Kingshott RN, Cole-

man EL, et al. Randomized crossover trial of two treatments for sleep apnea/hypopnea syndrome: continuous positive airway pressure and mandibular repositioning splint. Am J Respir Crit Care Med 2002;166:855-9.

8) Eveloff SE, Rosenberg CL, Carlisle CC, Millman RP. Efficacy of a Herbst mandibular advancement device in obstructive sleep apnea. Am J Respir Crit Care Med 1994;149:905-9.

9) Ferguson KA, Cartwright R, Rogers R, Schmidt-Nowara W. Oral appliances for snoring and obstructive sleep apnea: a review. Sleep 2006;29:244-62.

10) Gale DJ, Sawyer RH, Woodcock A, Stone P, Thompson R, O'Brien K. Do oral appliances enlarge the airway in patients with obstructive sleep apnoea? A prospective computerized tomographic study. Eur J Orthod 2000;22:159-68.

11) Gotsopoulos H, Chen C, Qian J, Cistulli PA. Oral appliance therapy improves symptoms in obstructive sleep apnea: a randomized, controlled trial. Am J Respir Crit Care Med 2002;166:743-8.

12) Gotsopoulos H, Kelly JJ, Cistulli PA. Oral appliance therapy reduces blood pressure in obstructive sleep apnea: a randomized, controlled trial. Sleep 2004;27:934-41.

13) Hoekema A. Efficacy and comorbidity of oral appliances in the treatment of obstructive sleep apnea-hypopnea: a systematic review and preliminary results of a randomized trial. Sleep Breath 2006;10:102-3.

14) Hoffstein V. Review of oral appliances for treatment of sleep-disordered breathing. Sleep Breath 2007;11:1-22.

15) Ishida M, Inoue Y, Suto Y, Okamoto K, Ryoke K, Higami S, et al. Mechanism of action and therapeutic indication of prosthetic mandibular advancement in obstructive sleep apnea syndrome. Psychiatry Clin Neurosci 1998;52:227-9.

16) Itzhaki S, Dorchin H, Clark G, Lavie L, Lavie P, Pillar G. The effects of 1-year treatment with a herbst mandibular advancement splint on obstructive sleep apnea, oxidative stress, and endothelial function. Chest 2007;131:740-9.

17) Kushida CA, Morgenthaler TI, Littner MR, Alessi CA, Bailey D, Coleman J Jr, et al. Practice parameters for the treatment of snoring and Obstructive Sleep Apnea with oral appliances: an update for 2005. Sleep 2006;29:240-3.

18) Lazard DS, Blumen M, Levy Pet al. The tongue-retaining device: efficacy and side effects in obstructive sleep apnea syndrome. J Clin Sleep Med 2009;5:431-8.

19) Liu Y, Lowe AA, Fleetham JA, Park YC. Cephalometric and physiologic predictors of the efficacy of an adjustable oral appliance for treating obstructive sleep apnea. Am J Orthod Dentofacial 2001;120:639-47.

20) Lowe AA, Sjoholm TT, Ryan CF, Fleetham JA, Ferguson KA, Remmers JE. Treatment, airway and compliance effects of a titratable oral appliance. Sleep 2000;23 Suppl 4:S172-8.

21) Marklund M, Franklin KA. Dental appliances in the treatment of snoring. A comparison between an activator, a soft-palate lifter, and a mouth-shield. Swed Dent J 1996;20:183-8.

22) Mehta A, Qian J, Petocz P, Darendeliler MA, Cistulli PA. A randomized, controlled study of a mandibular advancement splint for obstructive sleep apnea. Am J Respir Crit Care Med 2001;163:1457-61.

23) Ng AT, Gotsopoulos H, Qian J, Cistulli PA. Effect of oral appliance therapy on upper airway collapsibility in obstructive sleep apnea. Am J Respir Crit Care Med 2003;168:238-41.

24) O'Sullivan RA, Hillman DR, Mateljan R, Pantin C, Finucane KE. Mandibular advancement splint: an appliance to treat snoring and obstructive sleep apnea. Am J Respir Crit Care Med 1995;151:194-8.

25) Paskow H, Paskow S. Dentistry's role in treating sleep apnea and snoring. N J Med 1991;88:815-7.

26) Rose EC, Staats R, Virchow C, Jr., Jonas IE. Occlusal and skeletal effects of an oral appliance in the treatment of obstructive sleep apnea. Chest 2002;122:871-7.

27) Schmidt-Nowara W, Lowe A, Wiegand L, Cartwright R, Perez-Guerra F, Menn S. Oral appliances for the treatment of snoring and obstructive sleep apnea: a review. Sleep 1995;18:501-10.

28) Tsuiki S, Hiyama S, Ono T, Imamura N, Ishiwata Y, Kuroda T, et al. Effects of a titratable oral appliance on supine airway size in awake non-apneic individuals. Sleep 2001;24:554-60.

29) Walker-Engstrom ML, Wilhelmsson B, Tegelberg A, Dimenas E, Ringqvist I. Quality of life assessment of treatment with dental appliance or UPPP in patients with mild to moderate obstructive sleep apnoea. A prospective randomized 1-year follow-up study. J Sleep Res 2000;9:303-8.

30) Yoshida K. Effect of a prosthetic appliance for treatment of sleep apnea syndrome on masticatory and tongue muscle activity. J Prosthet Dent 1998;79:537-44.

31) Yoshida K. Oral device therapy for the upper airway resistance syndrome patient. The J Prosthet Dent 2002;87:427-30.

CHAPTER 16

폐쇄성수면무호흡증에서 양압기 치료

Positive Airway Pressure Therapy for OSA

최지호, 정유삼, 홍일희

최근 들어 폐쇄성수면무호흡증은 장기적으로 종합적인 관리가 필요한 만성 질환으로 인식되고 있으며 이에 대한 주요한 치료 방법으로 양압기(positive airway pressure, PAP)가 첫 번째로 제안되고 있는 것이 사실이다. 1981년 Sullivan에 의해 처음 발표된 양압기는 이후 수많은 연구결과들에 기초하여 폐쇄성수면무호흡증의 매우 효과적인 치료방법으로 인정받아 현재 전 세계적으로 널리 사용되고 있다. 폐쇄성수면무호흡증은 특징적으로 수면 중 상기도의 연조직이 반복적으로 좁아지거나 막히게 되어 여러 가지 증상 및 합병증이 발생하는 질환이므로 양압기는 마스크를 통해 상기도에 양압의 공기를 불어넣어 협착을 막는 공기부목(pneumatic splinting) 효과를 이용하여 폐쇄성수면무호흡증을 치료한다. 압력이 적절한 상황에서는 거의 대부분에서 효과적이라는 큰 장점이 있지만 환자가 잘 사용하지 않는 경우 치료 효과가 없다는 단점이 있다. 따라서, 양압기 사용을 극대화하기 위해서는 환자와 의사의 지속적인 노력이 필요하다. 이번 장에서는 양압기 치료에 관한 적응증, 치료 효과, 치료 과정, 사용 결과지 해석 등 전반적인 내용에 대해 살펴보고 실제 폐쇄성수면무호흡증 환자를 대상으로 양압기 처방 및 관리를 하는 데 도움을 주고자 한다.

적응증

양압기는 경도(mild, 5≤무호흡-저호흡 지수 또는 호흡장애지수<15), 중등도(moderate, 15≤무호흡-저호흡 지수 또는 호흡장애지수<30), 중증(severe, 무호흡-저호흡 지수 또는 호흡장애지수≥30)의 폐쇄성수면무호흡증에 대한 주요한 치료 방법으로 알려져 있으며, 일반적으로 중등도 이상의 폐쇄성수면무호흡증에서는 표준 치료 방법으로, 경도의 폐쇄성수면무호흡증에서는 선택적 치료 방법으로 환자들에게 권유되고 있다.

치료 효과

현재까지 여러 연구들을 살펴봤을 때, 양압기는 폐쇄성수면무호흡증과 관련된 다양한 증상들과 객관적인 지표들을 호전시키는 것으로 생각된다. 특히, 환자가 호소하는 졸음을 호전시키는 데 매우 효과적이며, 삶의 질을 향상시키는 데 도움이 되고, 논란이 있지만 고혈압환자에서 혈압을 낮추기 위한 부가적인 치료로써 효과가 있는 것으로 알려져 있다(표 1).

치료 과정

환자가 양압기 치료에 동의한 이후 양압기 치료 과정은 1) 환자 교육/지원, 2) 양압기 단기 치료, 3) 단기 추적 관찰, 4) 단기 치료 결과 평가, 6) 장기 추적 관찰 순서로 이루어진다. 만약 4) 단기 치료 결과 평가에서 증상이 호전되지 않은 경우에는 5) 문제 평가 과정을 거치게 된다. 이때 장비/마스크의 문제, 내과적 문제, 과도한 주간졸음 지속 등을 확인한 후 문제가 해결된 경우에는 6) 장기 추적 관찰로 진행되나, 문제가 해결되지 않고 양압기 치료가 성공하지 못한 경우에는 7) 다른 치료 방법 논의로 진행된다(그림 1).

환자 교육/지원

양압기 교육, 관리는 수면전문의, 타과 자문의사, 간호인력, 호흡치료 전문가, 수면기사 등이 포함된 종합적인 관리 팀(multidisciplinary care team)을 이루어 접근하는 것이 이상적이다.

양압기 장비 설명

양압기 장비는 양압기 기계(flow generator), 마스크(interface), 연결 관(hose/tube) 등 크게 3가지로 구성되며, 각각의 기능, 관리, 유지 등에 대해 설명한다(그림 2, 표 2).

양압기 치료 효과 및 사용 이득

적정 압력하에서 양압기를 잘 사용한 경우 호전될 수 있는 주관적 및 객관적 지표들에 대해 설명한다(표 1).

표 1. 양압기의 치료 효과

높은 수준의 근거(다수의 무작위 조절 연구들에 의해 보고된 효과)
- 무호흡-저호흡 지수의 감소(<10)
- 주관적 졸음의 호전
- 객관적 졸음의 호전

낮은 수준의 근거(비조절 연구들, 소수의 연구들, 또는 상충되는 결과들에 의해 보고된 효과)
- 삶의 질(quality of life)의 호전
- 야간 수면의 질(sleep quality)의 호전(3단계 비렘수면의 증가)
- 신경인지 기능(neurocognitive function)의 향상
- 야간 및 주간 혈압(systemic blood pressure)의 감소
- 폐동맥압(pulmonary arterial pressure)의 감소
- 심혈관계 질환(cardiovascular events)의 위험도 감소
- 자동차 사고(motor vehicle accidents)의 위험도 감소
- 야간 나트륨뇨 배설항진(nocturnal naturesis)의 감소
- 교감신경계 활성화(diurnal sympathetic activity)의 감소
- 염증 매개물질(inflammatory mediators)/혈액응고(coagulation)의 감소
- 야간 혈액농축(overnight hemoconcentration)의 감소
- 아침 섬유소원(morning fibrinogen)의 감소
- 혈관내피성장인자의 감소
- 접합분자(adhesion molecules) 및 활성산소종(reactive oxygen species)의 감소
- 혈소판 활성/집합(platelet activation/aggregation)의 감소
- C-reactive protein 및 interleukin-6의 감소
- Cardioversion 후 심방세동재발(atrial fibrillation recurrence)의 감소
- 울혈성심부전(congestive heart failure)이 동반된 폐쇄성수면무호흡증 환자에서 박출계수(ejection fraction)의 향상

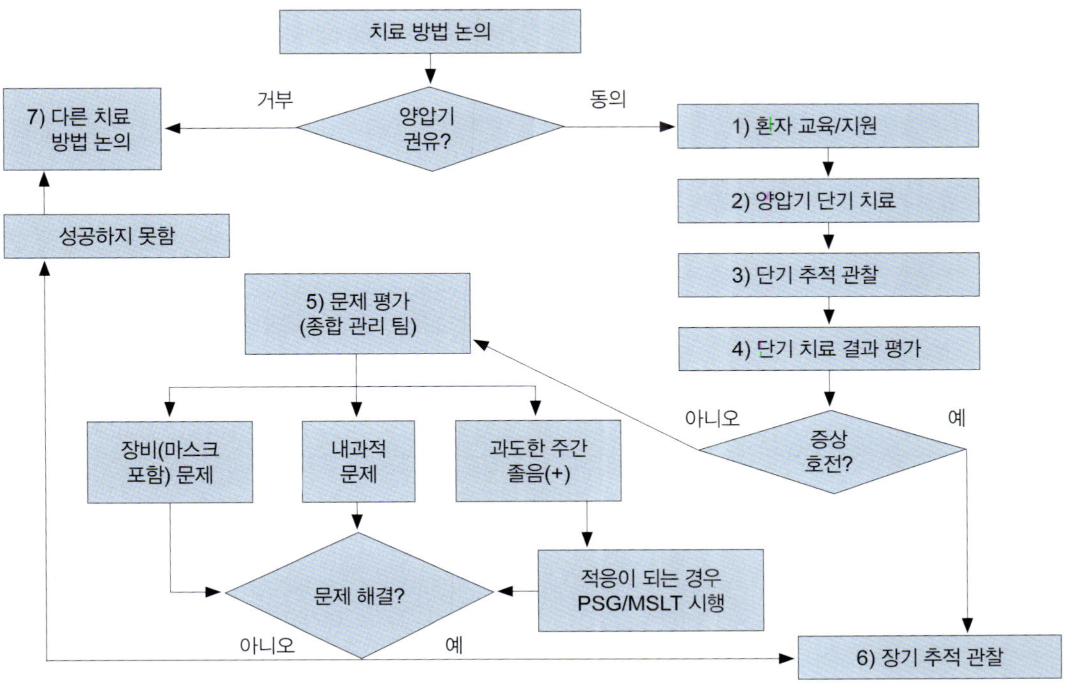

그림 1. 양압기 치료 과정.

양압기 사용 중 문제점

양압기 치료는 매우 안전하고 효과적인 치료 방법이며, 사용 중 발생할 수 있는 문제점들은 대부분 경미하고 가역적임을 환자에게 잘 인식시킨다. 아울러, 양압기 사용 중 발생할 수 있는 부작용이나 합병증에 대해 상세하게 설명한다.

순응도 관련 체계적인 교육

양압기 치료에 있어서 가장 중요한 점은 적절한 압력이 설정된 상태에서 매일 환자 본인이 양압기를 잘 사용해야만 효과가 있다라는 사실이므로 순응도를 높이기 위한 체계적인 교육이 매우 중요하다(표 3). 또한, 양압기 이용을 증가시키는 데 온열 가습도 많은 도움이 되는 것으로 알려져 있다.

양압기 처방

적정 압력 측정

적정 압력을 구하는 검사 방법은 전야간 적정압력검사(full-night titration), 분할 야간 적정압력검사(split-night titration), 자동양압기 적정압력검사(APAP titration) 등 크게 3가지로 구분될 수 있다. 일반적으로 폐쇄성수면무호흡증이 심할수록 적정압력은 증가하는 것으로 알려져 있다.

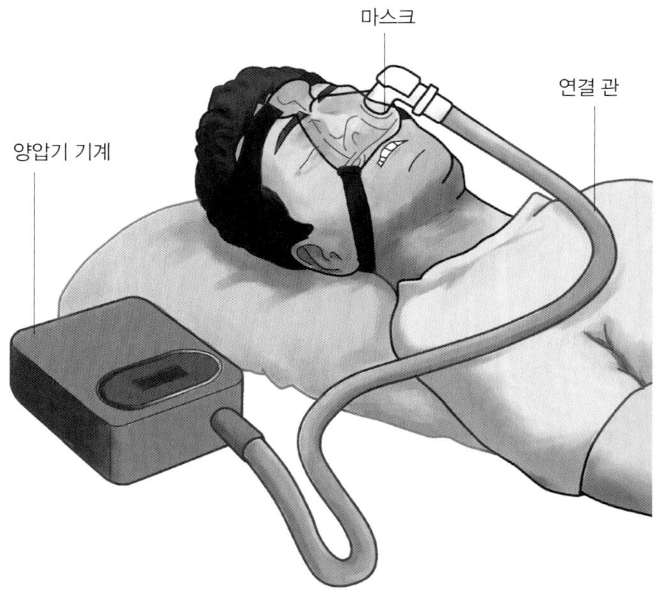

그림 2. 양압기 장비.

전야간 적정압력검사

전야간 적정압력검사는 하룻밤 동안 검사실에서 검사자가 직접 압력을 조정해서 적정압력을 구하는 방법으로 가장 권장되는 방법이다. 따라서, 전야간 적정압력검사 과정 및 알고리즘을 이해하는 것이 매우 중요하다(그림 4). 또한, 적정압력검사 시행 중 다양한 문제점들이 발생할 수 있으므로 이에 대한 해결 방법들에 대해 미리 알아두어야 한다(표 4).

분할 야간 적정압력검사

분할 야간 적정압력검사는 하룻밤 동안 검사실에서 검사자가 전반기에는 진단 검사를, 후반기에는 적정압력검사를 진행하는 방법으로 환자의 상태에 따라 시행될 수 있다(표 5). 후반기 적정압력검사의 과정 및 알고리즘은 전야간 적정압력검사와 동일하다.

자동양압기 적정압력검사

APAP titration은 자동양압기를 이용하여 적정압력을 구하는 방법으로 중등도 이상의 폐쇄성수면무호흡증 환자에서 울혈성심부전, 만성폐쇄성폐질환, 중추성수면무호흡증, 저환기 증후군 등 심각한 동반질환이 없는 경우에 선택적으로 시행될 수 있다. 자동양압기를 이용하여 적정압력을 구하는 구체적인 방법은 이 Chapter 후반부의 양압기사용 결과지 해석에 기술되어 있다.

양압기 모드 선택

양압기 모드는 지속 모드(continuous mode), 2단 모드(bilevel mode), 자동 모드(autotitrating mode), 압력 완화 모드(pressure reduction mode) 등 크게 4가지 모드로 분류될 수 있다. 지속 모드는 흡기 때의 압력(inspiratory positive airway pressure, IPAP)과 호기 때의 압력(expiratory positive airway

표 2. 양압기 장비 구성

양압기 기계
- 본체±가습기

마스크(그림 3)
- Pillow형(pillow type)
- 비강형(nasal type)
- 안면형/비강-구강형(full face type/oronasal type)

연결 관
- 일반 관
- 열선 관

표 3. 양압기 순응도를 높이는 방법들

- 치료의 중요성에 대한 집중적인 교육
- 적절한 마스크 선택 및 착용, 적정압력검사 전 공기누출/불편함 평가
- 코막힘이 있는 경우 미리 치료
- 가습 기능을 항상 이용
- 양압기 교육/훈련에 배우자를 포함
- 단기 접촉 또는 추적 관찰을 시행
- 부작용/불편함을 가능한 빨리 해결
- 순응도를 객관적, 정기적으로 평가
- 의사가 직접 정기적으로 추적 관찰을 시행

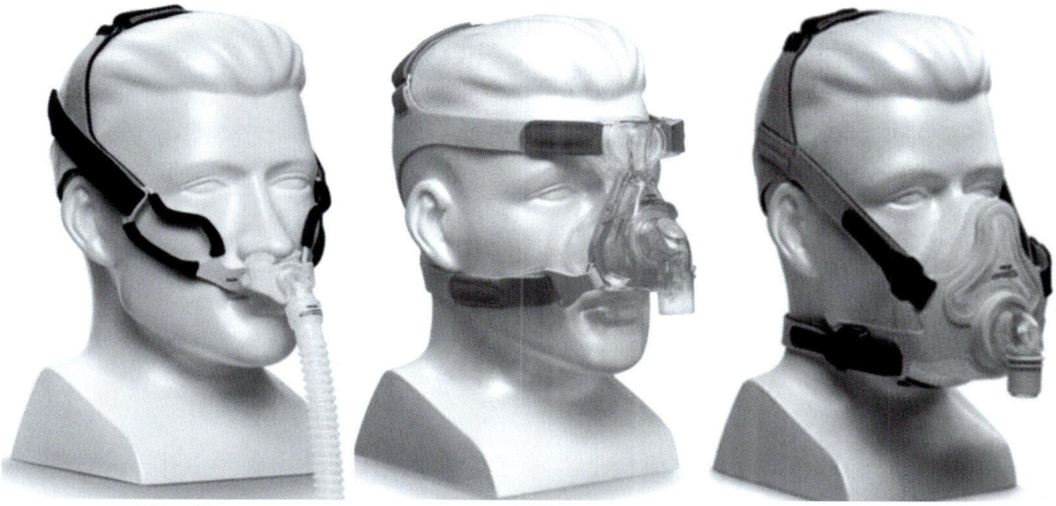

그림 3. 마스크 종류.

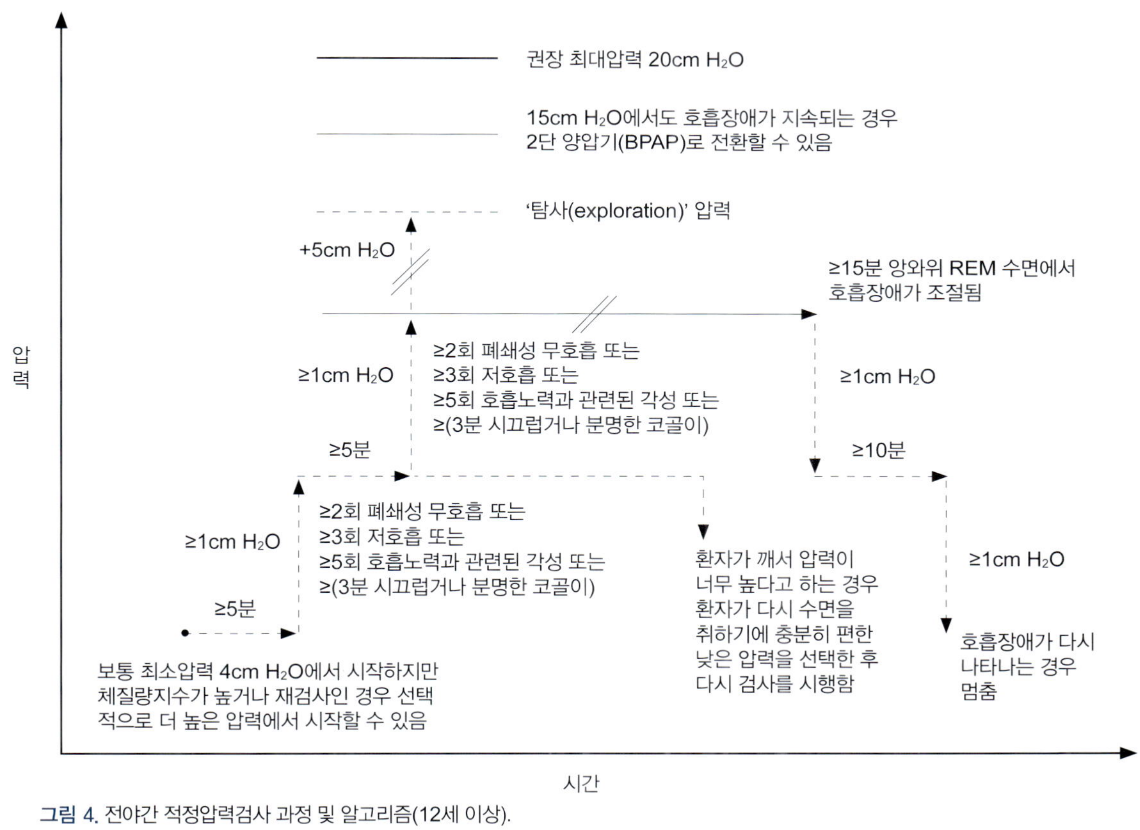

그림 4. 전야간 적정압력검사 과정 및 알고리즘(12세 이상).

표 4. 적정압력검사 시행 중 발생할 수 있는 문제점과 해결 방법

문제점들	해결 방법
폐쇄공포증(claustrophobia)	탈감작(desensitization); pillow형 마스크
마스크 누출(mask leak)	적절한 마스크 선택 및 착용; 턱끈 조정; 마스크 크기나 종류 변경
코막힘(nasal congestion)	안면형 마스크; 온열 가습; 항울혈제
압력불편감(pressure intolerance)	급속한 압력 증가 방지; 수면 중 각성시 일시적 압력 감소; 2단 모드; 압력 완화 모드; 압력 감소를 위해 침대 두부 올림(elevated head of bed), 옆으로 누워서 자기

pressure, EPAP)이 동일한 1가지의 고정된 압력으로 설정된 모드이다. 일반적으로 지속 모드에 잘 적응하지 못하는 환자에서 2단 모드, 자동 모드, 압력 완화 모드를 고려해 볼 수 있다. 2단 모드는 흡기 때의 압력과 호기 때의 압력이 동일하지 않은 2가지의 고정된 압력으로 설정된 모드로 흡기 때의 압력이 호기 때의 압력보다 더 높다. 자동 모드는 흡기 때의 압력과 호기 때의 압력이 고정되지 않고 압력이 자동으로 조절되는 방식이다. 자동양압기(APAP)는 중등도 이상의 폐쇄성수면무호흡증 환자에서 울혈성심부전, 만성폐쇄성폐질환, 중추성수면무호흡증, 저환기증후군 등 심각한 동반질환이 없는 경우에 선택적으로 사용될 수 있다. 압력 완화 모드는 호기 때 압력을 부분적으로 감소시켜 보다 편하게 환자가 숨을 내쉴 수 있도록 설정된 모드이다. 압력 완화 모드를 사용한 경우 환자의 순응도가 유의하게 향상되는지에 대해서는 아직까지 논란이 있으며 추후 이와 관련된 많은 연구들이 필요한 상황이다.

표 5. 분할야간 적정압력검사 시행 조건

1) 최소 2시간 이상의 진단 검사에서 무호흡-저호흡 지수 ≥40 경우 또는 무호흡-저호흡 지수가 20~40인 경우에는 심한 산소포화도 감소나 긴 호흡장애가 있을 때
2) 최소 3시간 이상 압력 검사를 할 수 있는 시간이 남아 있는 경우
3) 호흡장애가 똑바로 누운 자세(supine position)에서 렘수면을 포함하는 모든 수면 단계 동안 완전히 또는 거의 대부분 사라지는 경우
4) 만약 폐쇄성수면무호흡증으로 진단되었으나 2), 3) 조건을 만족하지 못할 때에는 전야간 적정압력검사를 시행해야 한다.

표 6. 일반적인 치료 평가 항목들

- 졸음 해소
- 폐쇄성수면무호흡증 관련 삶의 질 측정
- 환자 및 배우자의 만족도
- 치료 순응도
- 질병 악화 요인에 대한 회피
- 적절한 수면 시간
- 적절한 수면 위생
- 과체중/비만 환자에서 체중감소

단기 추적 관찰

양압기 치료 시작 후 일반적으로 2~4주 내 단기 추적 관찰을 시행하게 되는데, 이러한 단기 추적 관찰은 순응도 향상에 매우 도움이 되는 것으로 알려져 있다. 특히, 양압기 사용 초기에 부작용이나 합병증이 발생한 경우 가능한 빨리 해결해 주는 것이 순응도를 높이는 데 아주 중요한 역할을 한다.

단기 치료 결과 평가

단기 추적 관찰 동안 양압기를 사용한 모든 환자에서 폐쇄성수면무호흡증에 대한 일반적인 치료평가가 이루어져야 한다(표 6). 일반적으로 이용되고 있는 양압기 순응도 기준은 "하루에 4시간 이상 사용한 날이 전체 사용한 기간의 70% 이상인 경우(PAP usage of ≥4 h per night for >70% of days)"로 정의할 수 있다. 이때, 양압기 사용 기간은 반드시 시간 측정 장치를 이용하여 객관적으로 모니터링되어야 한다.

표 7. 양압기 사용 중 발생할 수 있는 문제점과 해결 방법

문제점들	해결 방법
마스크 문제	
공기 누출(air leaks)(결막염; 불편함; 소음)	적절한 마스크 선택 및 착용(교육); 마스크 크기나 종류 변경
피부손상(skin breakdown)	조임 방지; 누출에 대해서는 위의 방법대로 해결; 마스크 크기나 종류 변경; pillow형 마스크; 피부보호를 위한 차단막(tape barrier)
구강 누출(mouth leaks)	코막힘이 있는 경우 미리 치료(아래 내용 참조)
구강건조(mouth dryness)	턱끈(chin strap); 온열 가습; 안면형 마스크; 2단 모드, 압력 완화 모드, 자동 모드 양압기 사용 또는 압력 감소 고려
폐쇄공포증(claustrophobia)	Pillow형 마스크; 탈감작(desensitization)
비의도적인 마스크 벗음(unintentional mask removal)	압력이 낮을 때 경보(low-pressure alarm); 압력 증가 고려
코 문제	
코막힘	비강내 스테로이드제; 항히스타민제(알레르기비염 동반); 국소 항울혈제; 코세척(생리식염수); 온열 가습; 안면형 마스크
코피	코세척(생리식염수); 온열 가습
코통증	온열 가습
콧물	비강내 항콜린제
기타 문제들	
압력불편감(pressure intolerance)	Ramp; 압력 완화 모드, 2단 모드, 자동 모드 양압기 사용; 처방 압력을 일시적으로 낮춤(무호흡 저호흡 지수가 완전히 좋아지지 않더라도); 압력 감소를 위해 침대 두부 올림, 옆으로 누워서 자기, 체중감소
공기연하증(aerophagia/bloating)	2단 모드, 압력 완화 모드 양압기 사용; 압력 감소

문제 평가

단기 치료 결과 평가에서 증상 호전이 없는 경우에는 수면 전문의, 타과 자문의사, 간호인력, 호흡치료 전문가, 수면기사 등이 포함된 종합 관리 팀에서 문제점들을 조사하게 된다. 환자가 양압기를 사용하면서 발생할 수 있는 문제점은 양압기 장비(마스크 포함)에 대한 문제, 내과적인 문제, 과도한 주간졸음이 지속되는 문제 등 다양하게 나타날 수 있으며 필요에 따라 추가적인 검사가 필요할 수 있다. 예를 들어, 양압기를 잘 사용함에도 불구하고 만약 과도한 주간졸음이 호전되지 않는 경우에는 수면다원검사 또는 다중수면잠복기검사를 시행할 수도 있다. 따라서, 환자를 주의 깊게 평가하여 문제점을 잘 찾아낸 후 이에 맞는 해결 방법을 이용하여 환자가 양압기를 잘 사용할 수 있도록 도와주는 것이 중요하다(표 7).

장기 추적 관찰

단기 치료 결과 평가에서 증상이 호전되고 다른 큰 문제가 없는 경우 장기 추적 관찰이 시행되어야 하며, 상황에 따라 최소 1년에 1번 정도 양압기 장비(마스크 포함) 문제, 내과적 문제, 증상 등에 대한 평가 또는 점검이 필요하다. 양압기 치료에 대한 순응도, 부작용, 폐쇄성수면무호흡증으로 인한 합병증 발생, 증상 호전의 지속 등을 모니터링하기 위해 정기적으로 지속적인 추적 관찰이 있어야 한다. 외국문헌을 고찰했을 경우 양압기 순응도는 대략 40~80%로 보고되고 있으나 국내문헌을 고찰했을 경우에는 이보다 낮은 것으로 보고되고 있다. 따라서, 일반적으로 알려진 양압기 순응도에 영향을 미치는 요인들을 숙지한 후 각각의 환자 관리에 참고하는 것이 순응도를 높이는데 도움이 될 수 있다(표 8). 또한, 환자가 양압기를 잘 사용할 수 있도록 장기적이고 지속적인 교육 및 관리가 필요하다.

다른 치료 방법 논의

만약 양압기 치료가 객관적인 모니터링 및 증상 평가에 기초하여 성공하지 못한 것으로 생각된다면, 다시 한 번 양압기 사용을 향상시키기 위한 고강도의 교육 및 지원을 시도해 볼 수 있다. 하지만 이러한 집중적인 노력에도 불구하고 양압기 치료에 잘 적응하지 못하거나 양압기 치료를 거부하는 경우에는 다른 대안적인 치료 방법들을 고려해야 한다. 양압기 외 다른 치료 방법들로는 구강장치, 수술, 체중감소, 자세 치료 등 여러 가지가 있으며 폐쇄성수면무호흡증의 심각도, 환자의 해부학적 구조, 위험요인들, 환자의 선호도 등을 종합해서 결정해야 한다(표 9).

양압기 사용 결과지 해석

환자가 지속적으로 양압기를 잘 사용하게 하기 위해서는 의사의 철저한 환자 평가 및 관리가 필요하다. 단기 및 장기 추적 관찰 동안 환자 평가 및 관리에 중요한 객관적인 기초 자료 중 하나가 바로 양압기 사용 결과지이다. 양압기 사용 결과지에는

표 8. 양압기 순응도에 영향을 미치는 요인들

순응도에 영향을 미치는 요인들	순응도에 영향을 미치지 않는 요인들
• 치료 방식의 간단함	• 나이
• 가족의 지원	• 성별
• 질환 심각성에 대한 환자의 인식	• 교육수준
• 양압기 치료가 효과적이라는 환자의 믿음	• 경제수준
	• 인간성
• 치료 이유에 대한 환자의 이해	• 질병 특성(예, 심각도, 증상빈도)
• 정확한 세부치료계획 제공	
• 환자와 의사의 친밀한 관계 (의사의 철저한 치료 관리)	

표 9. 양압기 외 다른 치료 방법들

구강장치(oral appliance, OA)
수술(surgery)
행동치료(behavioral therapy)
- 잠들기 전 술, 진정제 피하기
- 체중감소(체질량지수 25kg/m^2 미만)
- 운동
- 자세 치료

부가 치료(adjunctive therapy)
- 산소 공급
- 약물치료
- 비만 수술

표 10. 양압기 사용 결과지에서 검토해야 할 일반적인 항목들

환자 정보
- 이름
- 아이디
- 인적 사항(예, 생년월일, 나이, 성별)

장비 설정 정보
- 장비 이름, 번호
- 설정된 모드 자료
- 설정된 압력 자료
- 설정된 가습 자료

사용 정보
- 사용 시작 년월일
- 사용 마지막 년월일
- 사용한 일수
- 사용하지 않은 일수
- 하루 4시간 이상 사용한 일수
- 하루 4시간 미만으로 사용한 일수
- 하루 4시간 이상 사용한 일수/전체 사용한 일수(%)

호흡장애 정보
- 무호흡-저호흡 지수

누출(leak) 정보
자동 적정압력(90th or 95th percentile pressure) 정보 (자동 모드로 사용한 경우)

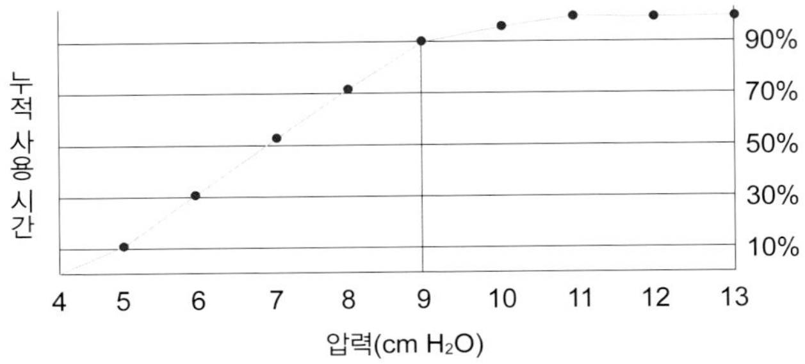

그림 5. 자동 양압기에서의 적정압력.

환자 정보, 장비 설정 정보, 사용 정보, 호흡장애 정보, 공기 누출(air leak) 정보, 압력 정보 등 다양한 정보들이 나타나 있다(표 10). 이러한 정보들을 모두 세심하게 검토해야 하는데, 양압기 순응도와 관련된 정보인 "하루 4시간 이상 사용한 일수/전체 사용한 일수(%)", 호흡장애 정보 중 "사용 기간 동안의 평균 무호흡-저호흡 지수", 공기 누출 정보 등을 주의 깊게 살펴봐야 한다. 또한, 자동양압기로 적정압력을 구하는 경우에는 압력에 따른 누적 사용 시간 비율(%)을 분석한 결과에서 보통 90% 또는 95% 압력(90th or 95th percentile pressure)을 적정압력으로 간주한다(그림 5). 즉, 압력에 따른 누적 사용 시간을 100%로 가정했을 때 누적 사용 시간의 90% 또는 95% 시점에 해당하는 압력을 적정압력으로 보며, 지속 모드로 치료할 경우 이 압력을 적정압력으로 설정할 수 있다. 최근 관련 연구들을 살펴보았을 때 자동양압기로 구한 적정압력이 표준검사방법인 전야간 적정압력검사로 구한 적정압력과 큰 차이를 보이지 않는 것으로 보고되고 있다.

참고문헌

1) American Academy of Sleep Medicine. International classification of sleep disorders, 3rd ed. Darien, IL: American Academy of Sleep Medicine;2014.
2) Berry RB, Brooks R, Gamaldo CE, Harding SM, Marcus CL, Vaughn BV. The AASM manual for the scoring of sleep and associated events: Rules, terminology and technical specifications, Version 2.0. Darien, IL: American Academy of Sleep Medicine;2012.
3) Berry RB. Sleep Medicine Pearls. 2nd ed. Philadelphia: Mosby;2003.
4) Choi JH, Jun YJ, Oh JI, Jung JY, Hwang GH, Kwon SY, et al. Optimal level of continuous positive airway pressure: auto-adjusting titration versus titration with a predictive equation. Ann Otol Rhinol Laryngol 2013;122:339-43.
5) Choi JH, Kim EJ, Kim KW, Choi J, Kwon SY, Lee HM, et al. Optimal continuous positive airway pressure level in korean patients with obstructive sleep apnea syndrome. Clin Exp Otorhinolaryngol 2010;3:207-11.
6) Epstein LJ, Kristo D, Strollo PJ Jr, Friedman N, Malhotra A, Patil SP, et al. Clinical guideline for the evaluation, management and long-term care of obstructive sleep apnea in adults. J Clin Sleep Med 2009;5:263-76.
7) Kakkar RK, Berry RB. Positive airway pressure treatment for obstructive sleep apnea. Chest 2007;132:1057-72.
8) Kim JH, Kwon MS, Song HM, Lee BJ, Jang YJ, Chung YS. Compliance with positive airway pressure treatment for obstructive sleep apnea. Clin Exp Otorhinolaryngol 2009;2:90-6.
9) Kryger MH, Roth T, Dement WC. Principles and Practice of Sleep Medicine. 4th ed. Philadelphia: Elsevier Saunders;2000.
10) Kushida CA, Chediak A, Berry RB, Brown LK, Gozal D, Iber C, et al. Clinical guidelines for the manual titration of positive airway pressure in patients with obstructive sleep apnea. J Clin Sleep Med 2008;4:157-71.
11) Kushida CA, Littner MR, Morgenthaler T, Alessi CA, Bailey D, Coleman J Jr, et al. Practice parameters for the indications for polysomnography and related procedures: an update for 2005. Sleep 2005;28:499-521.
12) Morgenthaler TI, Aurora RN, Brown T, Zak R, Alessi C, Boehlecke B, et al. Practice parameters for the use of autotitrating continuous positive airway pressure devices for titrating pressures and treating adult patients with obstructive sleep apnea syndrome: an update for 2007. An American Academy of Sleep Medicine report. Sleep 2008;31:141-7.
13) Pépin JL, Krieger J, Rodenstein D, Cornette A, Sforza E, Delguste P, et al. Effective compliance during the first 3 months of continuous positive airway pressure. A European prospective study of 121 patients. Am J Respir Crit Care Med 1999;160:1124-9.
14) Sullivan CE, Issa FG, Berthon-Jones M, Eves L. Reversal of obstructive sleep apnoea by continuous positive airway pressure applied through the nares. Lancet 1981;1:862-5.
15) Weaver TE, Grunstein RR. Adherence to continuous positive airway pressure therapy: the challenge to effective treatment. Proc Am Thorac Soc 2008;5:173-8.

CHAPTER 17

폐쇄성수면무호흡증 수술의 수술전후관리

Perioperative Management for OSA Surgery

이재서

질환과 관련된 고려사항

폐쇄성수면무호흡증(obstructive sleep apnea, OSA) 환자들은 수술 시 일반인에 비해 높은 합병증 발생의 위험인자를 가지고 있다. 폐쇄성수면무호흡증 환자들은 비만한 경향이 있고, 수면 시 상기도의 주기적인 폐쇄로 인하여 산소포화도 저하, 혈중 이산화탄소의 증가 및 수면 중 각성을 나타내게 된다. 더불어 수술 시 진통을 억제할 목적으로 사용되는 다수의 진정제, 진통제 등 약물이 폐쇄성수면무호흡증을 악화시키는 요인이 된다. 이러한 위험 요인들의 복합적인 작용으로 폐쇄성수면무호흡증 환자들은 수술 전후 시기에 저산소증, 부정맥, 심근손상, 갑작스러운 중환자실 입원, 급사 등의 위험한 합병증을 동반할 가능성이 높아진다. 또한 술 후 기도유지의 어려움으로 인한 합병증의 가능성이 있으며, 동반된 고혈압, 인슐린저항성, 폐고혈압, 부정맥, 관상혈관질환, 뇌혈관질환들은 환자들의 수술 전후 관리를 더욱 어렵게 만드는 요소이다. 따라서 폐쇄성수면무호흡증 환자의 수술 전후의 관리는 올바른 지식과 환자에 대한 정확한 평가가 동반되어야 한다(그림 1).

수술과 연관된 일반적인 고려사항

폐쇄성수면무호흡증 환자들은 기도 재삽관(re-intubation)의 가능성이 높고, 고이산화탄소혈증, 산소포화도의 감소, 부정맥, 심근손상, 섬망(delirium), 예기치 않은 중환자실 입원의 가능성이 있으며 일반적으로 병원 입원기간이 길다.

상기도 수술을 받은 폐쇄성수면무호흡증 환자와 일반환자를 비교하였을 때 수술 후 발생하는 합병증의 발생률이 각각 44%와 28%로 폐쇄성수면무호흡증 환자가 유의하게 높았고, 합병증의 대부분이 산소포화도 저하와 같이 호흡의 이상과 연관된 합병증이었다. 산소불포화지수를 시간당 4% 이상의 산소포화도 저하의 횟수로 정의하였을 때 산소불포화지수가 5 이상되는 환자에서 유의하게 술 후 호흡, 심혈관, 소화계의 이상과 출혈이상을 보였다는 보고도 있다.

정상적인 수면 시에도 마취제의 투여는 상기도의 해부학적 구조를 변화시키며 폐쇄성수면무호흡증 환자의 경우에는 더욱 심한 상기도 협착을 유발한다. 또한 마취제의 투여는 수면 시 상기도폐쇄에 대한 정상적인 방어기전인 각성을 약화시키거나 없애는 역할을 한다. Pentothal, propofol, 아편유사제, benzodiazepine계, 흡입 halogenated 약제 등은 인두근육의 긴장도를 감소시키는 역할을 하고 이산화탄소 증가에 대한 정상적인 환기의 증가를 억제한다. 특히 아편유사제, benzodiazepine계의 약물은 폐쇄성수면무호흡증 환자에게 치명적인 호흡 억제 작용이 더 잘 나타나는 것으로 알려져 있다. 기도폐쇄의 정도는 진정의 정도가 깊어질수록 심해지는데, 일반적으로 fentanyl(0.5μg/kg)을 사용한 후 무호흡의 횟수가 사용 이전에 비하여 50% 가량 증가하게 된다.

수술 자체에 대한 스트레스나 통증도 수면의 변화를 야기하는 중요한 요소로 술 후에 환자들은 일반적으로 수면의 박탈, 분절, 렘수면의 감소 등의 변화를 겪게 되고 이후에 뒤따르는 렘수면의 반동(rebound)으로 기도폐쇄에 대한 저항성 감소가 수일간 지속된다. 수면의 박탈 정도는 수술의 부위, 침습도의 정도와 연관되어 있다.

수술 전 관리

폐쇄성수면무호흡증 환자들은 내과적인 측면, 마취적인 측면, 수술적인 측면에서 많은 위험을 안고 있으므로 나이에 상관없이 철저한 내과적 진단을 시행해야 한다. 또한 수술 전에 환자의 건강을 최대한 좋은 상태로 유지하는 것은 매우 중요하다. 폐쇄성수면무호흡증 환자들은 오랜 질환의 이환과 이와 연관된 여러 가지 의학적인 상태의 문제들을 동반할 가능성이 높으므로 생화학적인 검사 등을 통하여 환자의 정확한 건강상태를 평가하는 것이 필수적이다.

전신마취로 수술을 받는 폐쇄성수면무호흡증 환자는 특별한 금기가 되지 않는 한 수술 전 양압기(positive airway pressure, PAP)의 사용이 추천된다. PAP의 사용은 수술 기간 동안 합병증의 위험을 감소시키므로 상기도 수술이 예정되어 있는 환자에게도 필요하며, 특히 중증의 폐쇄성수면무호흡증 환자에게 필수적이다. 수술 전 얼마간 PAP을 사용하여야 하는가에 관하여는 명확한 자료는 없으나 대개 이전에 사용한 적이 없는 환자의 경우는 PAP 사용에 적응할 수 있는 충분한 기간 동안의 사용이 요망되고 이전에 사용하던 환자는 본인이 사용 중인 기구를 병원으로 가져와서 사용하는 것이 추천된다. PAP의 사용에 순응도가 떨어지는 환자에게는 대안으로 수술 전 구강장치의 사용이 필요할 수 있다.

수술 예정인 폐쇄성수면무호흡증 환자에게 수술 후의 적절한 기도 유지는 매우 중요한 문제이다. 따라서 술 후 기도 확보를 위해 기관절개술이 필요한지 여부는 수술 전에 미리 결정

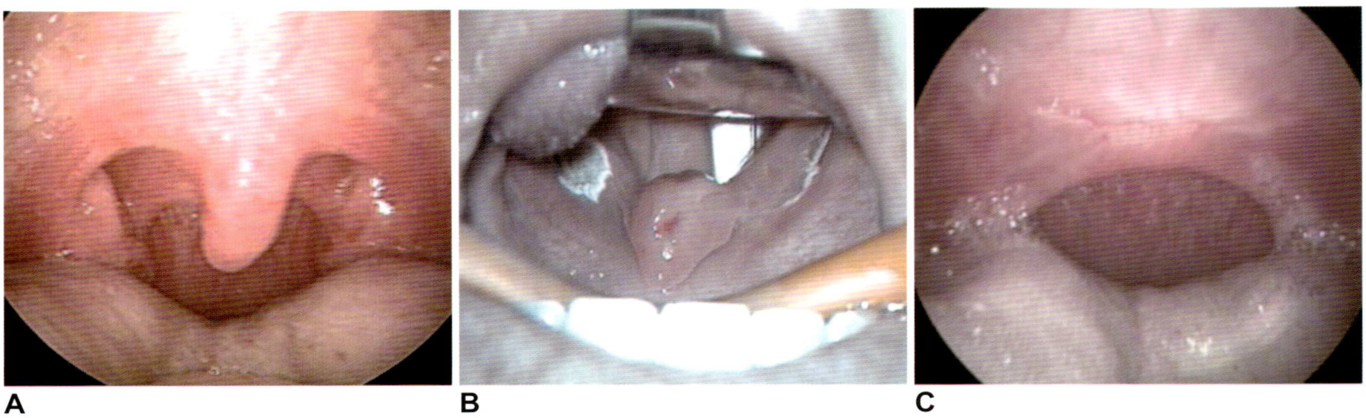

그림 1. 코골이와 수면무호흡을 주소로 편도절제술과 구개피판수술을 시행 받은 환자의 수술 전(A), 수술 중(B), 수술 후(C) 사진. 폐쇄성수면무호흡증은 질환의 특성상 심혈관계 합병증을 동반할 가능성이 높아 수술에 고위험군으로 분류되는 환자가 많고, 상기도의 수술은 기도 확보 등과 같은 치명적인 문제를 동반하는 고위험수술이므로, 폐쇄성수면무호흡증 수술 시 수술 전후에 환자에 대한 세심한 평가와 관리가 철저하게 이루어져야 한다.

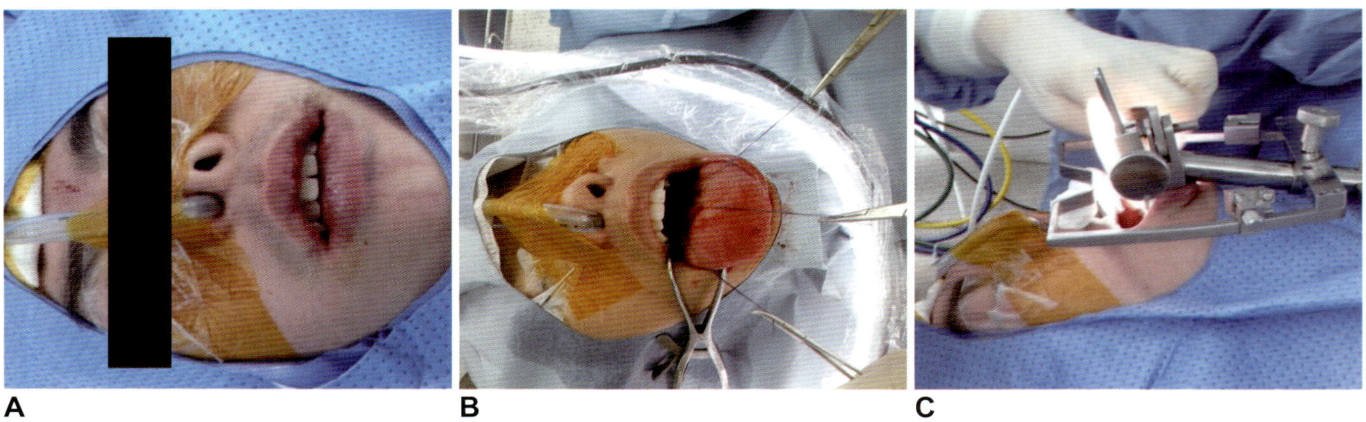

그림 2. 설근부 수술을 위해 구강 내 공간확보를 위한 다양한 준비과정; 비인강기관삽관술(nasopharyngeal intubation)을 시행한 모습(A). Tagging suture를 통해 설근부 노출을 시도하는 모습(B). FK retractor와 같은 견인기구를 사용하여 설근부 노출과 구강 내 공간 확보를 동시에 시행하는 모습(C).

하고 수술에 임해야 한다. 만약 술 후에 적절한 기도 확보가 힘들 것으로 예상되는 경우 기관절개술을 수술 중 동시에 시행하는 것을 주저하지 말아야 한다. 그러나 양악전진술의 시행 때는 기관절개술을 되도록 함께 시행하지 않는 것이 원칙인데 이는 양악전진술 자체가 기도를 충분히 확보할 수 있는 술기인 데다 기관절개술의 동시 시행으로 인하여 감염의 우려가 증가되기 때문이다.

수술 중 고려사항

Glycopyrrolate 같은 항콜린성 약물을 수술 전에 투여하면 수술 시 타액의 과다분비를 억제하여 수술의 진행에 도움이 된다. 기관 삽관 시 간접후두경이나 굴곡후두경을 통하여 후두를 관찰하면서 마취를 진행하는 것이 좋은데 이는 폐쇄성수면무호흡증 환자들에게는 예기치 못하게 기도 삽관 및 발관의 어려움이 따를 수 있기 때문이다. 폐쇄성수면무호흡증 수술의 경우 대부분 구강 내의 수술 진행이 요구되므로 비강수술을 동반하지 않을 경우 비인강기관삽관술(nasopharyngeal intubation)을 시행하는 것이 원활한 수술의 진행을 위해 좋다. 또한 견인봉합을 설맹공(foramen cecum)과 이를 중심으로 양쪽으로 1cm 떨어진 곳에 시행하면 혀 견인에 도움이 되어 설근부 수술 시 시야 확보에 도움이 된다. FK retractor와 같은 견인기를 사용하면 충분한 공간 및 시야 확보에 장점이 있어 Transoral robot surgery(TORS)에 이용된다(그림 2). 또한 마취의 진행 시 저혈압마취가 유용한데 이는 출혈을 최소화하여 수술 시야의 향상에 도움이 되기 때문이며 최대수축기혈압(systolic BP) 100mmHg, 평균동맥압(mean arterial pressure) 70mmHg 정도를 유지하여 진행하는 것이 추천된다. 수술 진행 시 흡입산소농도(FiO_2)를 30% 이하로 유지하여 전기소작기 등의 사용으로 인하여 수술 중 발생할 수 있는 예기치 않은 발화의 위험을 최소화한다. 또한 수술 진행 시 rocuronium bromide와 같은 근이완제를 시간당 5cc의 속도로 지속적으로 정주하면 근육의 이완으로 개구에 도움을 주어 충분한 수술 공간을 확보할 수 있다.

수술 후 부종의 감소를 목적으로 수술 전 dexamethasone의 투여를 권장하기도 하지만 이로 인해 수술 후 통증이나 출혈의 위험 감소에는 큰 도움이 되지 않는 것으로 알려져 있다. 수술을 진행하는 동안 정맥을 통한 수액의 주입을 과하지 않도록 하는 것이 술 후 부종을 최소화하는 데 도움이 된다. 또한 다량 출혈이 예상되는 수술을 진행할 경우 2unit 가량의 자가혈액(autologous blood)을 미리 준비하는 것을 고려해야 한다. 수술 중에 추가적으로 고려해야 하는 중요한 점은 술자가 기도 삽관부위의 바로 옆에 위치하여 수술을 진행하므로 튜브를 건드리는 행위 등을 통해 예기치 않은 발관의 가능성이 있어 항상 이 점에 관하여도 주의 깊게 관찰하여야 한다. 환자의 의식이 완벽히 돌아오지 않은 상황에서 발관을 시행하는 것은 다른 수술에 비해 특히 위험하므로 마취의는 이 점을 염두하며 환자의 자발호흡이 완전히 돌아온 뒤 발관을 진행해야 한다.

수술 후 관리

수술 직후 관리

수술 전 중증의 폐쇄성수면무호흡증이 동반되었던 환자이거나 양악전진술과 같이 침습도가 높은 수술을 시행받은 경우, 또는 설근부 수술에 의한 부종으로 기도폐쇄의 가능성이 있는 환자들은 수술 직후 하루 이상 중환자실 입원이 추천된다. 일반적으로 수술 후의 PAP 사용 기간에 대하여 정확히 추천된 기간이 없고 상기도 수술 후 PAP의 사용이 창상회복에 특별한 문제를 일으키는지에 관한 연구가 부족하므로 수면수술 후 PAP의 사용에 관하여는 추가적인 연구가 필요하리라 생각된다. 다만 24~48시간 수술 후 PAP의 사용이 합병증의 감소에 유의하였다는 이전 연구결과에 의거하여 사용 시에는 최소 술 후 2일간 착용하는 것이 좋을 것으로 생각되며, 수술 전후 PAP의 사용은 원활한 기도 유지뿐 아니라 상기도의 염증을 감소시켜 부종을 억제하고 체내의 충분한 산소포화도의 유지로 가능한 심혈관계 합병증의 발생을 억제하며 진통제의 사용을 줄일 수 있고 환자의 불안감을 감소시키는 데 도움이 되는 장점이 있다.

통증조절

아편유사제 진통제는 호흡근육들의 작용을 방해하여 상기도의 허탈을 악화시키므로 특히 중증의 폐쇄성수면무호흡증 환자에게는 이런 계통의 약물 사용을 피하거나 필요 시 최소한으로 사용한다. 따라서 비스테로이드성 소염제, tramadol, gabapentin과 같은 비마약성 진통제를 사용하는 것이 추천된다. 술 후 자가 진통 조절(patient-controlled analgesia, PCA)의 사용이 진통제의 복용을 감소시키는가에 관하여는 논란이 있고 아편유사제의 약물을 PCA에 사용하는 것 역시 폐쇄성수면무호흡증 환자에게 악영향을 미치는지에 관하여도 이견이 있지만 되도록이면 사용하지 않는 것이 추천된다. 항불안제와 같은 진정제의 사용 역시 주의해야 하는데 특히 아편유사제 약물과의 병용 시 호흡중추를 억제하는 상승효과를 유발하여 강력한 기도의 허탈과 폐쇄를 일으킬 수 있기 때문이다.

표 1. 폐쇄성수면무호흡증 환자의 수술 위험도 점수 계산표

	점수
A. 수면검사에 의거한 폐쇄성수면무호흡증의 정도	
폐쇄성수면무호흡증의 중증도	
없음(무호흡-저호흡 지수; 성인: 0~5, 소아: 0)	0
경도(무호흡-저호흡 지수; 성인: 6~20, 소아: 1~5)	1
중등도(무호흡-저호흡 지수; 성인: 21~40, 소아: 6~10)	2
중증(무호흡-저호흡 지수; 성인: 40 초과, 소아: 10 초과)	3
B. 수술과 마취의 침습도	
수술이나 마취의 유형	
Superficial surgery under local or peripheral nerve block anesthesia without sedation	0
Superficial surgery with moderate sedation or general anesthesia	1
Peripheral surgery with spinal or epidural anesthesia(with no more than moderate sedation)	1
Peripheral surgery with general anesthesia	2
Airway surgery with moderate sedation	2
Major surgery, general anesthesia	3
Airway surgery, general anesthesia	3
C. 술 후 아편유사제 계통 약물의 필요성	
아편유사제 요구량	
불필요	0
저용량 경구투여 필요	1
고용량 경구, 주사제 혹은 신경투여 필요	3
D. 위험도 측정	
총 점수(A점수+B와 C의 점수 중 높은 점수)	0~6

산소공급

산소포화도 감시를 통하여 각성과 수면 중 자발호흡 시 산소의 포화도가 90% 이상이 되지 않는다면 산소를 공급하여야 한다. 일상적으로 산소를 공급해야 하는지에 관하여는 충분히 연구된 바가 없지만, 폐쇄성수면무호흡증 환자에게서 술 후 산소포화도의 감소는 급속히 진행되고 그에 따르는 심각한 합병증의 발생이 가능하므로 저산소혈증의 발생이 조금이라도 예상되는 환자에게는 선행하여 산소를 공급하여야 하며 최소한 90% 이상의 산소포화도가 항상 유지될 수 있도록 하여야 한다.

자 세

대부분의 환자에서 앙와위보다는 측와위나 등받이를 세운 자세가 추천된다. 환자의 자세에 따른 장단점에 관하여 비교한 연구는 없지만, 측와위나 등받이를 세운 자세 시 술 후 발생 가능한 혈괴의 흡인을 예방할 수 있고 수면 시 발생할 수 있는 무호흡과 저호흡의 횟수를 줄여 산소포화도를 향상시킬 수 있다. 이러한 자세를 유지하는 기간에 관하여 정확히 정의된 바 역시 없으나 일반적으로 통증이 최소화되어 진통제나 진정제의 사용이 필요하지 않은 시기까지 유지하는 것이 좋다.

술 후 모니터링

폐쇄성수면무호흡증 환자의 술 후 감시에는 간헐적인 산소포화도 검사보다는 지속적인 산소포화도 검사가 추천되며 회복실을 퇴실하는 동시에 즉시 시행되어야 한다. 술 후 산소포화도 검사의 기간은 American Society of Anesthesiologists (ASA)가 정한 폐쇄성수면무호흡증 환자 수술위험도 점수(표 1)가 4점 미만으로 떨어질 때까지 지속하는 것이 추천된다.

퇴 원

외래 기반의 수술인 경우 타 수술 환자에 비해 폐쇄성수면무호흡증 수술 환자는 병원에 머무는 기간이 평균 3시간 긴 것으로 알려져 있다. 또한 입원수술 시 입원기간은 최소 술 후 3일이 추천되는데, 이는 수술로 발생한 상처의 부종이 72시간에 최대치에 도달하는 경향이 있기 때문이다. 하지만 외래 혹은 입원 기반의 수술 여부에 관계없이 외부 장치의 도움을 받지 않은 자발적인 호흡 하에 산소포화도가 술 전 상태를 유지할 수 있을 때 퇴원하는 것을 원칙으로 한다. 퇴원 후 7~10일 동안은 출혈의 위험으로 인하여 격렬한 육체활동을 자제 시키고 만약 다량의 출혈이 발생할 경우 병원 재방문을 교육한다.

식 이

환자가 음식을 삼키는 데 많은 불편을 겪더라도 지속적인 유동식의 섭취가 필요함을 교육하고 그 양은 하루에 적어도 1.2L 이상이 되도록 한다. 이는 수술 후 탈수에 빠질 경우 발열과 창

상회복의 지연이 발생할 수 있기 때문이다. 또한 유동식의 섭취도 차갑거나 미지근하게 복용하는 것이 권장되고 감귤류의 주스나 매운 음식 등은 피하도록 지시한다. 폐쇄성수면무호흡증 수술 후 대부분은 2주가량 입을 완전히 벌리는 데 어려움을 느끼는데 이 기간 동안은 딱딱하거나 아삭거리는 음식, 뜨거운 음료를 피하도록 한다. 대신 요구르트, 카스타드, 푸딩, 에그 스크램블, 으깬 감자 등과 같은 부드러운 음식을 먹도록 권장한다.

참고문헌

1) Adesanya AO, Lee W, Greilich NB, Joshi GP. Perioperative management of obstructive sleep apnea. Chest 2010;138:1489-98.
2) Chung SA, Yuan H, Chung F. A systemic review of obstructive sleep apnea and its implications for anesthesiologists. Anesth Analg 2008;107:1543-63.
3) Committee ACI. Peri-operative management of obstructive sleep apnea. Surg Obes Relat Dis 2012;8:e27-32.
4) Gross JB, Bachenberg KL, Benumof JL, Caplan RA, Connis RT, Cote CJ, et al. Practice guidelines for the perioperative management of patients with obstructive sleep apnea: a report by the American Society of Anesthesiologists Task Force on Perioperative Management of patients with obstructive sleep apnea. Anesthesiology 2006;104:1081-93; quiz 117-8.
5) Jokic R, Klimaszewski A, Crossley M, Sridhar G, Fitzpatrick MF. Positional treatment vs continuous positive airway pressure in patients with positional obstructive sleep apnea syndrome. Chest 1999;115:771-81.
6) Knill RL, Moote CA, Skinner MI, Rose EA. Anesthesia with abdominal surgery leads to intense REM sleep during the first postoperative week. Anesthesiology 1990;73:52-61.
7) Lee LA, Wang PC, Chen NH, Fang TJ, Huang HC, Lo CC, et al. Alleviation of wound pain after surgeries for obstructive sleep apnea. Laryngoscope 2007;117:1689-94.
8) Meoli AL, Rosen CL, Kristo D, Kohrman M, Gooneratne N, Aguillard RN, et al. Upper airway management of the adult patient with obstructive sleep apnea in the perioperative period--avoiding complications. Sleep 2003;26:1060-5.
9) Practice guidelines for the perioperative management of patients with obstructive sleep apnea: an updated report by the American Society of Anesthesiologists Task Force on Perioperative Management of patients with obstructive sleep apnea. Anesthesiology 2014;120:268-86.
10) Schendel S, Powell N, Jacobson R. Maxillary, mandibular, and chin advancement: treatment planning based on airway anatomy in obstructive sleep apnea. J Oral Maxillofac Surg 2011;69:663-76.
11) Strauss SG, Lynn AM, Bratton SL, Nespeca MK. Ventilatory response to CO2 in children with obstructive sleep apnea from adenotonsillar hypertrophy. Anesth Analg 1999;89:328-32.
12) Williams PM, Strome M, Eliachar I, Lavertu P, Wood BG, Vito KJ. Impact of steroids on recovery after uvulopalatopharyngoplasty. Laryngoscope 1999;109:1941-6.

CHAPTER 18

폐쇄성수면무호흡증에 대한 상인두 수술

Upper Pharyngeal Surgery for OSA

구수권, 김효열, 원태빈

폐쇄성수면무호흡증(obstructive sleep apnea, OSA)은 고혈압, 심부전, 부정맥, 허혈성 심장질환, 뇌졸중, 폐고혈압 등의 심혈관 합병증을 가져온다고 알려져 있으며, 무호흡 지수가 20 이상인 사람에서 통계적으로 유의한 사망률의 증가가 보고되었다. 이외에도 신경정신과적 질환과 이와 동반된 증상들을 일으킨다. 폐쇄성수면무호흡증은 수면분절로 인한 심한 주간기면증상 및 피로감이 특징적이며, 이로 인한 이차적 증상인 역행성 기억상실, 주의집중력 저하, 판단력 저하, 다양한 성격 변화(공격적 성격, 자극과민성, 불안감, 우울증) 등이 발생할 수 있다. 성의학적 문제로 성욕감퇴, 발기부전이 발생한다. 폐쇄성수면무호흡증은 근무 중 졸음, 집중력과 기억력의 저하로 인한 생산성 저하를 유발하고, 졸음 운전으로 인한 교통사고를 유발하여 사회경제적으로 큰 손실을 발생시킨다. 이처럼 폐쇄성수면무호흡증에 대한 치료는 국민의 건강과 삶의 질 향상과 함께 국가적으로도 사회경제적 손실을 줄이기 위해 매우 중요하다.

현재 폐쇄성수면무호흡증의 치료를 위해 양압을 이용하여 상기도폐쇄 부위를 확장시키는 지속적 양압기(continuous positive airway pressure, CPAP) 사용을 일차적으로 권하고 있다. 그러나 양압기는 효과에 비해 수용도(acceptance rate)와 장기적 순응도가 낮은 것이 현실이다. 수술적 치료는 결과에 대해서 아직 논란의 여지가 있지만, 여전히 폐쇄성수면무호흡증 치료의 중요한 축을 담당하고 있다. 대상 환자를 잘 선택하고 효과적인 술식을 적용한다면 폐쇄성수면무호흡증에 대한 수술적 치료는 보다 좋은 결과를 얻을 수 있을 것이다. 본 장에서는 상인두의 수술적 치료에 대해 다루고자 한다.

구인두부위 수술은 폐쇄성수면무호흡증 수술법 중에서 가장 흔히 시행되는 수술로서 늘어져 있는 연구개와 구개수를 제거하거나 줄여주는 수술이다. 구인두 수술은 1952년 일본의 Ikematsu가 코골이를 치료하기 위해 연구개와 구개수의 늘어진 조직을 제거하는 수술로 시작되어, 이후 1981년 미국의 Fujita가 구인두의 해부학적 이상을 교정하는 수술인 구개수구개인두성형술(uvulopalatopharyngoplasty, UPPP)을 처음으로 소개하였다. 이후 합병증과 후유증을 줄이고 치료 성적을 높이기 위해 기존의 술식을 변형한 다양한 술식들이 시도되었으며, 새로운 방법의 다양한 구개인두부 수술들이 보고되었다. 또한 레이저와 코블레이터 등의 각종 새로운 의료 기기들이 등장하면서 이들을 이용한 수술법도 개발되었다.

현재 구인두부 수술은 구개수구개인두성형술처럼 연구개의 외측부분, 편도, 편도궁 및 인후측벽까지 수술에 포함되는 "광범위한 수술법"과 외래에서 국소마취 하에 구개수와 연구개의 중앙부위 일부만을 절제하는 비교적 "보존적 수술법"으로 나뉜다. 그러나 아직까지 폐쇄성수면무호흡증의 구인두부 수술의 근간은 구개수구개인두성형술이다.

폐쇄성수면무호흡증에 대한 연구개부 수술은 구개수구개인두성형술이 소개된 이후 구개수구개피판술, 측인두성형술, Z-구개성형술, 고주파술식 등 다양한 술식들이 개발되어 왔다.

구개수구개인두성형술(Uvulopalatopharyngoplasty, UPPP)

구개수구개인두성형술은 구개, 인두측벽에 있는 잉여 연조직을 절제하고 필요에 따라 편도절제술을 함께 시행함으로써 구인두의 호흡 통로를 넓히는 수술법이다. Fujita 등에 의해 처음으로 소개되어, 12명의 폐쇄성수면무호흡증 환자가 수술을 받고 약 50%의 무호흡 지수 감소가 있었다. 이로 인해서 기관절개술 이외에는 특별한 치료방법이 없었던 폐쇄성수면무호흡증의 수술적 치료에 있어 커다란 발전이 있었으며, 구개수구개인두성형술은 지금까지도 가장 많이 사용되는 수술 방법이다.

수술 방법을 살펴보면, 양측 편도선을 제거한 후, tagging suture를 이용하여 구개수를 상방으로 견인하여 수술 시야를 넓히고 수술을 용이하게 만든다. 그 후 구개점막에 절개를 가하는데, 구개수 기저부에서 시작하여 곡선 모양으로 양측 설근부까지 가한다. 편도궁 사이의 점막과 점막하 조직을 제거한 후, 후편도궁 경계의 늘어진 점막을 제거하고, 구개인두근을 앞 그리고 외측으로 당겨 구개설근에 봉합하여 편도와를 닫는다. 마지막으로 구개수 기저부에 "V" 모양의 절개를 한 후 제거하고, 비강 쪽 점막을 앞으로 돌려 구강 쪽 점막에 봉합을

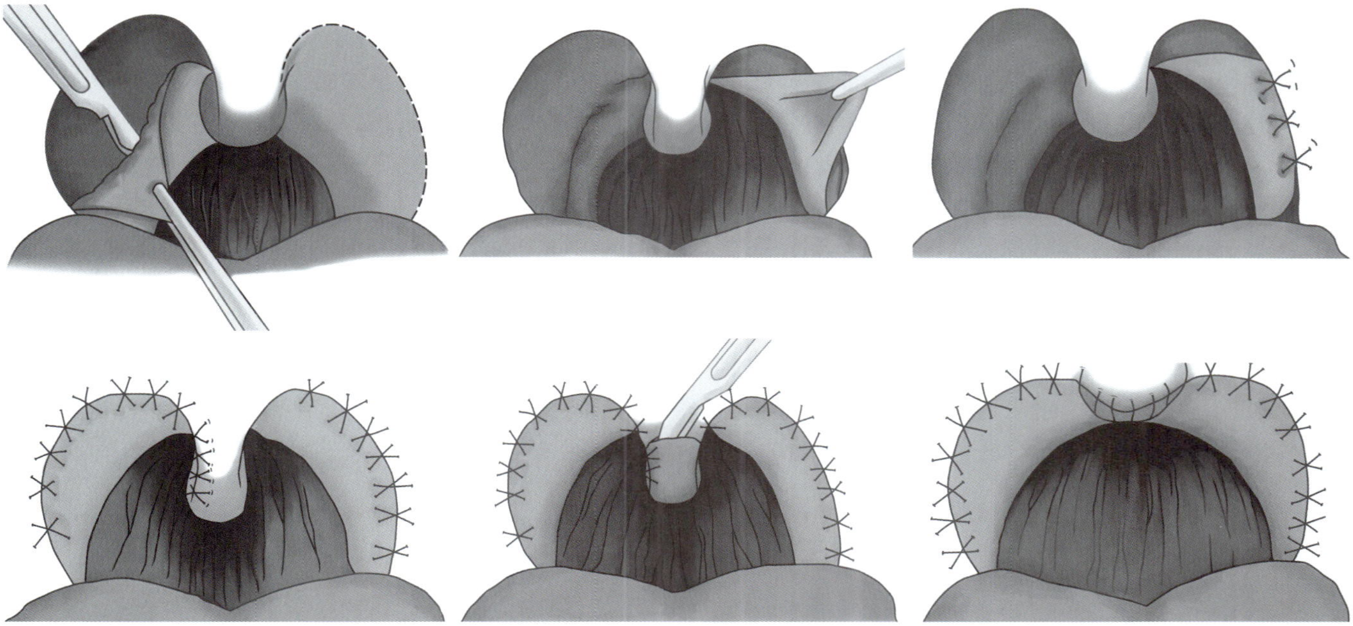

그림 1. Fujita의 구개인두성형술. 연구개, 구개수, 후편도궁의 잉여 연조직을 절제 후 봉합하는 모습.

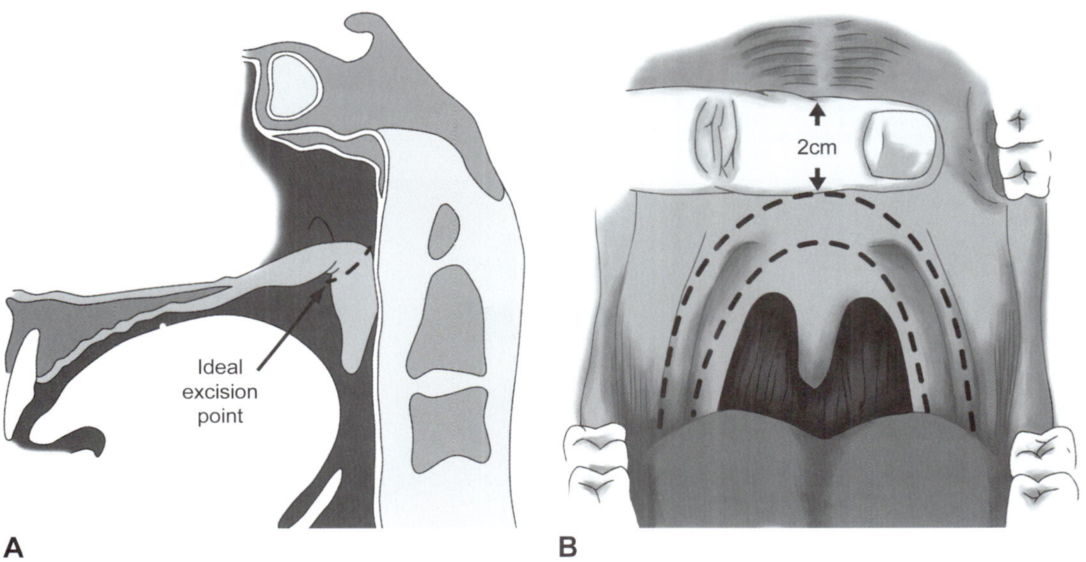

그림 2. 구인두 수술시 절제 범위. (A) 연구개가 후인두벽에 접근하여 구개인두폐쇄가 일어나는 장면을 묘사한 측면 그림, (B) 절제는 구개함몰지점 아래에서 이루어지며 이는 보통 경구개연에서 2cm 떨어져 있다.

한다(그림 1).

하지만 수술 효과의 증대 및 부작용의 감소를 위하여 술자마다 이를 변형하여 사용하고 있으며 이에 대해 술자 및 여러 저자들의 방법을 소개한다. 수술 방법은 앙와위에서 전신 마취하에 시행하게 되는 경우가 대부분이다. 일반적인 수술과 달리 폐쇄성수면무호흡증 환자들의 상당수는 상기도가 좁아서 후두경을 이용하여 성대를 관찰하기 어렵기 때문에 마취 시작 전 마취과 의사에게 환자에 대한 상세한 정보를 제공해야 하며, 마취과 의사도 기관 삽관 중 발생할 수 있는 문제에 예상하고 대비해야 한다. 술자에 따라 선호하는 환자의 자세가 있을 수 있으나 일반적으로 머리는 젖히고 어깨를 받쳐서 적절한 수술 시야를 확보하며 가장 먼저 양측 편도절제술을 시행한다. 편도 절제에는 여러 가지 기구를 이용할 수 있으며, 최대한 완전히 절제하여 술 후 생성되는 구인두의 크기를 넓히게 된다.

다음으로 연구개성형술을 시행한다. 대체적으로 이 연구개 수술의 목적은 크게 두 가지로 나누어진다. 첫째는 연구개 길이의 감소이며 이와 함께 늘어진 구개수를 전체 또는 부분적으로 절제하여 구인두 공간을 확장하는 것이다. 둘째는 연구개의 후인두궁을 앞으로 당겨 전인두궁에 고정함으로써 연구개의 3차원적 구조를 재배치시키는 것이다. 술자에 따라 차이는 있으나 필자의 경우는 두 번째 목적에 더욱 신경을 써서 수술을 시행하는 편이며, 연구개의 근육을 최대한 보전하기 위해서 연구개의 절제는 점막 주름에만 국한하며 구개수가 긴 경우 이의 일부 절제를 함께 시행하기도 한다.

먼저 Davis 견인기를 거치한 후 연구개의 적절한 절제 범위를 결정하기 위하여 구개수를 앞뒤로 당기면서 후인두 벽과 구개수의 접촉 정도를 관찰한다. 이렇게 함으로써 수술 후 새롭게 만들어지는 구인두의 해부학적 구조를 예상할 수 있고 연구개의 점막과 근육의 경계를 파악하는 데 도움이 된다. 절개부위는 일반적으로 "크" 발음을 낼 때 생기는 'dimple' 부위 아래에서 시행할 수 있으나 연구개나 구개수를 너무 많이 제거할 경우 술 후 이물감 등을 호소하는 경우가 많아 보통은 경구개 하연으로부터 손가락 두 마디 정도 아래에서 절개를 시행한다(그림 2). 저자의 경우는 구개수와 후인두궁이 만나는 부위에서 시작하여 늘어진 부위를 제거하며 구개수 기저부에서 측방으로 향하게 절개한다(그림 3). 절개를 시작하기 전 지혈기(hemostat)로 절개부위를 2~3분간 압박한 후 절개를 시행하면 정확하게 절개를 할 수 있으며 출혈이 적다. 절개는 레이저나 monopolar cautery 등을 이용할 수도 있으나 열손상으로 인해 술 후 수술부위가 딱딱해지는 반흔구축이 심해지기 때문에 콜드 나이프(cold knife)를 이용해서 절개를 시행하는 것이 좋다. 이후 심한 출혈이 관찰될 경우 소작기(bipolar cautery) 등을 이용하여 지혈을 시행하나 절개부위 변연에서 발생하는 점막 출혈은 봉합을 시행하게 되면 멈추는 경우가 많으므로 정도

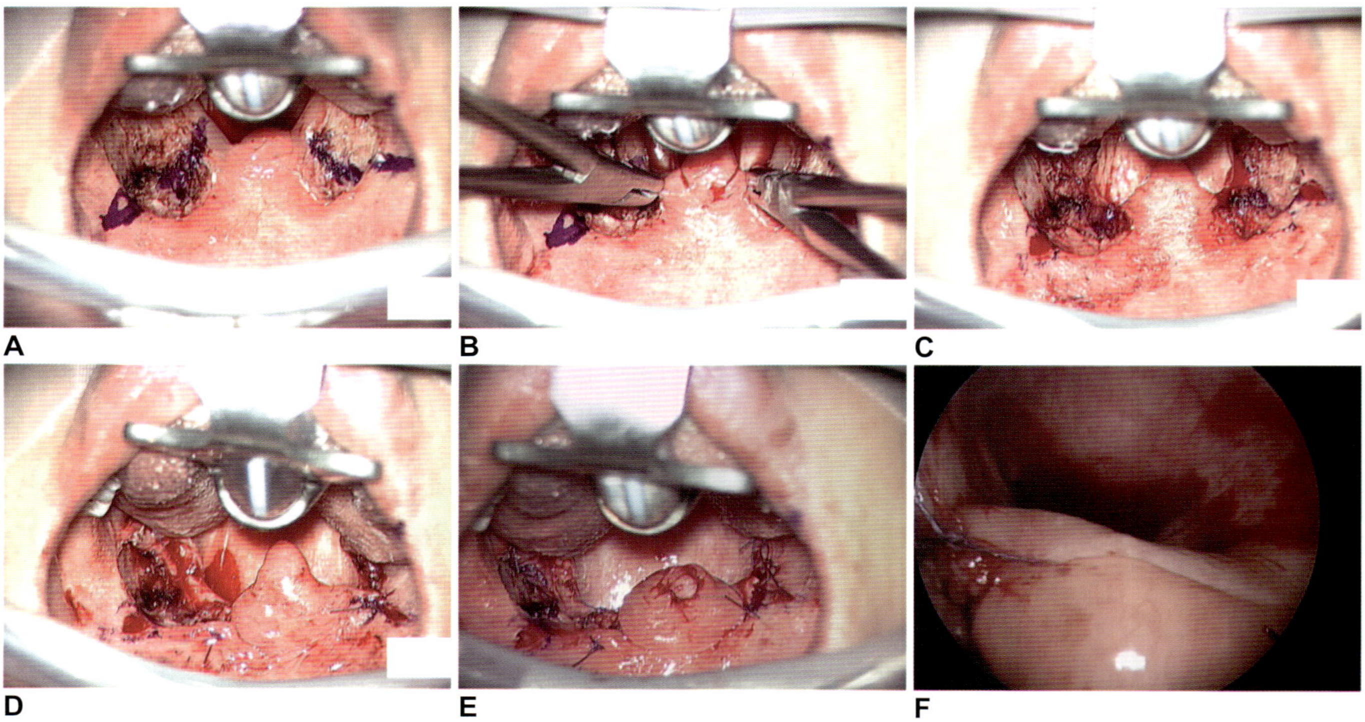

그림 3. 변형된 구개수구개인두성형술. (A) 편도를 절제한 후 절개부위를 표시한다. 구개수 기저부에서 측방으로 향하게 절개한다. (B) 표시한 절개부위에 지혈기를 2~3분간 거치한다. (C) 절개를 시행한 모습. (D) 잘려진 전인두궁의 하연과 후인두궁의 상연을 전인두궁에 당겨 봉합한다. (E) 구개수가 너무 길면 부분적으로 절제를 시행한다. (F) 70도 내시경 소견상 구개인두부위가 넓어진 것을 확인할 수 있다.

가 심하지 않은 경우에는 지혈을 시행하지 않는다. 이후 잘려진 후인두궁의 아래쪽 절개부위를 앞으로 당겨 보아 측벽이 느슨하지 않을 정도의 길이를 확인한 후 전인두궁에 당겨 봉합한다. 잘려진 후인두궁의 상연 역시 전인두궁의 상연에 당겨 봉합한다. 이때 전인두궁의 자유연(free margin) 부위보다는 외측벽에 가까이 봉합하는 것이 좀 더 구인두를 넓힐 수 있고 피판(flap)의 늘어짐(redundancy)을 줄일 수 있다.

구개수의 절제 여부 또한 술자에 따라 차이가 있다. 구개수가 너무 길지 않으면 시행하지 않으며, 구개수 절제를 시행할 경우에는 술 후 구축에 의해 수술 직후보다 구개수의 크기가 많이 줄어들게 되므로 이를 고려하여 절제하여야 한다.

수술 후 심한 부종이 예상되는 경우 수술 중 스테로이드를 투여할 수 있다. 구개수구개인두성형술 후 발관을 시행할 때에는 수술 부위 부종으로 인한 호흡곤란이 있을 수 있고 재삽관이 어려울 수 있기 때문에 이비인후과 의사가 항상 옆에 대기해야 하며 필요한 경우 기관절개술을 시행할 수 있는 준비가 되어 있어야 한다. 구개수구개인두성형술을 시행받는 환자들은 수술 전에 이미 상기도가 좁은 경우가 많고 수면 중 호흡에 문제를 가지고 있기 때문에 수술 후 호흡장애가 발생할 가능성이 많다. 또한 많은 폐쇄성수면무호흡증 환자들은 수술 전 고혈압이 있으므로 수술 후 고혈압 치료가 필요하다. 또한 수술 후 통증 조절에 쓰이는 진통제나 안정제가 무호흡을 악화시킬 수 있다는 점도 유의해야 한다.

구개수구개인두성형술 후 합병증은 4%에서 30%까지 보고되고 있다. 발생 가능한 합병증은 다음과 같다(표 1). 먼저 기도 문제가 발생할 수 있다. 이는 수술 후 첫날이 가장 위험한데 수술부위의 연부 조직 부종과 전신마취 후 마취제와 진통제의 진정효과로 인해 발생할 수 있다.

구개인두부전(velopharyngeal insufficiency)은 수술 후 며칠 혹은 몇 주간 일시적으로 관찰할 수 있다. 이는 통증과 부종에 의한 이차적 현상으로 볼 수 있으나, 간혹 지속적인 부전증이 발생하기도 한다. 이는 구개 정중부의 과도한 절제와 연조직의 괴사 등으로 발생한다. 구개를 들어올리는 데 중요한 근육은 구개거근(levator veli palatini muscle)인데 이 근육을 보존하는 것은 구음이나 연하에 중요하다. 이 근육의 수축 시 구개의 구강면에서 구개함몰(palatal dimpling)이 관찰되고 이는 경구개에서 하방 2cm 되는 부분이다(그림 2). 이 부분보다 아래쪽으로는 구개부 수술시 제거해도 기능상 문제를 야기하지 않는다.

표 1. 구개수구개인두성형술의 합병증

초기 합병증	후기 합병증
기도 문제	영구적인 구개인두부전
일시적인 구개인두부전	구개 이물감, 건조증
창상열개	비인강 협착
출혈	미각변화
창상감염	혀감각 변화
	후비루

비인두협착(nasopharyngeal stenosis)은 수술 후 4주에서 6주 사이에 발생하는 합병증으로 코막힘 등의 증상을 호소한다. 이는 후인두궁의 과도한 절제가 가장 큰 원인이다. 그 외에 소작술이나 레이저에 의한 조직 손상, 감염, 괴사 등이 원인이 된다. 예방을 위해서는 가능한 후인두궁이나 비인두 점막에 과도한 조작을 삼간다.

그 외의 합병증으로 술후 통증, 출혈, 연하곤란, 염증, 반흔형성, 구인두 이물감 등이 있다.

폐쇄성수면무호흡증에 대한 치료방법으로 구개수구개인두성형술이 소개된 이후 이비인후과에서 가장 많이 시행하는 치료 방법 중 하나로 발전하였지만 수술 후의 성적은 보고자마다 편차가 크다. 1996년 Sher 등은 구개수구개인두성형술의 결과에 대해 발표된 논문 중 수술 후 수면검사 결과가 보고된 17개의 논문을 분석하였다. 분석결과 수술 성공의 기준을 무호흡-저호흡 지수 50% 감소로 할 경우 52.8%, 무호흡 지수 50% 감소로 할 경우 65.8%가 성공하였다. 2000년 Senior 등은 수술 전후 수면검사를 시행한 25명의 결과를 분석하여 40%의 성공률을 보고하였으며 실패한 60%의 경우 무호흡-저호흡 지수의 평균값이 오히려 상승하였다고 보고하였다.

여러 가지 노력에도 불구하고 수술의 성공률은 무호흡-저호흡 지수를 기준으로 할 때 약 40% 정도로 보고되고 있는데 이러한 낮은 성공률을 보이는 이유는 다음과 같이 생각될 수 있다. 첫 번째는 상기도 협착에 의해서 수면무호흡이 발생하는 이유가 단순히 연구개 부위의 이상에 의해서만 발생하는 것이 아니라는 점이다. 연구개근의 경우 정상인과 수면무호흡 환자 사이에 근활성도의 차이는 없으나 수면무호흡 환자에서 정상인에 비해 이설근(genioglossus muscle)의 근활성도가 수면 시에 떨어진다는 보고와 최근의 시행되고 있는 multilevel surgery의 결과가 단순 연구개부 수술 후 결과보다 더 월등하다는 점 등이 이를 증명하고 있다. 하지만 수술 결과가 보고되기 시작한 시점인 1990년대에는 이에 대한 인식이 적어 예후인자를 예측하지 못하고 모든 폐쇄성수면무호흡증 환자에서 연구개에 대한 수술만을 시행한 점도 수술의 성공률을 낮춘 이유 중 하나라고 생각된다.

1990년대 후반 Friedman 등은 구개편도 비대 정도와 구개-혀 위치를 기준으로 한 병기(stage)를 제안하였다(Chapter 12의 그림 1, 2 참고). 이 기준에 따라 분석하여 병변이 연구개 및 구개편도에 제한될 경우 구개수구개인두성형술의 성공률을 80%까지 보고하고 있다. 2006년 Li 등은 구개수구개인두성형술에 의해 제거되는 부분이 연구개의 잉여 조직과 편도이기 때문에 수술 전 폐색 부위에 따라 다른 수술 결과가 나타날 것으로 생각하고 수술 전 폐색 부위에 따른 수술 후 결과를 발표하였다. Friedman 병기를 근거로 하여 Stage I, II, III, IV에서 각각 100%, 96%, 65%, 그리고 20%의 성공률을 보고하였다(Chapter 12의 표 1 참고).

수술 후 결과가 얼마나 지속되는지에 대해서는 여러 가지 의견이 있다. Goh 등은 구개수구개인두성형술을 시행받은 후 17년에서 20년이 지난 환자들을 대상으로 연구하여 대부분의 환자에서 시간이 지남에 따라 수술 효과가 감소하고 12%에서 지속되는 인두건조감을 보이고 6%에서 구개인두부전을 호소하였다고 보고하였다. Roosli 역시 146명의 환자를 장기간 추적 관찰한 결과 28%의 환자에서 시간이 지나 다시 폐쇄성수면무호흡증이 발생하였고 23%에서 후유증이 발생하였다고 하였다.

구개수구개인두성형술을 시행받은 환자의 대다수가 코골이나 과다한 주간졸음 등의 증상이 호전된다. 그러나 코골이의 치료가 무호흡의 치료와 항상 일치하는 것은 아니다. 따라서 수술 후 수면검사로 무호흡의 치료여부를 확인하는 것이 필요하다. Sher 등(1996)이 실시한 메타분석에서 구개수구개인두성형술의 성공률을 40.7%로 보고하였다(무호흡-저호흡 지수 50% 감소와 20 이하로 감소). 보고자들 간에 차이는 있지만 장기적 성공률은 대략 40~50%로 평균이 52%이다. 수술 전 예상되는 치료실패 요인들을 살펴보면, 높은 체질량지수, 중증 폐쇄성수면무호흡증, 설근부 및 하인두의 기도폐쇄가 동반된 다부위 폐쇄(multilevel obstruction) 등을 들 수 있다.

현재는 폐쇄부위에 대한 검사와 단계적 수술 접근법(staged surgical protocol)에 따라 구개수구개인두성형술(또는 다른 구인두부수술) 단독 또는 다른 부위의 수술과 같이 시행되어 향상된 결과를 보이고 있다.

변형된 구개수구개인두성형술

Fujita 이후 변형된 구개수구개인두성형술 방법이 몇 가지 소개되었다. 수술의 기본 개념은 동일하면서, 각각 수술 후 구인두를 보다 효과적으로 넓힐 수 있는 방법들을 고안한 것이다. Fujita의 방법과 치료 성공률을 비교한 보고는 없으나, 효과는 거의 유사할 것으로 예상된다. 현재도 각 센터 간, 그리고 술자 사이에도 수술방식의 차이는 조금씩 존재한다.

Fairbanks 수술법: 구개수의 양쪽 가장자리 즉 구개수와 후인두궁 사이의 처져 있는 점막에 절개를 가하여 후인두궁을 이완시키는 것이 특징이다. 그 후 직사각형 모양으로 구개인두절개를 시행하고, 연구개의 점막과 점막하선 그리고 지방조직 등

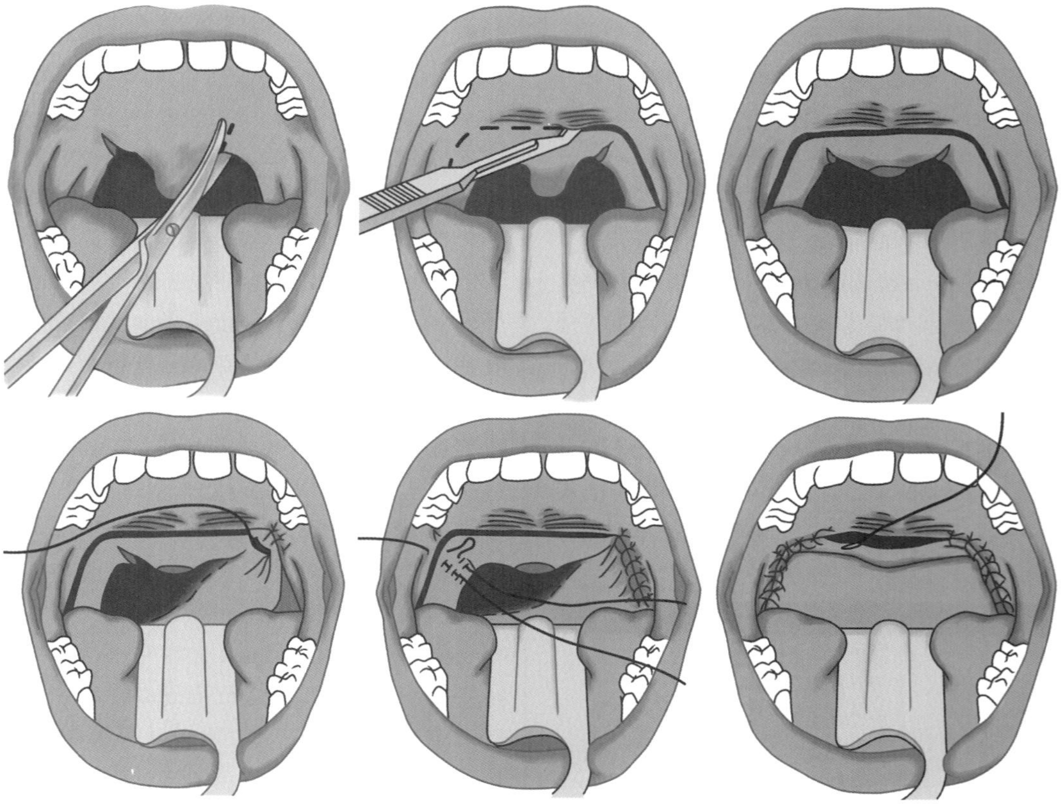

그림 4. Fairbanks의 변형된 구개인두성형술.

을 근육층으로부터 제거한다. 구개수를 60%에서 90%가량 제거하며 이때 구개수를 과도하게 견인하는 것은 구개수를 지나치게 짧게 할 수 있으므로 주의한다. 편도를 제거하고 인두점막과 후인두궁 사이의 연조직을 일부 제거한 후 후인두궁을 외측으로 견인하여 봉합을 한다. 이는 구인두의 수평적 공간뿐 아니라 전후 공간도 증가시키는 효과가 있다(그림 4).

Moran 수술법: 구개에 두 개의 절개를 가하고 사이의 조직을 제거하는 것이 특징이다. 첫째는 고전적 구개수구개인두성형술과 같이 전인두궁에서 구개에 걸친 사각형 모양의 절개이며, 두 번째 절개는 후편도궁과 구개수 후면의 구개에 가한다. 두 절개 사이의 조직을 편도와 같이 한꺼번에 제거한 후 전후 점막을 봉합하는 방법이다(그림 5).

구개수구개피판술(Uvulopalatal flap, UPF)

UPF는 Powell 등이 처음으로 소개한 술식으로 구개수구개인두성형술시 조직의 과도한 절제로 발생할 수 있는 구개인두부전의 예방을 위해 고안되었고, "가역적"인 면에서 고전적 구개수구개인두성형술과 차이를 보이며, 구개인두부전증뿐만 아니라 비인강 협착, 술 후 통증 등도 적다고 보고하였다.

구개수를 경구개와 연구개의 경계부위를 향하여 당겨주는 술식으로(그림 6), 먼저 구개수를 부분적으로 자른 후 구개수를 당겼을 때 연구개에 중첩되는 점막만을 절개하여 제거한 후 구개수 피판을 앞으로 돌려 봉합한다. 동시에 편도와 인두측벽의 제거도 가능하며, 이런 경우 반흔의 구축을 방지하기 위하여 편도궁의 절개선과 UPF의 절개선이 이어지지 않게 하는

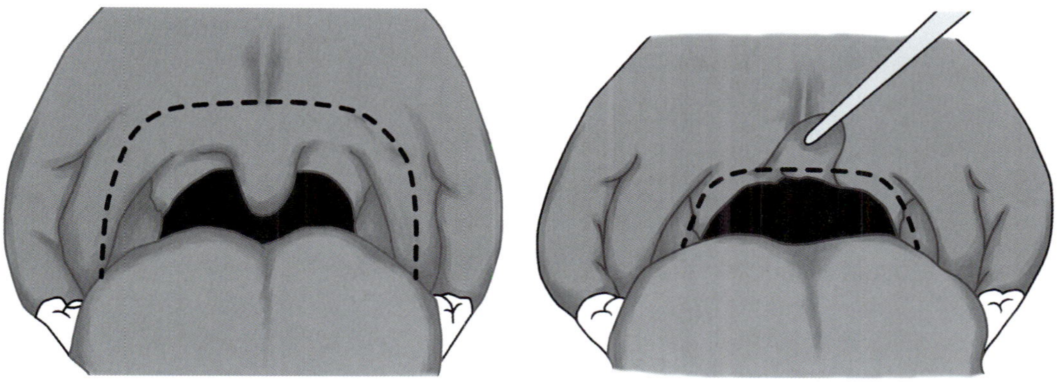

그림 5. Moran의 변형된 구개인두성형술.

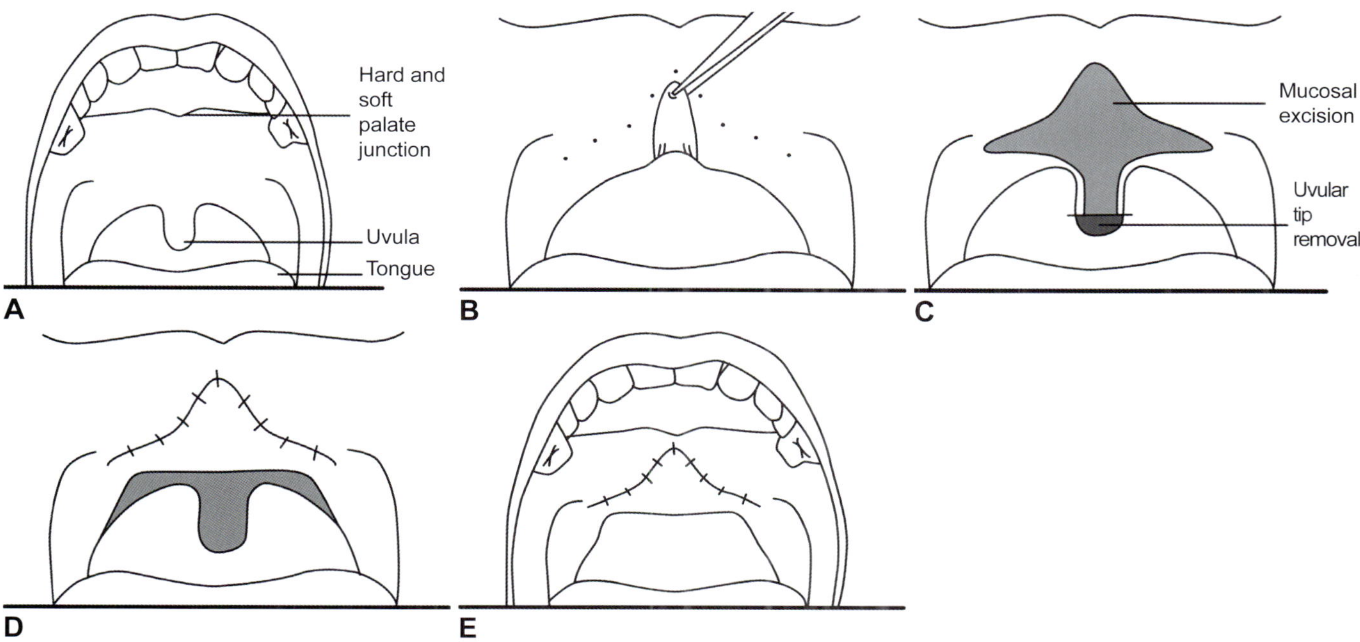

그림 6. 구개수구개피판술. (A) 수술 전 구인두의 모습. (B) 구개수를 상방으로 당겼을 때 연구개가 중첩되는 부분을 표시한다. (C) 구개수를 부분적으로 절제하고 중첩되는 점막만을 절개하여 제거한다. (D, E) 구개인두 피판을 상방으로 회전하여 봉합한다.

것이 좋다.

연구개의 근육이 두꺼운 경우 구개수의 근육과 중첩이 될 때 이물감과 연하곤란을 일으킬 수 있어 이런 환자에서는 상대적 금기증이 된다.

보고된 합병증으로는 출혈, 염증 등의 일반적 합병증 외에 일부에서 혈종의 발생 후 피판이 분리되는 합병증이 발생하였으나 재봉합 후 특별한 문제없이 아물었다.

Powell 등은 UPF를 시행받은 59명의 환자를 고전적 구개수구개인두성형술 방법으로 수술한 21명의 환자와 비교하였고 수술 후 연구개의 길이의 차이 등과 같은 물리적 변수는 두 군 간에 동일하였고 코골이는 오히려 UPF 환자에서 더 호전되는 경향이었으며 술 후 통증도 두 군 간 의미 있는 차이를 보였다고 보고하였다. 그러나 수술 후 수면검사 결과는 제시되지 않았다.

Hormann 등은 편도절제와 UPF를 시행한 30명의 환자에서 무호흡-저호흡 지수가 19.9에서 8.1로 통계상 의미있게 감소하는 것으로 보고하였고, 3명에서 이물감을 호소하는 것 외에는 특별한 합병증을 보이지 않았다고 하였다.

구개근절제술(Palatal Muscle Resection)

기존의 구개수구개인두성형술은 술 후 통증이나 이물감 등 상당히 많은 합병증이 보고되고 있고 실제적으로 이런 합병증들은 술자에게 상당한 심적 부담을 준다. 또한 기존의 레이저 수술이나 pillar implant 등 외래에서 비교적 쉽게 시행되어 왔던 수술은 술 후 만족도가 떨어진다는 단점이 보고되고 있다. 구개근절제술은 이 합병증을 줄이기 위한 방법으로 처음 고안되었으며, 이 수술의 요점은 가능하면 점막을 보존하여 합병증을 최대한 줄이고, 상기도의 공간과 상기도 근육의 긴장도를 동시에 증가시키는 데 있다. 이 술식은 국내 몇몇 술자들에 의해 코골이 및 폐쇄성수면무호흡증 환자의 연구개 수술로 사용되고 있고 최근에는 술 후 결과와 안정성, 다른 수술방법과의 비교연구가 발표되고 있다.

수술의 핵심은 구개를 거상하는 구개수근, 구개거근, 구개설근을 잘라 길이를 줄여 단단문합함으로써 근육의 기능은 그대로 유지하고 구개를 더 거상시켜 근육의 긴장도와 상기도의 공간을 증가시키는 방법이다. 수술방법을 요약하면 다음과 같다. 먼저 국소 마취 후에 절개면을 정한다. 절개면은 위쪽으로 dimpling point와 구개수 기저부의 중간지점, 측면은 전인두궁의 측벽 경계부의 연장선과 연구개의 정중선과의 중간지점, 아래쪽으로는 구개수의 기저부이다(그림 7A). 레이저나 cold knife 등으로 절개하여 구개수근, 구개거근, 구개설근을 자르고 Vicryl 3-0나 4-0로 5군데 근층 접합봉합(approximation suture)을 한다(그림 7B, C). 이후 다시 black silk나 Vicryl 2-0, 3-0로 단순봉합하고 출혈 유무를 확인 후 수술을 마친다(그림 7D).

측벽 확장을 위한 술식들

측인두벽의 폐쇄는 수면무호흡의 중요한 요인으로 작용한다. 동일한 체중의 무호흡을 보이는 환자군과 무호흡이 없는 정상군 간의 인두기류의 저항을 비교하였을 때, 무호흡군에서 저항이 증가되어 있지만, 인두기도의 단면적에는 두 군 간의 큰 차이가 없다. 이는 인두의 기능적 장애를 시사한다. Schwartz 등(1996)은 상기도의 긴장도의 증가가 단면적의 변화 없이도, 상기도의 폐쇄성향(collapsibility)을 감소시킬 수 있다고 보고하였다. 따라서 폐쇄성수면무호흡증의 치료를 위해서는 인후의 구조적인 개방도 중요하지만 기능적 개방도 필요하다.

인후벽의 긴장도를 증가시킬 수 있는 수술법에는 양악전진술(maxillomandibular advancement)과 같이 상악과 하악을

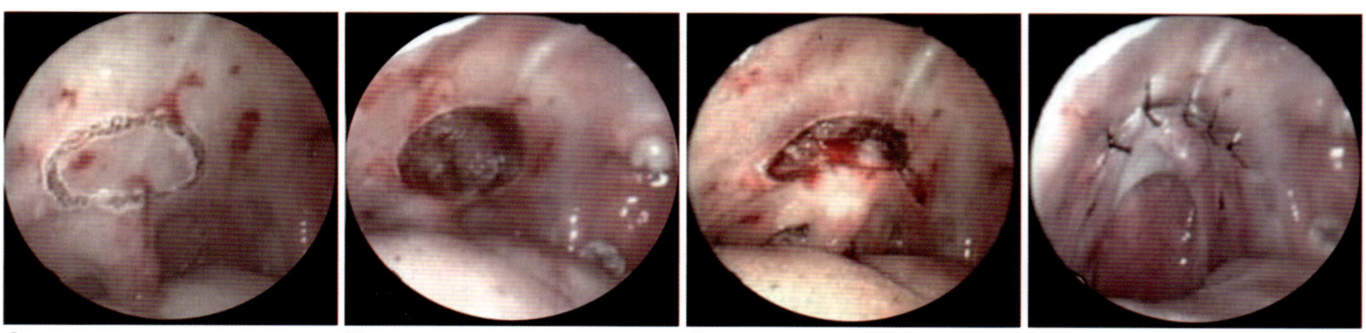

A B C D

그림 7. 구개근절제술. (A) 타원형의 절제부위를 표시한 사진으로, 위쪽과 아래쪽은 구개함몰점과 구개수 기저부의 중간지점이며, 측면은 전인두궁의 측벽 경계부의 연장선과 연구개의 정중선과의 중간지점이다. (B) 점막, 구개수근, 구개거근, 구개설근을 절제한 후의 모습. (C) Vicryl 3-0로 근육층을 3~5회 봉합한 모습. (D) Vicryl로 점막을 단순봉합한 모습.

동시에 전방으로 전위시켜 인후벽 전체의 긴장성을 증가시키는 방법과, 인후 측벽의 근육을 조작하여 상기도의 지지력을 증가하는 방법이 있을 수 있다. 여기서는 단순히 인두부의 연조직을 제거하여 기도의 단면적을 넓히는 것뿐 아니라, 인두벽에 위치한 근육들의 위치를 변형하여, 측인두벽의 지지력을 향상시켜 허탈되는 것을 방지하는 술식들을 소개하고자 한다.

측인두성형술(Lateral Pharyngoplasty)

Cahali가 소개한 측인두성형술의 수술방법은 그림 8과 같다. 편도선을 제거한 후 구개설근, 구개인두근과 편도와에 위치한 상인두조임근(superior constrictor muscle)을 확인한다. 상인두조임근을 박리한 후 절개하여 외측 근피판을 전방의 구개설근에 봉합한다. 그 후 구개에 그림 8과 같이 절개를 하여 구개피판을 만들고, 구개인두근에도 절개를 가하여 구개피판과 Z-성형술 방법으로 봉합을 한다. 구개수도 일부 절제 후 봉합한다.

측인두성형술은 상인두조임근을 절개하여 전방의 구개설근에 봉합함으로써 구인두와 혀의 외측 및 전방지지를 증가시키며, 동시에 실시되는 구개인두의 Z-성형술은 연조직의 수축을 외측으로 이끌어 구개의 지지를 더해준다.

초기 수술결과는 무호흡-저호흡 지수의 평균이 41.2에서 수술 후 9.5로 감소하였고 성공률은 60% 정도였다. 합병증으로는 연하곤란이 술식과 연관된 가장 두드러진 후유증이었고 기간은 8~70일로 다양하였다. 구개인두부전은 보이지 않았으며 수술 후 평균적으로 진통제를 사용한 기간은 10일 정도였다.

확장조임근인두성형술(Expansion Sphincter Pharyngoplasty, ESP)

이 술식은 Cahali의 측인두성형술과 Orticochea의 구개열 수술을 변형하여 Pang과 Woodson이 2007년에 처음 고안한 방법으로, 측인두벽의 긴장을 증가시키면서 부피를 감소시키기 위한 술식이다. 기본 개념은 인두협부(pharyngeal isthmus)와 구개의 근육을 재배치하여 측인부 기도를 넓히고 연구개 끝을 전상부로 이동시키는 것으로, 구개인두부전에서의 sphincter pharyngoplasty와 반대되는 술식이다.

수술방법은 그림 9와 같다. 점막 보존에 주의하면서 편도선을 제거한 후에, 편도와에서 구개인두근이 확인되면 그 아래쪽에 수평 절개를 가한다. 이 근육을 위로 회전시키기 위하여 박리를 시작하는데, 먼저 내측을 인두점막과 박리한 후에 외측을 박리하여 근육을 하나의 원형 띠(strip) 모양이 되도록 한다. 이때, 이 띠는 편도와의 1/2~2/3 정도의 길이가 되도록 하고, 연구개에 뿌리(pedicle)를 두어 상외측으로 회전될 수 있도록 한다. 전인두궁 위로 점막 절개를 연장하여 연구개의 구개근 섬유들을 확인한 후에 절개한 구개인두근을 상외측으로 당겨 이관구개근 앞면에 2-0 혹은 3-0 Vicryl 등을 사용하여 봉합하면, 후면은 상인두조임근에 부착된 채로 위로 딸려오게 된다. 혹은 익돌구(pterygoid hamulus)를 촉지한 후에 이 부위에 작은 절개를 가하여 봉합을 해 줄 수도 있는데, 먼저 구개인두근 끝을 익돌구 외측의 점막하조직에 단단히 봉합하고, 한 번 더 구개인두근과 점막하조직을 봉합해준다. 봉합 후에 연구개

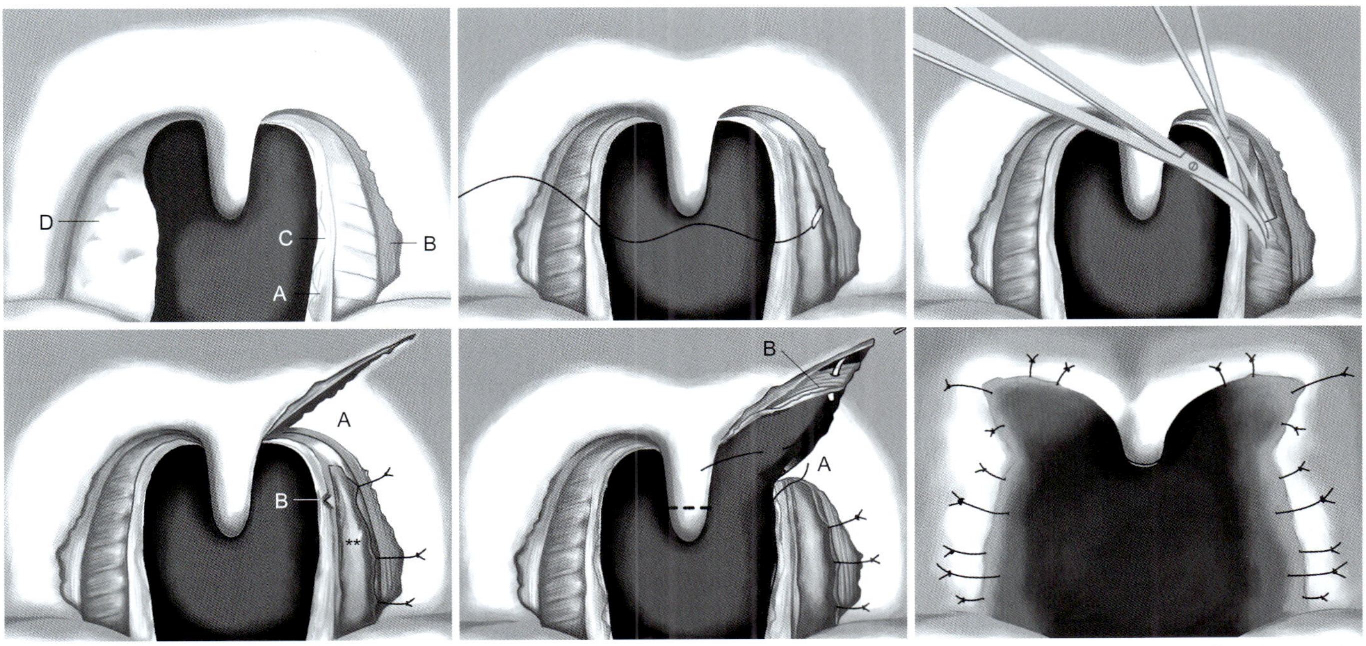

그림 8. 측인두성형술. 편도선을 제거한 후 구개설근, 구개인두근과 편도와에 위치한 상인두조임근을 확인한다. 상인두조임근을 박리한 후 절개하여 외측 전방의 구개설근에 봉합한다. 그 후 구개에 절개를 하여 Z-성형술 방법으로 봉합을 한다. 필요에 따라 구개수도 일부 절제 후 봉합한다. (A) Palatopharyngeus muscle. (B) Palatoglossus muscle. (C) Superior constrictor muscle. (D) Tonsil.

긴장이 발생하면 연구개를 조금 절개한 후에 외측벽에 봉합을 해주어 긴장을 없애줄 수도 있다. 마지막으로 구개수도 일부 절제한 후에 봉합하고, 앞 뒤의 편도지주도 서로 봉합해준다. 결과적으로 기도는 전후 방향(연구개가 당겨지기 때문에) 및 측방향으로 넓혀지게 된다.

Pang 등은 수술 시에 구개인두근을 완전히 박리시키는 것보다, 상인두조임근과의 섬유성 결합을 어느 정도 남겨야 이 근육이 상전외측으로 당겨지면서 긴장이 유지된다고 하였다. 이들이 작은 편도, 체질량지수 30 이하, Friedman 병기 II~III, Fujita I형, 그리고 측인두벽 허탈을 보이는 환자들을 대상으로 시행한 무작위 대조군 연구에서, 이 술식은 구개수구개인두성형술보다 더 높은 수술 성공률을 보였고(82.6% vs. 68.1%, $p<0.05$), 수술 후 무호흡-저호흡 지수 및 최저산소포화도 수치도 구개수구개인두성형술을 시행한 군보다 의미 있게 호전되었다.

이 술식은 구개수구개인두성형술에 비하여 기술적으로 더 어렵고 수술 시간이 더 길지만, 환자는 통증과 이물감을 덜 느끼는 장점이 있다. 다부위 수술의 일환으로 이 술식을 사용하여 구개부 수술을 하였을 때에도, 구개수구개인두성형술을 시행했을 때보다 수술 후 무호흡-저호흡 지수 점수가 더 호전되었다고 Vicini 등은 보고하였다.

거상측인두성형술(Suspension Lateral Pharyngoplasty)

이 술식은 위에 기술한 ESP를 수정 보완한 방법으로, 구개인두근을 절개하는 대신에 이를 외측으로 강하게 매달아 거는 것에 초점을 맞춘 술식이다. 또한 측인두성형술과는 상인두조임근을 박리 후 구개설근에 봉합하는 대신에 구개인두근을 박리하여 후구치삼각부(retromolar trigone)에 봉합한다는 점이 다르다.

수술 방법은 그림 10과 같다. 우선 편도선을 제거한 후 위측 점막에 절개를 추가한 후에 구개인두근을 Bovie나 가위 등을 사용하여 내측의 점막으로부터 박리하고, 이 근육을 외측에 있는 후구치삼각부에 봉합을 하여 측벽의 확장 및 지지도(긴장도)를 증가시키게 된다. ESP에서와 같이 근육 하부에 절개나, 외측의 박리는 시행할 필요가 없다. 근육을 전상외측으로 당겨 2회의 suspension을 시행하게 되는데, 상악 및 하악 후구치 삼각부의 골막에 3-0 Vicryl 등을 사용하여 근육을 단단하게 봉합한다. 후에는 점막을 간단하게 봉합해 주고, 필요 시에는 구개수 및 구개 절제를 추가해 준다.

측인두성형술과 마찬가지로 측인두벽의 폐쇄가 있는 경우에 사용하는 술식이며, 구인두의 상부에서 하부까지에 걸쳐 인두벽의 구조적 및 기능적 개방에 효과가 있다. ESP에서와 같이 구개인두근에 절개를 가하지 않기 때문에 기술적으로 간단하고 수술시간이 짧고, 덜 침습적이며 가역적인 술식이라

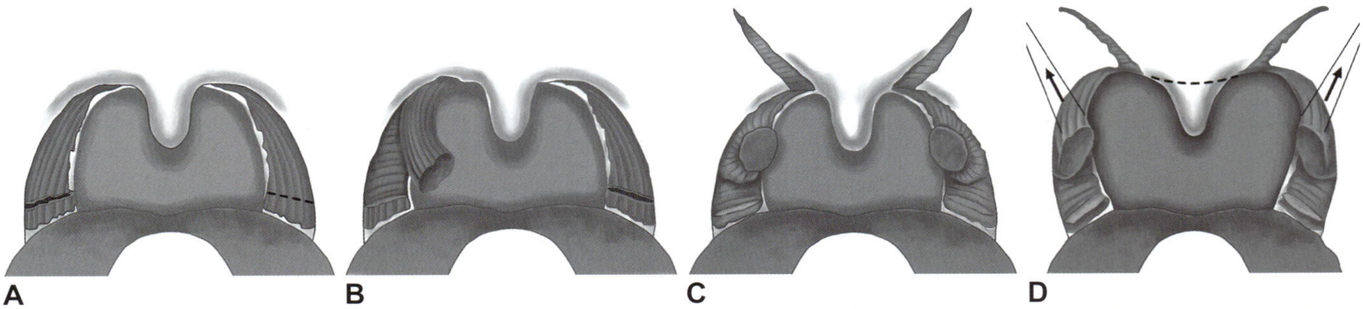

그림 9. 확장조임근인두성형술. (A) 편도선을 제거한 후, 편도와에서 구개인두근의 아래쪽에 수평 절개를 가한다. (B) 구개인두근 내측을 인두점막과 박리한 후에 외측을 박리하여 상외측으로 회전될 수 있도록 한다. (C, D) 전인두궁 위로 점막 절개를 연장하여 연구개의 구개근 섬유들을 확인한 후에 절개한 구개인두근을 상외측으로 당겨 이 구개근 앞면에 2-0 혹은 3-0 Vicryl 등을 사용하여 봉합한다.

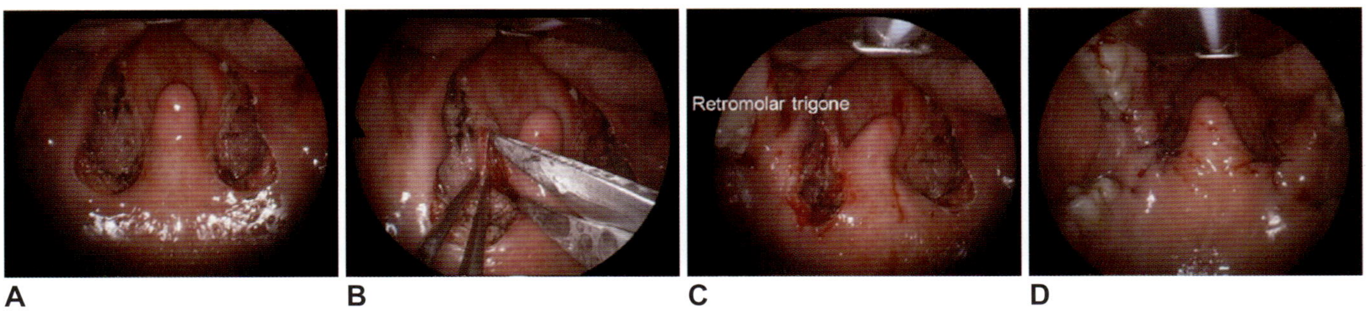

그림 10. 거상측인두성형술. (A) 편도선을 제거한다. (B) 구개인두근을 확인하고 내측연을 박리한다. (C) 구개인두근을 후구치삼각부와 상악결절부에 3-0 Vicryl을 이용하여 고정한다. (D) 잉여 점막 제거 후 봉합한다.

할 수 있다. 하지만 효과면에서는 구개인두근을 후구치삼각부의 골막에 고정해주기 때문에 연조직에 봉합한 것에 비하여 그 효과가 크며 더 오래 지속된다 할 수 있다. 최근에 술식이 소개되었기 때문에 아직 그 효과가 통계적으로 입증되지는 않았으나, Won 등은 측벽폐쇄가 있는 환자에서 구개수구개인두성형술에 비하여 수술 성공률이 더 높다고 하였고, 특히 체질량지수가 30 이상인 경우나 편도의 크기가 3 이상인 경우 유의한 차이를 보인다고 하였다. 수술 후 연하곤란과 같은 합병증은 발생하지 않았다.

재배치인두성형술(Relocation Pharyngoplasty)

측인두성형술의 변형으로 근육의 손상을 줄이는 방법으로 Li 등이 설명한 수술방법은 그림 11과 같다. 편도를 제거한 후 구개설근, 구개인두근과 편도와에 위치한 상인두조임근(superior constrictor muscle)을 확인한다. 구개인두근을 박리한 후 2-0 Vicryl을 이용한 3-4권 정도의 매트리스 봉합을 시행하여 구개설근에 묶어준다. 이 후 남아있는 구개인두근을 전외측으로 회전이동하여 남아있는 구개설근에 묶어준 후 그 위로 점막을 봉합한다. 술자는 49%의 성공률을 보고하였고, 체위성 수면무호흡증 환자에서 그렇지 않은 경우보다 유의하게 우수한 결과를 보였다.

경구개전진인두성형술(Transpalatal Advancement Pharyngoplasty)

이 술식은 구개수구개인두성형술에서와 같이 구개인두부의 연조직만을 절제하는 대신에, 연구개의 근육과 건막을 조작하여 앞으로 전진시킴으로써 비인두 및 상부 구인두(구개후방) 기도를 넓히면서 허탈을 줄이는 방법으로, 1993년 Woodson 등이 개발하였다. 그러므로 이 술식은 연구개의 근육과 건막의 변화로 인하여 구개후방 폐쇄를 보이는 환자에게 적용될 수 있다.

수술 방법은 그림 12와 같다. 구개수구개인두성형술 등을 같이 시행하는 경우에는 편도, 점막 조직 및 구개수 일부 등을 먼저 절제한다. 다음으로 구개에 절개를 넣게 되는데, 이는 그림 12에서와 같이 치조 바로 뒤의(2~3mm 후방) 경구개 중심부에서 시작하여 내려가다가 양측 외측으로 연장하는데 대구개공(greater palatine foramen) 내측을 지나 익돌구(상악결절)를 향하도록 하여 결국 프로펠러 모양(propeller incision)이 되도록 한다. 절개 후에 angled elevator 등을 사용하여 점막골막 피판을 들어 경구개와 연구개의 전방부를 노출시킨다. 점막이 주변부에는 상대적으로 두껍지만 중심부는 얇기 때문에 피판이 찢어지지 않도록 주의하면서, 구개건막(palatine aponeurosis, tensor veli palatine tendon) 표면으로 근육층이 나올 때까지 박리한다. 다음으로 약 1cm 두께의 경구개를 절제해내는데 diamond drill 혹은 Rongeur 등을 사용하여 잘라낸다. 이때 경구개후방의 1~2mm 정도를 남기면 후에 견고한 봉합이 가능하다. 드릴을 사용하여 그림과 같이 경구개 절제면 4~5mm 앞에 2개의 구멍을 내어 후에 연구개를 봉합, 고정하는 데 사용한다. 비점막을 전기소작기를 사용하여 절제해내면 비인두가 노출되고, 양측 익돌구 내측으로 구개 건막에 2~3mm의 절개를 넣은 후에 연구개를 앞으로 당기어 봉합을 한다. 봉합은 연구개의 건막을 통과하여 후방에 남은 경구개를 감싸 구멍을 통과하도록 하며, 0-Vicryl을 사용하여 각 구멍에 2개의 봉합을 시행한다. 잉여 점막은 절제한 후 3-0 Vicryl을 사용하여 치조골막에 단단하게 봉합한다. 결국에는 연구개를 유지한 채로 앞으로 당기어 경구개와 치조골막에 고정하게 되기 때문에, 얇은 점막과 근육(구개설근)에만 고정하게 되는 구개수구개인두성형술에 비해 훨씬 강한 구조적 지지를 얻을 수 있다.

연구개의 근육과 건막의 변화로 인하여 발생하는 구개후방 폐쇄를 보이는 환자들에게 적용이 되며, ESP 등과 같은 술식과 함께 시행할 수도 있다. LAUP나 구개수구개인두성형술 후에 지속적으로 구개후방 폐쇄를 보이는 환자에게 사용하여 효과를 보일 수도 있다. Woodson 등은 이 술식의 성공률을 66%

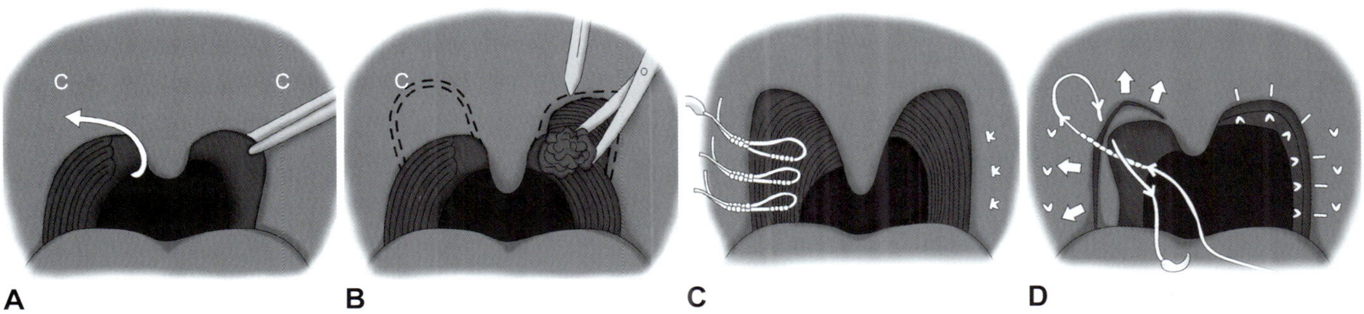

그림 11. 재배치인두성형술. (A) 먼저 늘어진 구개인두근을 잡고 전외측(C 위치)으로 돌려 구개설근 앞 점막과 구개인두근의 겹침 정도를 확인한다. (B) 구개설근 앞 해당 부위의 점막과 점막하 조직을 제거한 후 구개인두근을 박리한다. (C) 상인두조임근의 내측 끝부분에 있는 앞쪽 구개설근에 2-0 Vicryl을 이용하여 매트리스 봉합한다. (D) 남아있는 구개인두근과 점막을 전오 측으로 회전시켜 봉합한다.

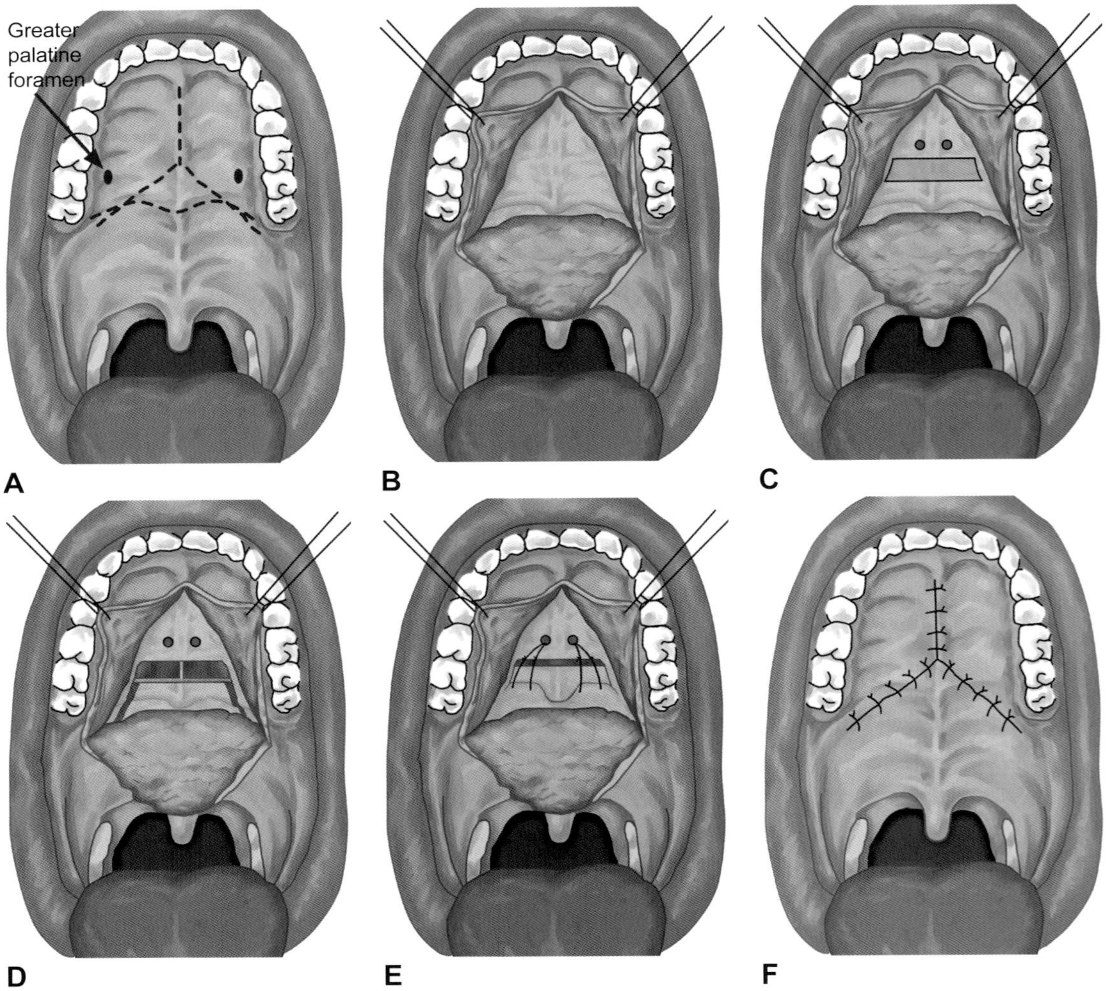

그림 12. 경구개전진인두성형술. (A) 주개점막 절개를 시행한다. 경구개 중심부에서 시작하여 내려가다가 양측 외측으로 연장하는데 대구개공 내측을 지나 익돌구를 향하도록 하여 결국 프로펠러 모양(propeller incision)이 되도록 한다. (B) 점막골막 피판을 거상한다. (C) 경구개에 절골술을 시행하고 드릴을 이용해 절제면 4~5mm 앞에 2개의 구멍을 만들어 이후에 연구개를 봉합, 고정하는데 사용한다. (D) 경구개 절골술을 시행한 후의 모습. (E) 연구개를 전진하여 경구개에 고정한 모습. (F) 점막을 봉합한 후의 모습.

로 보고하였고, Shine 등은 수술 후에 유의하게 호흡장애지수와 최저산소포화도가 호전되었다고 보고하였다. 술 후 발생 가능한 합병증으로는 구강-비강누공(oronasal fistula), 연하곤란, 구개인두부전, 이물감, 삼출성중이염 등이 있다.

결 론

폐쇄성수면무호흡증의 치료에 있어 수술적 치료의 역할은 명확하게 해부학적 폐쇄가 확인되거나, 양압기 치료에 실패한 경우 등에 고려하게 되며 수술의 결정에는 무호흡증과 관련된 지표뿐 아니라 환자의 나이 등 개개인의 상황 등이 종합적으로 고려된다. 폐쇄성수면무호흡증 환자의 폐쇄부위는 다양하며, 많은 경우 다부위 폐쇄를 보여, 수술적 치료의 성공률을 높이기 위해서는 폐쇄를 일으키는 모든 부위를 해소할 필요가 있다. 상인두 부위의 폐쇄를 보이는 환자에서 상인두 수술을 계획하게 되는데, 본문에서 소개한 바와 같이 다양한 상인두부 수술이 존재한다. 상인두 부위의 폐쇄를 일으키는 구조나 패턴이 일정하지 않으므로, 상기도 검사를 통해 개개인에게 적합한 상인두부 술식을 선택하여야 성공률을 높일 수 있을 것이다. 더 나아가 폐쇄성수면무호흡증 치료에 있어서 수술에 관한 무작위배정 대조군 임상시험과 같은 체계적인 연구로 수술의 역할에 관한 근거를 마련하는 것이 필요하다.

참고문헌

1) Cahali MB. Lateral pharyngoplasty: a new treatment for obstructive sleep apnea hypopnea syndrome. Laryngoscope 2003:113:1961-8.
2) Faribanks DN. Uvulopalatopharyngoplasty: variations. In: Fairbanks DN, et al. editors., Snoring and Obstructive Sleep Apnea. New York: Raven Press;1987.
3) Fujita S, Conway W, Zorick F, Roth T. Surgical correction of anatomic azbnor-

malities in obstructive sleep apnea syndrome: uvulopalatopharyngoplasty. Otolaryngol Head Neck Surg 1981;89:923-34.
4) Goh YH, Mark I, Fee WE, Jr. Quality of life 17 to 20 years after uvulopalatopharyngoplasty. Laryngoscope 2007;117:503-6.
5) He J, Kryger MH, Zorick FJ, Conway W, Roth T. Mortality and apnea index in obstructive sleep apnea. Experience in 385 male patients. Chest 1988;94:9-14.
6) Hormann K, Erhardt T, Hirth K, Maurer JT. [Modified uvula flap in therapy of sleep-related breathing disorders]. HNO 2001;49:361-6.
7) Kim TH, Koo SK, Han CW, Kim YC, Ahn GY. Palatal Muscle Resection(PMR) for the treatment of snoring patients. Korean J Otolaryngol-Head Neck Surg 2008; 51:1119-23.
8) Lee HM, Choi SW, Kang DW, Lee JH, Roh HJ, Cho KS. Comparative analysis for the surgical outcomes of Uvulopalatal Flap and Palatal Muscle Resection in the patients with obstructive sleep apnea. Korean J Otolaryngol-Head Neck Surg 2011;54:467-72.
9) Li HY, Wang PC, Lee LA, Chen NH, Fang TJ. Prediction of uvulopalatopharyngoplasty outcome: anatomy-based staging system versus severity-based staging system. Sleep 2006;29:1537-41.
10) Li HY, Cheng WN, Chuang LP, Fang TJ, Hsin LJ, Kang CJ, Lee LA. Positional dependency and surgical success of relocation pharyngoplasty among patients with severe obstructive sleep apnea. Otolaryngol Head Neck Surg 2013;149(3):506-12.
11) Pang KP, Woodson BT. Expansion sphincter pharyngoplasty: a new technique for the treatment of obstructive sleep apnea. Otolaryngol Head Neck Surg 2007;137:110-4.
12) Pirsig W, Verse T. Long-term results in the treatment of obstructive sleep apnea. Eur Arch Otorhinolaryngol 2000;257:570-7.
13) Powell N, Riley R, Guilleminault C, Troell R. A reversible uvulopalatal flap for snoring and sleep apnea syndrome. Sleep 1996;19:593-9.
14) Roosli C, Schneider S, Hausler R. Long-term results and complications following uvulopalatopharyngoplasty in 116 consecutive patients. Eur Arch Otorhinolaryngol 2006;263:754-8.
15) Senior BA, Rosenthal L, Lumley A, Gerhardstein R, Day R. Efficacy of uvulopalatopharyngoplasty in unselected patients with mild obstructive sleep apnea. Otolaryngol Head Neck Surg 2000;123:179-82.
16) Sher AE, Schechtman KB, Piccirillo JF. The efficacy of surgical modifications of the upper airway in adults with obstructive sleep apnea syndrome. Sleep 1996;19:156-77.
17) Shine NP, Lewis RH. Transpalatal advancement pharyngoplasty for obstructive sleep apnea syndrome: results and analysis of failures. Arch Otolaryngol Head Neck Surg 2009;135:434-8.
18) Ulualp SO. Modified expansion sphincter pharyngoplasty for treatment of children with obstructive sleep apnea. JAMA Otolaryngol Head Neck Surg 2014;140:817-22.
19) Vicini C, Montevecchi F, Pang K, Bahgat A, Dallan I, Frassineti S, Campanini A. Combined transoral robotic tongue base surgery and palate surgery in obstructive sleep apnea-hypopnea syndrome: expansion sphincter pharyngoplasty versus uvulopalatopharyngoplasty. Head Neck 2014;36:77-83.
20) WB M. Uvulopalatopharyngoplasty: variations. In: Fairbanks DN, et al., editors. Snoring and Obstructive Sleep Apnea. New York: Raven Press;2004.
21) Won TB, Kim DY, Lee CH, Kim YJ, Seok JG, Han DH. Suspension Lateral Pharyngoplasty for OSA with Lateral Wall Collapse. Unpublished data. presented at 87th annual congress of KORL-HNS, April, 2013.

CHAPTER 19

폐쇄성수면무호흡증에 대한 하인두 수술

Lower Pharyngeal Surgery for OSA

김정훈, 김성완

상인두 수술 후 결과가 좋지 않거나 기도폐쇄 부위가 하인두로 확인된 경우에 하인두 수술을 시행하게 되며, 크게 골격(bony framework)을 넓히는 수술과 혀나 설근부의 연조직의 크기를 줄이는 수술로 나누어 볼 수 있다. 하악골과 혀는 기도 용적을 결정하는 주요 인자로, 골격에 대한 수술은 이 구조들을 전방으로 위치시켜 폐쇄성수면무호흡증을 호전시키는 것으로 이설근전진술(genioglossus advancement)과 설골근절개/거상술(hyoid myotomy suspension), 양악 전진술(maxillomandibular advancement) 등이 있고, 혀의 크기를 줄여 폐쇄성수면무호흡증을 호전시키는 수술은 고주파설근부축소술(tongue radiofrequency ablation), 설근 중심부를 절제하는 정중설절제술(midline glossectomy), 코블레이션을 이용한 설근부절제술(coblation-assisted tongue base resection), 로봇을 이용한 설근부절제술 등이 있으며, 그 외에 설근부현수법(tongue base suspension)도 있다.

골격에 대한 수술

골격에 대한 수술은 골격 안의 내용물은 정상적인 모양과 크기이나 골격이 작음으로 구강구조가 작아져서 상대적으로 기도가 막히는 것으로 생각되는 환자에서 사용 가능한 술식이라고 할 수 있다. 골격 수술에는 1차적으로는 이설근전진술, 설골근거상술이 주로 사용되고, 2차 수술로 양악전진술이 주로 사용된다. 양악전진술은 기도재건수술 부분에서 다루어질 예정으로 이설근전진술, 설골근거상술에 대해 알아본다.

이설근전진술(Genioglossus Advancement)

이설근전진술은 1983년 Riley 등에 의해 양측시상분할절골술(bilateral sagittal split osteotomy)을 동반한 sliding osteotomy의 형태로 처음 소개되었으며, 1986년 하부시상절골술(inferior sagittal osteotomy)로 변형되었으나 수술 후 하악골절의 위험성이 높아 1993년 하악의 직사각형절골술(rectangular osteotomy)을 통한 geniotubercle advancement의 형태로 발전되었다. 이 수술은 하악융기(genial tubercle)를 앞으로 재위치하여 설근육의 긴장도를 향상시키고 수면 시 혀가 후방으로 처지는 것을 방지하며, 일반적으로 구개수구개인두성형술(uvulopalatopharyngoplasty) 등의 구개부 수술과 같이 시행된다. 결과는 단독 수술로 보고된 것은 거의 없고 다부위 수술(multilevel surgery)의 일부로 보고되어 있는 것이 대부분이며 그 결과는 다양하게 보고되어 있어 구개부 수술과 같이 하면 성공률은 39~78% 정도이다.

수술 전에 두부계측법촬영과 panoramic dental X-ray를 촬영하여 수술계획을 세우며, 점막치은경계부 7~8mm 아래에 절개를 가한 후 골막하 피판을 들어올리고 하악융기와 이설근의 위치를 고려하여 하악에 직사각형의 절골을 가하는데 절골은 치근단에서 적어도 5mm 아래에 시행하여 치아의 이상감각을 최소화하고 하악의 하연에서 10mm 위로 각각 시행하여 술 후 하악골절을 방지한다. 외측 수직골절은 송곳니근부 안쪽에서 시행한다. 절골술을 끝내기 전에 titanium screw를 외측골피질에 고정하여 골조각을 쉽게 조작할 수 있다. 출혈이 있으면 전기소작과 gelfoam 등을 이용하여 지혈한다. 골 조각을 전진시키고 60~90도 정도 회전한 후 고정한다(그림 1).

이 술식은 하악이 약해지는 것을 막을 수 있고, 수술 시간이 짧은 장점이 있는 반면, 수술시야에서 하악융기의 위치를 확인하는 것이 어렵고, 출혈의 조절이 어려우며, 모든 환자에서 하악의 두께만큼 당겨야 하므로 하악의 전진 정도를 조절할 수 없어 이로 이한 근육의 긴장도가 과중한 경우 근육파열이 생길 수 있고, 당겨진 근육의 피로도로 인해 재발의 가능성을 가진다는 단점이 있다. 또한 하악융기의 위치가 사람마다 달라질 수 있어 정확한 하악융기의 위치를 확인하기 어려워 정확한 절골술의 위치를 정하기 어렵다는 점도 단점이다. 합병증으로는 감염, 혈종, 이설근 손상, 하악치의 이상감각, 하악골절 등이 있을 수 있다.

이외에도 이설근 전체를 충분히 전진시키는 목적으로 다양한 변형 술식이 보고되고 있다. 하악능형절골술(mandibular trapezoid osteotomy)(그림 2)은 하악의 약화로 인한 하악골절이 문제가 되었으며, 타원창이설근전진술(elliptical window genioglossus advancement)(그림 3)은 하악골절은 피할 수 있으나 전진의 길이를 조절할 수 없는 단점이 있다. 수술의 용이성을 위해 한번에 genial bone advancement trephine system (그림 4)을 이용하여 하악융기를 전진시키는 방법도 개발되었고, 2001년 Hendler 등은 절골술의 모양을 변형시켜 이설근을 보다 효과적으로 전진시키기 위해 Mortised 절골술을(그림 5) 보고하였으며 성공률은 86%라 하였다. 2013년 Garcia Vega 등은 골 조각을 60~90도 회전시키는 것에 의한 근육의 손상을 최소화할 수 있도록 고안된 술식을 소개하였다(그림 6).

설골근 절개/거상술(Hyoid Myotomy/Suspension)

설골을 박리한 후 앞쪽으로 재위치하여 기도를 확장하는 술식으로 Riley 등에 의해 도입되었을 때는 설골을 하악골의 하연에 고정하는 술식이 사용되었으나, 흡인 등의 문제점으로 인하여 갑상연골의 상연에 부착하는 방법이 주로 사용된다. 이 술식은 대개 이설근전진술 후 좋아지지 않는 경우 이차적으로 시행하나 구개수구개인두성형술과 동시에 시행하기도 하며, 수술의 성공률은 52~78%로 다양하다.

먼저 경부의 설골부에 수평 절개를 시행하고 설골 체부의 상설골(suprahyoid) 근육들과 경돌설골인대(stylohyoid ligament)를 절제하고 설골부를 가동화한다. 이때 소각부의 절제를 피하여 상후두신경의 손상을 최소화한다. 설골은 갑상연골의 상연에 영구 봉합한다(그림 7). 이 술식의 단점은 피부에 절개가 필요하다는 점이며, 합병증으로 감염, 장액종, 연하곤란 등이

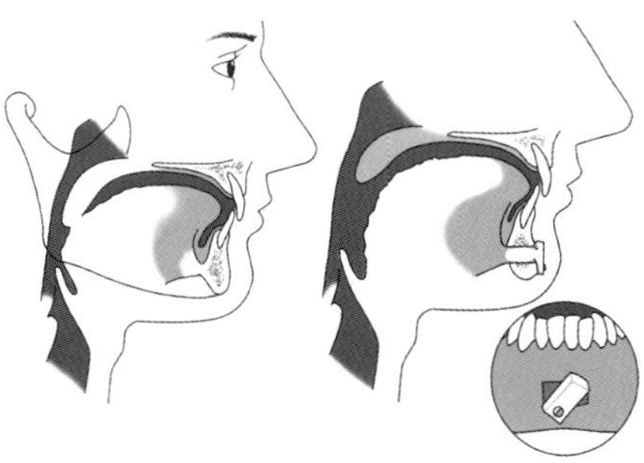
그림 1. 이설근전진술.

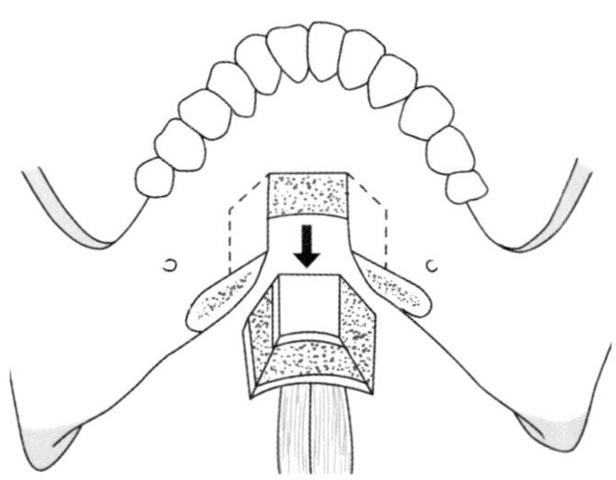
그림 2. 하악능형절골술(Mandibular trapezoid osteotomy).

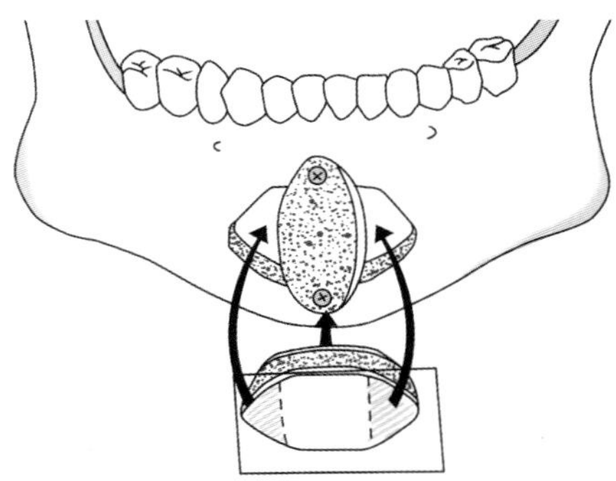
그림 3. 타원창이설근전진술(Elliptical window genioglossus advancement).

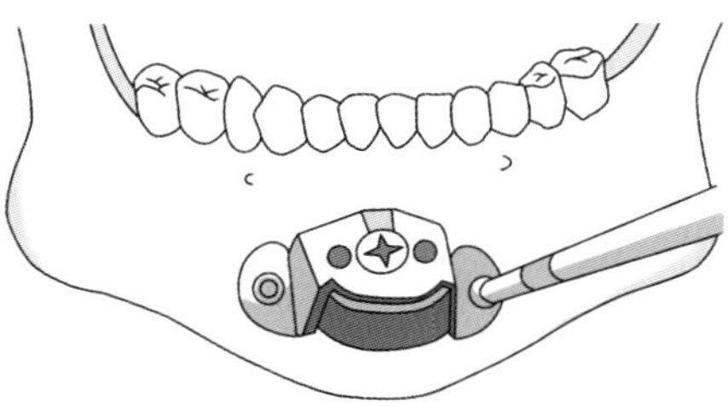
그림 4. Genial bone advancement trephine system.

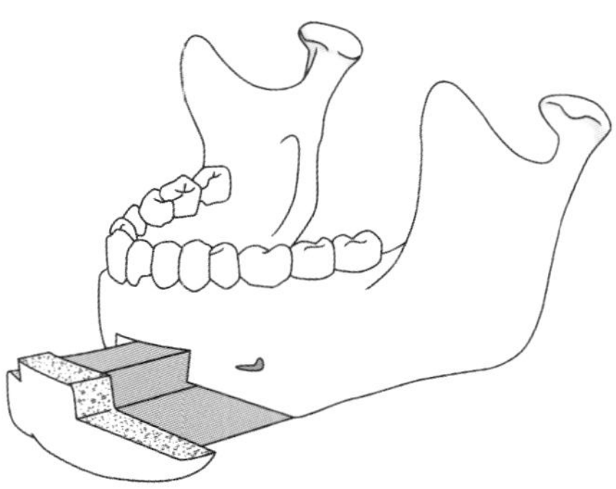
그림 5. Mortised genioplasty.

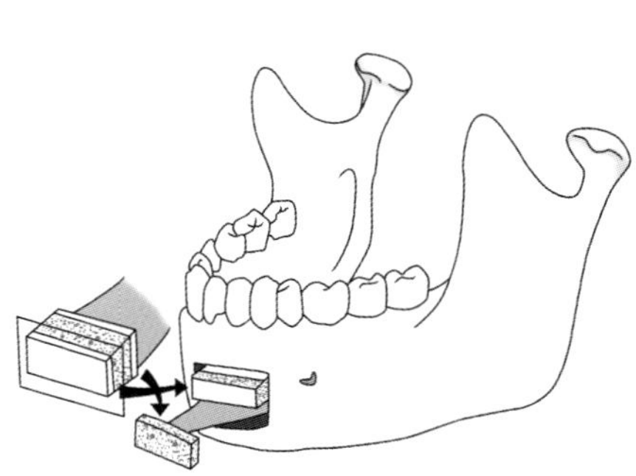
그림 6. 변형된 이설근전진술.

발생할 수 있고, 긴장도가 증가된 근육의 힘에 의하여 갑상연골이 찢어지면서 벌어지거나 고정부위가 풀어지는 등의 문제로 재발의 가능성이 있을 수 있다. 또한 설골이 갑상연골을 앞쪽에서 누르게 되면 목소리의 변화를 가져올 가능성도 있다.

변형된 방법으로 2004년 Hormann과 Baisch는 4개의 영구적인 비흡수성 봉합사 대신 한 개의 wire를 이용하며, 상설골근육과 경돌설골인대를 절제하지 않는 modified hyoid-thyroid-pexia technique(그림 8)을 보고하였고, 2014년 Piccin 등은 wire로 인한 갑상연골의 골절을 막기 위해 표면에 titanium miniplate를 부착한 뒤 wire를 이용하는 방법을 보고하였다(그림 9).

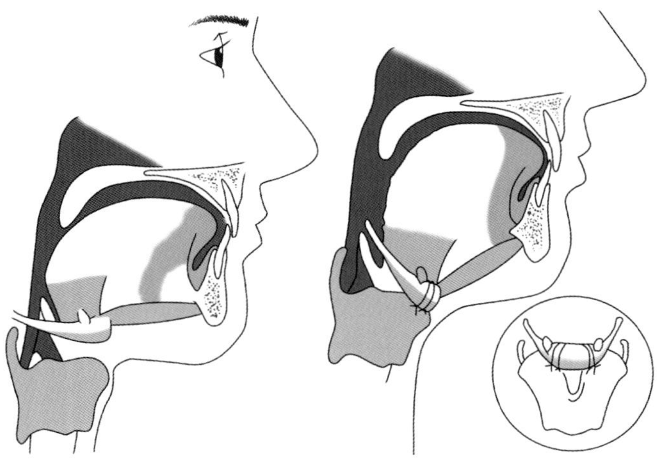

그림 7. 설골근 절개/거상술(Hyoid myotomy/suspension).

설근부 연조직에 대한 수술

설근부 연조직에 대한 수술은 크게 골격구조의 이상은 보이지 않으나 설근부 내부 조직의 비대, 즉 설편도의 비대나 상대적인 설비대의 소견을 보이는 환자에서 적응증이 될 수 있다. 초기의 설근부에 대한 수술은 침습적이고, 기관절개술을 함께 시행해야 하는 경우가 많아, 최근에는 고주파를 이용한 최소침습적인 방법과 설편도만을 제거하는 방법 등 수술 후의 합병증을 최소화하고 기관절개술이 필요하지 않도록 하는 수술법이 선호되고 있다.

정중설절제술

설근 중심부를 절제하는 술식으로 1991년 Fujita 등이 구개수구개인두성형술에 실패한 환자 12명을 대상으로 단독으로 CO_2 레이저를 이용하여 현미경을 통해 2~2.5cm의 너비, 4~5cm의 길이로 정중설절제술(그림 10)을 시행하여 42%의 성공률을 보고하였다. 이외에도 후두개절개술과 함께 시행한 경우 25%, 구개수구개인두성형술과 함께 시행한 경우 성공률은 60% 정도로 보고되었으며, 확장구개수구개피판술(extended uvulopalatal flap)과 함께 시행한 경우 83%로 다부위 수술의 병행요법으로 시행할 경우 높은 성공률을 보였다. 이들은 비교적 높은 체질량지수와 중증의 폐쇄성수면무호흡증 환자를 대상으로 하였으며, 최저산소포화도의 호전이 동반되었다고 보고하고 있으나, 주간졸음이나 삶의 질에 대한 결과는 없다.

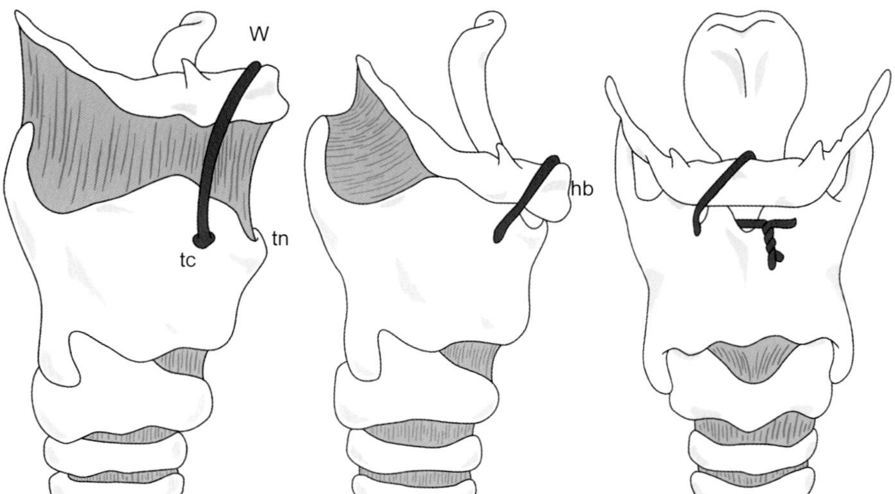

그림 8. Wire를 이용한 변형 설골근절개/거상술(modified hyoid-thyroid-pexia using wire fixation).

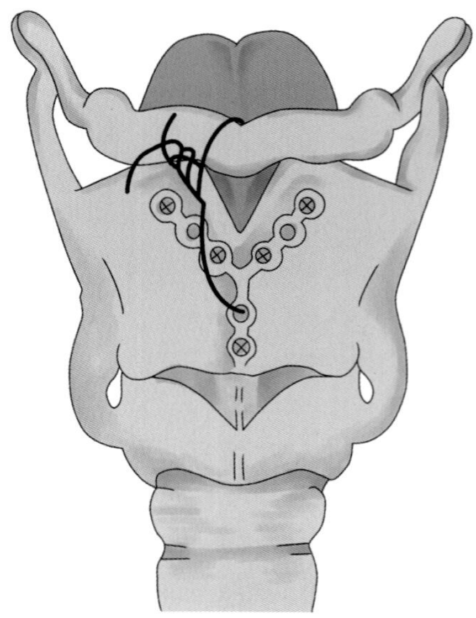

그림 9. Wire와 miniplate를 이용한 변형 설골근절개/거상술(modified hyoid myotomy suspension using wire and miniplate).

코블레이션을 이용한 설근부절제술

아직까지 널리 알려진 방법은 아니지만, EVac 70 코블레이터 팁을 이용하여 설편도를 포함하여 설근부를 절제하는 방법으로, 주변부 손상 및 출혈, 통증이 적은 장점이 있다. 2006년 Robinson 등이 현수후두경검사를 이용하여 현미경으로 코블레이터를 이용하여 설편도를 절제하는 방법을 보고하였으나 시야확보가 어려운 단점이 있었고, 2006년 Maturo와 Mair는 Submucosal Minimally Invasive Lingual Excision(SMILE)(그림 11)이라는 이름으로 혀끝에서 약 2cm가량 뒤에 절개를 넣고 그 안으로 내시경과 초음파를 통해 설 신경혈관다발(Lingual neurovascular bundle)을 피하면서 코블레이터를 이용하여 정중설근부를 절제하는 방법을 보고하였으나 점막은 살리는 장점이 있는 반면 혀의 근육을 절제함으로 인해 부작용이 발생할 수 있다. 2008년 Bock 등과 2011년 Rotenberg와 Tan이 경구로 70도 내시경을 통해 수술시야를 확보하면서 수술하는 방법(그림 12)을 소개하였으며, 2014년 Leitzbach 등은 108명의 환자에서 혀를 retraction suture나 clamp를 이용하여 당기면서 30도나 70도 내시경을 이용하여 EVAC 70 코블레이터로 설편도를 제거하여 합병증이 적고 안전한 수술법이라 보고하였다.

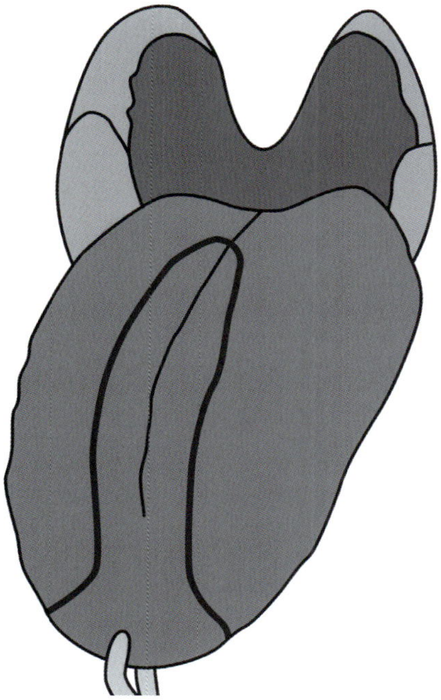

그림 10. 정중설절제술(Midline glossectomy).

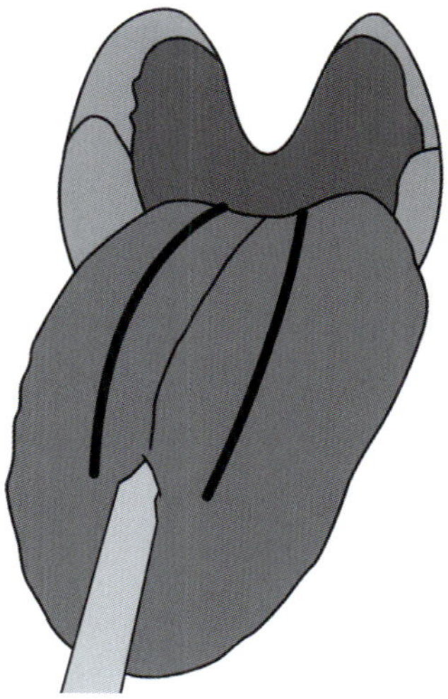

그림 11. Submucosal minimally invasive lingual excision(SMILE).

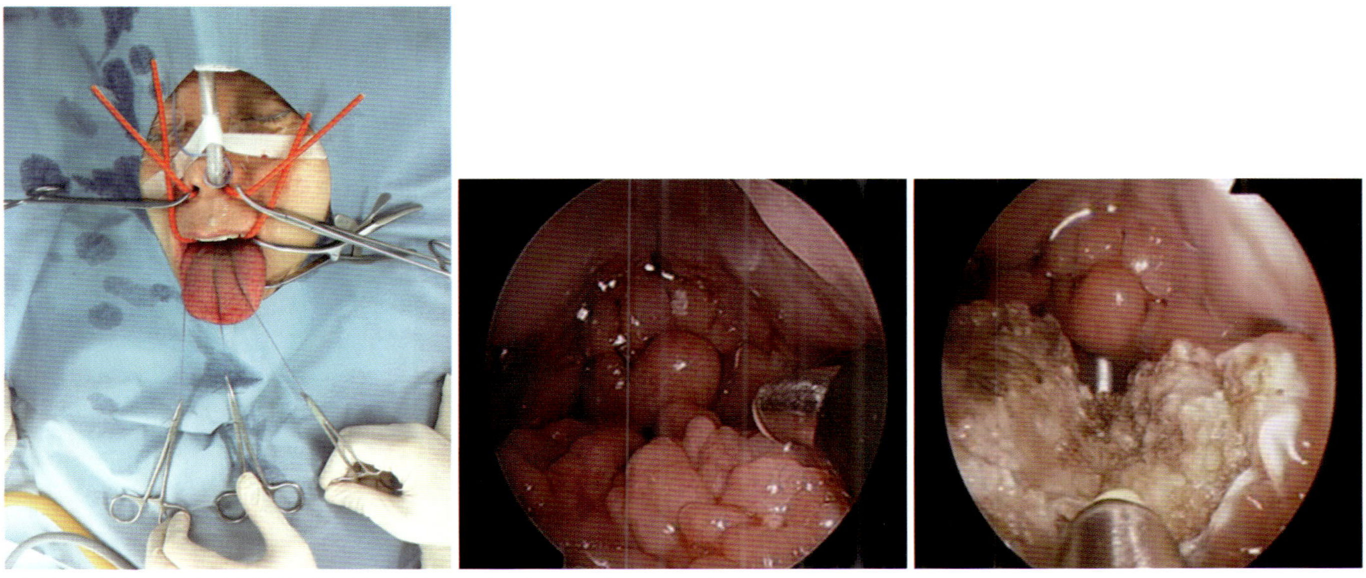

그림 12. 코블레이션을 이용한 설근부절제술(Coblation-assisted tongue base resection).

설근부현수법(Tongue Base Suspension)

설근부현수법은 피부 절개없이 구강저에 2cm가량의 절개부를 통해 하악결합의 설측 피질골에 골나사를 위치시켜 첨부된 봉합사(proline)를 이용하여 설근부를 앞쪽으로 당겨 봉합해서 기도를 넓히는 방법이다. 메타분석에 따르면 6개의 논문에서 단독 치료의 성공률을 보고하였고 36%(21~75%)이지만, 8개의 논문에서 다른 수술과 병행 시 성공률 보고에서는 62%(20~81%) 정도로, 단독 수술보다는 다부위 수술의 일부로 이용하는 것이 효과적이라 하였다.

2000년 DeRowe 등과 Woodson 등에 의해 소개된 Repose system은 최소 침습적인 방법으로 설근부를 현수할 수 있도록 고안된 기구로 경도의 환자에서 삶의 질이 호전을 보였다. 피부절개를 하지 않고, 가역적이며 빠른 시간 안에 시행할 수 있는 장점이 있으나 술 후 봉합의 재조정이 어려운 단점도 있다. 또한 구강점막이 잘 덮이지 않은 경우 봉합에 감염이 발생하는 것이 흔한 합병증이며, 장기적으로 봉합이 이동하여 현수의 효과가 떨어질 수도 있다.

최근 턱밑절개(submental incision)를 통해 2번의 수술로 고정장치를 삽입한 2~4주 후 성공여부를 측정하여 조절하는 방법인 The Advance System이 개발되었는데, 조절 가능한 설근부현수법(adjustable tongue suspension)이라는 장점이 있지만, 고정장치의 파손 때문에 널리 사용되지 않으며, 새롭게 2개의 리본으로 설근부를 현수와 동시에 고정(suspension and stabilization)시키며 리본의 긴장도를 조절할 수 있는 The Encore System도 소개되었다.

결 론

하인두 수술의 문제점은 실제로 단독 수술에 대한 결과가 부족하고 수술 결과에 대한 논란이 많다는 점이다. 하지만 다부위 수술 대해서는 일관되게 좋은 결과들이 보고되고 있으므로 폐쇄부위를 찾기 위한 진단기술이 발전되고 수술 방법 또한 많이 개발되고, 하인두 부위 폐쇄를 보이는 폐쇄성수면무호흡증 환자에서 적절한 적응증을 선택하여 시행한다면 효과적인 수술로 이용될 수 있을 것이다.

참고문헌

1) 대한이비인후과학회편. 이비인후과학/두경부외과학. 서울: 일조각;2009.
2) Andsberg U, Jessen M. Eight years of follow-up uvulopalatopharyngoplasty combined with midline glossectomy as a treatment for obstructive sleep apnea syndrome. Acta Otolaryngol Suppl 2000;543:175-8.
3) Bock JM, Trask DK. Coblation-assisted lingual tonsillectomy for dysphagia secondary to tongue base hypertrophy. Ann Otol Rhinol Laryngol 2008;117:506-9.
4) Dattilo DJ, Aynechi M. Modification of the anterior mandibular osteotomy for genioglossus advancement with hyoid suspension for obstructive sleep apnea. J Oral Maxillofac Surg 2007;65:1876-9.
5) Dattilo DJ. The mandibular trapezoid osteotomy for the treatment of obstructive sleep apnea: report of a case. J Oral Maxillofac Surg 1998;56:1442-6
6) Elasfour A, Miyazaki S, Itasaka Y, Yamakawa K, Ishikawa K, Togawa K. Evaluation of uvulopalatopharyngoplasty in treatment of obstructive sleep apnea syndrome. Acta Otolaryngol Suppl 1998;537:52-6.
7) Fujita S, Woodson BT, Clark JL, Wittig R. Laser midline glossectomy as a treatment for obstructive sleep apnea. Laryngoscope 1991;101:805-9.
8) Garcia Vega JR, de la Plata MM, Galindo N, Navarro M, Diez D, Lancara F. Genioglossus muscle advancement: a modification of the conventional technique. J Craniomaxillofac Surg 2014;42:239-44.
9) Handler E, Hamans E, Goldberg AN, Mickelson S. Tongue suspension: an evidence-based review and comparison to hypopharyngeal surgery for OSA. Laryngoscope 2014;124:329-36.
10) Hendler B, Silverstein K, Giannakopoulos H, Costello BJ. Mortised genioplasty in the treatment of obstructive sleep apnea: an historical perspective and modification of design. Sleep Breath 2001;5:173-80.
11) Hörmann K, Baisch A. The hyoid suspension. Laryngoscope 2004;114:1677-9.
12) Kezirian EJ and Goldberg AN. Hypopharyngeal surgery in obstructive sleep apnea: an evidence-based medicine review. Arch Otolaryngol Head Neck Surg 2006;132:206-13.
13) Leitzbach SU, Bodlaj R, Maurer JT, Hörmann K, Stuck BA. Safety of cold ablation (coblation) in the treatment of tonsillar hypertrophy of the tongue base. Eur Arch Otorhinolaryngol 2014;271:1635-9.
14) Li HY, Wang PC, Hsu CY, Chen NH, Lee LA, Fang TJ. Same-stage palatopharyngeal and hypopharyngeal surgery for severe obstructive sleep apnea. Acta Otolaryngol 2004;124:820-6.
15) Maturo SC and Mair EA. Submucosal minimally invasive lingual excision: an effective, novel surgery for pediatric tongue base reduction. Ann Otol Rhinol Laryngol 2006;115:624-30.
16) Mickelson SA, Rosenthal L. Midline glossectomy and epiglottidectomy for obstructive sleep apnea syndrome. Laryngoscope 1997;107:614-9.
17) Miller FR, Watson D, Boseley M. The role of the Genial Bone Advancement Trephine system in conjunction with uvulopalatopharyngoplasty in the multilevel management of obstructive sleep apnea. Otolaryngol Head Neck Surg 2004;130:73-9
18) Piccin O, Scaramuzzino G, Martone C, Marra F, Gobbi R, Sorrenti G. Modified hyoid suspension technique in the treatment of multilevel related obstructive sleep apnea. Otolaryngol Head Neck Surg 2014;150:321-4.
19) Powell N, Guilleminault C, Riley R, Smith L. Mandibular advancement and obstructive sleep apnea syndrome. Bull Eur Physiopathol Respir 1983;19:607-10.
20) Riley RW, Powell NB, Guilleminault C. Obstructive sleep apnea and the hyoid: a revised surgical procedure. Otolaryngol Head Neck Surg 1994;111:717-21.
21) Riley RW, Powell NB, Guilleminault C. Obstructive sleep apnea syndrome: a review of 306 consecutively treated surgical patients. Otolaryngol Head Neck Surg 1993;108:117-25.
22) Robinson S, Ettema SL, Brusky L, Woodson BT. Lingual tonsillectomy using bipolar radiofrequency plasma excision. Otolaryngol Head and Neck Surg 2006;134:328-30.
23) Rotenberg B, Tan S. Endoscopic-assisted radiofrequency lingual tonsillectomy. Laryngoscope 2011;121:994-6.
24) Woodson BT, Derowe A, Hawke M, Wenig B, Ross EB Jr, Katsantonis GP, Mickelson SA, Bonham RE, Benbadis S. Pharyngeal suspension suture with repose bone screw for obstructive sleep apnea. Otolaryngol Head Neck Surg 2000;122:395-401.
25) Woodson BT, Steward DL, Mickelson S, Huntley T, Goldberg A. Multicenter study of a novel adjustable tongue-advancement device for obstructive sleep apnea. Otolaryngol Head Neck Surg 2010;143:585-90.

CHAPTER 20

폐쇄성수면무호흡증에 대한 양악전진술

Maxillomandibular Advancement for OSA

조형주, 김현준

개념과 수술 대상 환자의 선정

양악전진술(Maxillomandibular Advancement, MMA)은 폐쇄성수면무호흡증 치료를 위한 수술적 방법 중 성공률이 가장 높은 것으로 보고된다. 상악에 대한 Le Fort I osteotomy와 함께 하악에 bilateral sagittal split osteotomy를 시행하여 상악과 하악을 동시에 앞으로 이동시켜 고정하는 수술이다(그림 1). 처음에는 dysgnathia 등의 두개안면 기형을 교정하기 위해 고안되었고 상하악을 앞으로 전진시킬 경우 인두를 넓히고 주변 조직의 긴장도를 증가시켜 기도의 확장과 상기도의 폐쇄를 줄여서 폐쇄성수면무호흡증에도 효과가 있는 것으로 알려지면서 적용되었다.

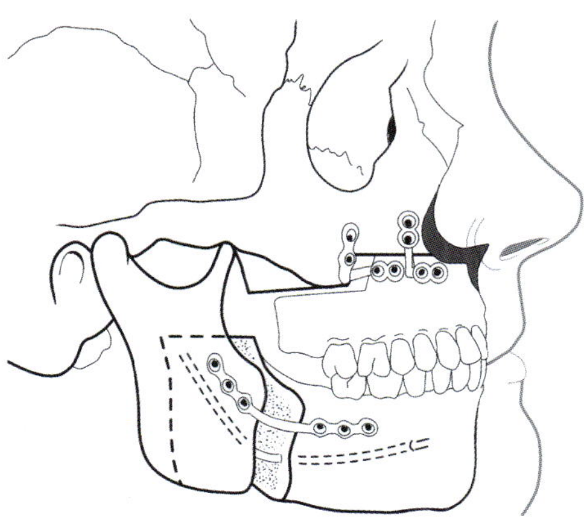

그림 1. 양악전진술의 모식도. 상악에 대한 Le Fort I osteotomy와 하악에 sagittal split osteotomy를 시행하여 상악과 하악을 동시에 앞으로 이동시켜 고정하게 된다.

많은 연구를 통해서 폐쇄성수면무호흡증 환자는 상기도가 좁다는 것이 밝혀져 있으며, 심한 환자의 경우, 수면 시 상기도의 폐쇄는 구개후방(retropalatal)뿐만 아니라 설후방(retroglossal)까지 다양한 범위에 걸쳐 발생하며 이러한 이유로 일반적인 구개수구개인두성형술 등의 구개부 수술만으로는 높은 수술 성공률을 기대하기 어렵다. MMA는 상악과 하악 모두를 전방으로 이동시킴으로써 상기도의 앞뒤 공간의 크기(antero-posterior dimension)를 늘릴 수 있을 뿐만 아니라 측면 공간의 크기(lateral dimension)를 늘리는 데에도 효과가 있다. 또한 실제적 기도체적을 증가시키면서 기도의 폐쇄성향(collapsibility)을 줄이는 효과도 가능하다. 일반적인 수술의 적응증으로는 심한 하악의 후퇴 또는 결핍이 있는 경우(SNB<74°), 하인두 폐쇄가 있는 경우, 중증의 폐쇄성수면무호흡증(호흡장애지수 >50, 최저 산소포화도<70%), 심한 비만환자, 다른 수술적 방법에 실패했을 경우 등이 있다. 최근에는 심한 폐쇄성수면무호흡증의 초기 치료로도 시도되고 있다.

수술 방법과 수술 성적

상악과 하악을 전진시키는 정도는 일반적으로 12~15mm 정도가 되어야 효과적으로 기도를 확장시킬 수 있지만, 보고자에 따라서는 10mm 정도의 전진으로도 좋은 수술결과를 보고하고 있다. 따라서 이는 환자에 따라 다르게 적용되어져야 하며, 골

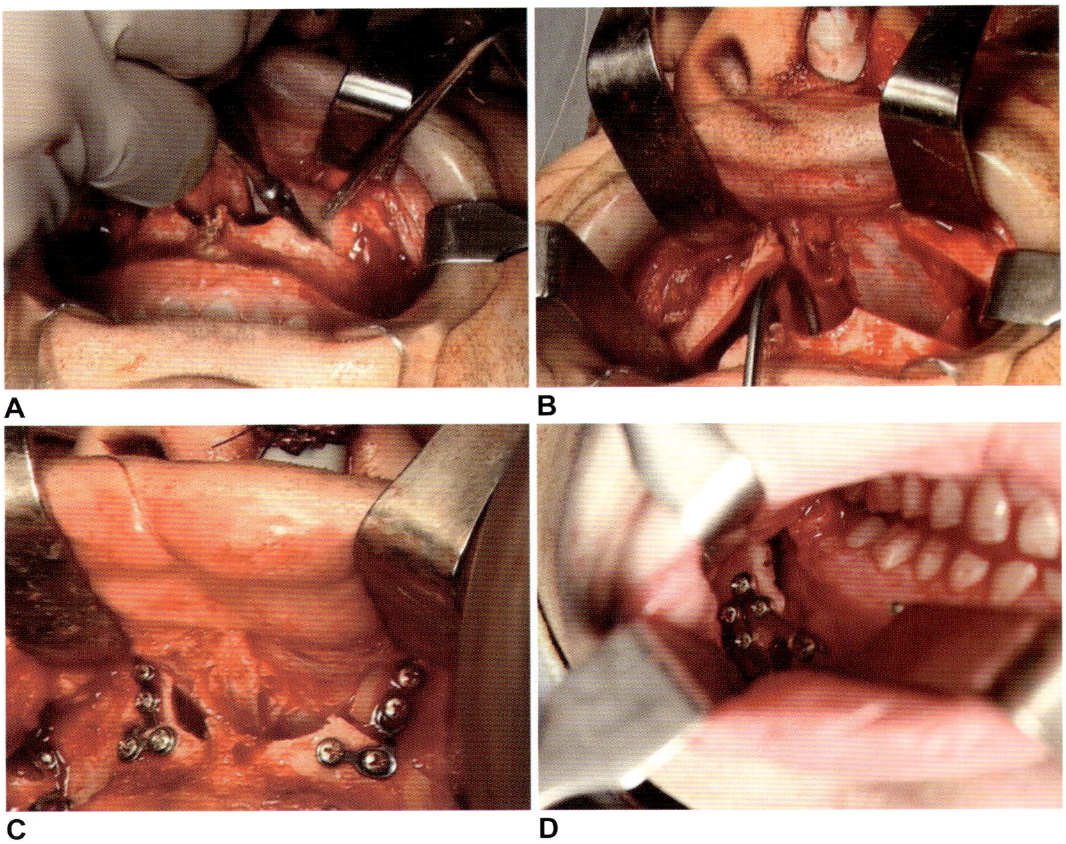

그림 2. 양악전진술의 수술과정. (A) 상악에 절삭기를 이용하여 Le Fort I osteotomy를 시행하는 모습. (B) 양측의 Le Fort I osteotomy 후 상악을 분리시킴. 이때 하행구개혈관을 hemoclip을 이용하여 결찰하게 됨. (C) 분리된 상악을 약 10~15mm 정도 전진시킨 후 miniplate를 이용하여 단단히 고정함. 이때 양측 상악이 동일한 길이로 전진되도록 해야 하며 상악이 틀어지지 않도록 주의해야 함. (D) 절삭기 혹은 chisel을 이용하여 하악에 sagittal split osteotomy 후 전진 고정된 상악과 교합을 맞추면서 전진시켜 고정함. 이 과정에서 하치조신경(inferior alveolar nerve) 손상을 주의해야 한다.

주변 조직이 과도하게 당겨지지 않도록 고정이 필요하다. 절골부위는 miniplate와 bicortical screw를 사용하여 고정하게 된다(그림 2).

Riley 등은 호흡장애지수 20 미만 혹은 50% 감소를 수술의 성공 기준으로 할 때 98% 정도의 성공률을 보고하였다. Hochban 등은 상악 및 하악을 10mm 정도 전진시키고 다른 수술을 같이 시행하지 않으면서도 98%의 환자에서 수술 후 호흡장애지수가 10 미만으로 호전된 결과를 보고하였다.

수술적 치료를 받는 폐쇄성수면무호흡증 환자는 일반적으로 30~50대의 환자가 많은데 MMA를 시행받고 나서 미용적인 측면에서도 높은 만족도를 보이는 것으로 조사되었다. 일반적으로 수술 후에는 안면구조에 변화가 오므로 수술 결정 시 이에 대한 충분한 고려와 설명이 필요하다.

수술의 합병증과 주의사항

가장 우려되는 합병증으로는 상악의 무균괴사(aseptic necrosis)이다. 이는 비교적 드물게 발생하지만 수술 과정 중 너무 과도하게 상악을 전진시킬 경우 뼈 주변 연조직이 지나치게 팽팽해지면서 혈액순환이 방해되어 발생할 수 있다. 또한 수술 시 하행구개혈관(descending palatine vessel)을 잘 보존하는 것이 중요한데, 상악을 전진시키는 과정에서 어쩔 수 없이 혈관을 결찰해야 하므로 수술 중 상악 주변 조직을 잘 보전하는 것이 중요하다. 폐쇄성수면무호흡증은 남자 혹은 비만 환자에서 유병률이 높은데, 특히 비만 환자의 경우는 전진시킨 골격을 고정할 때 일반적인 경우보다 단단히 고정하여 안정감을 높이도록 해야 한다. 부정교합은 수술 후 발생하기 쉬운 합병증 중 하나이며, 과도하게 골격을 전진시키거나 비만 환자에서 고정부위에 과도한 힘이 가해지는 경우 혹은 수술 후 초기에 턱부위를 움직이게 되면 발생 가능성이 높다. 따라서 부정교합의 발생을 줄이기 위해서는 반드시 수술 중 arch bar를 사용하여 수술 시 교합을 정확히 맞추어 고정해 주어야 하며, 수술 후에도 이를 이용하여 교합의 안정성을 유지시켜 주는 것이 필요하다. 이를 위해선 수술 전 환자의 교합에 대한 면밀한 평가가 필요하다. 하악의 sagittal split osteotomy와 고정하는 과정에서 하치조신경(inferior alveolar nerve)이 손상될 수 있으므로 역시 주의가 필요하다. 구개인두부전(velopharyngeal insufficiency, VPI)은 구개수구개인두성형술 후 생길 수 있는 합병증 중 하나인데, MMA 이전에 구개수구개인두성형술 수술을 받았거나 MMA와 동시에 시행되는 경우 VPI가 생길 우려가 있다. 따라서 수술 전에 이에 대한 가능성을 환자에게 충분히 설명하여야 하며, 이전에 구개수구개인두성형술을 시행받고 연구개가 과도하게 짧아진 경우는 특히 유의하여야 한다.

결 론

MMA는 심한 폐쇄성수면무호흡증 환자의 치료를 위해 매우 효과적인 수술적 방법이다. 그러나 다른 수술에 비해 안면부 골격에 많은 조작을 가하는 다소 침습적인 수술이므로 합병증 발생의 빈도가 높을 수 있다. 따라서 숙련된 술자에 의하여 안전하게 시행되는 것이 중요하며, 수술 후에도 만약에 발생할 수 있는 출혈 혹은 부종에 의한 기도 폐쇄에 대비하여 보다 면밀한 모니터링과 술 후 환자관리가 절대적이다. 또한 모든 중증의 폐쇄성수면무호흡증 환자에게 적용되기보다는, 다른 수술적 방법에 의하여 효과를 기대하기 어려운 폐쇄성수면무호흡증 환자를 잘 선별해서 선택적으로 적용되는 것이 바람직할 것이다. 이를 위해서는 많은 연구와 조사를 통한 수술의 적응증을 정확히 정립하고 수술을 올바르게 적용하는 것이 필요할 것이다.

참고문헌

1) Borek RC, Thaler ER, Kim C, Jackson N, Mandel JE, Schwab RJ. Quantitative airway analysis during drug-induced sleep endoscopy for evaluation of sleep apnea. Laryngoscope 2012;122:2592-9.
2) El AS, El H, Palomo JM, Baur DA. A 3-dimensional airway analysis of an obstructive sleep apnea surgical correction with cone beam computed tomography. J Oral Maxillofac Surg 2011;69:2424-36.
3) Hochban W, Brandenburg U, Peter JH. Surgical treatment of obstructive sleep apnea by maxillomandibular advancement. Sleep 1994;17:624-9.
4) Kezirian EJ, Hohenhorst W, de Vries N. Drug-induced sleep endoscopy: the VOTE classification. Eur Arch Otorhinolaryngol 2011;268:1233-6.
5) Li KK, Guilleminault C, Riley RW, Powell NB. Obstructive sleep apnea and maxillomandibular advancement: an assessment of airway changes using radiographic and nasopharyngoscopic examinations. J Oral Maxillofac Surg 2002;60:526-30.
6) Li KK, Powell NB, Riley RW, Zonato A, Gervacio L, Guilleminault C. Morbidly obese patients with severe obstructive sleep apnea: is airway reconstructive surgery a viable treatment option? Laryngoscope 2000;110:982-7.
7) Li KK. Maxillomandibular advancement for obstructive sleep apnea. J Oral Maxillofac Surg 2011;69:687-94.
8) Prinsell JR. Maxillomandibular advancement surgery for obstructive sleep apnea syndrome. J Am Dent Assoc 2002;133:1489-97.
9) Riley RW, Powell NB, Guilleminault C. Obstructive sleep apnea syndrome: a review of 306 consecutively treated surgical patients. Otolaryngol Head Neck Surg 1993;108:117-25.
10) Waite PD, Wooten V, Lachner J, Guyette RF. Maxillomandibular advancement surgery in 23 patients with obstructive sleep apnea syndrome. J Oral Maxillofac Surg 1989;47:1256-61.

CHAPTER 21

폐쇄성수면무호흡증에 대한 최소침습수술

Minimally Invasive Surgery for OSA

최지호, 조재훈

코골이는 성인 인구의 대략 반 정도에서 나타나는 매우 흔한 증상이며, 한 연구에 따르면 남성의 44%, 여성의 28%에서 습관적인 코골이가 있는 것으로 알려져 있다. 무호흡이 동반되지 않는 단순 코골이 환자의 경우에는 중등도 이상의 폐쇄성수면무호흡증 환자들에 비해서 주간졸음, 두통, 기억력감소, 만성피로 등의 증상이나, 고혈압, 부정맥, 심근경색, 뇌졸중 등의 심혈관계 질환에 대한 발생 위험도가 상대적으로 낮지만 코고는 소리 자체의 시끄러움과 불쾌감은 같은 수면공간을 이용하는 상대방에게 큰 스트레스를 유발하여 가정적 또는 사회적인 문제를 일으킬 수 있으므로 이런 경우 적절한 치료가 필요하다. 일반적으로 알려져 있는 폐쇄성수면무호흡증에 대한 주요 치료방법으로는 양압기(positive airway pressure), 구강장치(oral appliance)와, 구개수구개인두성형술(uvulopalatopharyngoplasty) 같은 수술 등이 있는데, 이러한 치료방법들을 단순코골이 환자에게 적용시키기에는 상대적으로 과도한 측면이 있으며, 불필요한 불편감이나 부작용 등을 유발할 수 있다. 따라서, 최근에는 단순코골이를 호전시키는 치료방법으로 덜 침습적이고, 통증이 적으면서 국소마취 하에 비교적 짧고, 간편하게 시행할 수 있는 수술들이 선호되고 있다. 이번 장에서는 단순코골이나 경도의 폐쇄성수면무호흡증 환자에서 시행할 수 있는 대표적인 최소침습수술법(minimal invasive surgery)인 고주파수술(radiofrequency ablation)과 연구개 임플란트(Pillar implant)에 대해 알아보고자 한다.

연구개 및 설근부 고주파수술(Radiofrequency Ablation for Soft Palate and Tongue Base)

원 리

고주파의 전자기 에너지를 이용하여 연구개 및 설근부를 경화 혹은 축소시켜 코골이를 줄이는 수술법이다. 수술법의 원리는 다음과 같다. 즉, 고주파가 조직 내로 통과할 때 세포내외의 각종 이온들을 진동시켜 열이 발생하게 되고, 이 열이 주변 단백질을 응고 및 괴사시킨다. 이 부위가 최종적으로 흡수되면서 섬유-반흔조직으로 대치되고, 조직의 부피가 감소하게 되는 것이다. 이 수술법의 특징 중 하나는 조직 내에서 발생하는 열이 100도 미만으로 레이저나 전기소작기에 비해 주변조직의 열손상이 적다는 것이다.

장 비

고주파 수술장비로는 Coblation®(Arthrocare), Celon*ENT*®(CelonAGMI/Olympus), Somnoplasty™(GyrusENT/Olympus), Ellman®(Ellman International), CURIS®(Sutter), Dr. Oppel(Sometech) 등 여러 가지가 있으며, 각 장비마다 전극의 굵기와 모양이 다르며, 전달되는 에너지의 양도 다르므로 장비의 특징을 정확히 파악한 후 사용하여야 한다.

술 식

연구개 고주파수술(Celon*ENT*®)

1) 수술 15~20분 전 구역 반사를 줄이기 위하여 연구개에 표면마취제를 분무한다.

2) 전극이 들어갈 부위와 주변에 국소마취를 한다(그림 1).

A: 경구개와 연구개 연접부위 아래쪽에 각각 1mL씩 침윤마취

B: 3~5분 후 구개궁(palatal arch) 위쪽 각 부위에 0.5mL씩 침윤마취

3) 연구개의 다른 4부위(~7부위)에 CelonProSleep® or CelonPro*Sleep*® plus 전극을 삽입시킨다(그림 2).

1번: 구개궁에서 15mm 위 중앙(10W)

2번: 1번보다 8~10mm 위 중앙(10W)

3번: 1번보다 5mm 왼쪽, 4mm 위 측면(13W)

4번: 1번보다 5mm 오른쪽, 4mm 위 측면(13W)

4) 전극을 구개근육의 중심 안으로 전극의 절연부가 조직에 닿을 때까지 밀어 넣는다. 이때 전극의 끝이 목젖의 말단부까지 밀려들어가지 않도록 주의한다.

5) 발판을 계속 밟고 있으면 정해진 power에 도달한 후 신호음이 울리면서 자동으로 꺼지게 된다.

설근부 고주파수술(Celon*ENT*®)

1) 수술 15~20분 전 구역 반사를 줄이기 위하여 구강 내에 표면마취제를 분무한다.

2) 혀 표면에 소독을 하고 전극이 들어갈 부위에 침윤마취를 시행한다.

3) 설근부 유곽유두(circumvallate papillae) 부위에 CelonPro*Sleep*® plus 전극을 삽입시킨다(그림 3).

4) 전극을 설근의 중심 안으로 전극의 절연부가 조직에 닿을 때까지 밀어 넣는다(7W).

> 주의
> - 각 전극 사이의 간격은 0.75~1.0cm 정도로 유지해야 한다.
> - 정상 크기의 혀에서 신경혈관다발(neurovascular bundle)이 정중선에서 약 3cm 외측, 표면에서 약 2~3cm 아래쪽에 위치하기 때문에 설하신경 손상을 피하기 위하여 정중선에서 2cm 이상 외측으로 전극을 삽입하지 않는다.

5) 발판을 계속 밟고 있으면 정해진 power에 도달한 후 신호음이 울리면서 자동으로 꺼지게 된다.

> 주의
> - 수술을 반복해서 시행하는 경우에는 첫 번째와 두 번째 수술 사이의 간격은 6주 정도가 되어야 한다.

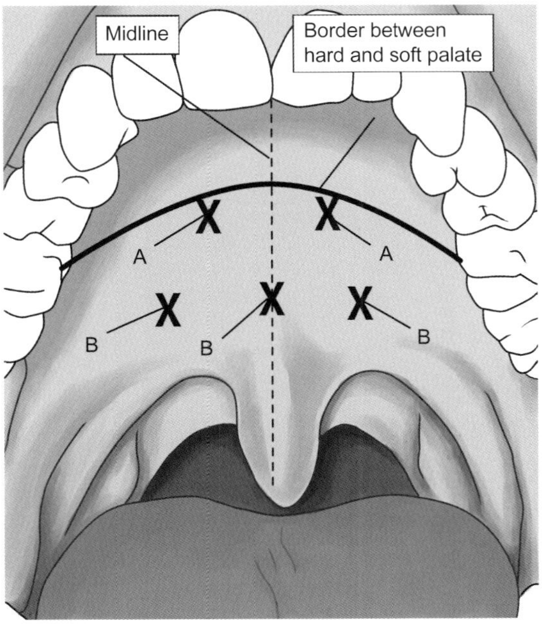

그림 1. 국소마취 위치.

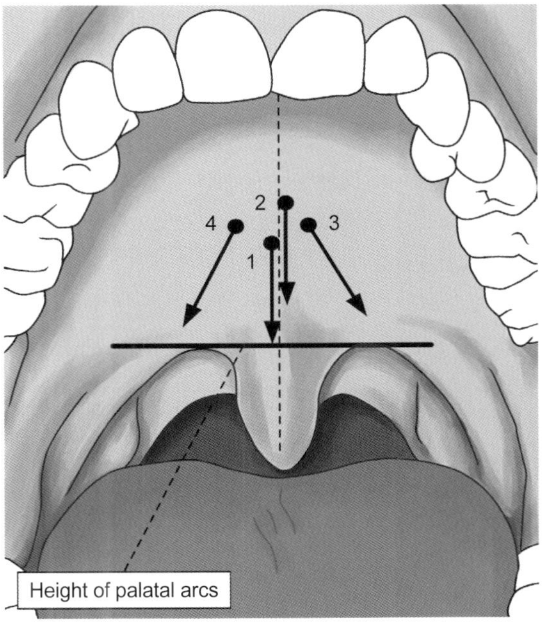

그림 2. CelonPro*Sleep*® probe 삽입 위치.

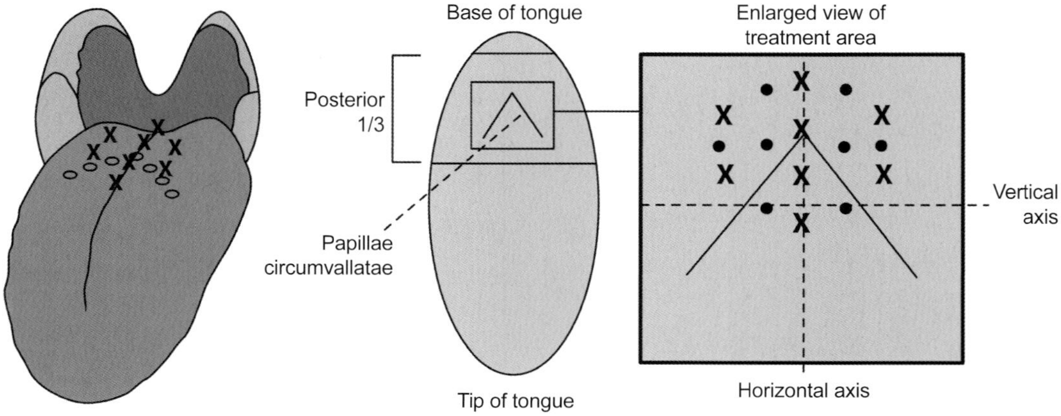

그림 3. CelonPro*Sleep*® plus probe 삽입 위치. X: 첫번째 probe 삽입 위치, O: 성곽유두(circumvallatae papillae), •: 두번째 probe 삽입 위치.

효 과

연구개 고주파수술

메타분석에 따르면, visual analogue scale(VAS)로 측정한 코골이는 56.8% 감소하는 것으로 조사되었으며 snoring index (SI)로 측정한 코골이는 58.8% 감소하는 것으로 조사되었다.

연구개 및 설근부 고주파수술

메타분석 논문에 따르면, 호흡장애지수(RDI)로 측정한 수면호흡장애는 단기(12개월 이하)적으로는 31%, 장기(24개월 이상)적으로는 45% 감소하는 것으로 조사되었고, Epworth 졸음척도(ESS)로 측정한 주간졸음(12개월 이상)은 32% 감소하는 것으로 조사되었다.

합병증

대부분의 연구에서 특별히 심각한 합병증은 보고되지 않았으며, 점막손상이 비교적 흔한 합병증으로 보고되고 있다. 연구개 관련 합병증(3.9%)으로는 점막궤양 2.4%, 구개천공 1.2%, 편도주위농양 0.3% 등이 있었으며, 혀관련 합병증(3.5%)으로는 구강저 혈종(floor of mouth hematoma) 0.7%, 혀봉와직염(tongue cellulitis w/o abscess) 0.6%, 혀부종 0.6%, 점막궤양 0.6%, 설근부농양 0.3%, 설하신경마비 0.3%, 설신경감각저하 0.2%, 지속되는 연하통 0.1%, 미주신경성실신(vasovagal syncope) 0.1% 등이 발생할 수 있는 것으로 보고되고 있다.

연구개 임플란트 수술(Pillar Implant for Soft Palate)

원 리

코골이 발생과 주로 연관된 연구개 조직 내에 폴리에틸렌 테레프탈레이트(polyethylene terephthalate) 성분의 임플란트 3개를 삽입하여 연구개 조직의 경직도를 증가시켜, 결과적으로 연구개후방 부위의 진동과 협착감소를 유도한다.

장 비

연구개 임플란트 수술장비로는 Pillar implant(Medtronic)가 유일하다.

술 식

1) 수술 15~20분 전 구역 반사를 줄이기 위하여 연구개에 표면마취제를 분무한다.

2) 연구개 임플란트가 들어갈 부위와 주변에 국소마취를 한다(그림 4).

3) 연구개 임플란트기구의 이동식 잠금 탭을 제거한다.

4) 경구개와 연구개 연접부위에 최대로 근접한 정중간에 연구개 임플란트 기구를 삽입하고 목젖기저부(uvular base)를 향해 연구개의 근육층(주로, 구개수근)으로 밀어 넣는다. 이후 정중간 임플란트에서 약 2mm 양쪽(좌우) 옆으로 2개의 임플란트를 더 삽입한다(그림 5).

5) 시술 후에 임플란트가 연구개 후방으로 돌출되는지를 내시경 검사로 확인한다.

효 과

메타분석 논문에 따르면, VAS로 측정한 코골이는 59.1% 감소하는 것으로 조사되었으며, 무호흡-저호흡 지수로 측정한 수면호흡장애는 37.8% 감소하는 것으로 조사되었고, ESS로 측정한 주간졸음은 48.1% 감소하는 것으로 조사되었다.

합병증

대부분의 연구에서 특별히 심각한 합병증은 보고되지 않았

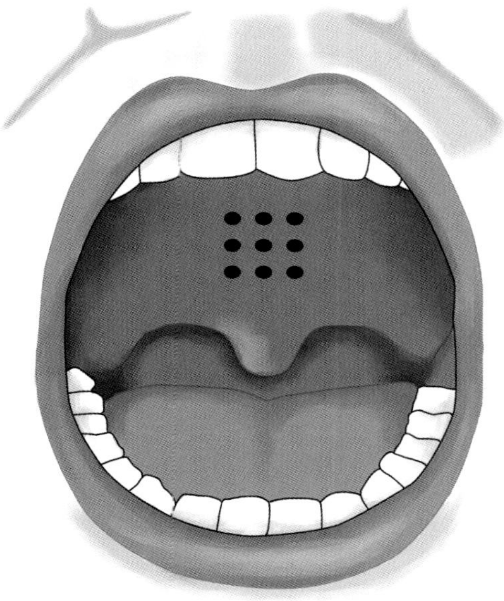

그림 4. 국소마취 위치.

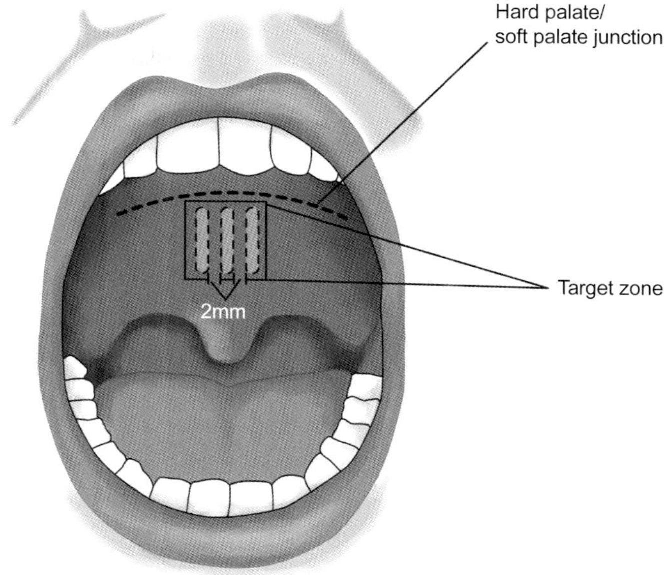

그림 5. Pillar implant 삽입 위치.

으나, 경도의 합병증은 발생할 수 있는 것으로 알려져 있다. 임플란트 삽입 후 돌출(extrusion)이 비교적 흔한 합병증으로 나타날 수 있는데, 보통 들출비율은 0~25% 범위 내에서 발생하며, 평균발생률은 9.3% 정도로 조사되었다. 그 외 술 후 통증, 이물감 등이 발생할 수 있으나 대부분 일시적이며 시간이 지나면서 호전되는 것으로 알려져 있다.

참고문헌

1) Choi JH, Kim SN, Cho JH. Efficacy of the Pillar implant in the treatment of snoring and mild-to-moderate obstructive sleep apnea: a meta-analysis. Laryngoscope 2013;123:269-76.
2) Epstein LJ, Kristo D, Strollo PJ Jr, Friedman N, Malhotra A, Patil SP, et al. Clinical guideline for the evaluation, management and long-term care of obstructive sleep apnea in adults. J Clin Sleep Med 2009;5:263-76.
3) Farrar J, Ryan J, Oliver E, Gillespie MB. Radiofrequency ablation for the treatment of obstructive sleep apnea: a meta-analysis. Laryngoscope 2008;118:1878-83.
4) Stuck BA, Maurer JT, Hein G, Hörmann K, Verse T. Radiofrequency surgery of the soft palate in the treatment of snoring: a review of the literature. Sleep 2004;27:551-5.
5) Young T, Palta M, Dempsey J, Skatrud J, Weber S, Badr S. The occurrence of sleep-disordered breathing among middle-aged adults. N Engl J Med 1993;328:1230-5.

CHAPTER 22

폐쇄성수면무호흡증에서 기대되는 새로운 수술법

New and Promising Surgical Techniques for OSA

김정훈

1981년 Sullivan에 의해 지속적 양압기(continuous positive airway pressure, CPAP)가 폐쇄성수면무호흡증 치료로 소개된 이후 상기도 수술이나 구강장치와 같은 CPAP 이외의 치료는 대안적인 치료(alternative therapy)로 생각되어 왔으며, 더불어 CPAP을 완벽한 치료로 생각하는 경향이 전반적으로 퍼지면서 새로운 치료 방법의 개발이 정체되어 왔다. 하지만 CPAP을 치료에 적용하는 사례가 늘어날수록 이 치료에 관한 환자의 높은 거부감과 낮은 순응도가 문제가 되었고 이에 더욱 완벽한 치료를 개발하려는 노력들이 시작되었다. 또한 폐쇄성수면무호흡증에 대한 진단 기술이 발전됨에 따라 개개인의 병태생리에 따른 맞춤 방식의 치료가 효과적이라고 알려지게 되었다. 예를 들어, 구개인두의 문제가 폐쇄성수면무호흡증의 원인인 경우 구개에 조작을 가하는 수술을 시행하면 좋은 치료성적을 올릴 수 있고, 뇌로부터의 호흡조절에 문제가 있는 환자들에게는 산소나 아세타졸아마이드(acetazolamide) 등의 약제의 사용이 호흡의 안정에 도움이 되어 효과적인 치료 성적을 보였다. 여러 치료법 중 폐쇄성수면무호흡증 수술은 과거 인두기도의 용적을 증가시켜 기도의 폐쇄를 방지할 목적으로 목젖과 주변 연조직에 직접 조작을 가하는 방법이 주로 사용되었던 것에 반해 최근에는 다양한 수술적 치료 방법들이 개발되어 환자 개개인의 병인에 따른 적용이 가능해지고 있다. 이 장에서는 이러한 여러 가지 폐쇄성수면무호흡증 치료 중 아직 대중화된 치료방법은 아니지만 이미 많은 연구가 진행되어 치료효과가 상당부분 입증된 대표적인 몇 가지 치료법에 대하여 설명하고자 한다.

설하신경자극(Hypoglossal Nerve Stimulation, HGNS)

인두 확장근의 기능 저하가 폐쇄성수면무호흡증 발생의 원인인 환자에게는 이 근육들의 활성도를 증가시키는 것이 치료가 될 수 있다. 이러한 이론에 근거하여 수면 중 인두의 확장능력 저하로 인해 질환이 발생한 폐쇄성수면무호흡증 환자에게 설하신경자극을 통하여 가장 큰 상기도 확장근인 이설근(genioglossus muscle)을 수축시키거나 이설근을 직접 자극하여 혀를 전반부로 돌출시키고 인두벽 전반부의 강도를 유지시키는 것이 가능해져 상기도의 허탈을 방지한다는 것이 동물실험과 인간연구를 통하여 입증됨으로써 설하신경 자극 치료가 개발되는 계기가 되었다. 2000년대 초반 최초의 설하신경 자극기계인 Inspire I(Medtronic, Minneapolis, MI, USA)이 개발되었고 이후 HGNS(Apnex Medical Inc., St. Paul, MN, USA)와 Aura6000(ImThera Medical, San Diego, CA, USA) 등이 등장하였다. 기본적인 기계의 구성은 pulse generator, 말초신경자극용 전극, 호흡을 감지하는 센서의 3부분으로 되어 있고, 근신경계의 지속적인 자극에 따른 피로를 최소화하기 위해 흡기 시 이에 따른 흉곽의 변화를 감지하여 설하신경을 자극하는 방식을 기본적인 작동 원리로 채택하고 있다. HGNS의 이식과

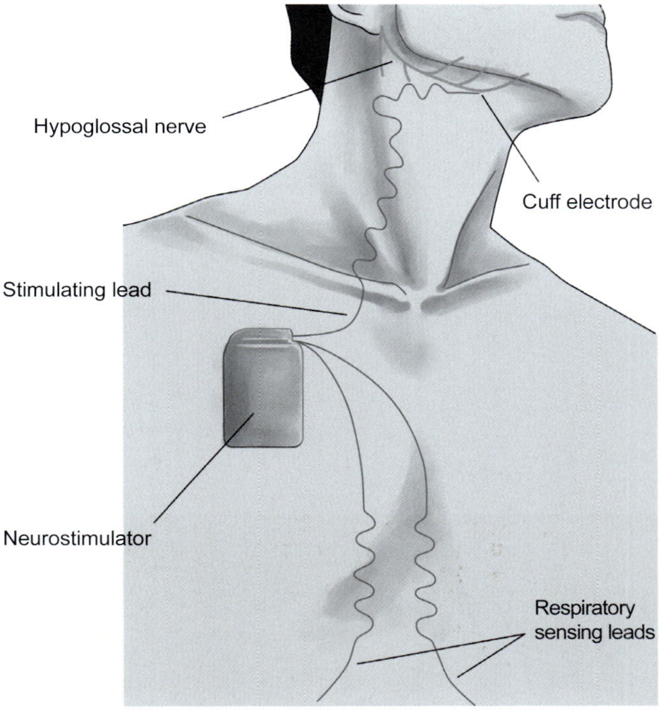

그림 1. 설하신경자극 치료기계의 개략적인 모식도. 기계는 electrode, neurostimulator, respiratory sensor의 세 부분으로 구성되며, 작동원리는 환자의 흡기를 감지하여 설하신경을 자극하는 방식으로 되어 있다.

정을 보면 우선 전신마취 하에 설하신경의 말초신경자극용 전극을 설하신경이 혀 근육으로 분포되기 직전의 주 분지에 위치시키기 위한 절개가 우측 하악 아래부위에 수평하게 이루어지고, pulse generator를 우측 쇄골하공간(infraclavicular pocket)에 위치시키는 절개가 실행된다. 이어서 쇄골하공간의 피하공간을 따라 호흡을 감지하는 2개의 센서를 위치시키게 된다(그림 1). 최초에 개발된 Inspire I의 경우 이 센서가 흉골병(manubrium sterni)에 구멍을 뚫어 위치하며 흉곽압의 변화를 통해 흡기를 인지하였으나 최근 개량된 Inspire system은 흉곽의 움직임을 감지하여 작동하는 방식으로 개선되었다. 이에 반해 Aura6000은 호흡을 감지하는 센서가 없고 지속적으로 설하신경의 긴장상태를 유지하는 방법을 채택하고 있다.

최근 Inspire system을 이용하여 CPAP 치료에 효과가 없는 중등도-중증(moderate to severe) 폐쇄성수면무호흡증 환자를 대상으로 설하신경자극이 효과적인가에 관한 다기관 전향적인 연구가 있었다. 결과에 의하면 설하신경자극 치료 12개월 후 환자들의 평균 수면무호흡-저호흡(apnea-hypopnea index) 지수는 29.3/h에서 9.0/h로 저하되었고 산소불포화지수(oxygen desaturation index)는 25.4/h에서 7.4/h로 감소하였다. 또한 치료에 반응이 좋은 환자들을 대상으로 무작위적으로 치료를 중단하는 실험도(randomized, therapy-withdrawal trial) 시행되었는데, 설하신경 자극을 지속한 군이 중단한 군에 비해 월등히 폐쇄성수면무호흡증의 발생이 줄어드는 결과를 보였다. 안정성에 관한 결과도 양호하여 심각한 부작용이 2% 미만으로 발생하였고 대부분의 부작용도 환자들이 크게 불편함을 느끼지 않는 정도였다. 설하신경자극이 완벽하게 수면호흡장애를 없애지는 못하고 비용으로 인한 경제적인 문제에 대한 평가도 남아 있지만 환자를 잘 선정하여 시행하였을 경우 양호한 효과를 거둘 수 있는 치료방법이라 할 수 있다.

Transoral Robotic Surgery(TORS)

이비인후과 영역에서 로봇수술은 두경부 분야의 수술 시행 시 구개인두와 후두부위의 병변을 제거하기 위해 처음으로 도입되었다. 이후 폐쇄성수면무호흡증의 수술에 있어서는 설근부(tongue base) 조작이 중요한 임상적인 의의를 가지는 것으로 알려지고 이 부위의 수술적인 교정이 빈번히 시행되면서 2010년 Vicini가 최초로 설근부절제(tongue base resection)에 로봇수술을 도입하였다. 고식적인 방법으로 설근부를 수술할 경우 설근부의 해부학적인 특성상 노출이 용이하지 않은 데 반해 주요 신경 및 혈관의 분포가 조밀해 수술에 제한이 있고, 또한 이러한 노출의 어려움을 극복하고자 개방적인 방법으로 수술을 진행할 경우 중대한 부작용들을 동반할 수 있어 접근이 쉽지 않은 부위이다. 따라서 로봇으로 수술 진행 시 한정된 부위에서 세밀한 움직임을 통해 정밀한 수술 시행이 가능하여 설근부 수술에 장점을 보이는 것으로 보고되고 있다. 최초의 폐쇄성수면무호흡증의 수술에 로봇이 도입되었을 때만 하더라도 기관절개술을 동시에 시행하여 술 후 안정적인 기도를 확보하는 것이 필수적인 것으로 생각되었으나 이후 발표된 보고들은 기관절개술 없이 시행하여도 기도확보에 특별한 문제를 보이지 않는 것으로 알려져 있다.

로봇수술의 개략적인 과정을 살펴보면 우선 설근부 해부학적 구조의 변형을 막기 위하여 경비강기관삽관(nasotracheal intubation)이 필요하고, 수술 도중 예기치 않은 발화를 예방할 목적으로 흡입산소농도(FiO_2)를 30% 이하로 유지하는 것이 좋다. 이후 구강 내 충분한 공간 확보를 위하여 FK retractor를 구강에 거치시킨 후 로봇을 도킹한다. 이때 retractor의 설치로 인한 치아손상을 방지할 목적으로 거즈나 치아 보호대를 사용한다. 또한 정확한 구조의 파악을 위해 retractor의 blade가 설맹공(foramen cecum)보다 앞쪽으로 위치하게 하여 이곳을 해부학적 지표로 삼는다. 로봇은 환자의 우측에서 대략 30° 정도의 각도로 도킹하며 로봇 arm 3개를 구강 내에 위치시켜 수술을 진행하게 되는데, monopolar bovie spatula, foceps, 8.5mm 30° 내

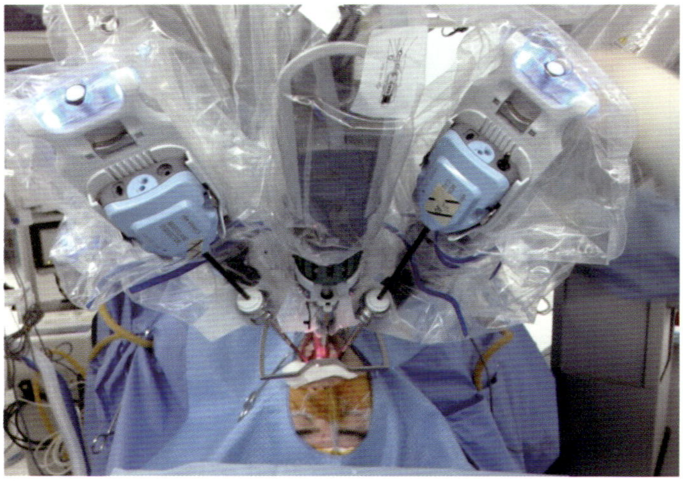

A

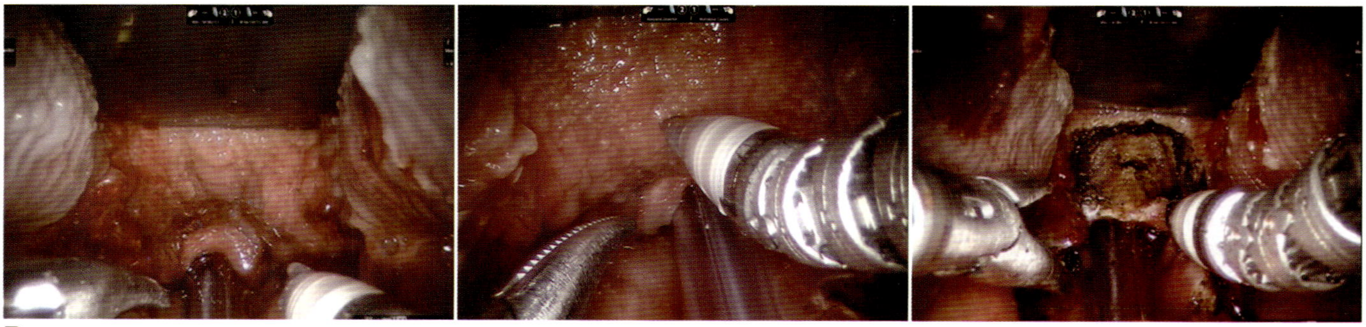

B

그림 2. Transoral Robotic Surgery(TORS). (A) TORS의 시행을 위해 로봇을 도킹한 후의 모습. 로봇의 arm은 3개(좌측부터 Maryland foceps, 8.5mm 30° endoscope, monopolar bovie spatula)로 구성되어 있고, 환자의 우측에서 약 30°의 각도로 도킹을 시도하는 것이 수술의 원활한 진행을 위해 도움이 된다. (B) TORS 수술 장면.

시경이 각 arm에 장착된다(그림 2A). 이전 연구들에서 안정성 면에 있어 수술 자체에 따르는 부작용이나 위험성 이외에 로봇 수술이 추가적으로 가지는 위험성은 없는 것으로 보고되고 있으나 수술 진행 시 술자의 시야가 모니터에 국한되므로 시야 밖의 로봇 arm에 의하여 발생할 수 있는 치아나 입술 등 주변조직의 손상에 주의하여 수술을 진행하여야 한다(그림 2B).

로봇수술은 향후 명확한 적응증의 확립과 적용 가능한 수술의 정립, 고식적인 수술과의 효과비교, 고비용의 문제 등 연구 및 해결해야 할 문제들이 많이 남아 있기는 하지만 로봇 특유의 장점으로 인하여 수면수술 분야에 적용 가능한 기대되는 새로운 치료 방법이 될 것으로 기대된다.

참고문헌

1) Eastwood PR, Barnes M, Walsh JH, et al. Treating obstructive sleep apnea with hypoglossal nerve stimulation. Sleep 2011;34:1479-86.
2) Friedman M, Hamilton C, Samuelson CG, et al. Transoral robotic glossectomy for the treatment of obstructive sleep apnea-hypopnea syndrome. Otolaryngology--head and neck surgery: official journal of American Academy of Otolaryngology-Head and Neck Surgery 2012;146:854-62.
3) Kezirian EJ, Boudewyns A, Eisele DW, et al. Electrical stimulation of the hypoglossal nerve in the treatment of obstructive sleep apnea. Sleep medicine reviews 2010;14:299-305.
4) Mwenge GB, Rombaux P, Dury M, Lengele B, Rodenstein D. Targeted hypoglossal neurostimulation for obstructive sleep apnoea: a 1-year pilot study. The European respiratory journal 2013;41:360-7.
5) Schwartz AR, Bennett ML, Smith PL, et al. Therapeutic electrical stimulation of the hypoglossal nerve in obstructive sleep apnea. Archives of otolaryngology--head & neck surgery 2001;127:1216-23.
6) Strollo PJ, Jr., Soose RJ, Maurer JT, et al. Upper-airway stimulation for obstructive sleep apnea. The New England journal of medicine 2014;370:139-49.
7) Vicini C, Dallan I, Canzi P, Frassineti S, La Pietra MG, Montevecchi F. Transoral robotic tongue base resection in obstructive sleep apnoea-hypopnoea syndrome: a preliminary report. ORL; journal for oto-rhino-laryngology and its related specialties 2010;72:22-7.
8) Vicini C, Dallan I, Canzi P, et al. Transoral robotic surgery of the tongue base in obstructive sleep Apnea-Hypopnea syndrome: anatomic considerations and clinical experience. Head & neck 2012;34:15-22.

CHAPTER 23

소아 폐쇄성수면무호흡증의 진단

Diagnosis of Pediatric OSA

이흥만, 전영준

특 징

소아 폐쇄성수면무호흡증은 정상 수면 중 상기도의 지속적인 부분적 폐쇄나 간헐적인 완전 폐쇄가 정상 호흡을 방해하는 것을 특징으로 하는 수면 중 호흡장애이다. 소아의 폐쇄성수면무호흡증은 상기도폐쇄에 의한 수면 중 호흡장애라는 측면에서 성인과 유사하나 원인과 임상양상 및 치료의 효과적인 면에서 특징적인 차이가 있다(표 1). 소아에서의 유병률은 연구자에 따라서 다양하나 미국의 소아과 및 수면학회 가이드라인에 따르면 소아 인구의 약 1~5%에서 폐쇄성수면무호흡증이 있다.

임상양상

소아 폐쇄성수면무호흡증과 관련된 증상은 습관성 코골이, 간헐적 숨 멈춤, 킁킁거림, 헐떡거림, 수면 방해, 주간 신경행동학적 문제 등이 있다. 주간 증상으로 잦은 졸음을 호소할 수 있으나 성인에 비하여 흔한 증상은 아니다. 원인으로는 편도 및 아데노이드 비대증, 알레르기 비염과 같은 비강질환, 비만, 두개안면 기형과 같은 골격계질환이나 상기도 근육의 탄력성에 영향을 주는 근신경계질환 등이 있고 성장과정에서 나타날 수 있는 두개안면골 구조의 변화나 신경근의 긴장도(neuromuscular tension) 변화가 소아에서 폐쇄성수면무호흡증의 발생에 영향을 줄 수 있다. 폐쇄성수면무호흡증은 영아에서는 흔하지 않지만 두개안면 기형을 가지고 태어난 경우, 심각한 형태의 호흡장애로 발전할 위험성이 매우 높다. 특히 소아에서 가장 흔한 폐쇄성수면무호흡증의 원인은 편도 및 아데노이드 비대증이며 상기도의 림프조직 비대가 가장 심한 시기와 일치한다. 이러한 경우에는 편도 및 아데노이드의 수술적 제거를 통해서 대부분 개선이 되지만 모든 환자에서 좋아지는 것은 아니다. 수술적 치료로도 호전되지 않는 환자의 경우 상기도 신경근의 긴장도에 영향을 주는 다른 원인을 확인해야 한다. 미숙아는 좁은 비강 통로, 장두증(dolicocephaly)과 높은 구개궁과 같은 해부학적인 변이와 관련성이 높아 폐쇄성수면무호흡증과 연관이 있고, 상호 간에 영향이 있을 수 있다.

청소년기에는 폐쇄성수면무호흡증의 임상양상이 성인과 많은 부분을 공유하며, 이 시기에 비만도의 증가는 폐쇄성수면무호흡증을 일으키는 중요한 원인이 된다. 2012년 미국 소아과학회에서 제시한 소아 폐쇄성수면무호흡증에 대한 가이드라인에 따르면 폐쇄성수면무호흡증을 시사하는 증상이나 징후가 발견되었을 때 객관적인 진단과 중증도 확인을 위하여 해당 소아를 수면전문가나 이비인후과 전문의에게 전원하고 수면다원검사를 통하여 진단할 것을 권고하고 있다.

동반질환

소아 폐쇄성수면무호흡증은 다양한 질환이 동반될 수 있기 때문에, 성인과 마찬가지로 임상적으로 의심이 된다면 적극적인 진단 및 적절한 치료를 해야 한다. 심한 호흡장애가 있는 경우에 일부 소아에서는 성장장애가 동반되어 나타날 수 있다. 성장장애의 원인으로는 편도비대로 인한 식욕 감소, 삼킴 장애, 과도한 호흡노력으로 인한 수면 중 불필요한 칼로리 소모,

표 1. 폐쇄성수면무호흡증의 소아와 성인의 비교

	소아	성인
통계		
유병률(%)	2	4~9
나이	<18	≥18
성별	남≥여	남>여
몸무게	정상 또는 비만	비만
위험 인자	두개골 기형, 조산, 비만 편도-아데노이드비대증	비만 폐경 후 여성
폐쇄 부위	비인강 구개후방	구개후방 설후방
해부학적 상태		
기도	작거나 정상	작음
두개안면 특징	두개안면 기형과 연관	하악후퇴증 소하악증
연조직	편도-아데노이드비대증 넓은 연구개	넓은 측면 인두 벽, 혀 연구개, 인두 지방 조직
기능적 상태		
호흡노력		
정상	높음 또는 정상	낮음
폐쇄성수면무호흡증	전체적으로는 정상	보고에 따라 다름
각성노력		
정상	낮음	높음
폐쇄성수면무호흡증	매우 낮음	높음
상기도 협착성		
정상	매우 낮음	중등도
폐쇄성수면무호흡증	높음	높음
상기도 반사		
정상	빠름	낮음
폐쇄성수면무호흡증	둔화	낮음
치료		
치료 방법	편도-아데노이드 절제술 두개안면 수술 CPAP	CPAP 체중 감량 구개수인두성형술
치료 성공률	높음	중등도

성장호르몬의 분비 감소 등이 관련 있으나 정확한 병태생리에 대해서는 아직까지 논란이 있다.

소아 폐쇄성수면무호흡증으로 인한 인지장애와 신경사회학적 문제에 대한 보고에 따르면, 폐쇄성수면무호흡증은 소아에서의 인지행동장애와 연관성이 높다. 특히 중증의 폐쇄성수면무호흡증은 소아에서 주의력결핍장애, 수면 과다, 우울, 공격적 성향 등 다양한 양상으로 나타나며 결국 인지기능의 결핍, 학습장애, 경쟁에서 뒤처짐, 행동기능 결핍, 낮은 사회경제적 상태로 이어질 수 있다. 소아 수면호흡장애의 치료 전/후 비교 연구에 따르면 이런 인지장애나 신경사회적 장애는 치료 후 행동이나 집중, 사회적 교류가 호전될 수 있고 수면과 관련된 삶의 질 측면에서도 단기 및 장기적 추적 관찰 결과상 대부분 적절한 치료 후 개선되는 것으로 알려져 있다.

성인과 유사하게, 수면 중 심한 호흡장애는 잦은 산소포화도의 저하, 교감신경계의 불균형, 잦은 각성 등을 발생시켜 혈압이나 심혈관 계통에 영향을 줄 수 있다. 소아 폐쇄성수면무호흡증은 심장의 심실뿐만 아니라 혈압에도 영향을 끼친다. 또한 자율신경계 조절 이상, 뇌의 산소 및 혈류 공급에 장애가 있으며, 이 중에서 특히 좌심실 비대와 24시간 혈압상승 소견은 심혈관계 질환에 걸릴 가능성을 높게 한다. 또한 저산소증으로 인한 활성산소의 증가는 염증의 가능성을 높이고, C-반응성 단백의 증가와 같이 혈액 내 전신적 염증반응의 증가를 반영하는 지표의 변화가 나타날 수 있다.

진 단

소아 폐쇄성수면무호흡증의 진단은 일반적으로 병력 청취와 신체적 검사를 통해 판단하게 되나 진단의 특이도와 민감도에 한계가 있어 최근에는 객관적인 진단과 중증도의 판단을 위해 표준적인 진단 방법으로 표준 수면다원검사를 권장하고 있다. 상기도를 계측하는 다양한 객관적인 진단 도구를 이용하여 소아 수면호흡장애를 진단하려는 많은 연구가 있었지만, 측면 방사선 사진에서 기도의 좁아짐이 폐쇄성수면무호흡증의 가능성을 높인다는 것을 보여줄 뿐이었고, 어떠한 두개계측검사에서도 진단의 객관성을 높일 수 있는 적절한 민감도와 특이도를 제시하지 못하였다. 음향반사 인두측정기(acoustic pharyngometer)가 선별검사에 유용하다는 연구도 있으나 실제로 이 검사를 받은 소아의 절반에서 검사가 실패하였다는 문제가 있다. 또한 비강에 대한 음향비강통기도검사(acoustic rhinometry)에 의해 측정된 비강저항이 수면다원검사상의 수치와 연관성이 있다는 보고도 있으나 진단적 가치를 부여하기에는 추가적인 많은 연구가 필요하다. 심혈관계 수치를 이용한 많은 연구가 있었지만 복잡성과 다양성, 근거 부족으로 권고하지 않는다. 반복되는 혈중 저산소증에 대한 객관적인 판단을 위해 시행하는 야간 산소측정법은 양성 예측률이 13%, 민감도 67%, 특이도 60%로 산소측정법 단독으로는 부족하다. 휴대용 수면검사의 경우 성인에서는 중등도 이상이고, 동반된 내과적 및 수면질환이 없는 경우에는 진단적인 의미가 있다고 하나 소아에서는 아직까지 그 효용성에 한계가 있어 현재까지는 검사자 관리하에 시행되는 표준 수면다원검사가 소아 폐쇄성수면무호흡증의 진단에 표준적인 진단 도구로 인정되고 있다. 수면다원검사상 중요한 각 지표의 정의와 해석에 있어 성인에서는 호흡장애의 지속시간을 10초 이상으로 하지만, 소아에서는 2번의 호흡기간을 기준으로 한다. 또한 소아는 무호흡이나 저호흡이 있더라도 성인에 비해 각성이 동반되는 경우가 적고, 상대적으로 깊은 잠을 자는 수면단계가 비교적 잘 보존

표 2. 소아의 호흡규칙(Respiratory Rule)

	무호흡	저호흡
판독 기준 (모든 기준 필요)	측정 센서를 이용한 결과에서 이전의 기록 수치(pre-event baseline)보다 90% 이상 최대 신호 감소 90% 이상 감소는 적어도 폐쇄성, 혼합성, 중추성 무호흡 진단 기준 시간의 최소 시간 이상	측정센서를 이용한 결과에서 이전의 기록 수치(pre-event baseline)보다 30% 이상 최대 신호 감소가 있을 때 적어도 2번의 호흡 기간 이상 30% 이상 신호 감소 시간
폐쇄성	무호흡 기록은 폐쇄성, 혼합성, 중추성 무호흡의 호흡노력 기준을 만족 호흡 기류가 없는 전체 기간에 호흡노력이 있고, 적어도 2번의 호흡 기간 이상	3% 이상의 산소포화도 감소나 각성과 연관 다음 중 한 가지 충족시 기록 동안의 코골이 비강압력 측정이나 양압기에서 흡기 평탄화(flattening) 기록상 보이지 않던 흉부-복부의 역설적 움직임(thoracoabdominal paradox)과 연관
중추성	기록된 기간에 흡기노력이 있고, 다음 중 하나를 충족할 때 20초 이상 적어도 2번의 호흡 기간 이상 시간과 3% 이상의 산소포화도 감소가 있을 때 적어도 5초 이상 심박수가 분당 50회 미만이거나, 15초 이상 60회 미만일 때(1세 이하만)	다음 중 한 가지도 해당하지 않을 때 기록 동안의 코골이 비강 압력 측정이나 양압기에서 흡기 평탄화(flattening) 기록상 보이지 않던 흉부-복부의 역설적 움직임(thoracoabdominal paradox)과 연관
혼합성	적어도 2번의 호흡 기간 이상 시간에 순서에는 관계없이 호흡노력과 연관된 부분과 흡기노력에 관련된 부분이 있을 때	해당 없음

표 3. 소아 폐쇄성수면무호흡증의 진단기준(ICSD-3)

증상(다음 중 하나 이상, 필수)
코골이
수면 중 고통스럽고 역설적인 폐쇄성 호흡
과다 수면, 과잉 행동, 행동 문제, 학습장애
수면다원검사(필수)
수면 중 폐쇄성 무호흡, 혼합성 무호흡, 또는 저호흡이 시간당 1회 이상
폐쇄성 저환기 양상[전체 수면시간의 25% 이상과 이산화탄소증 ($PaCO_2$>50mmHg일 때)]
코골이
흡기시 비강압력 파형의 편평화
역설적인 흉부-복부 운동

된다. 소아는 장기간 동안 상기도가 부분적으로 막히게 되어 혈중 이산화탄소가 축적될 수 있는 폐쇄성저환기(obstructive hypoventilation)가 동반된 경우가 성인에 비해서 더 자주 나타날 수 있기 때문에 이에 대한 확인을 위해 수면다원검사 시 endtidal CO_2 등을 동시에 측정하는 것이 좋다. 소아의 수면호흡장애를 판단하기 위한 수면다원검사의 판독 규정은 일반적으로 2007년에 미국수면의학회에서 처음으로 발표된 후 2012년에 추가 개정된 수면검사의 지표판독에 관련된 가이드라인을 기준으로 하며 소아의 무호흡 및 저호흡과 같은 수면 및 호흡과 관련된 주요 규칙은 표 2와 같다. 이러한 소아 폐쇄성수면무호흡증에 대한 진단은 일반적으로 2014년도에 출판된 국제수면분류 제3판(International Classification of Sleep Disorders, third edition, ICSD-3)에 따라서 주된 임상증상과 수면다원검사의 결과를 기준으로 정의한다(표 3).

참고문헌

1) American Academy of Sleep Medicine. International classification of sleep disorders, 3rd ed. Darien, IL: American Academy of Sleep Medicine;2014.
2) Arens R, Marcus CL. Pathophysiology of upper airway obstruction: a developmental perspective. Sleep 2004;27:997-1019.
3) Berry RB, Budhiraja R, Gottlieb DJ, Gozal D, Iber C, Kapur VK, et al. Rules for scoring respiratory events in sleep: update of the 2007 AASM manual for the scoring of sleep and associated events. Deliberations of the sleep apnea definitions task force of the American Academy of Sleep Medicine. J Clin Sleep Med 2012;8:597-619.
4) Bonuck KA, Freeman K, Henderson J. Growth and growth biomarker changes after adenotonsillectomy: systematic review and meta-analysis. Arch Dis Child 2009;94:83-91.
5) Cardiorespiratory sleep studies in children. Establishment of normative data and polysomnographic predictors of morbidity. American Thoracic Society. Am J Respir Crit Care Med 1999;160:1381-7.
6) Carotenuto M, Bruni O, Santoro N, Del Giudice EM, Perrone L, Pascotto A. Waist circumference predicts the occurrence of sleep-disordered breathing in obese children and adolescents: a questionnaire-based study. Sleep Med 2006;7:357-61.
7) Chervin RD, Weatherly RA, Garetz SL, Ruzicka DL, Giordani BJ, Hodges EK, et al. Pediatric sleep questionnaire: prediction of sleep apnea and outcomes. Arch Otolaryngol Head Neck Surg 2007;133:216-22.
8) Dransfield DA, Spitzer AR, Fox WW. Episodic airway obstruction in premature infants. Am J Dis Child 1983;137:441-3.
9) Friedman BC, Hendeles-Amitai A, Kozminsky E, Leiberman A, Friger M, Tarasiuk A, et al. Adenotonsillectomy improves neurocognitive function in children with obstructive sleep apnea syndrome. Sleep 2003;26:999-1005.
10) Kaditis AG, Alexopoulos EI, Kalampouka E, Kostadima E, Germenis A, Zintzaras E, et al. Morning levels of C-reactive protein in children with obstructive sleep-disordered breathing. Am J Respir Crit Care Med 2005;171:282-6.
11) Kirk VG, Bohn SG, Flemons WW, Remmers JE. Comparison of home oximetry monitoring with laboratory polysomnography in children. Chest 2003;124:1702-8.
12) Kwok KL, Ng DK, Cheung YF. BP and arterial distensibility in children with primary snoring. Chest 2003;123:1561-6.
13) Marcus CL, Brooks LJ, Draper KA, Gozal D, Halbower AC, Jones J, et al. Diagnosis and management of childhood obstructive sleep apnea syndrome. Pediatrics 2012;130:e714-55.
14) Mitchell RB, Kelly J, Call E, Yao N. Long-term changes in quality of life after surgery for pediatric obstructive sleep apnea. Arch Otolaryngol Head Neck Surg 2004;130:409-12.
15) Monahan KJ, Larkin EK, Rosen CL, Graham G, Redline S. Utility of noninvasive pharyngometry in epidemiologic studies of childhood sleep-disordered breathing. Am J Respir Crit Care Med 2002;165:1499-503.
16) Montgomery-Downs HE, O'Brien LM, Gulliver TE, Gozal D. Polysomno-

graphic characteristics in normal preschool and early school-aged children. Pediatrics 2006;117:741-53.
17) Mulvaney SA, Goodwin JL, Morgan WJ, Rosen GR, Quan SF, Kaemingk KL. Behavior problems associated with sleep disordered breathing in school-aged children--the Tucson children's assessment of sleep apnea study. J Pediatr Psychol 2006;31:322-30.
18) Rizzi M, Onorato J, Andreoli A, Colombo S, Pecis M, Marchisio P, et al. Nasal resistances are useful in identifying children with severe obstructive sleep apnea before polysomnography. Int J Pediatr Otorhinolaryngol 2002;65:7-13.

CHAPTER 24

소아 폐쇄성수면무호흡증의 치료

Treatment of Pediatric OSA

김대우, 이승훈

소아에서도 임상적으로 폐쇄성수면무호흡증이 있다면, 이와 동반될 수 있는 다양한 수면 중 호흡장애와 관련된 증상이나 인지능력장애, 행동장애, 학습장애, 악안면골격 이상 등과 같은 문제점들을 개선시키기 위하여 적극적으로 치료해야 한다. 성인과 달리 소아 폐쇄성수면무호흡증은 편도 및 아데노이드 비대가 주된 원인이며 편도 및 아데노이드 절제술(adenotonsillectomy)과 같은 수술적 치료가 매우 효과적인 방법으로 알려져 있다. 약물치료로는 비강 내 국소 스테로이드제나 항류코트리엔제가 있는데 이를 사용한 후 소아에서 수면호흡장애가 개선된다는 보고가 있다. 그밖에 소아에서의 치료 방법으로는 성인에서와 마찬가지로 양압기(positive airway pressure)와 상악의 경구개를 확장시켜 비강을 넓혀주는 급속상악확장기(rapid maxillary expansion) 등을 시행할 수 있다.

편도 및 아데노이드 절제술

수술 적응증 혹은 금기증

소아 폐쇄성수면무호흡증의 가장 흔한 원인은 편도 및 아데노이드의 비대로 편도 및 아데노이드 절제술이 일차적인 치료 방법으로 권장된다. 임상적으로 편도 및 아데노이드 비대를 동반한 폐쇄성수면무호흡증이 있는 소아에서 편도 및 아데노이드 절제술을 시행하게 되면 성인에 비하여 수면 중 호흡장애와 관련된 대부분의 증상이 호전될 수 있고 폐쇄성수면무호흡증과 관련된 다양한 이차적인 합병증이 개선된다고 알려져 있다. 그러나 편도 및 아데노이드 비대 외에 악안면기형에 의한 상기도 변형이 있거나 비강 내 문제나 비만이 동반되어 있는 경우에는 수술 후에도 재발하거나 지속적인 호흡장애가 남아 있을 수 있기 때문에 면밀한 추적관찰이 필요하다.

소아 폐쇄성수면무호흡증에 대하여 편도 및 아데노이드 절제술을 고려할 때 절대적 및 상대적 금기증이 있다(표 1). 점막하 구개열 환자는 아데노이드 절제술에 의한 아데노이드 완전 절제 시 비인강 내로 역류의 위험성이 크기 때문에 상대적 금기증으로 되어 있으며 시행을 하더라도 아데노이드 일부만 제거하는 부분 절제술을 시행한다. 소아에서 편도 및 아데노이드 수술 후에는 다양한 부작용과 합병증이 발생할 수 있다(표 2). 치명적인 합병증의 빈도는 높지 않으나 수술 후 심한 통증이 동반되고 탈수증에 빠질 가능성이 있으며, 심한 호흡장애와 출혈, 구개인두부전, 비인강 협착증 등이 발생할 수 있고 아주 드물게 사망에 이르는 경우가 있다. 그렇기 때문에 수술 결정 시에는 이러한 부작용과 수술적 방법으로 폐쇄성수면무호흡증이 적절하게 치료되지 않았을 경우에 발생하게 되는 합병증 등을 고려하여 수술적 치료의 시행 여부를 결정해야 한다. 또한 이러한 합병증을 최대한 줄이기 위하여 편도 및 아데노이드 절제술 후 합병증이 높을 것으로 예상되는 위험인자를 수술 전에 잘 파악하여야 하고 고위험 환자군을 수술할 경우에는 반드시 수술 후 입원하여 추가적인 관찰을 해야 한다(표 3). 특히 수술 당일에 고열, 기침 혹은 천명이 있을 경우에는 수술 후 합병증의 위험이 증가하므로, 반드시 수술 일자를 조절하거나, 수술 후 활력 징후를 잘 관찰해야 한다.

표 1. 편도 및 아데노이드 절제술의 금기증

절대적 금기증	상대적 금기증
편도 아데노이드 조직이 없을 때 (이전 수술로 이미 제거되었을 때)	아주 작은 편도 및 아데노이드 중증 비만과 동반된 작은 편도 및 아데노이드 치료에 반응이 없는 출혈장애 점막하 구개열 그 외 내과적 질환으로 인해 수술 시 불안정한 상황이 예상될 때

표 2. 편도 및 아데노이드 절제술의 부작용

경한 합병증	중한 합병증
통증 수술 후 오심/구토 및 경구 섭취 불량으로 인한 탈수증	마취와 관련된 합병증 마취 유도 및 회복 시의 급성 상기도 폐색 수술 후 호흡장애 출혈 구개인두부전 비인강 협착증 사망

표 3. 소아의 편도 및 아데노이드 절제술 후 호흡 관련 합병증이 일어날 위험성이 높은 경우

고위험군
3세 미만의 소아
수면다원검사상 중증 폐쇄성수면무호흡증
빈혈
만성 폐질환
비만
악안면 기형
신경근육계의 이상
최근의 호흡기 감염

수술 효과

폐쇄성수면무호흡증 관련 증상 및 증후

수면호흡장애가 있을 때 소아에서 관찰될 수 있는 대표적인 주관적인 증상으로는 코골이, 수면 중 호흡장애, 구강 호흡, 코막힘, 뒤척임 등이 있고, 편도 및 아데노이드 절제술 후 이러한 증상들은 대부분 개선이 된다. 수면호흡장애와 관련된 주관적인 증상은 수술 후 장기 추적관찰 결과에서도 지속적인 개선효과가 있는 것으로 알려져 있는데 편도 및 아데노이드 절제술을 시행한 소아를 대상으로 수술 1년 후 시행한 소아의 증상 개선에 대한 보호자 증상 설문 조사 결과에서도 80%에서 상기도폐쇄와 관련된 증상이 호전되었고 수술에 대한 보호자의 만족도도 91%에 이른다고 한다.

성장 및 악안면 골격장애

폐쇄성수면무호흡증이 있는 소아는 성인에 비하여 과체중보다 오히려 성장장애(failure to thrive)로 인한 과소체중이 있는 경우가 많고, 편도 및 아데노이드 절제술을 시행한 후 성장과 관련된 여러 가지 사항이 개선된다는 연구들이 있다. Bonuck 등은 1980년부터 2007년도까지 편도 및 아데노이드 절제술이 성장과 관련되어 어떠한 영향이 있는지 확인한 총 10편의 관련문헌을 메타 분석한 결과에서 표준화된 신장 및 체중, 그리고 평균성장호르몬의 수치를 반영하는 insulin-like growth factor-1(IGF-1), IGF-binding protein 3(IGFBP-3)가 수술 후 의미 있게 증가된다고 보고하였다. 안면 골격성장에 있어서도 비강을 통한 정상적인 호흡에 문제가 있으면 입을 통한 구강호흡이 잠을 자는 도중은 물론 평상시에도 지속될 수 있으며 이러한 경우 전체적으로 얼굴이 길어지고 윗입이 튀어나오면서 턱은 작아지고 입안의 치열이 고르지 못하게 되어 얼굴형이 이상하게 변형될 수 있다. 폐쇄성수면무호흡증이 있는 소아 17명을 대상으로 lateral cephalometry를 이용하여 편도 및 아데노이드 절제술을 시행한 전후의 치아와 안면형태를 분석한 결과에서 수술 전에는 정상군과 비교 시 바람직하지 못한 치아-안면구조를 보였으나, 수술을 시행하고 5년 후에 정상군과 다시 비교 시 수술 전 바람직하지 못했던 대부분의 치아-안면구조의 지표가 정상 대조군과 차이 없이 개선이 되었다.

수면과 관련된 삶의 질, 행동 및 인지 능력

소아에서 폐쇄성수면무호흡증은 과잉행동(hyperactivity), 공격성(aggressiveness)과 같은 행동장애, 신경인지장애, 학습장애 및 수면과 관련된 삶의 질의 저하와 연관되어 있으며, 이러한 문제들은 편도 및 아데노이드 절제술 후에 호전될 수 있다. 편도 및 아데노이드 절제술 후 수면과 관련된 삶의 질의 변화에 대하여 Baldassari 등이 child health questionnaire를 시행한 3편의 관련문헌(193명)과 OSA-18을 시행한 7편의 관련문헌(369명)을 메타 분석한 결과에서 수술 후 단기 추적관찰은 물론 장기 추적관찰 결과에서도 통계학적으로 수술 전 감소되어 있던 삶의 질이 의미있게 개선이 되었다. Garetz는 소아 폐쇄성수면무호흡증에서 편도 및 아데노이드 절제술이 행동장애, 신경인지장애, 그리고 삶의 질 등에 어떠한 영향을 미치는지 알아보기 위해 1950년부터 2007년까지 총 25편의 관련 문헌들을 비교 분석하였는데 거의 모든 연구 결과에서 수술 전 감소된 전반적인 삶의 질과 수면과 관련된 삶의 질, 과잉행동, 공격성 증가(increased aggression)와 같은 행동장애 문제와 기억력, 주의력과 각성 등의 신경인지기능에 대한 문제 등이 수술 후 호전된 것으로 확인하였다.

수면다원검사의 지표

편도 및 아데노이드 절제술을 고려하는 소아를 대상으로 수면호흡장애의 확진을 위하여 병원 검사실에서 관찰자의 관리하에 수면다원검사를 시행하는 것은 비용이나 검사의 접근성

에 있어서 문제가 많기 때문에 수술 전 수면다원검사를 반드시 해야 하는지에 대해서는 아직까지 많은 논란이 있다. 최근 미국이비인후과학회에서 제시한 수면호흡장애가 있는 소아에서 편도절제술을 하기 전 수면다원검사의 시행에 대한 적응증은 1) 수술 후 재발의 가능성이 높고 수술 전후 및 수술 자체에 의한 위험성이 큰 동반질환이 있는 경우(obesity, 다운증후군, 두개안면 기형, 신경근육 장애, sickle cell disease, mucopolysaccharidoses), 2) 수술의 필요성이 확실하지 않은 경우, 3) 신체검사에서 편도 크기와 같은 상기도의 해부학적 구조 이상과 임상적으로 확인된 수면호흡장애의 심한 정도와 일치되지 않는 경우, 4) 수면호흡장애에 대한 적절한 치료의 선택 과정에서 도움을 줄 수 있는 객관적인 정보를 보호자가 강력하게 확인하기 원하는 경우이다.

소아 폐쇄성수면무호흡증의 중증도를 객관적으로 반영하는 수면다원검사의 여러 가지 지표가 수술적 치료를 통해서 개선될 수 있다. 2006년도 Brietzke와 Gallagher가 소아 폐쇄성수면무호흡증에서 편도 및 아데노이드 절제술이 수면호흡장애에 어떠한 영향을 미치는지를 알아보기 위해 1980년부터 2004년까지 폐쇄성수면무호흡증으로 진단받은 소아들을 대상으로 편도 및 아데노이드 절제술 전후의 무호흡-저호흡 지수(apnea-hypopnea index, AHI)를 비교한 총 14편의 문헌들을 비교 분석한 결과에서 수술 전 평균 무호흡-저호흡 지수는 16.8, 수술 후 평균 무호흡-저호흡 지수는 2.42로 의미 있게 개선이 되었으며, 각 연구에서 수술의 성공 기준을 종합하여 보았을 때 편도 및 아데노이드 절제술의 평균 수술 성공률을 82.9%로 보고하였다. 그러나 2009년도 Friedman 등이 그 후에 보고된 연구결과를 추가해서 29편의 연구결과 내 1,079명의 환자를 대상으로 메타 분석을 한 결과에서는 편도 및 아데노이드 절제술 전후의 무호흡-저호흡 지수가 수술 전 평균 18.6에서 수술 후 평균 4.9로 의미 있게 개선이 되기는 하였으나 편도 및 아데노이드 절제술의 평균 성공률은 59.8%였고, 최근 시행된 다기관후향적연구 결과에 따르면 편도 및 아데노이드 절제술의 성공률이 27.2%라고 정리한 연구 결과도 있다. 특히 편도 및 아데노이드 비대 외에 악안면기형에 의한 상기도 변형이 있거나 비강 내 질환이 있는 경우, 심한 비만이 동반되어 있는 경우에는 편도 및 아데노이드 절제 후에도 코골이와 무호흡 등이 완전하게 개선되지 않거나 재발될 수 있다. 폐쇄성수면무호흡증의 자연 경과와 관련하여 수술적 치료 효과에 있어서 단순 경과관찰과 편도 및 아데노이드 절제술을 직접적으로 비교하여 연구한 결과가 최근에 보고되었다. Marcus 등은 수면다원검사로 폐쇄성수면무호흡증이 진단된 소아에서 단순 경과 관찰과 수술적 치료에 대한 임의배정 다기관 연구 결과를 발표하여, 편도 및 아데노이드 절제술의 효과에 대해 신뢰할 만한 근거를 보여주고 있다. 이 연구에서는 5~9세의 소아에서 수면다원검사 결과 및 인지능력, 행동 변화, 그리고 건강에 미치는 영향을 치료 전과 치료 7개월 후로 비교하였다. 수면다원검사상 두 군 모두에서 무호흡-저호흡 지수 수치가 개선은 되었으나, 편도 및 아데노이드 절제술군에서만 통계학적으로 의미 있는 호전이 관찰되었다. 이는 최저 산소포화도에서도 마찬가지 결과를 보였으며, 각성지수(arousal index) 역시 수술군에서 의미있게 감소되었다. 특히 폐쇄성수면무호흡의 정상화 정도는 수술군에서는 79%, 단순 경과 관찰군에서 46%로, 수술군에서 유의미하게 더 많았고 이러한 결과는 행동 변화 및 삶의 질, 그리고 증상 모두에서 유사한 결과로 나타났다. 그러나 인지능력에 있어서는 두 군 간에 유의한 차이는 보이지 않아 편도 및 아데노이드 절제술이 인지기능의 개선에 영향을 줄 수 있다는 과거 연구들과는 다른 결과를 보여주고 있다.

편도 및 아데노이드 절제술은 수면 중 호흡장애의 개선뿐만 아니라 자주 호소하는 증상 중 하나인 수면 중 잦은 뒤척임에도 영향을 줄 수 있다. 22명의 환자를 대상으로 수면다원검사상 수면 중 움직임을 객관적으로 반영하는 자세변환지표를 확인한 결과 시간당 9.3회에서 5.1회로 의미 있게 개선이 되었다.

심혈관계상태

Teo와 Mitchell은 소아 폐쇄성수면무호흡증에서 편도 및 아데노이드 절제술이 심혈관 수치에 미치는 영향을 확인하기 위하여 1970년대부터 2012년까지 나온 문헌 중 14편에 대한 체계적 고찰을 통하여, 혈압 및 평균 폐동맥압, 심초음파 소견을 호전시킨다는 결론을 내렸으나, 좀 더 체계적인 연구로 재확인을 해야 할 것으로 생각된다.

수술 술기에 따른 결과

수술 술기별로 적은 수의 소아에서 수술 결과에 대해 비교한 연구들이 있다. Tunkel 등은 편도부분절제술의 폐쇄성수면무호흡증에 대한 효과에 대해 수술 전후에 수면다원검사를 시행한 14명의 소아에서 93%의 치료율(무호흡-저호흡 지수≤1/hr)을 보고한 바 있다. 또한, Mangiardi 등은 편도부분절제술과 편도전절제술을 각각 시행한 15명의 소아를 후향적으로 비교하였으며, 두 군에서 수술 후 평균 무호흡-저호흡 지수의 통계학적으로 유의미한 차이는 없었다. 편도부분절제술은 편도의 재성장의 위험을 증가시키는데, 약 0.5~16%까지 재발률이 보고된 바 있다. Celenk 등은 42명의 수면무호흡 증상을 가진 소아에서 고주파를 이용한 편도부분절제술을 시행한 뒤 편도의 재성장에 대해 후향적으로 관찰하였다. 신체검사상 편도의 재성장은 16.6%의 환아에서 발견이 되었으며, 이 중 5명에서 증상의 재발이 함께 있어 편도전절제술을 시행하였다. 편도의 재성장이 발생하는 시기는 평균 9.3개월이었다. Zagolski는 374명의 수면무호흡 증상을 가진 소아에서 편도부분절제술을 시행했다. 4년의 경과 관찰 중 7.2%에서 편도의 재성장이 관찰되었으며, 그중 20명에서 증상의 재발이 함께 있어 편도전절제술을 시행하였다. 편도의 재성장은 평균 3.8년에 관찰되었다. Zhang 등은 215명의 폐쇄성수면무호흡증을 진단받은 소아 82명에서 편도부분절제술, 133명에서 편도전절제술을 시행 후 5년 동안 경과 관찰하였다. 이 중 편도부분절제술을 시행한 5명, 6.1%에서 평균 2.5년 후에 편도의 재성장이 발견되었으며, 2명에서 증상이 재발하여 편도전절제술을 시행하였다. 비록 재발된 증례 수는 많지 않았지만, 재발의 요소로 수술 시의 어린 연령, 상기도 알레르기 병력, 재성장 전 급성 편도선염을 제시하였다. 아데노이드 역시 수술 후 재성장이 보고되고 있으며, Lesinskas와 Drigotas가 104명의 아데노이드 절제술을 시행한 소아를 대상으로 1.5년 후 추적 관찰한 결과, 19.1%에서 재성장이 발견되었다. Kim 등은 coblation을 사용하여 아데노이드 제거술을 시행한 1년 뒤에 13.3%에서 아데노이드의 재성장을 확인하였다. 특히나 수술 뒤에 잔존 아데노이드가 있었던 경우의 63.6%에서 1년 뒤 재성장이 있었으며, 이러한 아데노이드의 재성장은 수면무호흡 증상의 재발에 영향을 끼쳤다.

결론적으로 소아 폐쇄성수면무호흡증에서 편도 및 아데노이드 절제술은 일차적인 치료 방법이며 폐쇄성수면무호흡증을 호전시켜 소아의 삶의 질을 호전시키는 매우 효과적인 치료법임에 틀림이 없다. 하지만, 수술 수기에 있어서 아직까지 소아에서 편도부분절제술과 편도전절제술을 비교한 신뢰도가 높은 연구는 없다. 따라서 객관적인 평가 방법을 이용하여 폐쇄성수면무호흡증에서 편도부분절제술의 효과에 대한 추가적인 연구 결과가 필요하다. 편도부분절제술 시행 후 며칠 동안의 통증 감소 및 회복 시간의 단축 효과가 있다는 연구 결과가 있지만, 수술 중 출혈의 가능성이 더 높을 수 있으며, 남아 있는 편도 감염의 위험을 높일 수 있으므로 주의가 필요하다. 또한, 편도부분절제술 이후 편도의 재성장의 가능성이 있으므로 편도부분절제술 시행 시에는 반드시 장기간 동안 폐쇄성수면무호흡증에 대해 경과 관찰하여야 할 것이다.

양압기

양압기는 수면 중에 코를 통하여 지속적으로 공기를 주입하여 상기도가 폐쇄되지 않도록 유지해주는 장비로 성인에서 발생하는 폐쇄성수면무호흡증의 치료에 있어 가장 효과적인 방법이며, 소아에서도 제한적이기는 하나 고려할 수 있는 비교적 안전하고 유용한 치료방법이다. 그러나 성인에 비하여 편도 및 아데노이드 비대가 주된 원인이고 이에 대한 수술적 치료효과가 매우 높다는 점을 고려할 때 소아에서 일차적으로 시행하는 치료법으로 추천되지는 않는다.

폐쇄성수면무호흡증을 가진 29명의 소아를 대상으로 무작위적인 지속적양압기 또는 2단양압기(Bilevel positive airway pressure, BiPAP)를 적용한 다기관 연구에 따르면, 2/3 정도의 소아가 치료기간 중 지속적으로 양압기 치료를 시행하였고, 6개월의 양압기를 사용하는 동안 환아들은 주간졸음, 무호흡-저호흡 지수, 혈중 산소포화도가 현저하게 개선되었다. 또한 지속적양압기와 BiPAP군 사이에서 순응도에 차이는 없었으며 양 군 간에 효과에 있어서도 차이가 없었다. 자동양압기(APAP)의 경우에도 소아에서 비교적 안전하고 효과적으로 시행될 수 있다고 밝혀졌으며, 양압기의 다른 모드인 BiPAP with pressure release technology(Bi-Flex)와 지속적양압기를 비교한 무작위배정 이중맹검 연구에서도 두 장비가 동일하게 효과적이라고 확인되었다.

그러나 성인에서와 마찬가지로 소아에서 양압기를 이용하여 효과적인 치료결과를 얻기 위해서는 지속적인 사용 여부에 대한 순응도에 관련된 문제가 있다. 소아에서 양압기에 대한 순응도에 영향을 주는 요인으로 무호흡의 중증도, 기계의 압력 정도, 환아 본인의 사회심리학적 지표와는 관련이 적고, 환아 어머니의 교육 정도가 높고 연령이 낮을수록 순응도가 높다. 순응도를 높이기 위하여 처음 마스크를 착용할 때 친밀하게 긴장을 푼 상태에서 시행할 것, 적절한 개개인 맞춤형 마스크를 선택할 것, 공기를 넣어주기 전에 미리 마스크나 헤드기어를 착용하게 하여 익숙하게 할 것, 압력을 너무 높거나 낮게 하지 말 것, 치료 시작부터 가열된 가습기를 함께 사용하는 등의 다양한 방법들이 시도될 수 있으나, 소아에게 이를 적용하고 시행하는 데 많은 어려움이 있다.

소아에서 양압기 착용으로 인한 합병증으로는 마스크 자체로 인한 피부자극과 코막힘, 콧물 같은 코증상 등이 있으나 증상에 대한 처치를 통하여 어느 정도 개선이 가능하며, 드물지만 안면골격성장장애(mid-face hypoplasia)가 보고된 바가 있어 장기간 착용하는 소아에서는 상악과 하악의 성장 및 발달에 대한 주기적인 평가를 권장하고 있다.

약물치료

소아에서 폐쇄성수면무호흡증에 대한 내과적인 약물치료로는 항염치료효과(anti-inflammatory effect)가 있는 국소 비강스테로이드와 항류코트리엔 등이 있다.

국소 비강스테로이드

국소 비강스테로이드는 소아에서 발생한 경도의 폐쇄성수면무호흡증에 효과가 있는 것으로 알려져 있다. 반복적인 인후통 또는 폐쇄성수면무호흡증으로 편도 및 아데노이드 절제술을 시행 후 얻은 조직에 대한 glucocorticoid receptor(GCR)의 발현 양상을 확인한 결과, GCR-α가 폐쇄성수면무호흡증 소아에서 더 많이 확인된다는 점은 소아 폐쇄성수면무호흡증에 국소 비강스테로이드 치료가 효과적일 수 있다고 예측할 수 있는 근거가 된다. 아데노이드 비대가 있는 소아에게 국소 비강스테로이드(mometasone)를 투약하게 되면 만성적인 코막힘 증상과 아데노이드 크기가 감소한다. 다른 연구에서도 경도의 폐쇄성수면무호흡증으로 진단된 62명의 소아를 대상으로 무작위배정 이중맹검 검사로 국소 비강스테로이드(budesonide)와 위약을 6주간 투약하였을 때, 국소 비강스테로이드 투여군에서만 수면다원검사상 호흡장애와 관련된 객관적인 지표가 개선되고 아데노이드 크기가 감소했으며 투여 종료 후에도 8주간 그 효과가 지속되었다. 국소 비강스테로이드(fluticasone)를 무작위배정 삼중맹검 검사를 통하여 폐쇄성수면무호흡증이 있는 25명의 소아를 대상으로 한 연구에서는 수면다원검사상 호흡장애를 반영하는 지수가 대조군에 비하여 치료군에서 의미 있게 개선되었으나 편도 및 아데노이드의 크기나 임상증상은 두 군 간에 의미 있는 차이가 없었다. 그러나 국소 비강스테로이드는 장기간 사용시 효과와 부작용에 대해서는 아직 충분히 밝혀져 있지 않기 때문에 이러한 경우에는 재발 및 부작용 여부에 대한 지속적인 추적관찰이 필요하다.

항류코트리엔

항류코트리엔은 소아에서 알레르기 비염이나 천식 등과 같은 염증성 질환의 예방 및 치료약제로 승인된 비교적 안전한 경구 약제로 소아에서 발생한 경도의 폐쇄성수면무호흡증에 효과가 있는 것으로 알려져 있다. 폐쇄성수면무호흡증이 있는 소아 24명을 대상으로 항류코트리엔(montelukast)으로 16주간 치료를 시행한 이후 수면다원검사상 무호흡-저호흡 지수 등과 같은 객관적인 호흡장애의 지표가 개선되고 아데노이드 크기가 의미 있게 감소되었다. 46명의 환아를 대상으로 시행한 전향적 무작위배정 이중맹검 검사에서도 12주간의 항류코트리엔(montelukast) 약물치료 후 수면다원검사상 호흡장애를 반영하는 지표와 증상이 개선되고 아데노이드 비대가 의미 있게 감소하였다. 또한 소아 폐쇄성수면무호흡증에 대한 수술적 치료 후 완전히 호전되지 않은 환자에서 국소 비강스테로이드와 항류코트리엔을 함께 처방한 후 호흡장애를 반영하는 다양한 지표가 의미 있게 개선되거나 정상화되었다는 보고도 있다.

약물치료로서 국소 비강스테로이드와 항류코트리엔은 소아에서 경도(무호흡-저호흡 지수<5)의 폐쇄성수면무호흡증 치료에 시행될 수 있으나 중등도 이상의 중증도를 가지는 경우에는 일차적인 치료로써 추천되지는 않는다. 특히 편도 및 아데노이드 절제술을 시행한 후 경도의 수면호흡장애가 남아 있거나 재발한 경우에 국소 비강스테로이드나 항류코트리엔을 추가적인 치료로 시행할 수 있다.

급속상악확장기

급속상악확장기는 양측의 대구치에 기구를 횡으로 부착시킨 후 단계적으로 경구개의 횡간격을 늘리는 방법으로 상악의 위축(maxillary constriction)과 치아의 부정교합(dental malocclusion)이 있는 소아 폐쇄성수면무호흡증에 선택적으로 시행될 수 있는 치료방법이다. 급속상악확장기는 치과적으로 후방교차교합을 바로 잡고 상악 치아궁을 넓히는 목적으로 시행되는 방법이나, 이러한 과정에서 비강의 기저부를 구성하는 상악의 확장과 함께 이차적으로 비강 기도가 넓어지면서 비강 호흡의 개선을 통해 수면 중 호흡장애가 좋아지는 것으로 알려져 있다. 급속상악확장기를 소아에서 적어도 6개월 이상 시행한 후 그 결과를 평가한 문헌들을 체계적으로 고찰한 연구 결과에 따르면 급속상악확장기를 사용한 후 비강 호흡이 호전되고 치료 후 증상이 개선된 상태가 적어도 11개월간 유지되었다. 폐쇄성수면무호흡증과 치아 부정교합이 있는 소아를 대상으로 급속상악확장기를 시행한 연구 결과에 따르면 호흡장애를 반영하는 주관적인 증상이 호전되고 무호흡-저호흡 지수와 각성지수(arousal index) 등도 유의하게 감소했으며 이런 치료효과는 치료 종결 후 24개월째에도 지속되었다.

참고문헌

1) Allareddy V, Martinez-Schlurmann N, Rampa S, Nalliah RP, Lidsky KB, Allareddy V, Rotta AT. Predictors of Complications of Tonsillectomy with or without Adenoidectomy in Hospitalized Children and Adolescents in the United States, 2001-2010: a population-based study. Clin Pediatr (Phila). 2015 Nov 24, Epub ahead of print.
2) Baldassari CM, Mitchell RB, Schubert C, Rudnick EF. Pediatric obstructive sleep apnea and quality of life: a meta-analysis. Otolaryngol Head Neck Surg 2008;138:265-73.

3) Baratieri C, Alves Jr M, de Souza MMG, de Souza Araújo MT, Maia LC. Does rapid maxillary expansion have long-term effects on airway dimensions and breathing? Am J Orthod Dentofacial Orthop 2011;140:146-56.
4) Berlucchi M, Valetti L, Parrinello G, Nicolai P. Long-term follow-up of children undergoing topical intranasal steroid therapy for adenoidal hypertrophy. Int J Pediatr Otorhinolaryngol 2008;72:1171-5.
5) Bhattacharjee R, Kheirandish-Gozal L, Spruyt K, Mitchell RB, Promchiarak J, Simakajornboon N, et al. Adenotonsillectomy outcomes in treatment of obstructive sleep apnea in children: a multicenter retrospective study. Am J Respir Crit Care Med 2010;182:676-83.
6) Bhattacharyya N, Lin HW. Changes and consistencies in the epidemiology of pediatric adenotonsillar surgery, 1996-2006. Otolaryngol Head Neck Surg 2010;143:680-4.
7) Bonuck KA, Freeman K, Henderson J. Growth and growth biomarker changes after adenotonsillectomy: systematic review and meta-analysis. Arch Dis Child 2009;94:83-91.
8) Brietzke SE, Gallagher D. The effectiveness of tonsillectomy and adenoidectomy in the treatment of pediatric obstructive sleep apnea/hypopnea syndrome: a meta-analysis. Otolaryngol Head Neck Surg 2006;134:979-84.
9) Brouillette RT, Manoukian JJ, Ducharme FM, Oudjhane K, Earle LG, Ladan S, et al. Efficacy of fluticasone nasal spray for pediatric obstructive sleep apnea. J Pediatr 2001;138:838-44.
10) Celenk F, Bayazit YA, Yilmaz M, Kemaloglu YK, Uygur K, Ceylan A, et al. Tonsillar regrowth following partial tonsillectomy with radiofrequency. Int J Pediatr Otorhinolaryngol 2008;72:19-22.
11) Chervin RD, Ruzicka DL, Giordani BJ, Weatherly RA, Dillon JE, Hodges EK, et al. Sleep-disordered breathing, behavior, and cognition in children before and after adenotonsillectomy. Pediatrics 2006;117:e769-78.
12) Choi JH, Kim EJ, Choi J, Kim TH, Kwon SY, Lee SH, et al. The effect of adenotonsillectomy on changes of position during sleep in pediatric obstructive sleep apnea syndrome. Am J Rhinol Allergy 2009;23:e56-8.
13) DiFeo N, Meltzer LJ, Beck SE, Karamessinis LR, Cornaglia MA, Traylor J, et al. Predictors of positive airway pressure therapy adherence in children: a prospective study. J Clin Sleep Med 2012;8:279-86.
14) Friedman BC, Hendeles-Amitai A, Kozminsky E, Leiberman A, Friger M, Tarasiuk A, et al. Adenotonsillectomy improves neurocognitive function in children with obstructive sleep apnea syndrome. Sleep 2003;26:999-1005.
15) Friedman M, Wilson M, Lin HC, Chang HW. Updated systematic review of tonsillectomy and adenoidectomy for treatment of pediatric obstructive sleep apnea/hypopnea syndrome. Otolaryngol Head Neck Surg 2009;140:800-8.
16) Garetz SL. Behavior, cognition, and quality of life after adenotonsillectomy for pediatric sleep-disordered breathing: summary of the literature. Otolaryngol Head Neck Surg 2008;138:S19-26.
17) Goldbart AD, Goldman JL, Veling MC, Gozal D. Leukotriene modifier therapy for mild sleep-disordered breathing in children. Am J Respir Crit Care Med 2005;172:364-70.
18) Goldbart AD, Greenberg-Dotan S, Tal A. Montelukast for children with obstructive sleep apnea: a double-blind, placebo-controlled study. Pediatrics 2012;130:e575-80.
19) Goldbart AD, Veling MC, Goldman JL, Li RC, Brittian KR, Gozal D. Glucocorticoid receptor subunit expression in adenotonsillar tissue of children with obstructive sleep apnea. Pediatr Res 2005;57:232-6.
20) Kheirandish L, Goldbart AD, Gozal D. Intranasal steroids and oral leukotriene modifier therapy in residual sleep-disordered breathing after tonsillectomy and adenoidectomy in children. Pediatrics 2006;117:e61-6.
21) Kheirandish-Gozal L, Gozal D. Intranasal budesonide treatment for children with mild obstructive sleep apnea syndrome. Pediatrics 2008;122:e149-55.
22) Kiliç N, Oktay H. Effects of rapid maxillary expansion on nasal breathing and some naso-respiratory and breathing problems in growing children: a literature review. Int J Pediatr Otorhinolaryngol 2008;72:1595-601.
23) Kim SY, Lee WH, Rhee CS, Lee CH, Kim JW. Regrowth of the adenoids after coblation adenoidectomy: cephalometric analysis. Laryngoscope 2013;123:2567-72.
24) Kirk VG, O'Donnell AR. Continuous positive airway pressure for children: a discussion on how to maximize compliance. Sleep Med Rev 2006;10:119-27.
25) Lesinskas E, Drigotas M. The incidence of adenoidal regrowth after adenoidectomy and its effect on persistent nasal symptoms. Eur Arch Otorhinolaryngol 2009;266:469-73.
26) Li KK, Riley RW, Guilleminault C. An unreported risk in the use of home nasal continuous positive airway pressure and home nasal ventilation in children: mid-face hypoplasia. Chest 2000;117:916-8.
27) Mangiardi J, Graw-Panzer KD, Weedon J, Regis T, Lee H, Goldstein NA. Polysomnography outcomes for partial intracapsular versus total tonsillectomy. Int J Pediatr Otorhinolaryngol 2010;74:1361-6.
28) Marcus CL, Beck SE, Traylor J, Cornaglia MA, Meltzer LJ, DiFeo N, et al. Randomized, double-blind clinical trial of two different modes of positive airway pressure therapy on adherence and efficacy in children. J Clin Sleep Med. 2012;8:37-42.
29) Marcus CL, Brooks LJ, Draper KA, Gozal D, Halbower AC, Jones J, et al. Diagnosis and management of childhood obstructive sleep apnea syndrome. Pediatrics 2012;130:576-84.
30) Marcus CL, Moore RH, Rosen CL, Giordani B, Garetz SL, Taylor HG, et al. A randomized trial of adenotonsillectomy for childhood sleep apnea. N Engl J Med 2013;368:2366-76.
31) Marcus CL, Rosen G, Ward SL, Halbower AC, Sterni L, Lutz J, et al. Adherence to and effectiveness of positive airway pressure therapy in children with obstructive sleep apnea. Pediatrics 2006;117:e442-51.
32) Palombini L, Pelayo R, Guilleminault C. Efficacy of automated continuous positive airway pressure in children with sleep-related breathing disorders in an attended setting. Pediatrics 2004;113:e412-7.
33) Roland PS, Rosenfeld RM, Brooks LJ, Friedman NR, Jones J, Kim TW, et al. Clinical practice guideline: polysomnography for sleep-disordered breathing prior to tonsillectomy in children. Otolaryngol Head Neck Surg 2011;145:S1-15.
34) Simon SL, Duncan CL, Janicke DM, Wagner MH. Barriers to treatment of paediatric obstructive sleep apnoea: development of the adherence barriers to continuous positive airway pressure (CPAP) questionnaire. Sleep Med 2012;13:172-7.
35) Suen JS, Arnold JE, Brooks LJ. Adenotonsillectomy for treatment of obstructive sleep apnea in children. Arch Otolaryngol Head Neck Surg 1995;121:525-30.
36) Teo DT, Mitchell RB. Systematic review of effects of adenotonsillectomy on cardiovascular parameters in children with obstructive sleep apnea. Otolaryngol Head Neck Surg 2013;148:21-8.
37) Tunkel DE, Hotchkiss KS, Carson KA, Sterni LM. Efficacy of powered intracapsular tonsillectomy and adenoidectomy. Laryngoscope 2008;118:1295-302.
38) Villa MP, Malagola C, Pagani J, Montesano M, Rizzoli A, Guilleminault C, et al. Rapid maxillary expansion in children with obstructive sleep apnea syndrome: 12-month follow-up. Sleep Med 2007;8:128-34.
39) Villa MP, Rizzoli A, Miano S, Malagola C. Efficacy of rapid maxillary expansion in children with obstructive sleep apnea syndrome: 36 months of follow-up. Sleep Breath 2011;15:179-84.
40) Wolfensberger M, Haury JA, Linder T. Parent satisfaction 1 year after adenotonsillectomy of their children. Int J Pediatr Otorhinolaryngol 2000;56:199-205.
41) Zagolski O. Why do palatine tonsils grow back after partial tonsillectomy in children? Eur Arch Otorhinolaryngol 2010;267:1613-7.
42) Zettergren-Wijk L, Forsberg CM, Linder-Aronson S. Changes in dentofacial morphology after adeno-/tonsillectomy in young children with obstructive sleep apnoea--a 5-year follow-up study. Eur J Orthod 2006;28:319-26.
43) Zhang Q, Li D, Wang H. Long term outcome of tonsillar regrowth after partial tonsillectomy in children with obstructive sleep apnea. Auris Nasus Larynx 2014;41:299-302.
44) Zucconi M, Strambi LF, Pestalozza G, Tessitore E, Smirne S. Habitual snoring and obstructive sleep apnea syndrome in children: effects of early tonsil surgery. Int J Pediatr Otorhinolaryngol 1993;26:235-43.

CHAPTER 25

알아두어야 할 흔한 수면질환

Common Sleep Disorders You Should Know

변장열, 김대우, 홍일희

수면호흡장애는 수면 중 호흡 이상으로 인해 잠의 깊이와 연속성이 깨지는 수면장애이다. 또한 이로 인해 주간졸음이나 인지장애 등 주간 증상이 나타난다. 이런 증상들은 수면호흡장애만의 증상이 아니므로 수면호흡장애와 동반되거나 감별진단을 해야 할 다른 수면질환을 이해하고 숙지하는 것이 중요하다고 할 수 있다.

'수면장애'에 대하여 미국수면장애학회(American Sleep Disorders Association)는 1990년에 국제수면장애분류(International Classification of Sleep Disorder, ICSD)를 발표하였고, 2014년에 ICSD-Third Edition(ICSD-3)으로 개정하였다. ICSD-3에서는 불면증(insomnia), 수면관련 호흡장애(sleep related breathing disorders), 과다수면 중추장애(central disorders of hypersomnolence), 일주기리듬 수면-각성장애(circadian rhythm sleep-wake disorders), 사건수면(parasomnias), 수면관련 운동장애(sleep related movement disorders)으로 크게 분류되어 있다. 2012년에 발간된 정신장애의 진단 및 통계편람 5판(Diagnostic and Statistical Manual of Mental Disorders, 5th ed, DSM-5)에서는 수면각성질환(sleep wake disorder)을 10개의 질환 또는 질환군으로 분류하였고, 불면장애(insomnia disorder), 과다수면장애(hypersomnolence disorder), 기면증(narcolepsy), 호흡관련 수면장애(breathing-related sleep disorders), 일주기리듬 수면각성장애(circadian rhythm sleep-wake disorders), 비렘수면 각성장애(NREM sleep arousal disorder), 악몽장애(nightmare disorder), 렘수면행동장애(REM sleep behavior disorder), 하지불안증후군(restless legs syndrome), 그리고 물질/약물 유발 수면질환(substance/medication-induced sleep disorder)으로 분류되어 있다. 여기에서는 ICSD-3의 분류 기준을 이용하여 기술하며, 수면관련 호흡장애에 대한 부분은 앞부분에 자세히 기술이 되어 있어 이 Chapter에서는 생략하기로 한다.

불면증(Insomnia)

불면증은 일반인들의 1/3 정도가 호소하는 매우 흔한 증상으로서, 잠을 잘 수 있는 여건이나 환경이 갖추어져 있는데도 불구하고 잠을 이루지 못하거나, 잠을 자더라도 자주 깨거나, 숙면을 취하지 못하는 수면 이상 상태 등, 매우 다양한 형태로 나타날 수 있다. 따라서 정신과, 신경과뿐만 아니라 이비인후과에서도 흔히 접할 수 있으며, 코골이 환자에게서 주로 볼 수 있다. 환자들은 대부분 수면의 양이나 질이 불만족스럽다고 호소하며, 주간생활 동안에는 졸림, 피로감, 집중력 저하와 같이 정신 기능 및 행동의 수행 능력에도 영향이 있으며, 이로 인하여 사회적, 직업적, 여러 중요한 기능 영역에서 심각한 장애가 발생하게 된다. 따라서 불면증은 증상이기도 하지만 독립적인 질병으로 보아야 하며, 코골이, 심장질환, 암, 피부질환 등과 같은 신체질환 혹은 치매, 우울증, 불안증, 집착증 및 성격장애와 같은 정신질환과 동반되는 경우가 매우 빈번하고, 약물 사용의 부작용으로 발생하기도 한다.

불면증은 아동기 혹은 청소년기에 나타나는 경우도 있지만, 대개 성인기 초기에 가장 흔하게 발생한다. 여성의 경우, 폐경기에 발생하여 폐경의 다른 증상들이 사라진 후에도 지속되는 경우도 있다. 노년기에서의 불면증은, 잠들기 어렵다고 호소하는 성인과는 달리, 수면 중 자주 깨는 증상이 더 흔하다. 하지만, 정상적인 노화과정에서 일어나는 수면 습관의 변화와도 구분해야 한다.

ICSD-3에서는 불면증을 만성 불면질환(chronic insomnia disorder), 단기 불면질환(short-term insomnia disorder), 그리고, 단기 혹은 만성 불면질환과 부합되지 않는 경우인 기타 불면질환(other insomnia disorder)으로 구분하였다(표 1).

만성 불면장애(Chronic Insomnia Disorder)

일시적인 불면증을 앓는 인구는 약 30% 정도로 추정되나, 만성적인 불면질환을 가지는 인구는 약 10%에 달한다. 의학적, 정신과적으로 치료를 받고 있거나, 약물중독 혹은 저 사회층 여성에서 흔하며, 주로 성인에서 나이와 연관되어 발생하는 수면 악화 현상과 함께, 동반된 질병으로 인한 약물 복용과 관련되는 경우가 많다. 병태생리 기전으로는 수면기간 동안 교감신경계의 기능항진과 시상하부-뇌하수체-부신 축(hypothalamus-pituitary gland-adrenal axis)의 기능 항진이 수면/기상장애를 초래하게 되며, 심박동의 증가와 변화, 대사 항진, 코티졸의 증가, 체온 증가, 그리고 비렘수면 시 뇌파의 활성을 특징으로 한다.

진단 기준은 아래와 같다.

> 진단 기준(가-바를 모두 충족시켜야 함)
>
> 가. 환자 혹은 부모/보호자가 아래 항목들 중 하나 이상을 호소한다.
> 1. 수면 개시의 어려움
> 2. 수면 유지의 어려움
> 3. 원하지 않는 시간에 조기 기상
> 4. 취침 시간에 잠자리에 들기를 꺼림
> 5. 부모나 보호자의 도움 없이 잠들기 어려움
>
> 나. 야간수면의 어려움과 관련하여 환자 혹은 부모/보호자가 아래 항목들 중 하나 이상을 호소한다.
> 1. 피로감/권태감
> 2. 주의력, 집중력, 또는 기억력의 저하
> 3. 사회, 가정, 업무, 또는 학습 능력의 장애
> 4. 기분장애/흥분
> 5. 주간 졸음
> 6. 행동의 문제들 (과잉행동, 충동성, 공격성 등)
> 7. 동기부여/활기/진취성의 감소
> 8. 실수/사고 성향
> 9. 수면에 대한 불만족과 염려
>
> 다. 수면/기상장애는 수면의 기회가 박탈되거나 부적절한 수면 환경에 의한 것으로 설명되지 않는다.
>
> 라. 수면장애나 이와 관련된 주간 증상이 주 3회 이상 나타난다.
>
> 마. 수면장애나 이와 관련된 주간 증상은 최소 3개월간 지속된다.
>
> 바. 수면/기상의 어려움이 다른 수면장애로 더 잘 설명되지 않는다.

어떤 만성 불면증 환자는 수 년간에 걸쳐 몇 주씩 지속되는 반복적인 수면/기상장애를 호소하는 경우도 있으나, 진단 기준에서처럼 3개월간 지속되어야 한다는 기준에 맞지 않을 수도 있다. 그래도 이런 환자들은 간헐적인 수면장애가 지속된 것으로 간주하고 진단에 포함시켜야 한다.

소아는 적어도 6개월이 지나야 지속적인 수면을 취할 수 있으므로, 만성 불면질환의 진단을 위해서는 6개월 이후까지 기다려 보는 것이 좋다. 일반적으로 소아나 청년에서 수면 시작 잠복기간이나 수면 후 깨어있는 시간이 20분 이상 지속되는 경우, 임상적으로 의미 있는 불면증이 있다고 할 수 있으며, 중년이나 노년층에서는 30분 이상을 의미있는 기준으로 간주할 수 있다. 조기 기상 시간도 그 기준이 애매할 수 있으나, 정상적인 수면 패턴과 비교하였을 때 원하는 기상 시간보다 30분 이상 일찍 기상하며, 그로 인하여 총 수면 시간이 단축되는 경우로 간주할 수 있다. 예를 들어, 새벽 4시에 기상하였으나, 전날 밤 11시경에 잠든 경우는 불면증이나 저녁 9시경에 잠든 경우는 불면증이라고 볼 수 없다. 기상 시에는 피로감, 활동 감소, 집중력, 주의 및 기억력 감소, 그리고 짜증감 또는 기분 저하가 흔히 동반된다. 특징적으로 환자는 수면장애가 지속되는 것에 대해, 그리고 이로 인하여 발생하는 주간 증상에 대해서 과도하게 신경을 쓴다.

만성 불면장애는 대개 일차성 불면증(primary insomnia)과 이차성 불면증(secondary insomnia)로 나뉘어지는데, 이차성 불면증은 DSM-IV Text Revision과 ICSD-2에서 다른 정신질환으로 인한 불면증, 동반된 질환으로 인한 불면증, 그리고 약물이나 물질에 의한 불면증으로 나누었다. 여기에서는 ICSD-2의 분류에 따른 일차성 불면증의 아형들만 다루기로 한다.

표 1. 불면증의 분류

Chronic Insomnia Disorder
Primary insomnia
Psychophysiological insomnia
Paradoxical insomnia
Inadequate sleep hygiene
Behavioral insomnia of childhood
Idiopathic insomnia
Secondary insomnia
Insomnia due to another mental disorder
Insomnia due to a medical condition
Insomnia due to drug or substance
Short-Term Insomnia Disorder
Other Insomnia Disorder

정신생리학적 불면증(Psychophysiological Insomnia)

여러 스트레스에 의해 시작되어 1개월 이상 지속되고, 불면증을 환자 스스로가 악화시켜서 만성화되는 형태로, 수면을 취하기 힘들거나, 자주 깨는 증상을 호소하며, 다음 중 적어도 한 가지의 상태를 포함하여야 한다.

1) 수면과 관련된 과도한 불안과 염려증
2) 원하는 시간에 취침에 들거나, 낮잠을 자기 어려운 경우(단, 본인이 의도하지 않은 수면은 제외)
3) 집이 아닌 곳에서 더 잠을 잘 자는 경우
4) 여러 가지 생각들로 인하여 잠들지 못하고 각성상태가 유지되거나, 자려고 누웠으나 수면에 방해되는 생각들을 통제할 수 없는 경우
5) 자려고 할 때 신체의 긴장감이 증가되며, 이완이 되지 않는 상태

역설적 불면증(Paradoxical Insomnia)

숙면을 취하지 못한다는 뚜렷한 근거는 없으나, 환자 본인은 전혀 잠을 자지 못한다고 느끼거나 주간장애를 호소하는 증상이 적어도 1개월 이상 지속되는 경우이다. 진단 기준은 다음 중 하나 이상을 포함하여야 한다.

1) 매일 밤 대부분 잠을 조금 혹은 자지 못하며 정상적인 수면을 취한 적이 거의 없다.
2) 낮잠을 자지 않으며, 수면로그 자료상 매우 짧은 평균 수면 시간을 보인다.
3) 주관적인 수면과 객관적인 수면검사와의 지속적인 불일치소견을 보인다.

대부분의 불면증 환자들은 자신의 수면 시간이 짧고, 잠을 들기까지 오래 걸린다고 호소하지만, 역설적인 불면증 환자에서는 이런 증상들을 더 과장되어 호소하는 경향이 있다. 따라서 수면다원검사가 도움이 될 수 있으며, 수면단계나 변수(parameter) 등의 검사 결과들은 대부분 정상으로 나온다. 불면증 환자에서 약 5% 미만의 유병률을 보이며, 특징적으로 성인 초반 및 중년층에서 호발되며, 어린이나 청소년에게서는 드물다.

불량한 수면위생(Inadequate Sleep Hygiene)

1개월 이상 다음의 기준에 부합하는 증상이 하나라도 있으면 불량한 수면위생에 의한 불면증이라고 진단할 수 있다.

1) 부정확한 수면 습관(잦은 낮잠, 편차가 심한 취침 및 기상 시간 등)
2) 음주, 흡연, 카페인 섭취(특히 야간에)
3) 자기 전 운동 및 심리적 자극(헬스, 컴퓨터 게임 등)
4) 수면과 상관없는 잦은 침대생활 습관(침대 위에서의 TV 시청, 식사, 공부, 독서 등)
5) 편안한 수면 환경의 부재

불면증 환자 중 5~10%를 차지하며, 이 중 청소년 및 청년이 1~2%를 차지한다.

소아의 행동관련 불면증(Behavioral Insomnia of Childhood)

이 불면증은 아이의 부모나 보호자의 진술을 토대로 진단이 내려지며, 수면시작연관형(sleep-onset association type)과 제한설정형(limit-setting type)의 두 종류가 있으며 복합된 형태로 나타날 수도 있다. 수면시작연관형은 다음과 같은 증상을 지니고 있어야 한다.

1) 특정 환경이 아니면 잠이 드는 데 오랜 시간이 걸린다.
2) 잠이 드는 데 너무 힘들고 문제가 있다.
3) 특정 상황이 아니면 잠이 들지 않으며, 수면도 잘 취하지 못한다.
4) 야간에 깨어난 경우에는 다시 잠드는 데 보호자의 중재가 필요하다.

제한 설정형의 경우에는 다음의 경우들을 포함하여야 한다.

1) 수면의 시작이나 유지가 힘들다.
2) 잠을 자야 할 시간에 침대로 가기 싫어한다.
3) 수면 습관을 확립하기 위해 보호자가 확실한 선을 긋거나, 기준을 제시하지 못한다.

병명에서도 알 수 있듯이 습관으로 인하여 발생하는 불면증의 형태이며, 불면증을 지닌 환아에서 약 10~30%를 차지한다. 따라서 부모나 보호자, 그리고 그 가족들의 습성 및 문화를 파악하는 것이 중요하다. 하지만, 6개월 미만인 아기는 이 진단에 포함시키지 않는다.

특발성 불면증(Idiopathic Insomnia)

만성적인 불면증의 형태로서 뚜렷한 원인이나 인자 없이 유아기나, 학령기, 즉 조기에 발병하여 경과의 호전을 보이지 않고, 지속되는 경우에 진단하게 된다. 10대 청소년에서 약 0.7%, 청년

층에서는 1% 정도 관찰된다고 알려져 있다.

단기 불면장애(Short Term Insomnia Disorder)

급성 불면증(acute insomnia)이나 적응성 불면증(adjustment insomnia)이라고도 불리며, 어느 연령군에서나 발병 가능하다. 주 증상은 만성 불면장애와 같이 여성에서, 그리고 고연령층일수록 빈도가 높다. 대부분의 증상이 만성 불면장애와 유사하지만 기간과 빈도의 차이가 있으며, 시차장애나 교대근무장애로 야기되는 일주기리듬 수면-각성장애와 감별하여야 한다. ICSD-3의 진단 기준은 다음과 같다.

진단 기준(가-마를 모두 충족시켜야 함)

가. 환자 혹은 부모/보호자가 아래 항목들 중 하나 이상을 호소한다.
  1. 수면 개시의 어려움
  2. 수면 유지의 어려움
  3. 원하지 않는 시간에 조기 기상
  4. 취침 시간에 잠자리에 들기를 꺼림
  5. 부모나 보호자의 도움 없이 잠들기 어려움

나. 야간수면의 어려움과 관련하여 환자 혹은 부모/보호자가 아래 항목들 중 하나 이상을 호소한다.
  1. 피로감/권태감
  2. 주의력, 집중력, 또는 기억력의 저하
  3. 사회, 가정, 업무, 또는 학습 능력의 장애
  4. 기분장애/흥분
  5. 주간 졸음
  6. 행동의 문제들 (과잉행동, 충동성, 공격성 등)
  7. 동기부여/활기/진취성의 감소
  8. 실수/사고 성향
  9. 수면에 대한 불만족과 염려

다. 수면/기상장애는 수면의 기회가 박탈되거나 부적절한 수면 환경에 의한 것으로 설명되지 않는다.

라. 수면장애나 이와 관련된 주간 증상이 3개월이내로 나타난다.

마. 수면/기상의 어려움이 다른 수면장애로 더 잘 설명되지 않는다.

불면장애의 진단과 치료

단기, 그리고 만성 불면장애 모두 증상 및 유발 가능한 요인을 알아내기 위한 세심한 문진이 정확한 진단을 위해 필수적이다. 최근에 수면다원검사와 같은 진단도구의 발달로 인하여 수면 이상 혹은 수면장애와 관련된 많은 부분이 밝혀지고 있으나, 여전히 진단이 쉽지 않다.

불면증은 일차적으로 임상적 면담을 통하여, 환자 및 보호자로부터 얻어지는 증상에 근거하여 진단하게 된다. 면담 시 가장 중요한 것은 불면 호소의 특성 및 이와 관련한 자세한 병력청취로, 낮과 밤, 수면과 관련된 습관 및 과거력, 그리고 정신질환, 약물이나 물질, 신체질환 등에 관한 여러 사항들에 대한 전반적인 평가가 필요하다. 이와 함께 수면일지(sleep diary)를 이용하여 수면 습관과 수면 리듬을 분석하거나, 다양한 설문지를 통한 평가 방법들이 있으며, 그 대표적인 것이 Epworth Sleepiness Scale(ESS), Insomnia Severity Index(ISS), Pittsburgh Sleep Quality Index (PSQI)를 들 수 있으며, 그 외에도 Fatigue Severity Scale(FSS), Dysfunctional Beliefs and Attitudes about Sleep Scale(DBAS), Functional Outcomes of Sleep Questionnaire(FOSQ)들과 같은 자가보고 형태의 척도들이 있다. 이 중, 수면일지는 취침 시각, 잠드는 데 걸리는 시간, 수면 중 각성, 기상 시간, 전체 수면 시간, 낮잠, 음료 및 약물 복용 등에 관한 세부사항을 매일 기록하도록 하는 것으로써 진단뿐 아니라 치료 경과를 평가하는 데도 많은 도움이 된다. 수면 및 각성 주기를 추정할 수 있는 운동량 측정기구인 활동기록기(actigraphy)는 수면-각성 주기 장애의 평가에 일부 유용하기는 하지만, 불면증 진단을 위한 유용성은 낮다. 수면과 각성을 구별하고 평가하는 데 가장 정확한 방법으로 수면 중 뇌파, 근육의 움직임, 호흡, 심전도, 근전도, 흉부 및 복부의 움직임, 산소포화도, 신체의 움직임, 코골이, 호흡 등을 종합적으로 측정할 수 있는 수면다원검사가 있으며, 폐쇄성수면무호흡증 및 기면증, 렘수면 행동장애 등 이차성 불면증의 원인을 찾고 감별하는 데 유용하다. 수면다원검사에서 불면증 소견으로는 수면잠복기(sleep latency) 및 잠든 후 각성 시간의 증가, 수면효율(sleep efficiency)의 감소와 같은 소견이 나타날 수 있다. 하지만, 이러한 검사상의 이상 소견도 환자의 임상증상 혹은 주관적인 호소와 항상 일치하는 것이 아니므로, 불면증의 일반적인 검사를 위해 수면다원검사를 권유하지는 않는다.

정량화 뇌파분석(quantitative electroencephlographic analysis)에서 잠들기 시작 무렵 및 비렘수면에서 일반인에 비해 높은 주파수의 뇌파가 많아지는 경우가 있는데, 이는 대뇌 피질에서 각성이 증가된 상태임을 의미한다.

일반적으로 불면장애 환자들은 "잠들기 어렵다", "자주 깨서 푹 잘 수가 없다", "새벽에 너무 일찍 깬다", "자고 일어나도 아침에 피곤하다"는 등 여러 가지 형태로 증상들을 호소한다. 잠이 드는 데 30분 이상, 수면효율이 85% 이하, 수면시간이 6시간 미만 등의 객관적 기준을 부여할 수는 있으나, 환자가 객관적으로는 수면을 잘 취한다고 하더라도 주관적으로 증상들을 호소한다면 불면증으로 진단내릴 수 있다. 불면증은 불면증 증상만 보이는 경우와, 불면 증상과 함께 낮 시간 동안의 기능 장애를 동반하는 '불면장애'로 나누어서도 생각할 수 있다. 일반인에게서 불면증의 유병률은 35~50%로 보고되고 있으며, '불면장애'의 유병률은 연구마다 차이가 커서 적게는 6%에서 높게는 20%까지 보고되고 있다. 한편 불면증은 만성적으로 진행되며 불면증 환자의 50% 정도는 진단을 받고 3년이 지나서도 여전히 불면증이 해소되지 않는 것으로 보고된다.

불면증 환자를 대면할 때 명심해야 할 점은 불면증은 진단이 아니라 증상의 일환이므로 불면증의 원인질환 혹은 공존하는 질환을 반드시 파악하고 염두에 두어야 한다. 함께 동반되는 질환의 가장 대표적인 예는 우울증으로, 우울증 환자의 약 40%가 불면증을 동시에 가지고 있으며, 반대로 불면증 환자의 20%가 우울 증상을 보인다. 이외 원인질환 혹은 공존질환으로 폐쇄성수면무호흡증, 하지불안증후군, 약물 남용 및 금단, 통증 등을 들 수 있다. 불면증을 치료하지 않을 경우 우울증, 알코올 의존, 대사증후군, 고혈압, 관상동맥질환 등이 발병할 가능성이 높아진다.

불면증의 치료는 크게 약물치료와 인지행동치료로 나누어서 생각할 수 있다. 약물치료에는 벤조디아제핀 수용체 작용제(benzodiazepine receptor agonist), 삼환계항우울제(tricyclic antidepressant), 항히스타민제, 멜라토닌 수용체 작용제(melatonin receptor agonist) 혹은 지속형 멜라토닌 등이 있고, 수면제 혹은 신경안정제로 불리는 벤조디아제핀 수용체 작용제가 가장 많이 사용되고 있다.

벤조디아제핀계 수면제는 불면증의 단기치료에 효과적인데, 수면잠복기를 감소시켜, 수면 중 각성 횟수를 줄이고, 총 수면시간을 증가시키는 효과를 보인다. 하지만, 깊은 수면 및 렘수면이 감소되는 변화로 인하여 기상시에는 오히려 개운하지 않을 수 있다. 대부분의 벤조디아제핀계 수면제는 체내에서 빠르게 흡수되어 작용 시간이 짧다는 장점이 있다. 하지만, 부작용으로는 약물 잔재 효과로 다음 날까지도 졸릴 수 있으며, 이로 인하여 낙상위험 증가, 인지기능 저하 및 전향적 기억상실이 발생할 수 있다. 대부분 용량 의존적으로 나타나며 고령, 다른 진정약물 또는 알코올 사용, 이상 수면의 과거력이 있는 경우에는 부작용의 발생 위험이 더 높으므로 주의해야 한다. 수면의 개시와 유지에 즉각적인 효과를 보여서 급성 또는 단기 불면증에 대한 치료 효과가 크지만, 6개월 이상 복용하면 내성이 생길 수 있고 장기복용 시 심리적 의존이 있을 수 있어 4주 이상의 사용은 권고되지 않는다. 반면, 약물을 갑자기 중단하게 되면 반동성(rebound) 불면증 증상이 1~2일 후에 발생할 수 있으며, 금단 증상은 수 주간 지속될 수 있다.

비벤조디아제핀계 수면제는 벤조디아제핀계 수면제와 유사한 효과를 나타낸다. 최고혈중농도에 이르는 시간이 짧아 빠른 효과를 나타내며, 소실 반감기가 짧고 활성대사물질이 없거나 미약해서 다음 날 약물의 잔류 효과가 적으므로 벤조디아제핀계에서 보이는 부작용 및 중독성이 적다. 단기 치료에 효과적이며 6개월까지 사용하거나 노인에서 12개월까지 사용할 경우에도 안전하고 효과적이기는 하나, 장기 치료는 권고되지 않는다. 갑자기 중단할 경우 반동성 불면증과 금단 증상이 발생할 수 있으나, 약의 중단 후 하루 또는 이틀 이상 지속되지 않으며, 가장 흔한 부작용은 두통으로, 약 복용 환자의 약 15~18%에서 나타날 수 있으며, 그 외에도 졸림, 어지럼 등의 부작용이 나타날 수 있다.

멜라토닌 수용체 작용제는 수면 개시 불면증에 효과적이며 효과는 기존의 수면제에 비해 낮고, 벤조디아제핀계 수면제의 부작용인 어지럼이나 숙취 증상이 없다. 효과도 빠르고 소실 반감기도 짧아 수면 개시 불면증 치료에 사용되고 노인에게서 효과적으로 알려져 있다.

인지행동치료(cognitive behavioral therapy, CBT)는 불면증 환자에서 흔히 발견되는 불면에 연관된 잘못된 버릇 및 수면에 대한 오해를 교정하는 것으로 수면 위생교육, 수면 제한, 자극조절요법, 인지 개선, 이완요법 등으로 구성되어 있다. 일반적으로 회당 30~60분씩, 주 1회, 총 4~8회 동안 진행된다. 인지행동치료가 불면증의 치료에 효과적인 치료법임은 잘 알려져 있지만 실제 임상에서 인지행동치료를 적용하였을 때 치료의 한계가 뚜렷하여 많은 의사들이 약물치료를 좀 더 선호하고 있다. 치료가 시작되어도 3~4주가 지나서야 불면증이 서서히 호전되는데, 약물치료보다 초반 개선 효과가 현저히 늦어 치료의 순응도를 떨어뜨릴 수 있다. 인지행동치료를 단독으로 시행한 경우 그 효과가 50%를 약간 상회하는 정도로 알려져 있다. 불면증 환자는 약물치료를 장기간 해야 하는 경우가 많으므로 약물치료에 대한 불필요한 오해를 줄이고 약물 사용을 최소화하면서 인지행동치료와 병용하는 것이 좋다.

과다수면 중추장애(Central Disorders of Hypersomnolence)

과다수면은 불충분한 수면시간, 일주기리듬장애, 기면증, 그리고 특발성 또는 반복적 과다수면과 같은 상황이나 질환에서 나타나는 특징적인 증상이다. 과다수면 중추장애는 과도한 주간 졸음(excessive daytime sleepiness)이 특징적으로 나타나는데, 이 증상은 야간 수면의 방해나 어긋난 주기 리듬에 기인하지 않아야 한다. 이 질환들은 과도한 수면량을 보이거나 깨어 있는 동안에 쉽게 잠이 드는 경향이 있다. ICSD-3에서는 과다수면을 8개의 아형으로 분류하였다(표 2). 이 중 대표적인 질환이 제1형 기면증(narcolepsy type 1), 제2형 기면증(narcolepsy type 2), 특발성 과다수면(idiopathic hypersomnia), 그리고 Kleine-Levin 증후군(Kleine-Levin syndrome)이다.

기면증

기존의 ICSD-2에서는 기면증을 탈력발작(cataplexy) 동반 여부에 따라 탈력발작을 동반한 기면증(narcolepsy with cataplexy)과 탈력발작을 동반하지 않는 기면증(narcolepsy without cataplexy)으로 분류하였다. 최근 발표된 ICSD-3에서는 기면증을 제1형과 2형으로 분류하였고, 제1형은 탈력발작을 동반하며 뇌척수액의 hypocretin의 농도가 낮은 경우, 제2형은 탈력발작을 동반하지 않으며 hypocretin 농도가 기준을 초과한 경우로 정의하였다. 하지만 hypocretin 농도를 측정하지 않은 경우는 제2형으로 분류가 되며, 이 환자에서 측정을 시행하여 기준 농도 이하로 나타나면 이때는 제1형으로 재분류가 된다. 이러한 변화는 hypocretin의 결핍 여부가 질환을 진단하는 데 있어 중요한 역할을 하는 것을 의미한다.

기면증은 19세기부터 알려져서 과다수면 중 비교적 연구가 잘되어 있는 질환이다. Yoss와 Daly가 1957년 과도한 주간졸음, 탈력발작, 수면마비(sleep paralysis), 입면환각(hypnagogic hallucination)의 4가지 증상을 기술하였고, 최근에 렘수면이 각성 시에 짧게 침범하는 소견이 발견되었다.

기면증을 가진 개인은 불가항력적으로 쏟아지는 주간졸음을 호소하고 잠으로 빠져들거나, 혹은 낮잠을 자는 양상을 보인다. 기면증의 졸림은 짧은 잠에 의해 원기가 회복되지만, 몇 시간 후 또 졸리기 시작한다. 평균 발병 연령이 10대에서 20대 초반이기 때문에 학교나 사회활동, 직업활동에 중요한 영향을 줄 수 있으므로 정확한 진단과 치료가 중요하다.

표 2. 과다수면의 분류

Central disorders of hypersomnolence
Narcolepsy type 1
Narcolepsy type 2
Idiopathic hypersomnia
Kleine-Levin syndrome
Hypersomnia due to a medical disorder
Hypersomnia due to a mediation or substance
Hypersomnia associated with a psychiatric disorder
Insufficient sleep syndrome
Isolated symptoms and normal variants
Long sleeper

제1형 기면증

탈력발작을 동반하며 hypocretin의 농도가 떨어져 있는 기면증의 경우 제1형 기면증으로 진단이 가능하다. 탈력발작은 기면증 환자의 64~80%에서 경험하는 가장 특징적인 증상이며, 턱이나 고개가 힘없이 떨어지는 증상이며 심하면 쓰러지기도 한다. 격렬한 정서에 의해 유발되는 일시적이고 갑작스러운 근육 긴장의 소실이며 대개 2분 이내로 짧다. 의식의 변화는 없으며 주로 웃음에 의해 유발되나, 분노, 놀람 및 흥분에 의해서도 생길 수 있다. 하행 운동 억제 경로(descending motor inhibitory pathways)가 과도하게 흥분되어 발생하는 것으로 생각되며, 이로 인해 하부 운동 신경세포(lower motor neurons)의 억제가 발생한다. 주로 침범하는 근육은 하지, 경부, 그리고 얼굴이며, 외안근과 호흡근육에 나타나는 경우는 드물다. 탈력발작 외에 수면마비, 입면 및 각성 시 환각, 그리고 자동행동 등의 증상이 동반된다. 수면마비는 움직이지 못할 정도의 근육의 마비가 오는 증상이며, 흔히 잠에서 깰 때 주로 발생한다. 수면마비가 있는 개인은 잠에서 깨려고 하는데 말하거나 움직일 수가 없었다고 표현을 한다. 20~60%의 환자에서 수면마비를 경험하게 된다. 입면환각과 각성 시 환각(hypnopompic hallucination)은 잠이 들거나 깰 때 나타나는 환각으로 환자의 20~60%가 경험을 한다. 주로 시각적인 환각이며 청각 또는 촉각 환각이 나타날 수 있고, 증상이 심한 경우 자주 나타난다. 이러한 증상은 정상인, 특발성 과다수면, 그리고 폐쇄성수면무호흡 환자에서도 나타날 수 있다. 그 외에 각성상태에서 잠시 자기도 모르게 나타나는 몸짓, 보행 및 언어적 자동행동(automatic behavior) 등을 보일 수 있다. 또한 기면증 환자의 야간 수면은 자주 깨고 분절화되지만, 수면의 양은 정상적이다.

제1형 기면증은 신경전달물질의 일종인 hypocretin의 뇌 내 감소가 동반된다. Hypocretin은 시상하부의 배측면(dorsolateral hypothalamus)에서 합성되는데, 각성을 자극하는 역할을 한다. 또한 제1형 기면증은 인체백혈구항원(human leukocyte antigen, HLA)-DQB1*0602 대립유전자가 85~93%에서 양성 반응을 보인다. 반면 제2형 기면증에서는 45%가 양성이며, 일반 대조군에서도 12~38%가 양성을 보인다. 따라서 유전자 선별검사는 임상적인 의미는 없다.

진단은 일차적으로 임상적 면담을 통하여, 환자 및 보호자로부터 얻어지는 증상과 과거력에 근거하여 진단하게 된다. 하지만 확진을 위해서는 수면다원검사와 다중수면잠복기검사(multiple sleep latency test, MSLT)와 같은 수면검사가 필요하다. 수면다원검사를 시행한 후 다음 날 MSLT를 시행하게 된다. 야간 수면다원검사에서 15분 이내의 렘수면잠복기를 보이고, MSLT에서 8분 이내의 수면잠복기와 수면 직후 나타나야 하는 비렘수면이 거의 없이 곧바로 렘수면이 출현하는 sleep-onset REM 기간(SOREMPs)이 2번 이상 나타난다. 임상적으로 제1형 기면증이 의심되나 MSLT에서 진단 기준을 만족하지 못할 때에는 반복적으로 MSLT를 측정한다. 면역반응(immunoreactivity)을 이용하여 측정한 뇌척수액 내의 hypocretin-1의 농도는 110pg/mL 이하이거나 정상 성인 양의 1/3 미만으로 측정이 된다. ICSD-3의 제1형 기면증의 진단 기준은 다음과 같다.

진단 기준(가, 나를 모두 충족시켜야 함)

가. 환자는 최소 3개월간 지속되는 낮 시간 동안 억제할 수 없는 수면에 대한 욕구가 있거나 갑자기 잠으로 빠져드는 증상이 있다.

나. 다음 2가지 중 한 개 또는 두 개가 존재해야 한다.

1. 탈력발작이 존재하고, MSLT에서 수면잠복기가 8분 이내이고, 두 개 이상의 SOREMPs이 나타난다. 전날 시행한 수면다원검사에서 SOREMPs(수면 시작 후 15분 이내)이 나타날 경우 MSLT를 대신할 수 있다.
2. 면역반응으로 측정한 뇌척수액 내 hypocretin-1 농도가 110pg/mL 이하이거나 정상의 1/3 미만으로 측정이 된다.

제2형 기면증

제2형 기면증은 제1형과 달리 탈력발작 증상이 없다. 질병의 진행 과정에서 10%에서는 탈력발작이 추후 발생하는데, 이러한 환자들은 대부분 hypocretin 농도가 낮게 측정이 되며, 제1형으로 재분류되어야 한다. MSLT에서의 결과는 제1형과 같다. 뇌척수액 내의 hypocretin-1 농도가 110pg/mL 이하이거나 정상 성인 양의 1/3 미만으로 측정이 된다면 제2형을 배제할 수 있다. 하지만 대부분의 제2형 환자는 뇌척수액검사를 시행하지 않는다.

수면마비, 입면환각, 자동행동은 나타날 수 있다. 탈력발작을 동반하지 않은 기면증 환자의 24%에서 뇌척수액 내 hypocretin-1이 낮게 측정되는데, 이들 환자의 대부분에서 HLA-DQB1*0602 대립유전자가 양성반응을 보인다. 이러한 환자들은 제1형 기면증으로 진단되어야 한다. 대부분 사춘기에 시작되며 진단에 필요한 검사는 제1형 기면증과 같다. ICSD-3의 제2형 기면증의 진단 기준은 다음과 같다.

진단 기준(가-마를 모두 충족시켜야 함)

가. 환자는 최소 3개월간 지속되는 낮 시간 동안 억제할 수 없는 수면에 대한 욕구가 있거나 갑자기 잠으로 빠져드는 증상이 있다.

나. MSLT에서 수면잠복기가 8분 이내이고, 두 개 이상의 SOREMPs이 나타난다. 전날 시행한 수면다원검사에서 SOREMPs(수면 시작 후 15분 이내)이 나타날 경우 MSLT를 대신할 수 있다.

다. 탈력발작이 없다.

라. 뇌척수액 내 hypocretin-1 농도를 측정하지 않았거나, 측정한 뇌척수액 내 hypocretin-1 농도가 110pg/mL를 초과하거나 정상 성인 양의 1/3을 초과한다.

마. 과다수면 그리고/또는 MSLT 결과가 불충분한 수면, 폐쇄성수면무호흡증, 수면각성위상 지연장애, 또는 약물이나 물질에 의한 영향으로 더 잘 설명되지 않는다.

특발성 과다수면(Idiopathic Hypersomnia)

특발성 과다수면은 탈력발작을 동반하지 않는 주간의 과다한 졸림을 호소하고, MSLT와 수면다원검사에서 한 번 이하의 SOREMPs이 나타나는 것을 특징으로 한다. 보통 아침에 일어나기 힘들어 하거나 낮잠 후 깨어나기 힘들어 한다. 낮잠은 일반적으로 60분 이상으로 길며, 원기가 회복되지 않는다. 야간 수면에서는 정상적인 수면의 형태가 나타나고 충분한 수면 시간에도 불구하고 주간졸음을 호소한다. 수면마비와 입면환각은 흔하지 않지만 나타날 수 있다. 뚜렷한 원인이 없이 발생되며, 주간의 졸음을 일으키는 질환(예를 들면 기면증, 폐쇄성수면무호흡증, 일주기리듬장애, 수면 박탈 등)이 배제되어야 한다. 사춘기나 젊은 성인에서 증상이 시작되며, HLA와 연관은 없다. ICSD-2에서는 긴 수면 시간형(idiopathic hypersomnia with long sleep time)과 긴 수면 시간이 없는 형(without long sleep time)으로 구별하였으나, ICSD-3에서는 두 개의 아형에 대한 구별은 없어졌다.

진단은 주로 임상적인 증상을 통해 이루어지지만, 다른 질환을 감별하기 위해 MSLT와 수면다원검사가 시행된다. MSLT에서는 8분 이내의 수면잠복기가 나타나고 SOREMPs은 두 번 미만으로 나타난다. 24시간 수면다원검사에서는 정상 REM 잠복기를 보이고 정상적인 구조를 보이나, 총 수면시간은 연장(660분 이상)되어 있다. 기면증과 달리 특발성 수면과다는 관련된 검사 소견의 이상은 없고, 관련된 유전적 소인도 없다. 즉, 뇌척수액 내의 hypocretin 농도는 정상이다. ICSD-3의 진단 기준은 다음과 같다.

진단 기준(가-바를 모두 충족시켜야 함)

가. 환자는 최소 3개월간 지속되는 낮 시간 동안 억제할 수 없는 수면에 대한 욕구가 있거나 갑자기 잠으로 빠져드는 증상이 있다.

나. 탈력발작이 없다.

다. MSLT에서 두 번 미만의 SOREMPs이 나타나거나, 미리 시행한 수면다원검사에서 REM 잠복기가 15분 이하인 경우에는 SOREMPs이 없어야 한다.
라. 다음 중 적어도 한 개를 보여야 한다.
 1. MSLT에서 수면잠복기가 8분 이내
 2. 24시간 수면다원검사에서 또는 적어도 7일간의 수면일지와 활동기록기에서 총 24시간 수면시간이 660분 이상(전형적으로는 12~14시간)을 보이는 경우
마. 최소 1주 이상의 활동기록기로 기록하였을 때, 적절한 수면을 취한 후에는 졸음증이 없어지는 불충분한 수면증후군(insufficient sleep syndrome)은 아니다.
바. 과다수면 그리고/또는 MSLT 결과가 다른 수면질환, 다른 의학적 및 정신질환, 또는 약물의 사용으로 더 잘 설명되지 않는다.

Kleine-Levin 증후군

Kleine-Levin 증후군은 인지, 정신, 그리고 행동장애를 동반하는 심한 과다수면이 반복적으로 나타났다가 없어지는 질환이다. 지속 기간은 평균 10일 정도이며, 수 주에서 수 개월 지속되는 경우는 드물다. 일 년에 최소 한 번 내지 두 번 정도가 나타난다. 증상이 나타나는 기간 이외는 정상적인 의식과 인지능력 및 행동을 보인다. Kleine-Levin 증후군은 과다수면, 과식증과 과잉 성행동과 같은 행동 변화가 특징적으로 나타나며, 사춘기 남자에서 자주 발생한다. 그러나 중년 여성에서 월경 전후에 이와 유사한 증상이 나타날 수 있다. 이러한 경우 월경 관련 과다수면(menstrual-related hypersomnia or menstrual-related Kleine-Levin Syndrome)으로 진단이 가능하다. Kleine-Levin 증후군의 첫 증상 발현은 90% 이상에서 바이러스 감염, 고열과 같은 전구 사건에 의해 속발되어 시작된다. 또한 알코올, 수면 박탈 및 스트레스가 원인이 되기도 한다. 행동의 변화는 공격성, 인지장애, 환각 및 망상 또는 과잉성행동 등을 보일 수 있다. 신경학적 검사에서 국소적인 이상 소견은 없다. 테스토스테론이나 뇌척수액 검사와 같은 검사실 소견도 정상이다. 수면다원검사의 결과는 시행되는 시기에 따라 결과가 다를 수 있으며, 보통 연장된 총 수면시간을 보인다. ICSD-3의 진단 기준은 다음과 같다.

진단 기준(가~마를 충족시켜야 함)
가. 환자는 적어도 두 번 이상의 반복적인 과도한 수면과 수면시간을 보이고, 이는 2일에서 5주간 지속된다.
나. 삽화(episode)는 보통 1년에 한 번 이상 그리고 적어도 18개월에 한 번은 발생한다.
다. 환자는 삽화(episode) 사이에는 정상 의식, 인지 능력, 행동 및 기분을 보인다.
라. 환자는 반드시 증상발현 기간에는 다음 증상 중 적어도 한 개 이상의 증상을 보인다.
 1. 인지기능장애
 2. 변화된 자각(altered perception)
 3. 식이장애(거식증 또는 과식증)
 4. 무억제성 행동(예를 들어 성욕과다증)
마. 과다수면과 관련된 증상들이 다른 수면질환, 다른 의학적, 신경학적 또는 정신질환(특히 조울증), 또는 약물의 사용에 의해 더 잘 설명되지 않는다.

Kleine-Levine 증후군의 치료는 어렵고, 여러 가지 약제들이 반복적인 과다수면에는 효과가 없는 것으로 판명되었다. 리튬(lithium)이 과다수면과 행동 증상의 치료에 도움이 될 수 있다고 알려져 있고, 재발의 빈도, 강도 및 길이를 줄일 수 있다고 보고되고 있다. 삽화(episode)의 자연경과는 횟수가 줄고, 강도가 덜해지면 기간 또한 짧아지다가 완전히 회복된다.

과다수면 중추장애의 치료

과다수면 중추장애의 성공적인 치료를 위해서는 정확한 진단, 개인의 맞춤형 치료, 그리고 치료에 대한 반응을 감시하는 추적관찰이 필요하다. 치료는 행동치료와 약물치료를 병행한다. 행동치료는 좋은 수면 환경을 유지하고 질병의 증상과 경과에 대해 교육을 실시해야 한다. 잠자리에 드는 시간과 일어나는 시간을 일정하게 유지하는 것이 중요하다. 일정한 시간마다 규칙적으로 과도하지 않게 낮잠을 자도록 하는 것이 유용하다. 장거리 운전과 같은 위험에 노출될 수 있는 일은 피하도록 한다. 학생의 경우 학교 스케줄에 대해 상담이 필요하고, 남에게 위험을 초래할 수 있는 직업(비행기 조종사나 운전기사 등)은 피하도록 한다.

약물치료는 증상에 따른 치료를 한다. 과도한 졸음에는 각성자극제(wake-promoting agents)를 사용한다. 최근 모다피닐은 기면증과 관련된 주간졸음의 첫 번째 선택약으로 사용된다. 또한 특발성 과다수면의 주간졸음 증상에도 효과가 있다. 모다피닐은 도파민의 재흡수를 막아서 각성 효과가 있는 것으로 알려져 있다. 의존 문제가 적고 중단했을 때 반동 불면과 사용 내성이 적으며 두통이 가장 흔한 부작용이다. 신경접합부의 아민의 효용성을 증가시키는 전통적인 자극제에는 methylphenidate, dextroamphetamine, methamphetamine 등이 있다. 이들 약물은 강력하지만 남용 가능성이 있다. 탈력발작, 수면마비 및 입면환각은 항우울제에 의해 조절이 가능하다. 최근에는

노르에피네프린(norepinephrine)과 세로토닌(serotonin) 재흡수 억제제인 venlafaxine이 탈력발작 치료제로 사용되고 있다. 탈력발작을 동반한 기면증에서는 sodium oxybate가 과도한 주간졸음과 탈력발작의 치료에 첫 번째 치료약제로 사용되고 있다. 이 약물은 단절된 야간 수면에도 효과가 있으며 서파수면을 증가시킨다. 부작용으로는 어지럼, 구토, 수면 보행증 및 야뇨증이 나타날 수 있다. 또한 호흡억제가 발생할 수 있어 다른 진정제와 같이 사용해서는 안 된다.

일주기리듬 수면-각성장애(Circadian Rhythm Sleep-Wake Disorders)

일주기리듬은 뇌의 내적 시계 또는 시간신호에 의해 결정되는데, 수면과 각성의 일정이 일주기리듬과 동조되지 못하는 경우에 나타나는 수면장애를 일주기리듬 수면-각성장애라고 한다. 이 장애는 내인성 일주기 수면-각성 체계와 외부적인 환경 또는 사회적, 직업적 일정의 요구 사이의 불일치 때문에 발생하는 반복적이고 지속적인 수면의 붕괴가 필수 증상이다. 다른 수면 이상과는 달리 수면과 각성을 유도하는 기전에는 문제가 없다. 일주기리듬 수면-각성장애 환자는 잠들기가 어렵다거나 유지하기가 어렵다고 호소하고, 과도한 수면을 보인다. 즉, 일주기 불일치로 하루 동안 어떤 특정 시간에는 불면을 호소하고 다른 시간에는 과다한 수면을 호소하게 된다. 따라서 불면이나 과다수면을 가진 환자에서 일주기리듬장애를 감별질환으로 고려해야 한다. 일주기의 변화와 요구에 대해 적응하는 능력은 매우 다양해서 일주기리듬 수면장애의 진단은 수면장애와 연관되는 사회적, 직업적, 또는 기타 중요한 기능 영역에서 임상적으로 고통이나 장해를 초래할 경우에 사용해야 한다.

내인성 일주기 시계는 시상하부의 시교차상핵(suprachiasmatic nucleus)에 위치하고, 이곳에서 수면-각성 주기, 혈압, 체온, 멜라토닌 및 코티졸(cortisol)과 같은 생리적 과정들이 항상성을 유지하게 된다. 수면-각성 주기의 조절은 시교차상핵에서 깨어 있는 동안에는 각성 신호를 생산하고, 수면 시에는 반대의 현상이 발생한다. 이러한 일주기 시계에 가장 크게 영향을 미치는 2개의 인자는 빛과 멜라토닌이다. 망막에서 인지된 빛은 망막시상하부 경로(retinohypothalamic tract)를 통해 시상하부에 도달하여 영향을 미친다. 멜라토닌은 송과선(pineal gland)에서 분비되는 물질로, 수면을 유도하는 기능을 한다. 따라서 빛과 멜라토닌은 주기가 붕괴된 일주기리듬장애에서 수면 주기를 재확립하는 데 역할을 할 수 있다. 즉 각성이 필요한 경우는 빛에 노출을 시키고, 수면을 유도하는 경우에는 멜라토닌을 투여할 수 있다. 하지만 멜라토닌이 일주기리듬장애에서 많이 사용되고 있지만, 아직 미국 식품의약청(Food and Drug Administration, FDA)의 승인은 받지 못한 상태이다.

ICSD-3에서는 7개의 아형으로 분류하였다(표 3). DSM-5에서의 분류는 ICSD-3와 거의 유사하나 비행기 시차장애는 분류에 포함되어 있지 않다.

여기에서는 각 장애의 정의, 원인, 진단, 그리고 치료에 대해 살펴보도록 하겠다.

수면-각성 위상 지연장애(Delayed Sleep-Wake Phase Disorder)

수면-각성 위상 지연장애는 통상적으로 생각되는 수면-각성 주기에 비해 수 시간(일반적으로 2시간 이상)이 지연된 특징을 갖는다. 즉 늦게 자고 늦게 일어나는 형이다. 환자들은 대개 새벽 1~6시에 잠이 들어 오전 10시에서 오후 1시에 잠에서 깨어난다. 따라서 입면 시에는 불면증을 호소하고 일어나야 할 시간에는 잘 일어나지 못하며 아침 시간에 졸림을 호소한다. 잠이 들면 수면시간은 정상적이다. 사회적으로 통용되는 시간에 잠들기와 깨기의 어려움으로 인해 직장, 학교 또는 사회적인 기능에 부정적인 영향을 미친다. 보통은 사춘기에 시작되고, 치료를 하지 않으면 인생 후반기까지 지속될 수 있다. 하지만 사춘기가 지나면서 수면-각성 주기는 앞당겨지고 지연된 수면 위상의 경향은 줄어든다. 학동기나 청소년기에는 수면장애보다 무단결석, 반복되는 결석, 잦은 지각 및 학교 적응장애가 주 증상일 수 있다. 정확한 유병률은 알려져 있지 않고, 청소년들과 젊은 성인에서 흔하다. 보고된 유병률은 7~16%로 높게 나타나며 원인은 잘 알려져 있지 않다.

진단은 자세한 문진을 통해 이루어진다. 사회적으로 요구되는 시간보다 지연된 수면-각성 주기를 가지고 있으면서 일상생활에 장해가 되는 불면이나 과도한 낮 시간의 수면이 있을 때 의심해 볼 수 있다. 적어도 일주일 동안의 연속적인 수면일지(sleep log) 또는 손목 활동 모니터(wrist activity monitor)에서 2시간 이상의 지연된 수면 시작과 수면 종료가 나타나면 진

표 3. 일주기리듬 수면-각성장애의 분류

Delayed sleep-wake phase disorder
Advanced sleep-wake phase disorder
Irregular sleep-wake rhythm disorder
Non-24-hour sleep-wake rhythm disorder
Shift work disorder
Jet lag disorder
Circadian sleep-wake disorder not otherwise specified

단될 수 있다. 수면다원검사는 다른 수면질환을 감별할 목적으로 사용 가능하며 수면다원검사에서 지연된 수면잠복기가 관찰된다. ICSD-3의 진단 기준은 다음과 같다.

진단 기준(가-마를 충족시켜야 함)

가. 환자가 원하거나 요구되는 수면-각성 시간에 비해 주 수면시간의 위상이 의미 있게 지연되어 있고, 수면과 각성의 어려움을 환자나 보호자가 만성적이고 반복적으로 호소한다.
나. 증상이 적어도 3개월 동안 지속된다.
다. 환자에게 자유로운 스케줄을 선택하게 한다면, 환자는 나이에 맞게 수면의 질과 양이 개선되고 24시간 주기의 지연된 수면-각성 위상을 유지한다.
라. 적어도 7일간의 수면일지와 활동기록기에서 습관적인 수면 주기의 지연이 증명되며, 이 기록은 직장/학교에 가는 날과 쉬는 날이 포함되어야 한다.
마. 수면장애가 다른 수면질환, 다른 의학적 질환이나 신경질환, 정신질환, 약물 사용, 또는 물질 사용 장애로 더 잘 설명되지 않는다.

치료는 좋은 수면 환경을 유지시켜주는 것이 필수적이다. 저녁에는 밝은 빛을 피하고 아침 6~9시에 밝은 빛을 노출시켜준다. 인공적으로 광치료를 시행하여 수면 위상을 전진시키는 치료를 시행한다. 최근에는 멜라토닌을 원하는 수면시간 전에 투여하는데, 수면잠복기가 줄어들고 지연된 위상의 회복에 도움이 되는 것으로 알려져 있다.

수면-각성 위상 전진장애(Advanced Sleep-Wake Phase Disorder)

수면-각성 위상 전진장애는 통상적으로 생각되는 수면-각성 주기에 비해 빨라진 특징(보통 2시간 이상)을 갖는다. 주로 이른 아침에 일어나 잠이 들지 못하고 늦은 오후나 이른 저녁에 졸림을 호소한다. 보통 환자들은 오후 6시에서 밤 9시에 잠이 들어 새벽 2~5시에 잠에서 깨어나는데 이로 인해 이른 저녁의 활동에 지장을 초래한다. 노인층에서 흔하고, 중년 성인에서 1%의 유병률을 보이며 원인은 잘 알려져 있지 않다.

진단은 자세한 문진을 통해 이루어진다. 사회적으로 요구되는 시간보다 이른 수면-각성 주기를 가지고 있으면서 일상생활에 장해가 되는 저녁 시간의 졸림이 있을 때 의심해 볼 수 있다. 일주일 동안의 수면일지 또는 손목 활동 모니터에서 전진된 수면 주기가 확인되면 진단이 가능하다. 수면다원검사는 진단에 필수적인 검사는 아니지만 전진된 수면시간에 시행을 하면 나이에 합당한 정상적인 소견을 보인다. 만일 정상적인 수면시간에 시행을 하게 되면 짧은 수면잠복기와 아침 일찍 일어나게 되어 총 수면시간의 감소를 보이게 된다. ICSD-3의 진단 기준은 다음과 같다.

진단 기준(가-마를 충족시켜야 함)

가. 환자가 원하거나 요구되는 수면-각성 시간에 비해 주 수면시간의 위상이 의미 있게 전진되어 있고, 통상적인 수면 시간까지 깨어 있기 어렵고 통상적인 기상 시간까지 수면을 유지하기 어려움을 만성적이고 반복적으로 호소한다.
나. 증상이 적어도 3개월 동안 지속된다.
다. 환자에게 그들의 내적 생체시계에 맞추어 수면을 하도록 한다면, 환자는 수면의 질과 양이 개선되나 주 수면시간의 시기는 전진된 상태를 유지한다.
라. 적어도 7일간(14일이 바람직함)의 수면일지와 활동기록기에서 습관적인 수면 주기의 전진이 증명되고, 이 기록은 직장/학교에 가는 날과 쉬는 날이 포함되어야 한다.
마. 수면장애가 다른 수면질환, 다른 의학적 질환이나 신경질환, 정신질환, 약물 사용, 또는 물질 사용 장애로 더 잘 설명되지 않는다.

치료는 좋은 수면 환경을 유지시켜주고, 이른 아침에 밝은 빛을 피하고, 이른 저녁에 밝은 빛에 노출시킨다. 멜라토닌의 사용은 논란의 여지가 있다.

불규칙한 수면-각성장애(Irregular Sleep-Wake Rhythm Disorder)

불규칙한 수면-각성장애는 일정한 수면과 각성 양식이 존재하지 않고, 24시간 내에 3번 또는 그 이상의 수면이 있는 특징이 있다. 이로 인해 수면시간인 밤에는 불면증을 호소하고 낮에는 과도한 졸림을 호소하게 된다. 중환자실 환자, 치매 환자, 정신지체가 있는 어린이에서 흔히 볼 수 있으며, 잦은 낮잠과 다양한 수면시간을 보인다. 24시간 동안 수면과 각성 주기는 여러 조각으로 나누어져 있으며, 긴 수면이 4시간을 넘지 않는다. 대체로 총 수면시간은 동일 나이의 수면시간과 비슷한 양상을 보인다. 원인은 수면-각성 주기의 손상이나 보호 시설의 빛이나 물리적인 환경에 의한 생체시계(zeitgeber)의 변화에 의해 발생하는 것으로 생각된다.

자세한 문진에 의해 진단이 가능하다. 환자는 만성적인 불면이나 과도한 졸림을 보인다. 수면-각성 주기의 붕괴는 일주일간의 수면기록 또는 손목 활동 모니터에서 24시간 동안 3번 이상의 수면 주기를 보이면 진단이 가능하다. ICSD-3의 진단 기준은 다음과 같다.

진단 기준(가–라를 충족시켜야 함)
가. 환자나 보호자가 24시간주기를 통해 불규칙한 수면-각성이 반복적이고 만성적으로 나타나고, 계획된 수면시간(주로 밤)에는 불면증을 호소하고, 낮에는 낮잠을 자거나 과도한 졸음을 호소한다.
나. 증상이 적어도 3개월 동안 지속된다.
다. 적어도 7일간(14일이 바람직함)의 수면일지와 운동기록기에서 주 수면주기가 없고, 24시간 동안 여러 번의 불규칙한 수면(적어도 3번 이상)이 증명된다.
라. 수면장애가 다른 수면질환, 다른 의학적 질환이나 신경질환, 정신질환, 약물 사용, 또는 물질 사용 장애로 더 잘 설명되지 않는다.

좋은 수면 환경을 만들어 주고 낮 동안에는 밝은 빛에 노출시키고 물리적인 활동을 시키고, 밤 시간 동안에는 멜라토닌의 투여 및 빛과 소음의 감소, 물리적인 활동을 줄이면 도움이 된다.

비-24시간 수면-각성리듬장애(Non-24-Hour Sleep-Wake Rhythm Disorder)

비-24시간 수면-각성리듬장애는 24시간 빛/어둠 주기와 내적 일주기 조율기(intrinsic circadian pacemaker)가 일치하지 못해 불면이나 과도한 졸음을 호소하는 질환이며 매일 1~2시간 정도의 수면-각성 주기가 점차적으로 지연된다. 환자는 잠들기가 어렵거나 잠을 유지하기 어려우며 과도한 졸림을 호소한다. 증상이 없는 시기가 짧게 존재하는데, 이는 개인의 내적 리듬이 외부 환경 및 요구되는 수면-각성 시간에 맞아서 발생되는 것으로, 수면잠복기가 점차 증가하여 다시 수면 시 불면증을 호소한다. 시각장애인의 경우 빛에 대한 생체시계(zeitgeber)의 민감도 저하에 의해 발생한다. 하지만 모든 시각장애인이 이 질환에 이환되는 것은 아니지만, 시각이 정상인 경우는 매우 드물게 발생하며, 시각 장애인의 50% 정도에서 나타난다.

자세한 문진에 의해 진단이 가능하고 부적절한 시간에 잠을 자는 것과 관련된 불면이나 과도한 졸림이 진단에 필요하다. 14일간의 수면일지 또는 손목 활동 모니터에서 수면시간이 매일 1~2시간간의 지연되는 이동이 보이면 진단이 가능하다. ICSD-3의 진단 기준은 다음과 같다.

진단 기준(가–라를 충족시켜야 함)
가. 24시간 빛-어둠 주기와 수면-각성 경향의 체계화되지 않은 내인성 주기 리듬 간의 불일치로 인해 불면, 과도한 졸림, 또는 두 증상이 모두 나타나며, 증상이 없는 시기가 나타난다.
나. 증상이 적어도 3개월 동안 지속된다.
다. 적어도 14일간(시각장애인에게는 더 긴 시간이 필요)의 수면일지와 활동기록기에서 매일 점차적인 수면과 기상 시간의 지연이 특징적으로 나타나고 일주기 기간이 24시간보다 길다.
라. 수면장애가 다른 수면질환, 다른 의학적 질환이나 신경질환, 정신질환, 약물 사용, 또는 물질 사용 장애로 더 잘 설명되지 않는다.

시각장애인의 경우 통상적인 수면 시간으로 복귀를 위해 잠자기 2시간 전에 멜라토닌을 투여할 수 있다. 시각이 정상인 경우 잠자기 전 멜라토닌의 투여와 아침의 밝은 빛에 노출시키는 치료가 가능하다.

교대 근무장애(Shift Work Disorder)

교대 근무장애는 주로 자야 할 시간의 근무일정과 연관되어 발생하는 과도한 졸림이나 불면 증상이 특징적이다. 즉 수면시간에 깨어 있어야 하므로 과도한 졸림이 발생하고, 깨어 있어야 할 시간에 잠을 자야 해 불면이 발생하게 된다. 근무 시간의 졸림과 피곤감은 일의 능률을 떨어뜨리고 안전상의 문제점도 발생하게 된다. 또한 휴일에는 대부분의 시간을 졸림 회복에 사용하게 되어 사회 생활에 문제점이 나타날 수 있다. 내인성의 일주기 수면-각성 주기는 정상이지만, 교대 근무에 의해 요구되는 수면-각성 양식과의 불일치와 이로 인한 수면의 감소로 발생한다. 하지만 모든 교대 근무자에서 발생하는 것은 아니다. 다양한 교대 근무 형태 중 야간 근무자, 이른 아침 근무자, 그리고 순환 근무자에서 수면장해가 많이 나타난다. 또한 나이, 통근 시간, 집안에서의 역할, 또는 다른 수면질환의 유무와 같은 여러 요인이 영향을 미친다. 야간 근무자의 5~10%에서 이 질환이 발생한다. 또한 모든 연령에서 발생 가능하지만 50세 이상의 연령층에서 이환이 쉽다. 적어도 3개월 이상의 정상 수면시간 동안 근무일정과 관련하여 발생하는 불면 또는 과도한 수면이 있으면 진단이 가능하다. 근무일과 휴일을 포함한 14일간의 수면일지 또는 손목 활동 모니터에서 수면시간과 정상 수면 주기와 불일치를 확인할 수 있다. ICSD-3의 진단 기준은 다음과 같다.

진단 기준(가–라를 충족시켜야 함)
가. 통상적인 수면시간과 겹치는 근무일정과 관련되어 나타나는 불면 증상 그리고/또는 과도한 졸림 증상이 있다.
나. 증상이 적어도 3개월 동안의 교대 근무와 연관이 있다.

다. 적어도 14일간의 수면일지와 활동기록기(가능하다면 빛의 노출 측정을 동시에 하는 것이 좋음)에서 수면과 기상 패턴이 어긋나있다.
라. 수면 그리고/각성의 방해가 다른 수면질환, 다른 의학적 질환이나 신경질환, 정신질환, 약물 사용, 또는 물질 사용 장애로 더 잘 설명되지 않는다.

치료는 수면-각성 주기와 내인성 주기를 재편성하고 불편한 증상을 완화시킨다. 교대 근무의 형태는 다양하므로 개인에 맞게 치료하는 것이 중요하다. 짧은 기간의 야간 근무인 경우 수면-각성 주기 재편성보다는 불면이나 졸림에 대한 증상 치료가 우선이 된다. 5일 이상의 야간 근무의 경우 밝은 빛의 노출이나 멜라토닌을 이용한 내인성 주기를 재편성하는 것이 효율적이다. 내인성 주기의 재편성은 근무 시 초반에 밝은 빛에 노출을 시키고, 일을 마치고서는 검은 안경을 써서 밝은 빛에 노출을 줄이는 것이 도움이 된다. 또한 근무 전 또는 중간에 짧은 잠을 자면 졸림을 피하는 데 도움이 된다. 카페인은 근무 중에 졸림을 피할 수 있으나 근무 마지막 몇 시간에는 피하는 것이 좋다. 모다피닐과 암모다피닐(armodafinil) 등의 약물이 과도한 졸림을 피하는 데 도움이 된다.

비행기 시차장애(Jet Lag Disorder)

비행기 시차형은 2개 이상의 시간대를 통과하는 여행을 하면서 발생하는 새로운 시간대에 의해 요구되는 수면-각성 양식과 내인성의 일주기 수면-각성 주기와의 불일치에서 발생된다. 이로 인해 여행 후 불면이나 과도한 졸림을 호소한다. 졸림으로 인해 낮 시간의 기능에 방해가 되고, 수면을 원할 때는 수면장해가 발생하게 된다. 또한 피로감, 집중력 저하 및 과민성 증가 등이 나타난다. 하지만 모든 여행자들이 이 질환을 경험하지는 않는다. 통과하는 시간대의 숫자와 나이 등이 영향을 미치는데, 시간대가 많을수록, 나이가 젊을수록 발생 가능성이 높다. 수면-각성 시간이 앞으로 당겨지는 동쪽 방향의 여행이 수면-각성 시간이 지연되는 서쪽 방향으로의 여행보다 일반적으로 참기 어렵다. 예를 들면 한국에서 미국(동쪽 방향)으로의 여행이 유럽(서쪽 방향)으로 여행보다 힘들다. 동쪽 방향으로의 여행에는 잠이 드는 것과 유지하기가 어려우며, 깨어 있어야 할 시간에 졸림이 나타난다. 반면 서쪽 방향으로의 여행은 취침 시간보다 이른 시간에 졸리고 쉽게 잠이 들며, 이른 아침에 잠에서 깬다. ICSD-3의 진단 기준은 다음과 같다.

진단 기준(가-다를 충족시켜야 함)
가. 2개 이상의 시간대를 통과하는 여행과 관련하여 총 수면시간의 부족으로 인해 불면이나 과도한 졸림의 호소가 나타난다.
나. 여행 후 1~2일 내에 낮 시간의 기능장애, 전반적인 권태감(general malaise), 또는 신체 증상(예를 들어 위장관계 장해)이 있다.
다. 수면의 방해가 다른 수면질환, 다른 의학적 질환이나 신경질환, 정신질환, 약물 사용, 또는 물질 사용 장애로 더 잘 설명되지 않는다.

치료는 수면-각성 주기와 내인성 주기를 가능한 빨리 외부 환경에 적응시키고 증상을 완화시키는 것이다. 동쪽 방향으로의 여행 시에는 출발 3일 전부터 하루 1시간씩 수면 시간을 앞당기고 아침 기상 시 1시간 정도 밝은 빛에 노출시킨다. 또한 통상적인 수면 5시간 전에 멜라토닌을 투여한다. 여행지에 도착하면 아침에 빛을 피하고 저녁에는 외출 등을 통해 밝은 빛에 노출시킨다. 깨어 있는 동안에는 졸림을 피하기 위해 카페인을 섭취하고 30분 이내의 짧은 잠을 자면 도움이 된다. 멜라토닌 투여가 잠을 쉽게 들 수 있게 한다. 서쪽 방향은 출발 전 적응은 보통 필요하지 않다. 여행지에 도착해서 이른 아침에 밝은 빛은 피하고, 저녁에 빛에 노출시킨다.

사건수면(Parasomnias)

이상수면(dyssomnia)이 수면과 각성을 일으키는 기전의 이상이나 각성 단계에서의 이상인 데 반해, 사건수면은 수면 시작, 특정 수면 단계, 또는 수면-각성의 전환기와 연관되어 일어나는 비정상적인 행동이나 생리적 사건이다. 사건수면은 수면-각성 주기 동안 부적절한 시간에 생리적 체계가 활성화되어 나타나고, 수면 동안이나 수면-각성 이행기 동안 자율신경계, 운동계, 또는 인지 과정의 활성화와 관계가 있다. 인간의 의식은 각성, 비렘수면, 렘수면의 3개의 상태로 구성되며, 이 3개의 상태는 각각이 구별되는 단계가 아닌 하나의 연속적인 과정이다. 사건수면은 3개의 상태가 혼재될 때 나타나는 것이다. 즉 주로 비렘수면 시 나타나는 각성장애는 각성과 비렘수면의 혼재로 인해 나타나고, 렘수면 행동장애는 렘수면에서 나타난 각성과 비렘수면의 근긴장도가 혼재되어 나타나는 것이다.

ICSD-3에서는 사건수면을 비렘수면 관련 사건수면, 렘수면과 관련된 사건수면, 기타 사건수면으로 분류하였다(표 4).

표 4. 사건수면의 분류

NREM-related parasomnias
Disorders of arousal(from NREM sleep)
Confusional arousals
Sleepwalking
Sleep terrors
Sleep related eating disorder
REM-related parasomnias
REM sleep behavior disorder
Recurrent isolated sleep paralysis
Nightmare disorder
Other parasomnias
Exploding head syndrome
Sleep related hallucinations
Sleep enuresis
Parasomnia due to a medical disorder
Parasomnia due to medication or substance
Parasomnia, unspecified
Isolated symptoms and normal variants
Sleep talking

비렘 관련 사건수면

각성장애(Disorders of Arousal)

각성장애는 깊은 수면으로부터 불완전하게 각성이 되어 나타나는 질환으로, 혼란각성(confusional arousals), 수면보행증(sleepwalking), 그리고 야경증(sleep terrors)이 이 질환군에 포함된다. 각성장애는 수면의 단계 중 3단계 비렘수면에서 부분적인 각성에 의해 시작되는 복잡한 행동들이다. 따라서 수면 중 보통 주요(야간) 수면시간의 초기 1/3 동안 시작된다. 대부분의 증상은 짧고, 증상발현 후 보통은 기억을 하지 못한다. 환자는 각성이 어렵고, 각성이 되었을 때 혼미함을 보인다. 복잡한 인지 기능은 없는 상태이다. 주로 소아에서 발생하고 사춘기에 없어지나 성인까지 지속되기도 한다. 소아에서는 이러한 각성장애가 정상 수면 현상으로 고려되지만 사춘기와 성인까지 지속되면 임상적으로 주의가 필요하다. 수면박탈이나 스트레스가 유발인자가 될 수 있다. 또한 폐쇄성수면무호흡증이나 수면 관련 호흡질환이 각성장애를 증가시킨다. 각성장애를 가진 대부분의 개인은 신경학적 또는 정신적인 병리를 가지고 있지 않다. 각성장애는 자세한 과거력과 병력에 대한 문진으로 진단이 가능하다. 대부분의 경우 수면다원검사는 필요하지 않고, 수면검사실에서 각성장애가 나타나는 경우가 드물다. 비렘관련 사건수면의 ICSD-3의 진단 기준은 다음과 같다.

> 진단 기준(가–마를 충족시켜야 함)
> 가. 수면에서 불완전하게 각성이 일어나는 반복적인 삽화(episode)
> 나. 삽화(episode) 동안 환자에게 개입하거나 중재하려는 타인의 노력에 부적절한 반응을 보이거나 무반응
> 다. 제한되거나(예를들면 한장면만 계속보이는 것) 연관이 없는 인지 또는 꿈이 형상화되어 나타남
> 라. 삽화(episode)에 대한 부분적인 또는 전체적인 기억상실
> 마. 이 장해(disturbance)가 다른 수면장애, 정신장애, 의학적 상태, 약물, 혹은 물질의 사용에 의해 설명되지 않아야 한다.

1) 혼란각성(Confusional arousal)

혼란각성은 수면의 단계 중 주로 서파인 3단계 비렘수면에 시작되는 짧고 불완전한 각성이다. 환자는 깨었을 때 혼란스러워 보이며 멍하게 어딘가를 주시하는 모습을 보이나, 수면보행증과 달리 침대를 떠나지는 않는다. 수면 중 보통 주 수면시간의 초기 1/3 동안 시작되나, 비렘수면의 어느 시기 또는 수면 후반부에도 발생할 수 있다. 2세 무렵의 어린 소아에서 자주 나타나고, 5세 이후에는 발생률이 감소한다. 소아의 10~20%와 성인의 2~5%에서 혼란각성을 경험한다. 소아의 야간 수면이나 낮잠에서 모두 발생한다. 불안, 수면박탈, 열, 그리고 임신과 같은 내분비계의 변화가 증상발현의 빈도를 증가시킬 수 있다. 성인에서는 다른 수면질환(예: 폐쇄성수면무호흡, 주기적 하지발작질환) 등이 혼란각성을 악화시킨다. 술, 최면제, 리튬(lithium), 항히스타민제, 그리고 각성의 역치를 올릴 수 있는 약제들이 촉발인자가 된다.

전형적인 삽화(episode) 동안 개인은 옷을 자꾸 만지거나 단순한 말을 하면서 침대에 앉는다. 증상발현 후 혼미(disorientation), 행동장애, 그리고 인지장애 등을 동반하기 때문에 "sleep drunkenness" 또는 "sleep inertia"라고도 표현된다. 일반적으로 자율신경계 반응을 동반하지는 않는다.

환자의 과거력과 증상에 대한 문진에 의해 진단하고, 수면다원검사는 필요하지 않다. ICSD-3의 진단 기준은 다음과 같다.

> 진단 기준(가–다를 충족시켜야 함)
> 가. 비렘 각성장애의 일반적인 진단 기준에 합당한 소견을 보인다.
> 나. 삽화(episode)는 환자가 침대에 있는 동안 발생하는 정신적인 혼란 또는 혼란스러운 행동이 특징적이다.
> 다. 경악(terror)이 없고 침대 밖으로 나가지 않는다.

2) 수면보행증(Sleepwalking)

수면상태에서 잠에서 불완전하게 깨어 침대를 벗어나 이상한 행동을 보이는 경우에 수면보행증으로 진단한다. 성인에 비

해 아동기에 발생이 흔하다. 10~30%의 소아들이 적어도 한 번은 수면 중 보행 삽화(episode)를 경험하지만, 수면보행증의 유병률은 매우 낮으며 약 1~5% 정도이다. 대개 4~8세 사이에 첫 증상발현을 보이며, 12세 무렵 가장 높은 유병률을 보인다. 소아기에 수면보행증은 사춘기 무렵 저절로 없어진다. 증상발현이 성인기에 처음 나타나는 경우는 드물며, 이런 경우는 신경학적 질환이나 물질남용과 같은 특정 원인에 대한 조사가 필요하다. 수면 중 서파수면인 3단계 비렘수면에 발생하므로 수면의 초기 3분의 1에 주로 발생한다. 신경생리학적으로 뇌간은 깨어 있으나 대뇌피질은 계속 잠을 자고 있는 분리 상태를 보이며 뇌파상에도 각성과 수면 뇌파가 혼합되어 나타난다. ICSD-3의 진단 기준은 다음과 같다.

> 진단 기준(가-나를 충족시켜야 함)
> 가. 비렘 각성장애의 일반적인 진단 기준에 합당한 소견을 보인다.
> 나. 각성은 침대 밖으로의 보행이나 다른 복잡한 행동과 연관이 된다.

보행 중에 시선이 멍하고 의사소통 노력에 반응이 없고 깨우기가 힘들다. 단순한 행동이나 언어는 구사하나 섬세한 행동이나 복잡한 대화는 불가능하다. 증상발현은 수 분에서 30분 정도 지속되고 정신을 차릴 때까지 몇 분이 걸리고, 완전히 깨어난 후에는 증상발현에 대한 기억상실이 있다. 또한 수면보행증 중에는 꿈을 꾸지 않는다. 낮의 각성 상태처럼 집중과 주의력을 기울일 수 없기 때문에 위험한 것을 느끼지 못하므로 안전사고가 나기 쉽다. 환자를 제지하려고 하면 폭력적인 행동을 할 수 있다.

특별한 치료방법은 없으며 안전사고가 나지 않도록 예방하는 것이 중요하다. 증상발현 중에는 상황 파악이 불완전하므로 적극적으로 환자를 제지하거나 놀라게 하지 말고 달래듯이 안정을 유도한다. 심한 경우 서파수면 억제제인 벤조디아제핀을 사용해 볼 수 있다.

3) 야경증(Night Terror)

야경증은 수면 중 반복적인 경악이 발생하면서 갑작스럽게 잠에서 깨어나는 질환이다. 3단계 비렘수면 중에 발생하므로 보통 주요(야간) 수면의 초기 1/3 동안에 시작되고 1~10분간 지속된다. 소아에서는 1~6%, 성인에서는 1% 미만의 유병률을 갖는다. 보통 4~12세 사이의 소아에서 시작되고 사춘기에 자연적으로 해소된다.

공포에 질려 비명을 지르거나 울면서 시작된다. 삽화(episode)에는 빈맥, 빈호흡, 피부의 홍조, 발한, 동공산대, 증가된 근육긴장과 같은 자율신경계 반응과 심한 공포행동이 동반된다. 경악반응 후 환자는 완전히 각성이 된 상태가 아니고, 다시 잠이 들고 잠에서 깨어나면 꿈을 기억하지 못하거나, 단편적인 하나의 이미지만 기억하고, 전날 밤 전날 밤 사건을 기억하지 못한다. 야경증이 발생했을 때 강제로 제지하려고 하면, 환자나 제지하려는 사람 모두가 다칠 수 있다. ICSD-3의 진단 기준은 다음과 같다.

> 진단 기준(가-다를 충족시켜야 함)
> 가. 비렘 각성장애의 일반적인 진단 기준에 합당한 소견을 보인다.
> 나. 비명을 지르며 시작되는 갑작스러운 경악에 의해 각성이 발생한다.
> 다. 극도의 두려움이 있고 삽화(episode) 동안 동공산대(mydriasis), 빈맥, 빈호흡, 그리고 발한과 같은 자율신경계 반응이 있다.

증상이 심할 경우 서파수면을 억제하는 벤조디아제핀(clonazepam, diazepam) 등을 쓸 수 있지만 대개 자연 경과에 의해 해소된다. 그러나 성인까지 지속되는 야경증의 경우 심한 정신병리를 수반할 가능성이 있다.

비렘수면에 발생하는 각성장애는 증상이 심하지 않고, 대부분 소아에서 발생하고 나이가 들면서 저절로 없어지게 된다. 따라서 대부분의 경우 약물적 치료는 필요하지 않다. 환자와 보호자에게 질환의 성격과 경과에 대해 자세한 교육이 필요하다. 좋은 수면 환경을 유지하고 정신적인 스트레스를 줄여주며, 불안, 우울, 정신적인 충격이 있다면 정신 요법(psychotherapy)도 필요하다. 증상이 심한 경우 서파수면을 억제하는 벤조디아제핀을 이용하여 약물치료를 시행할 수 있다.

수면관련 섭식장애(Sleep Related Eating Disorder)

수면관련 섭식장애는 잠에서 깨어 각성이 된 상태에서 비자발적으로 음식을 섭취하거나 마시는 행동이 반복적으로 나타나는 질환이다. 이때 의식은 완전히 깨어 있지 않고 다음 날 기억을 하지 못한다. 서파수면인 3단계 비렘수면에서 주로 발생한다. 원인이 없는 특발성인 경우도 있지만 대부분 일차 수면질환과 연관되어 있으며, 이 중 수면보행증의 과거력이 있는 경우 자주 발생한다. 또한 주기성사지운동장애, 하지불안증후군, 그리고 폐쇄성수면무호흡증과 연관이 있다. ICSD-3의 진단 기준은 다음과 같다.

> 진단 기준(가-라를 충족시켜야 함)
> 가. 주 수면시간 동안 각성 후 발생하는 역기능적(dysfunctional) 섭식의 반복적인 삽화(episode)들

나. 불수의적인 섭식의 반복적인 삽화(episode)와 다음 증상 중 적어도 한 개가 있는 경우
   1. 특별한 형태의 음식이나 복합물 또는 먹을 수 없는 물질 또는 독성 물질을 섭취하는 경우
   2. 음식을 찾거나 요리를 하면서 손상을 받거나 손상을 줄 수 있는 행동
   3. 반복적인 야간 섭식으로 인해 건강에 대한 부작용 발생
다. 먹는 삽화(episode) 동안에 의식의 부분적 소실이나 완전한 소실이 있고 기억하지 못한다.
라. 장해(disturbance)가 다른 수면장애, 정신장애, 약물 사용, 또는 물질 사용으로 더 잘 설명되지 않는다.

렘 관련 사건수면

렘수면행동장애(REM Sleep Behavior Disorder, RBD)

RBD는 렘수면 시에 나타나는 근긴장도의 감소(atonia)가 없이 난폭한 행동이 나타나는 것이다. 환자는 생생하고 기분 나쁜 꿈을 꾸고 꿈의 내용을 실행하면서 복잡한 행동을 한다. 팔을 마구 흔들거나 주먹으로 치거나, 발길질을 하거나 소리를 지르고 침대에서 뛰어내리거나 기어가거나 달리는 행동들을 하게 된다. 삽화(episode)가 끝날 때에 환자는 빨리 깨며, 각성이 되면 의식은 명료하다. 이러한 행동이 환자 자신이나 같이 자는 사람에게 신체적 손상을 일으킬 수 있으며, 환자 자신은 잠의 연속성을 방해하게 된다. 꿈의 내용은 공격(사람, 동물 또는 곤충)으로부터 자신을 방어하는 내용이 많다. RBD는 렘수면에서 발생하므로 잠이 든 후 적어도 90분 이후에 나타나게 된다. 유병률은 일반 인구에서 0.5% 정도에서 나타나며, 50세 이상의 중년 남성에게 잘 발생한다. RBD는 원인을 알 수 없는 특발성이거나 렘수면을 파괴하는 다른 질환이 있을 수 있으므로 정확한 신체적 관찰이 필요하다. 알코올의 금단증상, 벤조디아제핀의 금단현상, 약물들[삼환계 항우울제, 세로토닌 재흡수 억제제(serotoninspecific reuptake inhibitor, SSRI) 등]에 의해 급성으로 나타날 수 있다. 또한 치매, 파킨슨병, 다중시스템 위축증(multiple system atropy)과 같은 신경학적 퇴행성 질환의 전구 증상으로 나타날 수 있다. 특발성 RBD로 진단된 50세 이상의 남자 환자의 2/3에서 13년 후 파킨슨 병이 발병되었다는 보고가 있다.

진단은 자세한 문진을 통해 가능하나 확진을 위해서는 수면다원검사가 필요하다. 수면다원검사는 근긴장도 감소가 없는 렘수면을 보인다. 즉 감소되어야 할 턱 근긴장도가 증가되고 사지의 단계적인 근전도 연축(phasic EMG twitching)이 보이면 확진이 가능하다. 각성장애와 달리 빈맥과 같은 교감신경계의 활성화는 흔하지 않다. 폐쇄성수면무호흡증에서 발생할 수 있는 렘수면 각성은 생생한 꿈을 기억하고 흥분, 폭력 및 운동을 가진 즉각적인 각성 후 꿈의 재현이 가능하기 때문에 RBD와의 감별이 필요하다. ICSD-3의 진단 기준은 다음과 같다.

진단 기준(가-라를 충족시켜야 함)
가. 수면과 관련된 발성 그리고/또는 복잡한 운동 행동들의 반복적인 삽화(episode)
나. 이러한 행동들이 수면다원검사에서 렘수면 동안 발생하는 것이 관찰되거나, 렘수면 중 일어나는 것으로 추정되는 꿈의 실행 병력이 있다.
다. 수면다원검사 기록에서 근 긴장도 감소가 없는 렘수면이 관찰된다.
라. 장해(disturbance)가 다른 수면장애, 정신장애, 약물 또는 물질 사용으로 더 잘 설명되지 않는다.

치료는 환자의 안전이 중요하다. 또한 삽화(episode)가 조절될 때까지 혼자 잘 수 있는 환경을 만들어 주어야 한다. 잠자리 주변의 위험한 물건은 제거하고, 침대 주변은 안전하게 보호대를 설치한다. 약물치료는 clonazepam과 melatonin을 주로 사용한다. Clonazepam은 90% 이상의 환자에서 효과적이며 잠을 잘 때 0.5mg으로 시작하여 증상이 조절될 때까지 약 용량을 증량시킨다. Clonazepam은 과도한 운동 행동을 억제하여 효과를 나타낸다. Melatonin은 렘수면의 수면 무긴장(atony)을 재조정하여 효과가 나타나는 것으로 알려져 있다. 그 외에 temazepam, levodopa, 또는 pramipexole 등의 약물도 유용하다.

반복적 단독 수면마비(Recurrent Isolated Sleep Paralysis)

반복적 단독 수면마비는 잠이 들 때 또는 잠에서 깰 때 자발적인 움직임이 불가능한 특징이 있다. 말을 할 수 없거나 사지, 몸통, 그리고 머리를 움직이지 못하나, 눈과 호흡 운동은 정상적이다. 이는 렘수면의 근육긴장 감퇴가 각성 시까지 지속되어 발생한다. 의식은 명료하여 삽화(episode)를 기억하며, 보통 수 초에서 수 분간 지속되며 외부 자극에 의해 상황이 종료된다. 삽화(episode) 동안에 개인은 불안, 두려움을 느끼고 일부 환자에서는 환영, 환청 및 환각 등이 나타날 수 있다. 수면박탈이나 불규칙한 수면-각성 스케줄은 수면마비의 유발인자가 된다. 사춘기에 시작되고, 10대와 20대에 주로 나타난다. ICSD-3의 진단 기준은 다음과 같다.

진단 기준(가-라를 충족시켜야 함)

가. 반복적으로 잠이 들 때 또는 잠에서 깨어날 때 몸통과 사지를 움직일 수 없다.

나. 각 삽화(episode)는 수초에서 수 분간 지속된다.

다. 삽화(episode)는 잠자리의 불안 또는 수면의 두려움과 같은 임상적으로 의미있는 고통을 유발한다.

라. 장해(disturbance)가 다른 수면장애(특히 기면증), 정신장애, 약물 또는 물질 사용으로 더 잘 설명되지 않는다.

증상이 심한 경우 항우울제 약물이 도움이 될 수 있다.

악몽장애(Nightmare Disorder)

악몽장애는 반복적으로 무서운 꿈을 꾸며 잠에서 깨어나는 것이다. 악몽은 렘수면 동안 발생한다. 렘수면이 야간 수면 동안 주기적으로 나타나기 때문에 악몽은 수면의 어느 시기에도 발생할 수 있으나, 렘수면 기간이 길어지는 후반 1/3 동안 악몽이 발생하기 쉽다. 3~5세 소아의 10~50%가 심각한 악몽을 꾸며, 성인에서는 50%가 일시적인 악몽을 경험한다. 그러나 악몽의 실제 유병률은 알려져 있지 않다. 보통 3~6세 사이에 시작되며, 6~10세의 소아에서 가장 많이 경험을 한다. 남아와 여아의 성별 차이는 없으나, 12세 이후에는 여성에서 악몽이 더 많이 발생한다. 스트레스, 항우울제 또는 항고혈압제와 같은 약물이 악몽과 관련이 있다. 반복적인 악몽을 꾸는 악몽장애의 원인은 특발성이거나 우울증, 불안, 외상 후 스트레스반응(posttraumatic stress response)과 같은 기존의 정신적 충격이나 정신병리와 연관이 있을 수 있다.

악몽은 생존하려는 노력이나, 신체적 위협을 피하기 위해 노력하는 지극히 불쾌한 내용이다. 악몽에 대한 기억은 생생하고 세부적이다. 악몽은 두려움과 걱정에 대한 감정과 연관이 되고 분노, 곤란한 상황, 슬픔과도 연관이 된다. 대부분 꿈의 순서와 내용을 기억한다. 또한 꿈에서 깨어난 후 신속하게 지남력을 회복하고 각성을 하게 된다. 그러나, 불쾌한 감정은 각성 시에도 남아 있고, 다시 잠들기 어려우며 낮 시간에도 고통이 지속될 수 있다. 삽화(episode) 시에는 발한, 빈맥, 그리고 빈호흡과 같은 가벼운 자율신경계 반응이 동반될 수 있다.

진단은 자세한 문진을 통해 가능하다. 수면다원검사에서는 렘수면으로부터 갑작스럽게 각성이 일어난다. 깨어나기 전에 심장, 호흡 및 안구의 움직임이 빨라지고 증가할 수 있다. 악몽을 가진 환자는 수면의 효율이 떨어지고, 서파수면이 감소하고 잦은 각성이 발생할 수 있다. ICSD-3의 진단 기준은 다음과 같다.

진단 기준(가-다를 충족시켜야 함)

가. 생존, 안전, 또는 신체적 보존을 위협하는 매우 불쾌하고 잘 기억되는 꿈이 반복적으로 나타난다.

나. 불쾌한 꿈에서 깨자마자 환자는 빠르게 각성되고 의식은 명료해진다.

다. 꿈에 대한 경험 또는 꿈에 의해 깨어나 발생되는 수면의 장해는 임상적으로 의미 있는 고통을 주거나 사회, 직장 및 다음 중 적어도 한 개 이상의 다른 기능 영역에서 장애를 일으킨다.

1. 기분장애
2. 잠에 대한 저항
3. 인지 기능 손상
4. 보호자나 가족 기능에 부정적인 영향
5. 행동장애
6. 낮 시간의 졸림
7. 피로감 혹은 힘 없음
8. 직업적 혹은 교육적 기능 저하
9. 대인관계/사회적 기능 저하

악몽장애의 치료는 크게 약물치료와 인지행동치료로 나누어서 생각할 수 있다. 약물치료의 경우 항우울제, 진정제, 암페타민 같은 약물들이 악몽을 악화시킬 수 있기 때문에 신중한 사용이 필요하다. 최근 prazosin이 악몽의 감소에 도움이 되는 것으로 알려져 있다. 인지행동치료는 악몽을 치료하는 데 중요한 역할을 한다. 이미지 트레이닝 치료법(imagery rehearsal therapy)이 인지행동치료 중 가장 연구가 잘 되어 있는 치료법이다. 이미지 트레이닝 치료법은 악몽을 글로 적고 환자가 바라는 방식대로 악몽을 바꿔 적게 하고, 매일 새로운 꿈에 대해 5~20분 정도 이미지 트레이닝을 하는 방법이다. 이 외에도 정신역학 정신치료(psychodynamic psychotherapy), 이완요법(relaxation) 및 최면(hypnosis) 등의 여러 가지 인지행동치료가 있다.

기타 사건수면

폭발성 머리 증후군(Exploding Head Syndrome)

환자는 잠이 들거나 밤에 잠에서 깨어날 때 갑작스럽게 큰 소음이나 머리 안에서 폭발할 것 같은 경험을 한다. 통증은 동반하지 않으며, 두려운 감정과 연관이 된다. 수 초간 지속되며 다시 잠에 들었을 때 또 발생할 수 있다. 수면박탈이나 스트레스가 유발인자가 될 수 있다. 경과는 양호하며 신경학적 후유증을 남기지 않고, 많은 환자에서 수 년 후 저절로 없어진다. ICSD-3의 진단 기준은 다음과 같다.

> 진단 기준(가–다를 충족시켜야 함)
> 가. 각성–수면 이행기나 수면 중 깨어날 때 갑작스럽게 큰 소리가 들리거나 머리 안에서 폭발할 것 같은 느낌을 호소한다.
> 나. 환자는 갑작스러운 각성을 경험하게 되고 종종 두려움을 동반한다.
> 다. 이 경험은 통증과는 상관이 없다.

수면 관련 환각(Sleep Related Hallucination)

수면 관련 환각은 잠이 들 때 또는 잠에서 깨어날 때 환각을 경험하는 것이다. 주로 시각적인 환각이며 청각, 촉각 및 운동(kinetic) 환각 등도 나타날 수 있다. 입면 시 환각은 수면 시작 후 꿈과 감별이 어려울 수 있고, 각성 시 환각은 이른 아침 렘수면과 혼동될 수 있다. 삽화(episode)는 짧으며 수 분간 지속될 수 있다. 사춘기와 젊은 성인에서 더 흔하다. ICSD-3의 진단 기준은 다음과 같다.

> 진단 기준(가–다를 충족시켜야 함)
> 가. 밤이나 아침에 잠든 직후 또는 잠에서 깨어난 후 나타나는 반복적인 환각이 주 증상이다.
> 나. 환각은 주로 시각이다.
> 다. 장해가 다른 수면장애(특히 기면증), 정신장애, 약물 또는 물질 사용으로 더 잘 설명되지 않는다.

수면 야뇨증(Sleep Enuresis)

수면 중 반복적이고 비자발적인 배뇨를 하는 질환이다. 적어도 5세가 된 아이가 수면 중 일주일에 2번 이상 소변을 보면 병적인 상태가 된다. 태어나서 소변을 가리지 못했던 일차성 수면 야뇨증과 적어도 6개월 이상 소변을 가렸던 환아에서 나타나는 이차성 수면 야뇨증이 있다. 유병률은 5세 아이에서 15~20%에서 나타나고 남아가 여아에 비해 3배 정도 많이 나타난다. 원인은 야간의 소변의 생산이 많거나, 야간 방광의 과활성, 그리고 잠에서부터 각성의 어려움으로 설명된다. ICSD-3의 진단 기준은 다음과 같다.

> 진단 기준
> 일차성 수면 야뇨증(가–라를 충족시켜야 함)
> 가. 환자가 5세 이상이다.
> 나. 환자는 적어도 일주일에 두 번 이상 수면 중 불수의적으로 소변을 본다.
> 다. 이런 상황이 적어도 3개월 이상 지속된다.
> 라. 환자는 지속적으로 수면 중 소변을 가린 적이 없다.
>
> 이차성 수면 야뇨증(가–라를 충족시켜야 함)
> 가. 환자가 5세 이상이다.
> 나. 환자는 적어도 일주일에 두 번 이상 수면 중 불수의적으로 소변을 본다.
> 다. 이런 상황이 적어도 3개월 이상 지속된다.
> 라. 환자는 지난 6개월 동안 지속적으로 수면 중 소변을 가린 적이 있다.

치료는 안심을 시키고 격려시켜 준다. 저녁에 음료의 섭취를 억제하고 소변량의 감소를 위해 desmopressin을 사용할 수 있다.

단독 증상과 정상 이형(Isolated Symptoms and Normal Variants)

잠꼬대(Sleep Talking)

잠꼬대는 수면 중 말을 하거나 소리를 내는 것으로 렘수면과 비렘수면에서 모두 나타날 수 있다. 특발성으로 생기거나 사건수면(예를 들어 RBD 또는 혼란각성 같은 각성장애)과 동반되어 나타난다. 같이 잠을 자는 배우자나 동숙자의 수면을 방해한다. 다른 수면질환이 없다면 대부분 치료가 필요하지 않다.

수면관련 운동장애(Sleep Related Movement Disorders)

ICSD-3에서 수면관련 운동장애의 분류는 표 5와 같다.

그중 가장 대표적인 하지불안증후군(Restless Leg Syndrome)과 주기성사지운동장애(Periodic Limb Movement Disorder)에 대해서 알아보기로 한다.

표 5. 수면관련운동장애의 분류

Periodic limb movements disorder
Restless legs syndrome
Sleep related leg cramps
Sleep related rhythmic movement disorder
Benign sleep myoclonus of infancy
Propriospinal myoclonus at sleep onset
Sleep related movement disorder due to a medical disorder
Sleep related movement disorder due to a medication or substance
Sleep related movement disorder, unspecified

주기성 사지운동 장애(Periodic Limb Movements Disorder, PLMD)

PLMD는 불수의적인 사지의 움직임이 수면 시에 나타나는 질환으로, 과거에는 경련성 질환의 형태로 인식되어 오다가, 미국수면의학회(American Academy of Sleep Medicine, AASM)와 World Association of Sleep Medicine이 함께 제시한 새로운 기준을 통해 진단하고 있다. ICSD-3의 진단 기준은 다음과 같다.

> 진단 기준(가-라를 충족하여야 함)
>
> 가. 수면다원검사상 수면 중 주기적사지운동(periodic limb movement in sleep, PLMS)의 소견을 보여야 한다.
>
> 나. 빈도가 소아에서는 시간당 5회, 성인에서는 시간당 15회를 초과하여 나타난다.
>
> 다. PLMS가 심적, 육체적, 사회적, 직업적, 교육, 행동 혹은 다른 중요한 기능부분에서 이상을 초래하거나, 임상적으로 의미있는 수면장애를 유발한다.
>
> 라. PLMS와 증상은 다른 수면장애, 의학적 혹은 신경학적 장애, 정신장애로 더 잘 설명되지 않는다[PLMS가 수면무호흡이나 저호흡과 함께 발생하는 경우는 판독시 계수(scoring)하지 않는다].

수면다원검사에서 흔하게 발견되는 소견이지만, 아직까지 그 원인과 발병기전 등이 명확히 알려지지 않았다. 여성, 카페인, 스트레스, 정신질환, 그리고 정신과적인 약물(clomipramine, lithium, fluoxetine, venlafaxine)과 밀접한 연관이 있는 것으로 밝혀지고 있다. 진단을 위해서는 수면다원검사가 필수이고, 검사 동안 앞정강이근육(anterior tibial muscle)에 부착된 근전도상에서, 휴지 시 8μV 정도로 유지되다가, 2μV 이하로 저하되는 양상의 변화가 0.5~10초 동안 지속되었을 때, 그리고 이런 변화가 4회 이상, 5~90초 이상의 간격을 두고 나타날 때로 정의하고 있다. 수면 시 발견되는 움직임의 특징은 발목과 발가락의 굴곡, 그리고 슬관절의 굴곡을 보이는 것이나, 개개인의 차이가 많이 발견된다. PLMD의 유병률은 약 5~11%로 보고되고 있으며, 하지불안증후군 환자의 약 90%에서 관찰된다. 하지만, 대부분의 보고에 의하면, 주기적 사지운동증은 야간 수면 혹은 주간 각성에 미치는 영향은 무시할 만하다고 보고되고 있으며, 증상을 동반하지 않는 수면다원검사에서의 소견은 진단적 의미를 가지지 않는다.

하지불안증후군(Restless Legs Syndrome, RLS)

성인에서 하지불안증후군의 유병률은 서양에서 5~10% 정도로 동양인에서는 드문 질환으로 생각되어 왔다. 하지만, 최근 국내에서 시행된 몇 개의 역학연구에서 서양과 비슷한 7~8% 정도의 유병률을 보고하여, 서양과 유사한 유병률을 보인다. 하지불안증후군은 다리를 움직이고 싶은 충동이 나타남과 동시에 다리에 매우 불편하고 불쾌한 감각이상이 동반되는 감각운동성 질환으로, 발작(seizure)의 일종으로 간주되어 오다가, 1945년 스웨덴의 신경과 의사인 Carl Ekbom에 의해 하나의 질병으로 분류되어 Willis-Ekbom 질환이라고도 불린다.

환자들이 겪게 되는 감각운동성 증상들은 주로 안정을 취하고 있을 때 발생하며, 야간에 악화되고, 운동 시에는 완화되는 양상으로 나타난다. 하지불안증후군 환자들은 주로 나쁜 혹은 불편한 기분을 호소하는 경우도 있지만, "속에서 긁는 느낌", "벌레가 기어가는 느낌", "전기처럼 찌릿한 느낌"과 같이 구체적으로 묘사하는 경우도 있으며, 50% 정도에서는 통증을 동반하므로, 무감각이나 차가운 느낌과는 거리가 멀다. 병명이 하지불안증후군이라고 명해지기는 하였으나, 50% 정도의 환자에서는 팔에서도 동일한 증상이 나타나는 경우가 있으며, 다리에서의 증상이 팔 증상보다 수 년 전에 나타나는 경우가 대부분이고, 다리의 증상 없이 팔에서만 나타나는 경우는 드물다.

하지불안증후군의 또 다른 임상적인 특징으로는 가만히 있는 경우, 특히 누워있거나 앉아 있을 때 양 하지에 대칭적으로 불편감이 증가한다는 것이다. 특징적으로, TV를 시청한다거나, 장기간의 여행으로 운전 혹은 비행기에 탑승하는 경우, 혹은 장시간 동안 회의를 하는 경우에 증상이 악화됨을 호소한다. 신체활동의 감소가 대뇌활동의 감소로 이어지고, 체부 긴장도가 저하되면서 증상은 악화된다. 따라서, 증상은 주간에는 드물게 나타나며 주로 저녁 이후에 나타나는 것이 특징이다. 증상이 악화되는 경우에는 발현시간이 점차 빨라지면서 초저녁이나 이른 오후에도 증상을 느끼게 된다. 대화를 나누거나 컴퓨터 게임에 집중할 경우 실제로 증상의 완화에 도움을 주며, 이런 증상들을 완화시키기 위해서는 일시적으로나 지속적으로 마사지를 하거나 긴장을 유지하여야 하므로, 이로 인하여 수면장애가 동반될 수 있다.

수면장애는 대다수의 하지불안증후군 환자들이 호소하는 증상으로, 잠에 들기 어려운 경우를 가장 흔하게 호소하며, 잠이 들더라도 자주 깨고, 또 다시 잠들기 어려운 불면증 증상을 호소하는 경우가 많다. 수면 부족과 주간 피로감을 호소하기도 하지만 주간졸음은 드물다.

하지불안증후군은 증상이 발현되는 나이에 따라 조기 발병형(early onset)과 후기 발병형(late onset)으로 나눌 수 있다. 조기 발병형은 대부분 45세 이전에 증상이 시작되는 경우로 후기 발병형에 비해 진행이 느리다. 후기 발병형은 말초신경염과 관련이 많아 두 가지 표현형은 병태생리학적으로 차이가 있다고 보고 있다. 하지불안증후군은 연관된 질환의 유무에 따라 원발성과 이차성으로 나눌 수 있으며, 원발성의 경우 가족력을 보이는 경우가 많다. 이차성의 경우에는 빈혈, 임신, 만성 신부전 및 말초신경염 등의 질환에서 흔히 동반된다. 특히, 섬유근육통(fibromyalgia), 과민성 대장증후군(irritable bowel syndrome), 편두통 등 중추감작(central sensitization)과 연관이 있는 질환과 동반되어 이환율이 매우 높게 나타나며, 대부분에서 만성 경과를 보이기 때문에 수면장애 및 주간의 업무장애, 우울증 등을 흔히 동반하게 된다.

하지불안증후군의 진단에 도움이 되는 표지자는 아직까지 없어, 환자가 주관적으로 호소하는 증상에 의존하여 진단하게 된다. 수면다원검사에 의하여 진단을 내리는 PLMD와는 달리 하지불안증후군은 면담을 통해 진단한다. 즉, 다리에 불편감이나 이상감각을 호소하고 가만히 있으면 악화되고 움직이면 증상이 완화되며 낮보다 밤에 심해지는 일주기 변화를 보일 때 진단하게 된다. International Restless Legs Syndrome Study Group (IRLSSG)에서 마련된 진단 기준에는 다음과 같은 네 가지 특징을 포함하고 있어야 한다. 1) 다리를 움직이고 싶은 충동이 있으면서, 억제하기 힘들고, 다리의 불편한 느낌과 함께 동반된다. 2) 다리를 움직이고 싶은 충동은 주로 움직임이 없는 안정된 상태에서 느끼며, 오래 움직이지 않을수록 불편감은 증가된다. 3) 다리의 증상은 다리를 움직여 줌으로써 부분적인 호전을 보인다. 다리를 주무르거나 문지르면 일시적 완화를 가져오며, 걸음걸이나 스트레칭 시에는 증상이 호전된다. 4) 하지를 움직이고 싶은 충동은 주간보다는 저녁이나 밤시간에 가장 심하고, 주로 저녁 때나 밤에만 나타난다. ICSD-3의 진단 기준은 다음과 같다.

진단 기준(가–다를 충족하여야 함)

가. 다리를 움직이고 싶은 충동이 다리의 불편하거나 불쾌한 감각에 의해 발생하거나, 이러한 감각과 동반되어 발생한다. 이러한 증상들은 필수적으로,

1. 누워있거나 앉아 있는것처럼 휴식 중이거나 움직임이 없을 때 시작 혹은 악화된다.
2. 걷기 혹은 스트레칭과 같은 지속되는 움직임으로 최소한 움직이는 동안은 부분적 혹은 완전한 증상호전 효과가 있다.
3. 낮보다는 저녁이나 밤에 흔히 발생한다.

나. 상기 현상은 하지경련, 불편한 자세, 근육통, 정맥저류, 하지부종, 관절염, 습관적인 다리움직임 같은 다른 의학적 또는 행동조건에 의해 생기는 것이 아니다.

다. 하지불안증후군의 증상이 심리적, 육체적, 사회적, 직업적, 교육적, 행동 혹은 다른 중요한 기능에서 이상을 초래하거나, 염려, 고통, 수면장애를 유발한다.

위 특징들이 모두 함께 존재하더라도 약 16%에서는 하지불안증후군이 아니라는 연구보고도 있으므로, 다른 유사 증상을 보이는 질환들을 감별하는 것 또한 중요하다. 진단도구로는 Hopkins telephone diagnostic interview(HTDI)가 가장 선호되며, 병의 중증도의 평가는 International Restless Legs Syndrome Study Group Rating Scale이 주로 사용된다.

이차성 원인 확인을 위해서는 철분상태, 빈혈, 당뇨, 만성 신질환에 대한 검사가 필요하며, 말초신경질환이 의심되는 경우에는 신경전도검사를 시행한다. 수면다원검사는 하지불안증후군을 진단하는 데 필수는 아니지만, 동반된 다른 수면장애가 의심될 경우에는 도움이 될 수 있다.

발병기전에 대해서는 도파민 시스템과 관련된 기능 이상이 대표적으로 언급되고 있으며 유전적 요인에 대해서도 연구가 진행 중으로, 아직까지 발병기전이 뚜렷하게 밝혀지지 않았다. 이러한 특발성 하지불안증후군의 발병기전과는 별도로 이차성 하지불안증후군의 가장 대표적인 원인으로 철 결핍을 들 수 있다. 철 결핍은 페리틴(ferritin)의 농도를 45~50ng/mL 이하로 정의하게 되는데, 하지불안증후군 환자에서 철 결핍이 일반인보다 높게 나타나며, 철분이 부족한 임신상태, 만성 신질환 및 혈액 공여자 등 환자의 20%에서 하지불안증후군의 유병률이 높고, 철분을 정맥주사하였을 때 증상이 호전됨을 보인다. 혈청에서 페리틴이 감소되어 있고, 트랜스페린(transferrin)이 증가되어 있으며, 뇌척수액에서도 마찬가지 소견을 보인다. 조기 발병형에서 혈청 페리틴은 증상의 중증도와 유의한 상관 관계를 보이는데, 특히, 철분의 이동에 관여하는 다양한 단백질의 이상 소견도 관찰되고, 철이 도파민 시스템의 조절에 관여하고, 철분 부족이 도파민의 일주기 변동을 증가시킴으로써 하지불안증후군의 발현에 관여할 것으로 생각되고 있다.

도파민 및 도파민 작용제가 하지불안증후군에 임상적으로 효과적이며, 도파민길항제를 투여하였을 때 증상이 악화된다고 알려져 있다. 하지만, 여러 연구에서 상반된 결과들이 보고되고 있어, 도파민의 기능 저하가 원인인지 혹은 기능 항진이 원인인지는 아직까지 확실치 않다. 최근에는 도파민의 일주기 변동의 항진으로 인하여, 야간에 도파민의 농도가 정상적으로 낮아지는 정도가 더욱 심해져서, 일시적인 도파민 기능 저하로 증상이 발생한다는 가설이 유력해지고 있다.

그 외, 유전학적으로도 원발성의 약 50% 이상에서 가족력을 보이고, 가계도 조사상 상염색체 우성으로 높은 발현율을 보여,

유전자 결합연구를 통하여 염색체 12q와 14q가 관련이 있다고 알려진 바 있다. 아직 논란의 여지는 있으나, 근육 생검 결과는 대부분 정상이지만 축삭의 위축(axonal atrophy)이 보이기도 한다는 연구 결과와 함께, 신경전도에서 이상을 보이거나 소섬유신경증(small-fiber neuropathy)도 소수에서 발견된다는 보고도 있다.

수면과 연관된 "근육간대경련(myoclonus)"과 같은 증상은 정상인에게서도 관찰될 수 있다. 하지만 "다리통증 및 발가락 운동" 증후군(painful legs and moving toes syndrome), 야간 다리근육경련(nocturnal leg cramp), 자세 불편감(positional discomfort), 경련(cramp), 관절염, 척추질환, 정좌불능증(akathisia) 등이 다리에 불편감을 초래할 수 있으면서, 움직임에 일시적인 호전을 보일 수 있으므로 감별을 요한다. 하지정맥류와 같은 혈관성 질환들도 하지 통증이나 불편감을 호소하는 경우가 있으나, 하지불안증후군과는 달리 쉬거나 스트레칭으로 호전되고, 오래 서 있거나 보행 시에 악화된다.

환자가 호소하는 증상의 정도와 증상이 환자의 수면이나 활동에 미치는 영향을 고려하여 치료를 시작하는 것이 올바르다. 크게 약물치료와 비 약물치료로 구분되는데, 이 두 가지를 함께 병행하는 것이 좋다. 증상이 경미하면 규칙적인 수면습관과, 지나친 음주나 카페인 섭취 그리고 과식을 피하는 것이 좋으며, 자기 전에 가벼운 운동이나 스트레칭, 다리 마사지 등이 도움이 된다. 하지만, 항우울제 및 항히스타민제 그리고 항도파민제는 증상을 악화시킬 수 있으므로 피하는 것이 좋다.

약물치료로는 도파민 전구물질인 레보도파(levodopa)가 먼저 사용되었지만, 장기적인 사용 시에는 오히려 증강현상(augmentation: 더 이른 시간에, 또 다리가 아닌 다른 부위에도 증상이 나타나는 현상)이 80% 정도의 환자에서 관찰된다는 보고가 있어 pramipexole과 ropinirole이 일차선택약제로 사용되고 있다. 이 약의 효과로 만족스러운 결과를 얻지 못한 경우에는 gabapentin, pregabalin 등의 항전간제나 oxycodone 등의 아편제제를 사용할 수 있다. 단일요법이 원칙이나, 도파민 제제를 기본으로 하고 다른 제제를 병용하여 처방할 수도 있다.

도파민 D2/D3 수용체작용제는 하지불안증후군의 감각 증상, 움직이고 싶은 충동 개선에 효과가 있어 일차 치료제로 사용되고 있다. 현재 pramipexole, ropinirole, 그리고 패치 제제인 rotigotine이 식약청에서 승인된 약품으로, 세 가지 약제 모두 대개 첫 투여일부터 증상이 개선된다. 주 증상은 저녁에 잘 때 나타나기 때문에, 투약은 취침 1~2시간 전에 하루 1회로 시작하고, 투약 시간은 환자의 증상 발생 시각에 따라 조정을 필요로 한다. 도파민 제제를 수 개월 이상 장기적으로 복용할 경우에는 약 50%의 환자에서 증강현상이 나타날 수 있고, 약의 용량이 과하거나 하지불안증후군의 가족력이 있는 경우에 더 잘 발생한다. 이런 경우에는 약 용량을 다시 조절하여 줄이도록 하며, 항경련제나 아편제제를 병용하거나 변경하여 사용한다. 장기간의 치료를 필요로 하는 질환인 만큼, 최소용량 요법으로 유지하되, 증상이 개선되면 간헐적으로 투여하는 것이 이를 예방할 수 있는 방법이다.

불면증이 심한 경우에는 벤조디아제핀 제제가 도움이 되며, clonazepam이 대표적인 치료제이다. 0.5~1mg을 자기 전에 투여하면, 하지의 감각증상과 각성을 효과적으로 감소시켜 준다. 통증이 심한 감각증상을 주소로 삼는 환자들에게는 gabapentin 및 pregabalin이 효과적이며 또, 전반적인 증상 개선효과도 좋다고 알려져 있다. 증강현상이 나타나거나 증상이 심한 경우에는 아편제제가 적응이 되며, oxycodone, propoxyphene, methadone 또는 tramadol 등을 고려해 볼 수 있다. 앞서 언급한 철분제제도 효과가 있으나 흔하게 처방되지는 않으며, 혈중 페리틴 수치가 50μg/L 미만인 경우에 투여하면 도움이 된다.

참고문헌

1) Abad VC, Guilleminault C. Review of rapid eye movement behavior sleep disorders. Curr Neurol Neurosci Rep 2004;4:157-63.
2) Allen RP, Picchietti D, Hening WA, Trenkwalder C, Walters AS, Montplaisi J. Restless legs syndrome: diagnostic criteria, special considerations, and epidemiology. A report from the restless legs syndrome diagnosis and epidemiology workshop at the National Institutes of Health. Sleep Med 2003;4:101-19.
3) Allen RP. Sleep-related movement disorders. In: Avidan AY, Barkoukis. TJ, editors. Review of sleep medicine. 3rd ed. Philadelphia: Elsevier Saunders;2012. p.200-15.
4) American Academy of Sleep Medicine. The international classification of sleep disorder: diagnostic and coding manual. 3rd ed. Westchester, IL: American Academy of Sleep Medicine;2014.
5) American Academy of Sleep Medicine. The international classification of sleep disorders: diagnostic and coding manual. 2nd ed. Westchester: American Academy of Sleep Medicine;2005.
6) American Psychiatric Association. Diagnostic and statistical manual of mental disorder. 5th ed. Washington, DC: American Psychiatric Association;2012.
7) American Sleep Disorders Association. The international classification of sleep disorders; diagnostic and coding manual. Lawrence, Kansas: Allen Press;1990.
8) Arnulf I, Zeitzer JM, File J, Farber N, Mignot E. Kleine-Levin syndrome: a systematic review of 186 cases in the literature. Brain 2005;128:2763-76.
9) Boeve B, Saper CB. REM sleep behavior disorder: a possible early marker for synucleinopathies. Neurlogy 2006;66:796-7.
10) Bonati MT, Ferini-Strambi L, Aridon P, Oldani A, Zucconi M, Casari G. Autosomal dominant restless legs syndrome maps on chromosome 14q. Brain 2003;126:1485-92.
11) Buysse DJ. Insomnia. JAMA 2013;309:706-16.
12) Cajochen C, Krauchi K, Wirz-Justice A. Role of melatonin in the regulation of human circadian rhythms and sleep. J Neuroendocrinol 2003;15:432-7.
13) Cho YW, Shin WC, Yun CH, Hong SB, Kim JH, Allen RP, et al. Epidemiology of restless legs syndrome in Korean adults. Sleep 2008;31:219-23.
14) Desautels A, Turecki G, Montplaisir J, Sequeira A, Verner A, Rouleau GA. Identification of a major susceptibility locus for restless legs syndrome on chromosome 12q. Am J Hum Genet 2001;69:1266-70.
15) Earley CJ, Allen RP. Pergolide and carbidopa/levodopa treatment of the restless legs syndrome and periodic leg movements in sleep in a consecutive series of patients. Sleep 1996;19:801-10.
16) Edinger JD, Sampson WS. A primary care "friendly" cognitive behavioral insomnia therapy. Sleep 2003;26:177-82.

17) Ellis JG, Perlis ML, Neale LF, Espie CA, Bastien CH. The natural history of insomnia: focus on prevalence and incidence of acute insomnia. J Psychiatr Res 2012;46:1278-85.
18) Ferri R, Zucconi M. Heart rate and spectral EEG changes accompanying periodic and isolated leg movements during sleep. Sleep 2008;31:16-7.
19) Garcia-Borreguero D, Allen RP, Kohnen R, Hogl B, Trenkwalder C, Oertel W, et al. Diagnostic standards for dopaminergic augmentation of restless legs syndrome: report from a World Association of Sleep Medicine-International Restless Legs Syndrome Study Group consensus conference at the Max Planck Institute. Sleep Med 2007;8:520-30.
20) Hardeland R. New approaches in the management of insomnia: weighing the advantages of prolonged-release melatonin and synthetic melatoninergic agonists. Neuropsychiatr Dis Treat 2009;5:341-54.
21) Harris SF, Thorpy MJ. Diagnosis and treatment of parasomnias. In: Avidan AY, Barkoukis TJ, editors. Review of sleep medicine. 3rd ed. Philadelphia: Elsevier Saunders;2012.
22) Heier MS, Evsiukova T, Vilming S, Gjerstad MD, Schrader H, Gautvik K. CSF hypocretin-1 levels and clinical profiles in narcolepsy and idiopathic CNS hypersomnia in Norway. Sleep 2007;30:969-73.
23) Hening WA, Allen RP, Thanner S, Washburn T, Heckler D, Walters AS, et al. The Johns Hopkins telephone diagnostic interview for the restless legs syndrome: preliminary investigation for validation in a multi-center patient and control population. Sleep Med 2003;4:137-41.
24) Herxheimer A, Waterhouse J. The prevention and treatment of jet lag. BMJ 2003;326:296-7.
25) Holbrook AM, Crowther R, Lotter A, Cheng C, King D. Meta-analysis of benzodiazepine use in the treatment of insomnia. CMAJ 2000;162:225-33.
26) Iannaccone S, Zucconi M, Marchettini P, Ferini-Strambi L, Nemni R, Quattrini A, et al. Evidence of peripheral axonal neuropathy in primary restless legs syndrome. Mov Disord 1995;10:2-9.
27) Kales A, Wilson T, Kales JD, Jacobson A, Paulson MJ, Kollar E, et al. Measurements of all-night sleep in normal elderly persons: effects of aging. J Am Geriatr Soc 1967;15:405-14.
28) Klein DC, Moore RY, Reppert SM. Suprachiamatic nucleus-the mind's clock. New York:Oxford University Press;1992.
29) Koo B. Periodic limb movements during sleep: review of physiology and pathology. J Korean Sleep Res Soc 2012;9:23-7.
30) Krakow B, Zadra A. Clinical management of chronic nightmares: imagery rehearsal therapy. Behav Sleep Med 2006;4:45-70.
31) Littner M, Hirshkowitz M, Kramer M, Kapen S, Anderson WM, Bailey D, et al. Practice parameters for using polysomnography to evaluate insomnia: an update. Sleep 2003;26:754-60.
32) Mahowald MW, Schenck CH. Non-rapid eye movement sleep parasomnias. Neurol Clin 2005;23:1077-106.
33) Montplaisir J, Allen RP, Walters AS. Ferini-Strambi L. Restless legs syndrome and periodic limb movements during sleep. In: Kryger MH, T Roth, Dement WC, editors. Principles and practice of sleep medicine. 4th ed. Philadelphia: Elsevier Saunders;2005. p.839-49.
34) Morgenthaler TI, Kapur VK, Brown T, Swick TJ, Alessi C, Aurora RN, et al. Practice parameters for the treatment of narcolepsy and other hypersomnias of central origin. Sleep 2007;30:1705-11.
35) Morgenthaler TI, Lee-Chiong T, Alessi C, et al. Practice parameters for the clinical evaluation and treatment of circadian rhythm sleep disorders. An American Academy of Sleep Medicine report. Sleep 2007;30:1445-59.
36) Morin CM, Benca R. Chronic insomnia. Lancet 2012;379:1129-41.
37) Neubauer DN. Insomnia differential pearls and psychiatric co-morbidities. In: Avidan AY, Barkoukis. TJ, editors. Review of sleep medicine. 3rd ed. Philadelphia: Elsevier Saunders;2012. p.176-87.
38) Nielson TA. Dreaming disorders: principles and practive of sleep medicine. 4th ed. Philadelphia: WB Saunders;2005.
39) Omachi TA. Measures of sleep in rheumatologic diseases: Epworth Sleepiness Scale (ESS), Functional Outcome of Sleep Questionnaire (FOSQ), Insomnia Severity Index (ISI), and Pittsburgh Sleep Quality Index (PSQI). Arthritis Care Res (Hoboken) 2011;63 Suppl 11:S287-96.
40) Pelayo R, Thorpy MJ, Govinski P. Prevalence of delayed sleep phase syndrome among adolescents. Sleep Res 1988;17:392.
41) Reid KJ. Disorders of sleep-wake timing. In: Avidan AY, Barkoukis. TJ, editors. Review of sleep medicine. 3rd ed. Philadelphia: Elsevier Saunders;2012. p.251-71.
42) Roger AE, Meehan J, Guilleminault C, et al. HLA DR15(DR2) and DQB1*0602 typing studies in 188 narcoleptic patients with cataplexy. Neurology 1997;48:1550-6.
43) Roth T, Roehrs TA. A review of the safety profiles of benzodiazepine hypnotics. J Clin Psychiatry 1991;52 Suppl:38-41.
44) Schutte-Rodin S, Broch L, Buysse D, Dorsey C, Sateia M. Clinical guideline for the evaluation and management of chronic insomnia in adults. J Clin Sleep Med 2008;4:487-504.
45) Silber MH, Krahn LE, Olson EJ, Pankratz VS. The epidemiology of narcolepsy in olmsted County, Minnesota: a population based study. Sleep 2002;25:197-202.
46) Simard V, Nielsen T, Tremblay R, Boivin M, Montplaisir JY. Longitudinal study of bad dreams in preschool-aged children: prevalence, demographic correlates, risk and protective factors. Sleep 2008;31:62-70.
47) Sullivan SS, Mignot E. Narcolepsy and hypersomnias of central orgin: diagnosis, evaluation, and treatment. In: Avidan AY, Barkoukis. TJ, editors. Review of sleep medicine. 3rd ed. Philadelphia: Elsevier Saunders;2012. p.158-75..
48) Taylor HR, Freeman MK, Cates ME. Prazosin for treatment of nightmare related to posttraumatic stress disorder. Am J Health Syst Pharm 2008;65:716-22.
49) Thorpy MJ. New paradigms in the treatment of restless legs syndrome. Neurology 2005;64:S28-33.
50) Volkow ND, Fowler JS, Logan J, Alexoff D, Zhu W, Telang F, et al. Effects of modafnil on dopamine and dopamine transporters in the male human brain: clinical implications. JAMA 2009;301:1148-54.
51) Wilson S, Nutt D. Drug treatment of chronic insomnia -- dawn at the end of a long night? J Psychopharmacol 2008;22:703-6.
52) Winkelmann J, Schadrack J, Wetter TC, Zieglgansberger W, Trenkwalder C. Opioid and dopamine antagonist drug challenges in untreated restless legs syndrome patients. Sleep Med 2001;2:57-61.
53) Yoss RE, Daly DD. Criteria for the diagnosis of the narcoleptic syndrome. Proc Staff Meet Mayo Clin 1957:32:320-8.
54) Young TJ, Silber MH, Hypersomnias of central origin. Chest 2006;130:913-20.
55) Yun CH, Lee SK, Kim H, Park HK, Lee SH, Kim SJ, et al. Association between irritable bowel syndrome and restless legs syndrome in the general population. J Sleep Res 2012;21:569-76.

부 록

코골이 및 수면무호흡증 진단체크리스트

I. 기본 정보 (부가 정보:)

병원		등록번호		작성일자	년 월 일
성명		나이(세)		성별	남 □ 여 □
키(cm)		몸무게(kg)		BMI(kg/m²)	
목둘레(cm)		허리둘레(cm)		평균수면시간	시간 분 / 1일

흡연	한 적 없음 □	끊음 □	하고 있음 □	( ) 갑년	음주	한 적 없음 □	끊음 □	하고 있음 □	( ) 잔 / 1일

II. 과거력 (부가 정보:)

고혈압	없음 □ 있음 □	당뇨	없음 □ 있음 □	폐질환(결핵포함)	없음 □ 있음 □
심근경색 / 협심증	없음 □ 있음 □	부정맥	없음 □ 있음 □	간질환(간염포함)	없음 □ 있음 □
뇌졸중	없음 □ 있음 □	천식	없음 □ 있음 □	알레르기비염	없음 □ 있음 □
역류성식도염	없음 □ 있음 □	우울증	없음 □ 있음 □	불면증	없음 □ 있음 □
갑상선저하증	없음 □ 있음 □	말단비대증	없음 □ 있음 □	졸음운전사고	없음 □ 있음 □
수술병력	없음 □ 있음 □ (있는 경우 구체적 내용:)				

III. 증상 (아래의 시각 척도는 각 증상의 심한 정도를 알아보기 위한 방법입니다. 증상이 없는 경우를 0점, 매우 심한 경우를 10점이라고 가정했을 때 본인의 증상에 해당되는 숫자에 표시해주시기 바랍니다.)

증상	없음	있음	0	1	2	3	4	5	6	7	8	9	10
코골이(강도)	없음 □	있음 □	0	1	2	3	4	5	6	7	8	9	10
코막힘	없음 □	있음 □	0	1	2	3	4	5	6	7	8	9	10
관찰된 무호흡	없음 □	있음 □	0	1	2	3	4	5	6	7	8	9	10
수면중 자주깸	없음 □	있음 □	0	1	2	3	4	5	6	7	8	9	10
주간졸음	없음 □	있음 □	0	1	2	3	4	5	6	7	8	9	10

수면중 헐떡거림	없음 □ 있음 □	자도 개운치 않음	없음 □ 있음 □	아침 두통	없음 □ 있음 □
집중력 감소	없음 □ 있음 □	기억력 소실	없음 □ 있음 □	야간뇨	없음 □ 있음 □
성욕 감소	없음 □ 있음 □	수면중 뒤척임	없음 □ 있음 □	피로감	없음 □ 있음 □
후비루	없음 □ 있음 □	맑은 콧물	없음 □ 있음 □	재채기	없음 □ 있음 □
(코/눈) 가려움증	없음 □ 있음 □	코골이(빈도)	( ) 일 / 1주	ESS 총점	( ) 점

한국형 주간졸음척도[Korean version of Epworth sleepiness scale (KESS)]

단순한 피곤함과는 다르게 다음의 상황에서 얼마나 깜박 졸거나 혹은 잠들어버릴 것 같습니까? 이것은 최근에 일상생활을 참고하시기 바랍니다. 비록 최근에 이런 상황에 처하지 않았다 하더라도, 그 상황에서 얼마나 영향을 받을지 생각해 보십시오. 각 상황에서 가장 적절한 숫자를 선택하여 한 개씩만 √표하시기 바랍니다.	깜박 졸 가능성			
	전혀 0	조금 1	상당히 2	매우 많이 3
1. 앉아서 책(신문, 잡지, 서류 등)을 읽을 때				
2. TV 볼 때				
3. 공공장소(모임, 극장 등)에서 가만히 앉아 있을 때				
4. 정차 없이 1시간 동안 운행 중인 차(자동차, 버스, 열차)에 승객으로 앉아 있을 때				
5. 오후에 주위상황이 허락되어 쉬려고 누워 있을 때				
6. 앉아서 상대방과 이야기할 때				
7. 반주를 곁들이지 않은 점심식사 후 조용히 앉아 있을 때				
8. 교통 혼잡으로 몇 분 동안 멈춰선 차 안에서				

IV. 신체검사

1. 비강 및 비인두 이상소견 (부가 정보:)

비중격 만곡	없음 □ 있음 □ (우 □ / 좌 □)	하비갑개 비후	없음 □ 있음 □ (우 □ / 좌 □)
비부비동염 소견	없음 □ 있음 □ (우 □ / 좌 □)	비종물 / 비용종	없음 □ 있음 □ (우 □ / 좌 □)
비밸브 이상	없음 □ 있음 □ (우 □ / 좌 □)	아데노이드 비대	25% 미만 □ 25~50% □ 50~75% □ 75% 이상 □

2. 구강 및 구인두 이상소견 (부가 정보:)

편도 크기	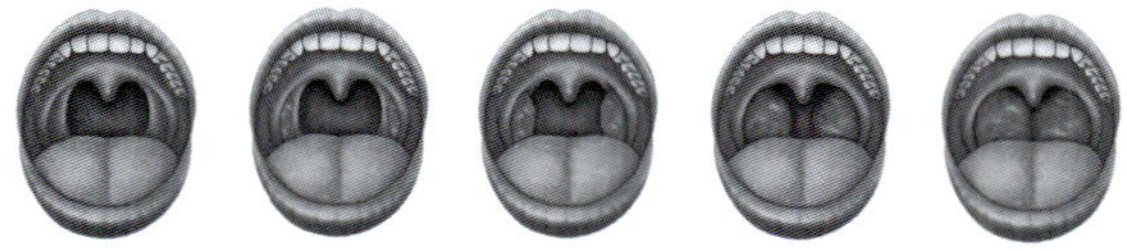	구개-혀 위치	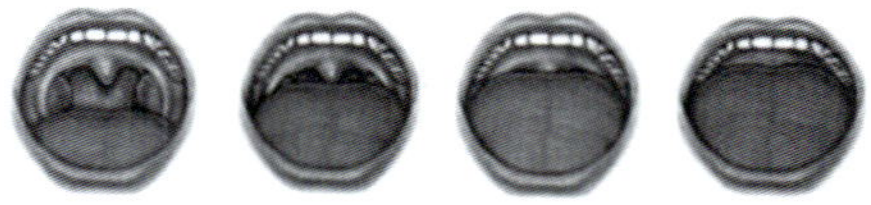
	0단계 편도없음 □ / 1단계 25% 미만 □ / 2단계 25~50% □ / 3단계 50~75% □ / 4단계 75% 이상 □		1단계 목젖 완전히 □ / 2단계 목젖 부분적 □ / 3단계 연구개 □ / 4단계 경구개 □
Friedman Stage	Stage I (편도3, 4,/혀1, 2) □ Stage II (편도0, 1, 2/혀1, 2 또는 편도3, 4/혀3, 4) □ Stage III (편도3, 4/혀0, 1, 2) □ Stage IV (BMI>40) □		
높거나 좁은 구개	없음 □ 있음 □	길거나 큰 목젖	없음 □ 있음 □

3. 하악, 하인두 및 후두 이상소견 (부가 정보:)

하악 후퇴증	없음 □ 있음 □	설편도 비대	없음 □ 있음 □	후두개 이상	없음 □ 있음 □
성대 마비	없음 □ 있음 □ (우 □ / 좌 □)	성대 종물	없음 □ 있음 □ (우 □ / 좌 □)		

V. 이미지 및 폐쇄부위 검사

Cephalometry	특징적 소견 ( )
CT / MRI	특징적 소견 ( )
Müller maneuver	특징적 소견 ( )
Drug-induced sleep endoscopy	특징적 소견 ( )
Videofluoroscopy	특징적 소견 ( )
그 외 검사 ( )	특징적 소견 ( )

VI. 수면검사 (수면다원검사[PSG] □ 이동식 간이검사[PM] □ – 종류: / 검사일자: 년 월 일)

무호흡-저호흡지수(AHI)		호흡장애지수(RDI)		최저산소포화도(%)	
무호흡지수(AI)		RERA지수		평균산소포화도(%)	
코골이(% □/dB □/지수 □)		Supine AHI		Lateral AHI	
총 기록시간(분)		총 수면시간(분)		수면효율(%)	
수면잠복기(분)		입면후각성(WASO)(분)		1단계수면(%)	
2단계수면(%)		3단계수면(%)		렘수면(%)	
각성 지수(ArI)		PLMS 지수		PLMS 각성지수	
수면 중 뇌파 이상	없음 □ 있음 □ (있는 경우 구체적 내용:)				
수면 중 심전도 이상	없음 □ 있음 □ (있는 경우 구체적 내용:)				
수면 중 행동 이상	없음 □ 있음 □ (있는 경우 구체적 내용:)				
수면 중 호흡 이상	없음 □ 있음 □ (있는 경우 구체적 내용:)				

(# 저호흡 기준: 권장 □ 대안 □ / 그외 구체적 내용:)

VII. 진단 및 감별진단 (부가 정보:)

진단	수면부족 □ 단순코골이 □ 상기도저항증후군 □ 폐쇄성수면무호흡증 □ (경도 □ / 중등도 □ / 고도 □) 주기적사지운동장애(PLMD) □	감별진단 (의증)	불면증 □ 중추성수면무호흡 □ 비만저환기증후군 □ 기면증 / 특발성과다수면증 □ 그외 질환 □ ( )

ㄱ

ㄴ

ㄷ

ㄹ

ㅁ

ㅂ

ㅅ

ㅇ

ㅈ

A

B

C

D

E

F

U

V

W

Z